Gonarthrosen

Gelenkerhaltende Operationen versus Gelenkersatz

Herausgegeben von Thomas Stuhler

Bearbeitet von

T. Asmuth
B. Barden
W. Baur
U. Becker
K. Bernsmann
I. Bogorin
J. Breitenfelder
P. Breyer
J. Bruns
R. A. Bürger
T. Busche
K. Diehl
S. W. Dihlmann
P. Dörner
Ch. Dorsch
H. Eckhardt
G. Eggers-Stroeder
A. Eisenschenk
J. G. Fitzek
E. Fritsch
G. A. Fuchs
S. Fuchs
Th. Gabrielidis
H. Gierse
V. Goymann
R. Graf
P. Griss
H. B. Groeneveld
St. Grüner
N. Gschwend
M. H. Hackenbroch
J. Haist
J. Heine
J. Heisel
J. Hellich
H. Hess
H.-J. Hesselschwerdt
C. Holland
J. H. Holtschmit
A. Huson
G. Janssen
D. Kerschbaumer
H. Kienapfel
E. Kißlinger
W. Klapsch
W. Konermann
M. Krüger-Franke
W. Küsswetter
M. F. Kuhn
M. Kunz
G. Lang
D. Lazović
T. Lilienthal
S. Lüssenhop
B. Maaz
U. Malzer
U. Maronna
M. Marty
M. Mayer
L. Meiss
B. Memheld
M. Menge
E. Miethaner
W. E. M. Mikhail
H. Mittelmeier
N. Nguyen
O. Oest
J. Orth
S. Penner
A. Peters
L. Rabenseifner
G. Rauch
A. Reichelt
A. Richter
J. J. Rondhuis
B. Rosemeyer
J. Rütt
F. Rumler
J. Saathoff
R. Schleberger
E. Schmitt
St. Schwade
W. Schwägerl
B. Schweigert
G. Schwetlick
S. Sell
Th. Siebel
H. J. Sieber
C. Stern
D. Stock
L. Stucki
W. Stutz
F. Süssenbach
K.-D. Thomann
W. Thomas
D. Träger
Chr. Tschauner
M. Volkmer
G. Waertel
H. Wagner
M. Wagner
C. Weber-Multhaupt
D. Wessinghage
M. Wildner
C. J. Wirth
U. Witzsch
J. Zacher
J. Zenger
P. Zenz

208 Abbildungen, 69 Tabellen

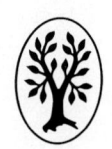

Georg Thieme Verlag Stuttgart · New York 1996

Die Deutsche Bibliothek – CIP-Einheitsaufnahme
Gonarthrosen : gelenkerhaltende Operationen versus
Gelenkersatz ; 69 Tabellen / hrsg. von
Thomas Stuhler. Bearb. von T. Asmuth ... –
Stuttgart ; New York : Thieme, 1996
NE: Stuhler, Thomas [Hrsg.]; Asmuth, T.

Geschützte Warennamen (Warenzeichen) werden **nicht** besonders kenntlich gemacht. Aus dem Fehlen eines solchen Hinweises kann also nicht geschlossen werden, daß es sich um einen freien Warennamen handele.

Das Werk, einschließlich aller seiner Teile, ist urheberrechtlich geschützt. Jede Verwertung außerhalb der engen Grenzen des Urheberrechtsgesetzes ist ohne Zustimmung des Verlages unzulässig und strafbar. Das gilt insbesondere für Vervielfältigungen, Übersetzungen, Mikroverfilmungen und die Einspeicherung und Verarbeitung in elektronischen Systemen.

© 1996 Georg Thieme Verlag.
Rüdigerstraße 14, D-70469 Stuttgart
Printed in Germany
Satz: Mitterweger Werksatz GmbH
  68723 Plankstadt
gesetzt auf Typoscript
Druck: Gulde-Druck GmbH, Tübingen

Wichtiger Hinweis:
Wie jede Wissenschaft ist die Medizin ständigen Entwicklungen unterworfen. Forschung und klinische Erfahrung erweitern unsere Erkenntnisse, insbesondere was Behandlung und medikamentöse Therapie anbelangt. Soweit in diesem Werk eine Dosierung oder eine Applikation erwähnt wird, darf der Leser zwar darauf vertrauen, daß Autoren, Herausgeber und Verlag große Sorgfalt darauf verwandt haben, daß diese Angabe **dem Wissensstand bei Fertigstellung des Werkes** entspricht.

Für Angaben über Dosierungsanweisungen und Applikationsformen kann vom Verlag jedoch keine Gewähr übernommen werden. **Jeder Benutzer ist angehalten**, durch sorgfältige Prüfung der Beipackzettel der verwendeten Präparate und gegebenenfalls nach Konsultation eines Spezialisten festzustellen, ob die dort gegebene Empfehlung für Dosierungen oder die Beachtung von Kontraindikationen gegenüber der Angabe in diesem Buch abweicht. Eine solche Prüfung ist besonders wichtig bei selten verwendeten Präparaten oder solchen, die neu auf den Markt gebracht worden sind. **Jede Dosierung oder Applikation erfolgt auf eigene Gefahr des Benutzers**. Autoren und Verlag appellieren an jeden Benutzer, ihm etwa auffallende Ungenauigkeiten dem Verlag mitzuteilen.

ISBN 3-13-102621-9   1 2 3 4 5 6

Vorwort

Mit dem ständig zunehmenden Lebensalter innerhalb der Gesamtbevölkerung werden wir auch immer häufiger mit Erkrankungen, die in engem Zusammenhang mit dem Alter stehen, konfrontiert. Dazu gehören im besonderen Arthrosen und speziell Arthrosen des Kniegelenks. Früher haben sich diese Patienten überwiegend mit diesem Krankheitsgeschehen abgefunden, haben „damit gelebt", doch inzwischen steigt der Wunsch nach verbesserter Lebensqualität und damit nach einer effizienten Behandlung.

Wie aber sieht die Therapie der Wahl aus? Ein Expertengespräch widmet sich diesem Thema – die entsprechenden Beiträge liegen jetzt in gedruckter Form vor.

Die operativen Behandlungsmöglichkeiten werden immer differenzierter, die Resultate günstiger und längerfristiger.

Doch um diese positiven Ergebnisse zu erreichen, muß auf eine strenge Indikationsstellung geachtet werden. Wann ist eine gelenkerhaltende Operation angezeigt, wann sollte man sich für den Gelenkersatz entscheiden?

So werden im folgenden die Varianten, Begleitkomplikationen und Langzeitresultate dargelegt.

Die Umstellungsosteotomie setzt eine große Erfahrung bei dem Operateur voraus. Wenige Winkelgrade Über- oder Unterkorrektur können über das Ergebnis und damit die Zufriedenheit des Patienten entscheiden. Außerdem handelt es sich in der Nachbehandlung um ein relativ zeitaufwendiges Verfahren, für das vielen Patienten das Verständnis fehlt. Möglicherweise wird aus diesem Grund in den angloamerikanischen Ländern, aber teilweise auch hierzulande, der Gelenkersatz für jüngere Patienten mitunter zu früh favorisiert.

In zahlreichen Beiträgen werden die unterschiedlichen Knieendoprothesen in ihrer Indikation, im Operationsablauf, mit möglichen Begleitkomplikationen und Langzeitergebnissen beschrieben.

Operateure mit langjähriger knieendoprothetischer Routine schätzen die Mitverwendung des unikondylären Gelenkersatzes.

Verschiedenste Typen bikondylärer Knieprothesen werden gleichfalls mit Indikation, Verlauf und Komplikationen beschrieben. Für massive Gonarthrosen bilden sie inzwischen die Therapie der Wahl.

Der Patellarückflächenersatz führt zu geteilten positiven wie negativen Beobachtungen.

Abschließend wird die inzwischen seltener implantierte Scharnierprothese mit ihren Langzeitresultaten besprochen.

Die Verfasser wünschen sich, daß alle Kollegen, die in Klinik und Praxis mit diesen Fragen konfrontiert sind, in diesem Buch Hinweise und Anregungen finden mögen, denn letztlich soll diese Zusammenstellung dazu beitragen, daß wir unseren Gonarthrosepatienten die im Einzelfall optimale Behandlung zukommen lassen.

Besonders danken möchte ich allen Autoren, die mit ihren wertvollen Beiträgen und ihrer Mitarbeit dieses Buch erst möglich gemacht haben.

Herzlicher Dank gilt gleichfalls den Mitarbeitern des Georg Thieme Verlages für die Bearbeitung und Gestaltung dieses Buches.

Nürnberg, März 1996

Prof. Dr. med. Thomas Stuhler

Anschriften

Dr. T. Asmuth
Orthopädische Klinik
St. Bernhard-Hospital
Postfach 18 20
47475 Kamp-Lintfort

Dr. B. Barden
Orthopädische Universitätsklinik
im Ev. Krankenhaus
Postfach 16 42 40
45239 Essen

Dr. W. Baur
Orthopädische Klinik Wichernhaus
Krankenhaus Rummelsberg
90592 Schwarzenbruck/Nürnberg

Dr. U. Becker
Orthopädische Klinik
Knappschafts-Krankenhaus
In der Humes
66346 Püttlingen

Dr. K. Bernsmann
Orthopädische Klinik der Ruhr-Universität
am St.-Josef-Hospital
Gudrunstraße 56
44791 Bochum

Dr. I. Bogorin
Hôpital Chirurgical
Orthopédique Stephanie
26, route de la Lisière
F-67026 Strasbourg Cedex

Prof. Dr. J. Breitenfelder
Orthopädische Klinik
St.-Vincenz-Hospital
Danziger Straße 17
33034 Brakel

Dr. P. Breyer
Orthopäd. Klinik am Ev. Fachkrankenhaus
Ratingen/Düsseldorf:
Rosenstraße 2
40882 Ratingen

Dr. J. Bruns
Orthopädische Universitätsklinik
Martinistraße 52
20251 Hamburg

Dr. R. A. Bürger
Urol. Universitätsklinik Mainz
55131 Mainz

Dr. T. Busche
Orthopädische Klinik
Medizinische Hochschule Hannover
Postfach 61 01 80
30625 Hannover

Prof. Dr. K. Diehl
Bundesknappschaft
Krankenhaus Püttlingen
in der Humes
66346 Püttlingen

Dr. S. W. Dihlmann
Orthopädische Klinik und Poliklinik
der Freien Universität Berlin
im Oskar-Helene-Heim
Clayallee 229
14195 Berlin

Dr. Dr. P. Dörner
Klinik Passauer Wolf
94086 Bad Griesbach

Dr. Ch. Dorsch
Orthopädische Klinik
Klinikum Bayreuth
Postfach 10 07 61
95445 Bayreuth

Dr. H. Eckhardt
Orthopäd. Gemeinschaftspraxis
Salinstraße 11
83022 Rosenheim

Dr. G. Eggers-Stroeder
Orthopädische Universitätsklinik
Hamburg-Eppendorf
Martinistraße 52
20251 Hamburg

Dr. A. Eisenschenk
Orthopädische Klinik und Poliklinik
der Freien Universität Berlin
im Oskar-Helene-Heim
Clayallee 229
14195 Berlin

Dr. J. G. Fitzek
Orthopädische Abteilung
Kreiskrankenhaus Mechernich GmbH
53909 Zülpich

Dr. E. Fritsch
Orthopädische Universitätsklinik und Poliklinik
66421 Homburg/Saar

Prof. Dr. G. A. Fuchs
Orthopädische Klinik
Klinikum Bayreuth
Postfach 10 07 61
95445 Bayreuth

Dr. S. Fuchs
Orthopädische Fachklinik
Marienkrankenhaus
An St. Swidbert 17
40489 Düsseldorf

Dr. Th. Gabrielidis
Orthopädische Klinik
St.-Vincenz-Hospital
Danziger Straße 17
33034 Brakel

Dr. H. Gierse
Orthopädische Fachklinik
Marienkrankenhaus
An St. Swidbert 17
40489 Düsseldorf

Prof. Dr. V. Goymann
Orthopädische Abteilung
Krankenhaus St. Josef
Bergstraße 6–12
42105 Wuppertal

Prof. Dr. R. Graf
Abteilung für Orthopädie
Landeskrankenhaus Stolzalpe
A-8852 Stolzalpe

Prof. Dr. P. Griss
Klinik für Orthopädie
Klinikum der Philipps-Universität
Postfach 23 60
35033 Marburg

Prof. Dr. H. B. Groeneveld
Orthop. Abt. St.-Josef-Krankenhaus
Postfach 13 53
56170 Bendorf

Dr. St. Grüner
Orthop. Abt. Krankenhaus St. Josef
Bergstraße 6–12
42105 Wuppertal

Dr. N. Gschwend
Schulthess-Klinik
Neumünsterallee 3
CH-8008 Zürich

Prof. Dr. M. H. Hackenbroch
Klinik und Poliklinik für Orthopädie
der Universität
Joseph-Stelzmann-Straße 9
50931 Köln

Dr. J. Haist
Zum Oberfeld 4
55286 Wörrstadt

Prof. Dr. J. Heine
Orthopädische Universitäts- und Poliklinik Mainz
Langenbeckstraße 1
55131 Mainz

Prof. Dr. J. Heisel
Orthopädische Abteilung
der Fachkliniken Hohenurach
Immanuel-Kant-Str. 33
72574 Bad Urach

Dr. J. Hellich
Orthopädische Universitätsklinik
Hugstetter Straße 55
79106 Freiburg

Prof. Dr. H. Hess
Orthopädische Klinik
St.-Elisabeth-Klinik
Postfach 13 73
66740 Saarlouis

Dr. H.-J. Hesselschwerdt
Orthopädische Klinik und Poliklinik
Universitätskliniken
66421 Homburg/Saar

Prof. Dr. C. Holland
Orthopädische Abteilung
St.-Willibrord-Spital
Postfach 14 20
46446 Emmerich/Rhein

VI Anschriften

Dr. J. H. Holtschmit
Orthopädische Klinik
St.-Elisabeth-Klinik
Postfach 13 73
66740 Saarlouis

Prof. Dr. A. Huson
Technische Universität
Projektbüro BMGT
Gebäude W & S, 2.08
Postfach 513
5600 MB Eindhoven

Prof. Dr. G. Janssen
Orthopädische Klinik
St.-Bernhard-Hospital
Postfach 18 20
47475 Kamp-Lintfort

Dr. D. Kerschbaumer
Orthopädische Klinik
Klinikum Bayreuth
Postfach 10 07 61
95445 Bayreuth

Priv.-Doz. Dr. H. Kienapfel
Klinik für Orthopädie
Klinikum der Philipps-Universität
Postfach 23 60
35033 Marburg

Dr. E. Kißlinger
I. Orthopädische Klinik
des BRK-Rheumazentrums
Bad Abbach/Regensburg
93077 Bad Abbach

Dr. W. Klapsch
Abteilung für Orthopädie
Landeskrankenhaus Stolzalpe
A-8852 Stolzalpe

Dr. W. Konermann
Klinik und Poliklinik für allgemeine Orthopädie
Universität
Albert-Schweitzer-Straße 33
48149 Münster

Dr. M. Krüger-Franke
Staatl. Orthopädische Klinik
Harlachinger Straße 51
81547 München

Prof. Dr. W. Küsswetter
Orthopädische Universitätsklinik
und Poliklinik Tübingen
Hoppe-Seyler-Straße 3
72076 Tübingen

Dr. M. F. Kuhn
Orthopädische Abteilung
Krankenhaus St. Josef
Bergstraße 6–12
42105 Wuppertal

Dr. M. Kunz
Orthopädische Klinik St.-Elisabeth-Klinik
Postfach 13 73
66740 Saarlouis

Prof. Dr. G. Lang
Service d'Orthopédie Stéphanie
Les Hôpitaux Universitaires de Strasbourg
B.P. 426
F-67091 Strasbourg Cedex

Dr. D. Lazović
Orthopädische Klinik MHH
Postfach 61 01 80
30625 Hannover

Dr. T. Lilienthal
Orthopädische Universitätsklinik
Martinistraße 52
20251 Hamburg

Dr. S. Lüssenhop
Orthopädische Universitätsklinik
Martinistraße 52
20251 Hamburg

Dr. B. Maaz
Orthopädische Fachklinik
Marienkrankenhaus
An St. Swidbert 17
40489 Düsseldorf

Dr. U. Malzer
Klinik für Orthopädie
Klinikum der Philipps-Universität
Postfach 23 60
35033 Marburg

Priv.-Doz. Dr. Ute Maronna
Orthopädische Klinik
Städt. Kliniken Frankfurt a.M.-Höchst
Postfach 80 07 69
65907 Frankfurt a.M.

Dr. M. Marty
Hottingerstr. 14
CH-8007 Zürich

Dr. M. Mayer
Orthopädische Klinik und Poliklinik
der Freien Universität Berlin
im Oskar-Helene-Heim
Clayallee 229
14195 Berlin

Prof. Dr. L. Meiss
Orthopädische Universitätsklinik
Martinistraße 52
20251 Hamburg

Dr. B. Memheld
Hôpital Chirurgical Orthopédique Stephanie
26, route de la Lisière
F-67026 Strasbourg Cedex

Dr. M. Menge
Orthopädische Klinik
St. Marienkrankenhaus
Salzburger Straße 15
67067 Ludwigshafen

Dr. E. Miethaner
Klinik und Poliklinik für Orthopädie
der Universität
Joseph-Stelzmann-Straße 9
50931 Köln

Dr. W. E. M. Mikhail
Toledo/Ohio

Prof. Dr. H. Mittelmeier
Orthopädische Universitätsklinik und Poliklinik
66421 Homburg/Saar

Dr. N. Nguyen
Orthopädie – Unfallchirurgie
Städt. Krankenhaus
83646 Bad Tölz

Prof. Dr. O. Oest
Orthopädische Klinik am Ev. Fachkrankenhaus
Rosenstraße 2
40882 Ratingen

Dr. J. Orth
Klinik für Orthopädie
Klinikum der Philipps-Universität
Postfach 23 60
35033 Marburg

Dr. S. Penner
Orthopädische Klinik
Klinikum Bayreuth
Postfach 10 07 61
95445 Bayreuth

Dr. A. Peters
Orthopädische Universitätsklinik
Hugstetter Straße 55
79106 Freiburg

Prof. Dr. L. Rabenseifner
Klinik für Orthopädie
und orthopädische Rheumatologie
Kreiskrankenhaus
Postfach 24 40
77654 Offenburg

Dr. G. Rauch
Klinik für Orthopädie
Klinikum der Philipps-Universität
Postfach 23 60
35033 Marburg

Prof. Dr. A. Reichelt
Orthopädische Abtlg. der Universitätskliniken
Hugstetter Straße 55
79106 Freiburg

Dr. A. Richter
Orthopädische Klinik
Klinikum Bayreuth
Postfach 10 07 61
95445 Bayreuth

Dr. J. J. Rondhuis
Klinik und Poliklinik für Allgemeine Orthopädie
Universität
Albert-Schweitzer-Straße 33
48149 Münster

Prof. Dr. B. Rosemeyer
Staatl. Orthopädische Klinik
Harlachinger Straße 51
81547 München

Priv.-Doz. Dr. J. Rütt
Klinik und Poliklinik für Orthopädie
der Universität
Joseph-Stelzmann-Straße 9
50931 Köln

Dr. F. Rumler
Orthopädische Universitätsklinik Mainz
Langenbeckstraße 1
55131 Mainz

Dr. J. Saathoff
Orthopädische Klinik
Wakenitzstr. 1
23564 Lübeck

Priv.-Doz. Dr. R. Schleberger
Orthopädische Klinik der Ruhr-Universität
am St.-Josef-Hospital
Gudrunstraße 56
44791 Bochum

Priv.-Doz. Dr. E. Schmitt
Orthopädische Klinik und Poliklinik
Universität Homburg/Saar
66421 Homburg/Saar

Dr. St. Schwade
Staatl. Orthopädische Klinik München
Harlachinger Straße 51
81547 München

Prof. Dr. W. Schwägerl
Orthopädische Abteilung
Pulmonologisches Zentrum der Stadt Wien
Sanatoriumstraße 1
A-1145 Wien

Dr. B. Schweigert
Klinik für Orthopädie
und Orthopädische Rheumatologie
Kreiskrankenhaus Offenburg
Postfach 24 40
77654 Offenburg

Priv.-Doz. Dr. G. Schwetlick
Orthopädische Klinik
Pfeiffersche Stiftungen
Pfeifferstr. 10
39114 Magdeburg

Priv.-Doz. Dr. S. Sell
Orthopädische Universitätsklinik
Hoppe-Seyler-Straße 3
72076 Tübingen

Dr. Th. Siebel
Orthopädische Klinik und Poliklinik
Universität Homburg/Saar
66421 Homburg/Saar

Dr. H. J. Sieber
Mittelbayerisches Rehabilitationszentrum
Weißenregenerstr. 1
93444 Kötzting

Dr. C. Stern
Orthopädische Universitätsklinik
Tübingen
Hoppe-Seyler Straße
72076 Tübingen

Prof. Dr. D. Stock
Orthopädische Klinik
Kliniken Herzogin-Elisabeth-Heim
Leipziger Straße 24
38124 Braunschweig

Dr. L. Stucki
I. Orthopädische Klinik
des BRK-Rheumazentrums
Bad Abbach/Regensburg
93077 Abbach

Dr. W. Stutz
Klinik für Orthopoädie
und Orthopädische Rheumatologie
Kreiskrankenhaus Offenburg
Postfach 24 40
77654 Offenburg

Prof. Dr. Th. Stuhler
Ltd. Arzt der orthopäd. Abt.
Kliniken Dr. Erler GmbH
Kontumazgarten 4–18
90429 Nürnberg

Dr. F. Süssenbach
Orthopädische Klinik am Ev. Fachkrankenhaus
Rosenstraße 2
40882 Ratingen

Priv.-Doz. Dr. K.-D. Thomann
Eschersheimer Landstraße 353
60320 Frankfurt/M.

Prof. Dr. W. Thomas
Clinica Quisisana
Via G. Giacomo Porro 5
I-00197 Roma

Dr. D. Träger
Orthopädische Klinik Kassel
Wilhelmshöher Allee 345
34131 Kassel

OA Doz. Dr. Chr. Tschauner
Allgemeines und orthopädisches
Landeskrankenhaus Stolzalpe
A-8852 Stolzalpe

Dr. M. Volkmer
Orthopädische Universitätsklinik
Martinistraße 52
20251 Hamburg

Dr. G. Waertel
I. Orthopädische Klinik
des BRK-Rheumazentrums
Bad Abbach/Regensburg
93077 Bad Abbach

Prof. Dr. H. Wagner
Orthopädische Klinik Wichernhaus
Krankenhaus Rummelsberg
90592 Schwarzenbruck/Nürnberg

Dr. Dr. M. Wagner
Orthopädische Klinik Wichernhaus
Krankenhaus Rummelsberg
90592 Schwarzenbruck/Nürnberg

Dr. C. Weber-Multhaupt
Orthopädische Klinik
St.-Vincenz-Hospital
Danziger Straße 17
33034 Brakel

Prof. Dr. D. Wessinghage
I. Orthopädische Klinik
des BRK-Rheumazentrums
Bad Abbach/Regensburg
93077 Bad Abbach

Dr. M. Wildner
Orthopädische Universitätsklinik
Freiburg i. Brsg.
Hugstetter Straße 25
79106 Freiburg

Prof. Dr. C. J. Wirth
Orthopädische Klinik
Medizinische Hochschule Hannover
Postfach 61 01 80
30625 Hannover

Dr. U. Witzsch
U. KL. Universität Mainz
Langenbeckstraße 1
55131 Mainz

Dr. J. Zacher
Orthopädische Universitätsklinik
Hoppe-Seyler-Straße 3
72076 Tübingen

Dr. J. Zenger
I. Orthopädische Klinik
des BRK-Rheumazentrums
Bad Abbach/Regensburg
93077 Bad Abbach

Dr. P. Zenz
Orthopädische Abteilung
Pulmonologisches Zentrum der Stadt Wien
und Ludwig Boltzmann-Institut
für Orthopädische Rheumachirurgie
Sanatoriumstraße 2
A-1145 Wien

Inhaltsverzeichnis

Die operative Behandlung der Gonarthrose aus historischer Sicht ... 1

Von der Stellungsverbesserung zum Gleitflächenersatz 2
  K.-D. Thomann

Biomechanik, Pathogenese, Diagnostik ... 19

Biomechanische Aspekte des menschlichen Kniegelenks 20
  A. Huson

Präoperative Planung einer kniegelenknahen Osteotomie anhand der Röntgenganzaufnahme 31
  O. Oest

Die Bedeutung der Rotation bei der röntgenologischen Planung kniegelenksnaher Osteotomien 35
  T. Asmuth, G. Janssen

Computerprogramm zum Management gelenkerhaltender und -ersetzender Proceduren am Kniegelenk – Dokumentation, Service, Statistik 38
  K. Bernsmann, R. Schleberger

Stellenwert der Arthroskopie in der präoperativen Diagnostik und Therapie bei Korrekturosteotomien der Kniegelenksregion 43
  J. Saathoff, W. Konermann, J. J. Rondhuis

Möglichkeiten der arthroskopischen Revision unter besonderer Berücksichtigung der Abrasionsarthroplastik 46
  W. Stutz, L. Rabenseifner

Kniegelenksnahe Umstellungsosteotomien ... 49

Prinzipien der gelenkerhaltenden Osteotomie bei der Gonarthrose 50
  H. Wagner, M. Wagner

Sonderindikationen für Korrekturosteotomien des Beines 56
  A. Reichelt

Die suprakondyläre Femurosteotomie – Technik und Ergebnisse 60
  M. Wagner, W. Baur

Technik und Ergebnisse der Tibiakopfosteotomie 65
  W. Baur, M. Wagner

Indikation und Grenzen der valgisierenden additiven Tibiakopfosteotomie bei der Varusgonarthrose 68
  H. B. Groeneveld

Die Minimalosteosynthese mit Blount-Klammern bei Tibiakopfosteotomien und ihre Komplikationen 71
  M. Wildner, A. Peters, J. Hellich, A. Reichelt

Unsere Erfahrungen mit dem Fixateur externe bei der Tibiakopfumstellungsosteotomie 73
  E. Miethaner, J. Rütt, M. H. Hackenbroch

Bietet der unilaterale Fixateur externe bei der infrakondylären Umstellungsosteotomie Vorteile? Ergebnisse und Komplikationen 79
  G. Schwetlick, A. Eisenschenk, M. Mayer, S. W. Dihlmann

Problematik des Nervus peronaeus bei der Umstellungsosteotomie 83
  St. Schwade, M. Krüger-Franke, B. Rosemeyer

Technische Variante der valgisierenden Umstellungsosteotomie am proximalen Unterschenkel: Hohe valgisierende Tibiakopfosteotomie ohne Fibulaostetomie und ohne Osteosynthesematerial 85
  Chr. Tschauner, W. Klapsch, R. Graf

Schienbeinkopfumstellung mit oder ohne Wadenbeinosteotomie? 88
  M. F. Kuhn, V. Goymann, St. Grüner

Die hohe Tibiakopfumstellungsosteotomie (HTO) – Ergebnisse einer biomechanischen u. klinischen Untersuchung 90
  G. Eggers-Stroeder, S. Lüssenhop, J. Bruns, M. Volkmer, L. Meiss, T. Lilienthal

Der Stellenwert der subkapitalen Tibiaosteotomie bei medialer und lateraler Gonarthrose 96
  Th. Gabrielidis, J. Breitenfelder, C. Weber-Multhaupt

Differentialindikation und Ergebnisse kniegelenksnaher Umstellungsosteotomien 103
  E. Fritsch, J. Heisel, E. Schmitt, H. Mittelmeier

Langzeitergebnisse nach kniegelenksnahen Umstellungsosteotomien 111
  M. Kunz, H. Hess, J. H. Holtschmit

Korrekturosteotomie versus monokondylärer Gleitflächenersatz – Eine randomisierte prospektive Studie 114
  D. Lazović, C. J. Wirth, T. Busche

Die Behandlung von Gonarthrosen mit unikondylärem Gleitflächenersatz und Tibiakopfumstellungsosteotomien – mittelfristige Nachuntersuchungsergebnisse im Vergleich 118
  D. Träger

Vergleich gelenkerhaltender und -ersetzender Operationen am Kniegelenk anhand einheitlicher Scorebewertungen mit einem Computerprogramm (Xedoc) . 120
  R. Schleberger, K. Bernsmann

Die extrakorporale Stoßwellenbehandlung als Therapie der verzögerten knöchernen Konsolidierung und Pseudarthrosenbildung nach kniegelenksnahen Umstellungsosteomien – Eine Alternative zu operativen Verfahren? 126
  J. Haist, F. Rumler, U. Witzsch, R. A. Bürger, J. Heine

Gonarthrose – monokondylärer Gleitflächenersatz   133

Erfahrungen mit der Unikompartiment-Schlittenprothese nach Wessinghage 134
  D. Wessinghage, E. Kißlinger, L. Stucki

Oxford-Unicondylar-Prothese 146
  G. Lang

Ergebnisse des uni- u. bikondylären Gleitflächensatzes des Kniegelenkes mit der Zimmer-Endoprothese 147
  E. Schmitt, J. Heisel, Th. Siebel

Persönliche Erfahrungen mit dem unikondylären Gleitflächenersatz nach Stulberg 156
  L. Rabenseifner, W. Stutz, B. Schweigert

Mittelfristige Ergebnisse des monokondylären Gleitflächenersatzes 158
  A. Richter, G. A. Fuchs, S. Penner

Ergebnisse des unikondylären Kniegelenkersatzes 1985 bis 1991 163
  N. Nguyen, M. Menge

Der unikondyläre Gelenkflächenersatz zur
Behandlung der Varus-/Valgusgonarthrose
2- bis 15-Jahresergebnisse 165
   P. Breyer, F. Süssenbach, O. Oest

Indikation, Grenzen und Technik
der medialen Schlittenprothese 167
   H. Eckhardt

Versagensursache unikondylärer
Schlittenprothesen 169
   J. G. Fitzek, B. Barden

Ursachen für Austauschoperationen nach
Implantation von Unikompartiment-
Schlittenprothesen – Folgerungen zur
Differentialindikation des Kniegelenk-
ersatzes 177
   G. Waertel, J. Zenger, D. Wessinghage

Gonarthrose – bikondylärer Gleitflächenersatz   179

Technisches Konzept und Ergebnisse der
LCS-Knieendoprothese 180
   J. G. Fitzek, B. Barden

6 Jahre Erfahrung mit der zementfrei
implantierbaren Miller-Galante-Knie-
gelenkprothese 187
   H. Kienapfel, P. Griss, J. Orth, G. Rauch,
   U. Malzer

Der bikondyläre Gleitflächenersatz vom
Typ Miller-Galante: Zementierte, teil-
zementierte oder freie Verankerung 198
   G. A. Fuchs, A. Richter,
   D. Kerschbaumer, Ch. Dorsch

Früh- und mittelfristige Ergebnisse der
achslosen Tricon-Kniegelenksprothese ... 205
   J. Heisel, Th. Siebel, E. Schmitt,
   H.-J. Hesselschwerdt

Der APS-Kniegelenkersatz
Erfahrungen in 7 Jahren 212
   P. Zenz, W. Schwägerl

Erfahrungen mit der PCA-Gleitflächenprothese beim arthrotischen und
arthritischen Kniegelenk seit 1983
(5- bis 8-Jahres-Ergebnisse)........... 216
   C. Holland

Klinische Ergebnisse nach PFC-Oberflächenersatz 222
   L. Rabenseifner, W. Stutz

PFC-Modular-Patella-Einsatz,
Universal.......................... 226
   W. E. M. Mikhail, L. Rabenseifner,
   W. Stutz

Gonarthrose – bikondylärer Gleitflächenersatz – Knieendoprothesen   229

Operative Therapie der Gonarthrose in
der Orthopädischen Klinik Braunschweig. 230
   D. Stock

MC zementlose, eingeschraubte totale
Knie-Endoprothese 233
   G. Lang, B. Memheld, I. Bogorin

Spongiosametall zur biologischen Fixation
des anatomischen S+G-Kniegelenks-
Endoprothesensystems................ 234
   W. Thomas

Unsere Erfahrung mit dem
MC-Kniegelenk 241
   K. Diehl, U. Becker

Die Grenzen der Kniegelenkstotalendo-
prothetik – Ein Erfahrungsbericht nach
15 Jahren GSB-Kniegelenksimplantation. 248
   S. Fuchs, H. Gierse, B. Maaz

Grenzindikationen der Versorgung mit einem bikondylären Oberflächenersatz – Ein Vergleich von Miller-Galante-Prothese und Totalprothese nach Blauth 253
S. Sell, J. Zacher, C. Stern, W. Küsswetter

Unikondylärer u. totaler Kniegelenkersatz – 20 Jahres-Erfahrung in der Schulthess-Klinik 258
M. Marty, N. Gschwend

Erfahrungen mit einem Scharniergelenk – 17 Jahre Implantation der Blauth-Knieendoprothese 262
U. Maronna

Therapeutische Maßnahmen nach Implantation eines Kniegelenkersatzes im Rahmen der AHB 267
H. J. Sieber

Vergleichende Untersuchungen am Kniegelenk nach Implantation eines Gelenkersatzes im Rahmen der AHB 271
P. Dörner

Sachverzeichnis 273

Die operative Behandlung der Gonarthrose aus historischer Sicht

Von der Stellungsverbesserung zum Gleitflächenersatz

K.-D. Thomann

Themistokles Gluck, Pionier der Endoprothetik

1881 erschien in Langenbecks Archiv für klinische Chirurgie ein Aufsatz, in dem sich der 28jährige Berliner Assistenzarzt Themistokles Gluck (1853–1942) mit der „Transplantation, Regeneration und entzündliche[n] Neubildung" von Geweben auseinandersetzte. Aufgrund eigener Experimente und der Kenntnis der wissenschaftlichen Literatur vertrat er die Ansicht, daß die „regenerativen Fähigkeiten des Thierkörpers und die Vitalität transplantierter Gewebestücke ... bisher zweifelsohne unterschätzt worden" seien (Gluck 1881, 911).

Er schlußfolgerte:

„Die jüngsten Arbeiten haben also den Nachweis geliefert, daß man im Stande ist, epitheliale Elemente, Knochen, Knochenmark, Haare, Sehnen, Muskeln und Nerven zu überpflanzen. Diese Errungenschaften des pathologischen Experimentes würden für die menschliche Pathologie von der höchsten Bedeutung sein, wenn es gelänge, größere Gewebsvolumina zu überpflanzen." (Gluck 1881, 912)

Seine Ausführungen fanden innerhalb der Ärzteschaft keine unmittelbare Resonanz. Gluck jedoch ließ der Gedanke, Gewebe durch körpereigenes oder -fremdes Material zu ersetzen, nicht mehr los.

Während der kommenden zehn Jahre konstruierte er Gelenkendoprothesen, Platzhalter für Knochendefekte, künstliche Sehnen, Gefäßinterponate, Marknägel und Platten zur Verschraubung von Knochenfragmenten. Gluck hielt den dauerhaften Ersatz von körpereigenem Gewebe durch die „reactionslose Einheilung" von Fremdkörpern für möglich (Gluck 1891, 213). Die Implantate waren nach seiner Meinung nicht „Mittel zum Zweck, sondern selbst Zweck". Seine therotischen Konzepte erschienen den Zeitgenossen phantastisch, sie übertrafen die Vorstellungskraft der Medizin des 19. Jahrhunderts:

„Meine künstlichen Knochen und Gelenke ersetzen sofort und dauernd den Defect, auch einen noch so großen; sie fixiren sofort und dauernd inamovibel die Fragmente; wächst um ihre peripheren Theile ein sie umwallender Callusring von den Bruchenden aus oder wächst in ihre Höhlung ein zapfenförmiger Markcallus, so ist dieses Ereignis gewiß angenehm, aber nicht notwendig für den functionellen Endeffekt. Es genügt vielmehr die einfache Benarbung und Einheilung ohne reactive Knochenbildung, um die Funktion zu ermöglichen." (Gluck 1891, 222)

Knieendoprothesen nach Gluck

Gluck fertigte Endoprothesen, Platten und Marknägel aus Elfenbein. Dieses Material war bereits seit den 50er Jahren mit Erfolg von englischen und deutschen Chirurgen zur Behandlung von Pseudarthrosen eingesetzt worden. Die Elfenbeinstifte heilten in der Regel ein. Nachdem J. Riedinger 1881 durch histologische Schnitte nachgewiesen hatte, daß Elfenbein eine organische Verbindung mit der Knochensubstanz einging, schien ein ideales

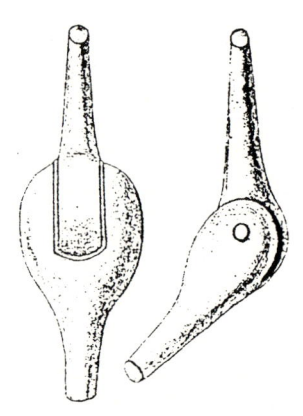

Abb. **1a** „Kniescharnierapparat, älteres Modell"

Abb. **1b-c** „Kniescharnierapparat in seinen einzelnen Theilen und in der Lage am Skelet und nach Gelenkresection am Lebenden" (aus: T. Gluck, 1891).

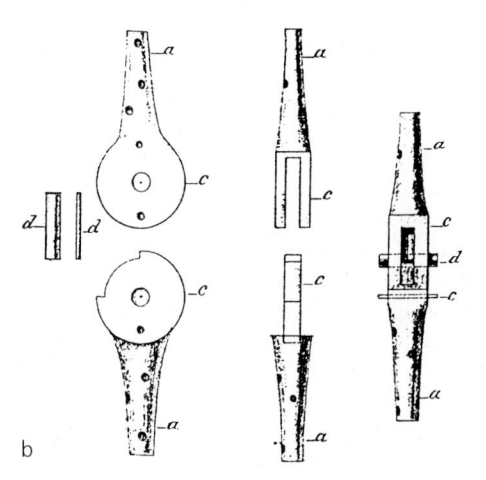

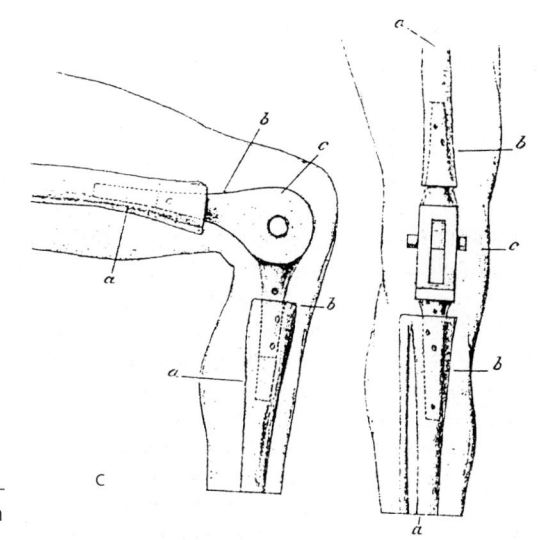

Material zur Verfügung zu stehen. Selbst die Vorstellung, daß Elfenbein seine tragenden Eigenschaften im Laufe der Zeit verlieren würde, stimmte Gluck nicht pessimistisch. In diesem Falle, so schrieb er, „würden wir aus anderen Materialien nicht resorbirbare Apparate construiren lassen, gegen deren Einheilung sich vom theoretischen Standpunkte nichts einwenden lässt, und deren Abnutzung die Integrität der Function für die Lebensdauer des Trägers der reconstrirten Knochen und Gelenke unter allen Umständen nicht schädigen würde" (Gluck 1891, 225).

Gluck experimentierte in optimistischem Überschwang am Menschen, er setzte die Elfenbeinprothesen zum Ersatz zerstörter Gelenke ein.

Doch weder das Material noch die Indikation rechtfertigten seine hochgesteckten Erwartungen. Acht Monate nachdem er auf dem 19. Kongreß der Deutschen Gesellschaft für Chirurgie über seine Erfahrungen berichtet hatte, mußte er das Scheitern seiner Experimente öffentlich eingestehen. Am 4. Januar 1891 erklärte er:

„Das Endresultat der allerdings an resecirten tuberculösen Gelenken vorgenommenen Implantationen großer Fremdkörper rechtfertigt nun bislang nicht die kühnen Hoffnungen, welche ich für die Zukunft der Methode hegte." (Gluck 1891, 747)

Gluck war gezwungen, die Fremdkörper und Kunstgelenke wegen Fistelungen und „Fungus der Weichtheile" wieder zu entfernen. Die Erklärung erhielt zugleich das Eingeständnis – in der Hoffnung auf einen schnellen Erfolg – die Prinzipien wissenschaftlicher Sorgfalt außer Acht gelassen zu haben. Die Publikation hätte bereits zum Zeitpunkt des Erscheinens „besonders durch den Verlauf der klinischen Fälle sehr bedeutender Einschränkungen" bedurft (Gluck 1891, 748).

Die Mißerfolge Glucks verstärkten die Ablehnung der Zeitgenossen. Gluck geriet zeitweise in Vergessenheit. Erst in den 20er Jahren erkannte Fritz Lange den Wert der Vorarbeiten Glucks für die Sehnenplastiken bei Poliomyelitis. Lange (1930) würdigte Gluck ausführlich in seiner Monographie „Die epidemische Kinderlähmung": „Fast 50 Jahre wurde dieser geniale Chirurg, der nicht nur in der Sehnenchirurgie, sondern auch in der Knochen- und Gelenkplastik, in der Gefäß- und Nervennaht und in der Kehlkopfchirurgie bahnbrechend gewesen ist, verkannt. Heute hat er endlich, nachdem er 76 Jahre alt geworden ist, die längst verdiente Anerkennung gefunden." Eine späte Rechtfertigung erfuhr Gluck durch den 24. Orthopädenkongreß 1929; die Teilnehmer würdigten seine Verdienste um die „Einführung der Fremdkörperplastik" (Bade 1939, 259).

Die Arthrose, „ein Stiefkind" der chirurgischen Therapie

1882 gab Richard Volkmann einen Überblick über die Ätiologie, Symptomatologie und Diagnostik der Arthrose:

„Die Arthritis deformans gehört in unseren Gegenden zu den nicht weniger wie seltenen Störungen und wird an allen Gelenken, den größeren sowohl wie den kleineren, beobachtet. Früher glaubte man, daß sie ausschließlich oder vorwiegend in der Hüfte vorkomme und bezeichnete sie daher geradezu als Malum coxae; indessen scheinen Erkrankungen des Knies mindestens ebenso häufig, wenn nicht häufiger zu sein wie solche des Hüftgelenks." (Volkmann 1882, 567)

Nachdem Volkmann den damaligen Wissensstand präzise dargestellt hatte, ging er auf die Therapie ein:

„Die Erfolge der Behandlung der Arthritis deformans sind im Allgemeinen höchst ungünstig, ungünstiger als bei irgend einer anderen Gelenkaffection ... Sind die Knorpel erst in größerer Ausdehnung defect, die Epiphysen deform, so erweisen sich bei der Arthritis deformans polyarticularis meist alle Mittel wirkungslos oder es gelingt höchstens einige der am meisten störenden Symptome zu mindern, die Gelenkbeweglichkeit etwas freier zu machen, einzelne fehlerhafte Positionen der Glieder zu corrigiren usw." (Volkmann 1882, 571)

Volkmann behandelte seine arthrotischen Patienten mit physikalischen Anwendungen, Bädern, Kuren und einer vorsichtigen Bewegungstherapie. Nur in Ausnahmefällen hielt er die „Resection" des Kniegelenkes für gerechtfertigt, wobei es nach seiner Ansicht von großem Vorteil wäre, das Gelenk in gestreckter Stellung „zur Ankylose" zu bringen (Volkmann 1882, 573). Der therapeutische Optimismus der orthopädischen Chirurgen, der durch die glänzenden Erfolge seit Einführung der Antisepsis getragen wurde, galt nicht für die Behandlung von Personen mit degenerativen Erkrankungen der Gelenke. Nach der Erfahrung C. Hueters belästigte die Arthrose „den Kranken ebenso sehr, wie sie dem behandelnden Arzt unbequem" sei, weil er ihr gegenüber „oft seine absolute Hülflosigkeit" eingestehen müsse (Hüter 1876, 252).

In dem gut 20 Jahre später erschienen „Handbuch der praktischen Chirurgie" kam P. Reichel zu der resignativen Feststellung:

„Die Therapie ist ihm [dem Leiden] gegenüber ziemlich machtlos". Operativ kämen allenfalls Punktionen, Spülungen, Arthrotomien mit Excision der Gelenkkapsel und Abtragung störender Knorpel- oder Knochenwucherungen und die Resektion des Kniegelenkes in Frage. Der Autor wollte „in ganz schlimmen Fällen deformierender Gelenkgicht" selbst die Amputation nicht ausschließen (Reichel 1901, 335–336).

Die folgenden Jahrzehnte brachten keine grundsätzliche Wandlung der Therapie. Fritz Lange empfahl 1928 zusätzlich die Orthesenversorgung und wies bei jüngeren Patienten auf die Möglichkeit der Arthroplastik mittels eines Fettlappens hin. Noch 1952 favorisierte Georg Hohmann die konservative Behandlung, hielt aber die Arthrodese für „das Gegebene, wenn das Gelenk unbrauchbar geworden" sei. 1958 veröffentlichte H. Groh eine Sammelstatistik über „1000 Kniearthrosen". Seine therapeutischen Schlußfolgerungen waren noch zurückhaltender als die Volkmanns, Fritz Langes oder Georg Hohmanns, er wies dem Orthopäden eine, so wörtlich, „seelsorgerische Aufgabe" zu und empfahl allenfalls Probearthrotomien, Hoffa-Resektionen und Kapselfensterungen als operative Maßnahmen (Groh 1958).

Sucht man in der deutschsprachigen wissenschaftlichen Literatur der ersten fünf Jahrzehnte unseres Jahrhunderts nach Neuerungen in der Behandlung der Gonarthrose, dann wird man enttäuscht. Selbst in den großen Lehr- und Handbüchern wird dieses orthopädische Problem nur auf einigen Zeilen abgehandelt. Die Ursache für die scheinbare Vernachlässigung lag unter anderem in einer im Vergleich zu heute grundsätzlich verschiedenen Patienten- und Krankheitsspektrum (Hoffa 1890).

Dabei blieb die Chirurgie der Gelenke und insbesondere die des Kniegelenkes nicht stehen. Die heutige operative Behandlung der Gonarthrose hat ihre Wurzeln vor allem in der Behandlung der Rachitis, ihrer Folgeerkrankungen (Korrektur von Achsenfehlstellungen) und der Gelenkinfektionen, insbesondere der Tuberkulose (Resektion, Interpositionsarthroplastik, Nettoyage, Synovektomie, Gelenkersatz).

Mit dem Verschwinden von Rachitis, Gelenktuberkulose und hämatogener Osteomyelitis ging eine Veränderung im demographischen Aufbau der Bevölkerung einher, die der orthopädischen Chirurgie neue Aufgaben stellte. Die früher entwickelten Behandlungsverfahren behielten ihre Bedeutung für die Therapie der in den Vordergrund tretenden degenerativen Leiden. Nicht selten wurden alte Operationen mit neuen Namen belegt.

Die folgenden Seiten geben einen kurzen Überblick über
- die Entstehung der stellungsverbessernden Eingriffe und
- die Entwicklung der Endoprothetik (Interpositionsarthroplastik) des Kniegelenkes.

Die stellungsverbessernden Eingriffe am Kniegelenk

Während das ausgeprägte Genu valgum des Heranwachsenden heute nur noch selten vorkommt, war es im 19. Jahrhundert die häufigste Deformität der unteren Extremitäten.

Betroffen waren vor allem Jugendliche zwischen dem 13 und 16. Lebensjahr, die als Bäcker, Fabrikarbeiter, Tischler und Schlosser arbeiteten.

Ihre schwächliche Konstitution war das Ergebnis unzureichender Lebensbedingungen, einer, wie Mikulicz schrieb, „rachitische[n] Prädisposition" (Mikulicz 1879, 678). Die Schwere der Arbeit überstieg die Belastbarkeit des wachsenden Skeletts und führte zu typischen Veränderungen der Kniegelenke (Abb. 2).

Die Therapie bestand in körperlicher Schonung, reichlicher Ernährung (Mikulicz 1879, 719) und allmählicher oder sofortiger operativer Korrektur der Deformität. Für die langsame Begradigung standen redressierende Schienen zur Verfügung. Allerdings scheiterte ihre Anwendung häufig an der Armut der Familien. Sie konnten weder die Kosten für die Apparate aufbringen noch die sachgerechte Pflege der Kinder und Jugendlichen übernehmen. Deshalb kam der billigeren unblutigen oder blutigen Korrektur des X-Beines eine große Bedeutung zu.

Weit verbreitet und bis in das 20. Jahrhundert gebräuchlich waren Osteoklasten, die vor allem bei Kindern und im Wachstum befindlichen Jugendlichen eingesetzt wurden. Je älter

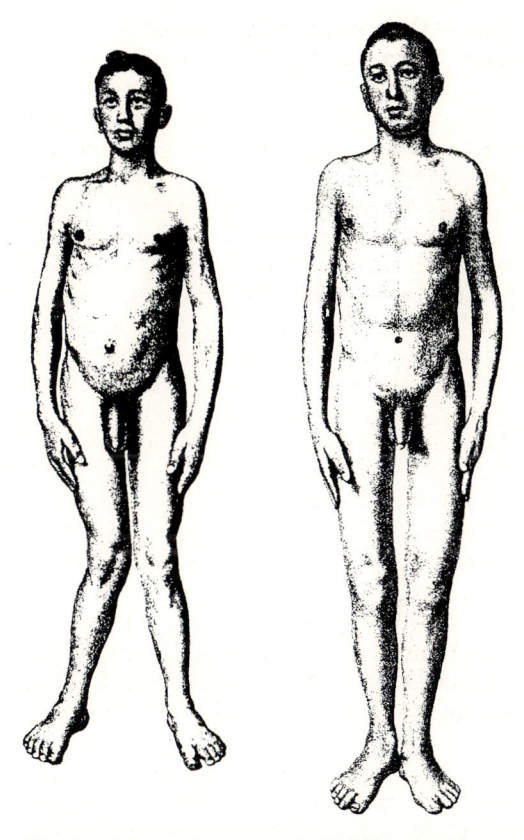

Abb. 2   Genua valga waren bei Lehrlingen weit verbreitet. 16jähriger Bäckergeselle vor und nach suprakondylärer Osteotomie nach MacEwen (aus: E. Regnier 1892).

die Kranken waren, um so häufiger wurde von der Osteotomie Gebrauch gemacht. Dieses Operationsverfahren wurde in Deutschland erstmals von dem Würzburger Chirurgen A. Mayer zur Korrektur des X-Beines eingesetzt. Mayer führte die Osteotomie von 1839 bis 1854 22 mal aus, davon 11 mal am Schienbein, in 2 Fällen entnahm er einen Keil, um die Stellung des Knies zu verbessern. Die von ihm gewählte Operationsmethode unterschied sich nur wenig von der Tibiakopfosteotomie nach Coventry. Drei der operierten Patienten starben, bei den restlichen 17 konsolidierte die Osteotomie, die Stellung des Knies verbesserte sich (Mayer 1856). Obwohl mit dem von Mayer entwickelten Verfahren eine wirksame chirurgische Behandlung des Genu valgum zur Verfügung stand, lehnten die Fachkollegen den Eingriff ab. Die Operationen „erregten das

Kopfschütteln und die Zweifel vieler Fachgenossen." (Lossen 1882, 63)

F. Pitha schrieb:

„In hochgradigen Fällen hat man selbst die Osteotomie nicht gescheut, wozu sich jedoch wohl selten die zwei nöthigen Männer finden werden." (Lossen 1882, 66)

Die Kritik war verständlich, denn Eingriffe am Knochen und den Gelenken waren vor Einführung der Antisepsis nur aus vitaler Indikation gerechtfertigt. Die Mortalität betrug bei Gelenkresektionen im Durchschnitt 19 bis 39 % (König 1867).

1872 und 1873 griff T. Billroth die Tibiakopfosteotomie ohne Keilentnahme wieder auf. Aber erst nachdem R. Volkmann im August 1874 die Umstellung unter antiseptischen Kautelen ausgeführt hatte, gewann die Methode an Bedeutung. 1876 nahm Max Schede die ursprüngliche Keilosteotomie von Mayer erneut ein und ergänzte sie mit der Durchtrennung auf Fibula. Ende der siebziger Jahre war die Osteotomie als operatives Standardverfahren zur Korrektur von Achsenfehlstellungen weit verbreitet. Mikulicz stellte fest:

„Durch die subcutane Osteotomie der Tibia wird das Genu valgum und varum vollständig geheilt. Der functionelle Erfolg ist in allen Fällen ein vollkommener ..." (Mikulicz 1879, 756).

Der große Vorteil gegenüber der konservativen Behandlung bestand in der kurzen Heilungsdauer und der raschen Wiederherstellung der Arbeitsfähigkeit (Mikulicz 1879, 760). Lag die Krümmung vorwiegend im Oberschenkel, dann wurde die suprakondyläre Femurosteotomie empfohlen (Mikulicz 1879, 761).

Da die Tibiakopfosteotomie beim ausgeprägten Genu valgum mit einer Redression verbunden wurde entstanden relativ häufig passagere oder dauerhafte Peronäusparesen. E. Regnier entwickelte deshalb die zweizeitige Osteotomie und Korrektur. Er durchtrennte den Tibiakopf und fixierte die Extremität in der bisherigen Position im Gipsverband. Das Kniegelenk wurde mit Scharnieren überbrückt. Nach etwas mehr als einer Woche legte er an den konvexen Seiten des Gipses Federn an, die die Fehlstellung im Laufe der folgenden Tage allmählich korrigierten. Die Häufigkeit der Paresen nahm ab. Da dieses Verfahren sehr aufwendig war, konnte es sich nicht durchsetzen.

Die nachstehende Abbildung 3 gibt einen Überblick über die verschiedenen Operationsverfahren zur Korrektur der Beinachse. Verschiedene Chirurgen (Annandale, Ogston, Reeves, MacEwen (I) schlugen innerartikuläre Osteotomien vor. Allerdings galt die Verbindung eines achsenkorrigierenden Eingriffs mit der Gelenkeröffnung zurecht als komplikationsbeladen. F. König kritisierte die Operation nach Ogston scharf, da sie die Korrektur der Fehlstellung an der falschen Stelle vornehme und eine künstliche innerartikuläre Fraktur schaffe. Da Brüche der Gelenkflächen häufig zum Gelenkverschleiß führten erwartete König, „daß noch mancher der nach Ogston Geheilten in der Folge durch Arthritis deformans am Gebrauch seiner Extremitäten schwer beeinträchtigt werden" würde (König 1894, 615).

Eine wesentliche Verbesserung der operativen Technik war die 1878 von MacEwen (II) eingeführte suprakondyläre Femurosteotomie, die die Tibiakopfosteotomie wegen ihrer Gefahrlosigkeit relativ bald in den Hintergrund drängte (Regnier 1892, 387).

Mit ihr wurden auch die Operationsverfahren nach Annandale (1875), Ogston (1876) Reeves und Chiene, die mit hohen Komplikationsraten, Infekten und postoperativen Ankylosen verbunden waren, hinfällig (Regnier 1892, 387). Bereits 1892 bezeichnete sie Regnier „nur noch als historisch interessante [Varianten] in der Reihe der Genu valgum-Operationen".

Stand bei der Operation junger Patienten die kosmetisch-funktionelle Heilung und die Eingliederung in das Erwerbsleben an erster Stelle, so wurde der prophylaktische Wert der Achsenkorrektur zur Verhinderung degenerativer Veränderungen durchaus berücksichtigt. C. Hueter wies darauf hin, daß X-beinige jüngere Personen keineswegs über intensive Schmerzen klagten, jedoch, so fuhr er fort:

„Erst in dem höheren Alter complicirt sich das nicht geheilte Genu valgum mit den Erscheinungen der gewöhlichen Panarthritis (Arthritis deformans ...), welche dann als Poly-Panarthritis gleichzeitig auch andere Gelenke befällt" (Hueter 1876, 625).

A. Hoffa (1891, 604) wies darauf hin, daß veraltete Fälle, die die Zeichen einer Arthritis deformans aufwiesen die Beine „ganz unbrauchbar"

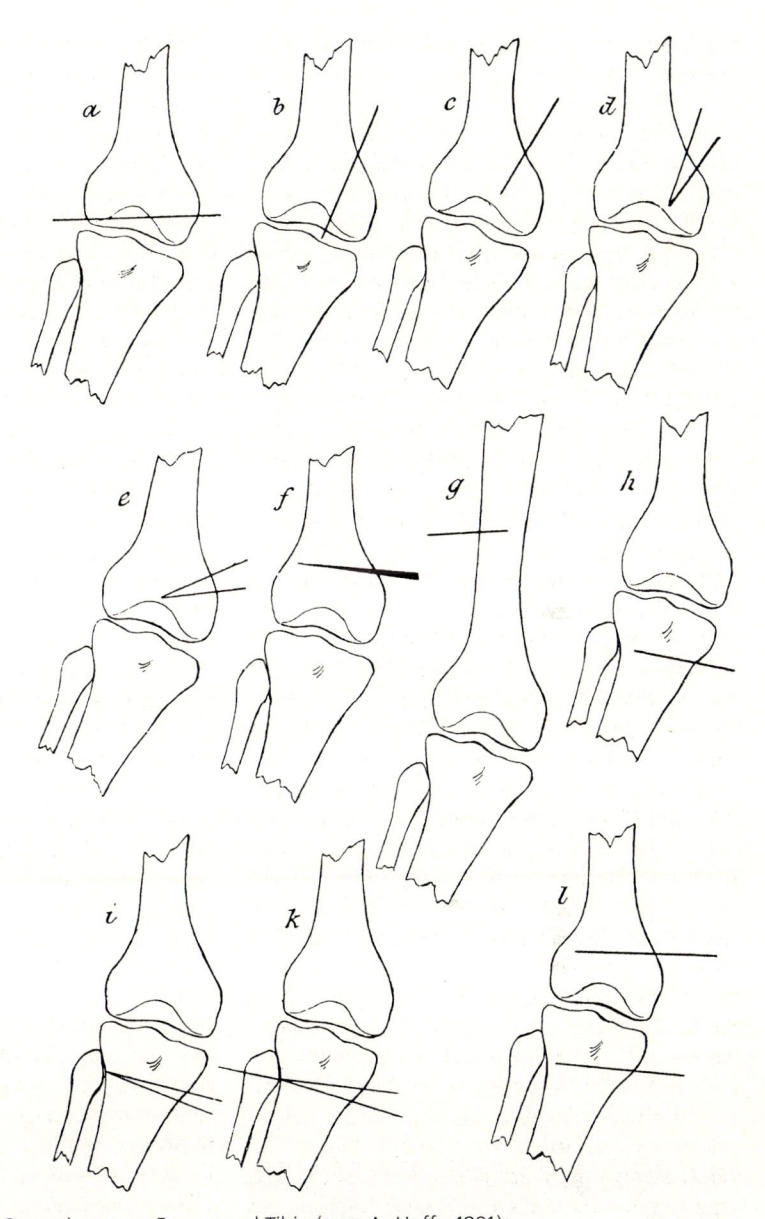

Abb. 3 Achsenkorrigierende Operationen an Femur und Tibia (aus: A. Hoffa 1891)

1. Osteotomieen am Femur	Osteotomie beider Kondylen			Annandale	1875 (a)
	Osteotomie eines Kondylus	lineäre	{	Ogston	1876 (b)
				Reeves	1878 (c)
		keilförmige	{	Macewen	1878 (d)
				Chiene	1877 (e)
	Osteotomie oberhalb der Kondylen			Macewen	1878 (f)
	Lineäre Osteotomie der Femurdiaphyse		{	Reeves	1878 (g)
				Neudörfer	1886
2. Osteotomien an der Tibia	Lineäre Osteotomie			Billroth	1874 (h)
	Keilförmige Osteotomie			Mayer	1854 (i)
3. Osteotomie der Tibia und Fibula				Schede	1877 (k)
4. Osteotomie der Tibia und des Femur				Barwell	1879 (l)

machten. Je früher die Deformität behandelt würde, desto günstiger schätzte er die Prognose ein.

Zwar wurde der Begriff „präarthrotische Deformität" erst von M. Hackenbroch geprägt, der dahinter stehende Gedanke gehörte jedoch spätestens seit der Jahrhundertwende zum Erfahrungsschatz der orthopädischen Chirurgen. Die von Hoffa verwandte Bezeichnung „arthrotische Belastungsdeformität" weist eine gewisse Ähnlichkeit auf. Reichel sah das ausgeprägte Genu valgum als eine Vorstufe der „monoartikulären Form der Arthritis deformans" an, das im späteren Leben zur völligen Arbeitsunfähigkeit führen könne (Reichel 1901, 358). Die Osteotomie sollte „wieder normale Belastungsverhältnisse im Gelenk" herstellen (Regnier 1892, 398). Allerdings blieb die Indikation begrenzt. Im Gegensatz zur heutigen Praxis lehnten die Chirurgen die operative Korrektur bei Personen, die das 30. Lebensjahr überschritten hatten und „Zeichen deformierender Gelenkentzündung" aufwiesen ab. Sie hatten die Erfahrung gemacht, daß „functionell keine guten Resultate mehr" zu erwarten seien. Eine Rolle spielte die mit der stärkeren Kniefehlstellungen einhergehenden Bänderlockerung. Reichel empfahl bei schmerzhaften Valgusgonarthrosen älterer Patienten die Arthrodese an Stelle der Umstellung (Regnier 1892, 365).

Bis zum Ende des 19. Jahrhunderts hatten sich aus der Vielzahl der verschiedenen Operationsmethoden drei Verfahren herauskristallisiert: Nach Hoffa war die suprakondyläre Osteoclasie des Femur mit dem Robinschen Osteoklasten (oder dem „Lorenzschen Osteoklast-Redresseur") als geschlossene operative Behandlung für Patienten bis etwa zum 18. Lebensjahr das Mittel der Wahl (Reiner 1903). Für alle anderen sollte – je nach dem Sitz der Hauptkrümmung – entweder die supracondyläre Femurosteotomie nach MacEwen oder die keilförmige Osteotomie der Tibia mit gleichzeitiger Durchmeisselung der Fibula nach Schede zur Anwendung kommen. Von den erwachsenen Patienten wurden 90 % nach MacEwen behandelt, für die restlichen 10 % war das Verfahren nach Schede besser geeignet (Hoffa 1891, 613–614).

Das Genu valgum blieb im Gegensatz zur Arthrose auch Anfang des 20. Jahrhunderts eines der großen orthopädischen Themen. In der 1905 erscheinenden Bibliographie von A. Blencke und A. Hoffa wurden 242 wissenschaftliche Arbeiten aufgeführt (Hoffa u. Blencke 1905). Die Mehrzahl der nach 1900 veröffentlichten Aufsätze enthalten nur wenig Neues. Die Autoren berichten über ihre Behandlungsergebnisse, ohne Konsequenzen für die Behandlung von Gelenkfehlstellungen im Erwachsenenalter zu ziehen. Man gewinnt den Eindruck, daß Mikulicz für Jahrzehnte Recht behalten sollte; er betrachtete 1878 „in Bezug auf die Operationen an der Tibia ... die Acten als geschlossen" (Mikulicz 1879, 766).

Die Arthrose gewinnt an Bedeutung

Die Kenntnisse von der Pathogenese der Arthrose wurden zwischen 1907 und 1913 durch die Forschungen G. Preisers wesentlich bereichert. Preiser wies nach, daß die Entstehung der Arthrose durch Störungen der Statik begünstigt wurde. Er führte den Begriff der „Gelenkflächeninkongruenz" in die orthopädische Terminologie ein. Preiser sah die Arthrose als eine mechanisch ausgelöste Erkrankung an, die in drei Phasen verlief:

Der Ausgangspunkt war eine Störung der Statik, die mit einer Gelenkflächeninkongruenz einherging und z.B. von einer Fraktur oder einem O- bzw. X-Bein hervorgerufen wurde. Im zweiten Stadium konnten Auswirkungen auf die Nachbargelenke mit Kapseldehnungen und Verschiebungen der Gelenkflächen nachgewiesen werden. Das dritte Stadium führte zur

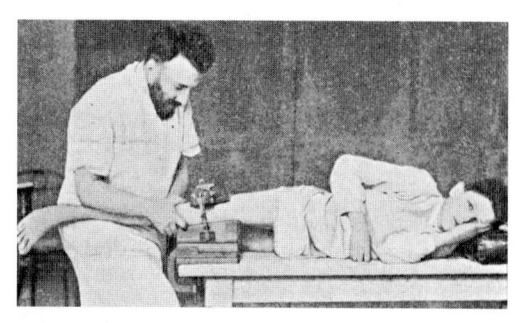

Abb. 4 Adolf Lorenz korrigiert ein Genu valgum „unblutig" durch Epiphyseolyse (aus: M. Reiner 1903).

eigentlichen Arthritis deformans (Preiser 1913, 397–398). Histologisch war die Gelenkflächeninkongruenz mit einer Knorpelauffaserung und -degeneration begleitet. Zusätzlich entstand eine Synovialitis (Preiser 1913, 396). Die therapeutischen Schlußfolgerungen Preisers blieben hinter seinen Forschungen zurück. Obwohl die Beseitigung der statischen Störungen nach seiner Meinung eine kausale Therapie darstellte, sah er von operativen Korrekturen ab und hielt ein chirurgisches Vorgehen an Gelenken erst dann für notwendig, wenn es „zur völligen Ankylosierung der befallenen Gelenke in fehlerhafter Stellung gekommen" sei (Preiser 1913, 394).

Da Preiser sich auf die Therapie von Erwachsenen spezialisiert hatte, erkannte er früher als viele seiner Fachkollegen die zukünftige Bedeutung der degenerativen Gelenkerkrankungen. Er hielt es für die Aufgabe der Orthopäden „sich die Behandlung der statischen Erkrankungen mit ihrem großen Heer von Patienten zu sichern". Die Vorteile für Ärzte und Kranke lägen auf der Hand, den Orthopäden beschere das Interesse an den Arthrosen ein „lukratives Arbeitsfeld", denn „kein anderer Zweig der Medizin [sei] imstande, ... diesen armen Patienten zu helfen" (Preiser 1913, 426).

P. Haglund machte seine Leser 1924 darauf aufmerksam, daß die Knie bei Patienten mit ausgeprägter Gonarthrose „bereits früher eine unvorteilhafte Belastung gehabt" hätten. Er nannte das X- und O-Bein sowie die Unterschenkelkrümmungen. Dieser Zusammenhang mahne, „auch unbedeutende funktionelle Deformitäten in Kinder- und Jugendjahren zu korrigieren" (Haglund 1923, 599). In einem ausführlichen Referat, das K. Bragard dem 28. Kongreß der Deutschen Orthopädischen Gesellschaft 1933 erstattete, ging er detailliert auf die Pathogenese und Morphologie der Arthrose ein. Die Therapie war nach seiner Meinung ausschließlich konservativ, operative Eingriffe wurden von ihm nicht erwähnt (Bragard 1934).

Weitergehend waren die Vorstellungen des Wiener Orthopäden J.Hass. Er vertrat 1934 die Ansicht, daß bei einer Kniearthrose, die auf eine Fehlstellung zurückzuführen sei, „vor allem eine Korrektur zur statischen Umstellung des Gelenkes" vorgenommen werden müsse und er ergänzte: „In manchen Fällen ist die Osteotomie die einzige Möglichkeit, die oft unerträglichen Beschwerden bei der Belastung zu beseitigen."

1937 veröffentlichte E. Freund einen Aufsatz über das „Genu varum arthriticum", das er hauptsächlich bei übergewichtigen Frauen, die das 60. Lebensjahr überschritten hatten, diagnostizierte.

Er stellte die Krankengeschichten, die radiologischen Befunde sowie die histologischen Veränderungen der Gelenkflächen nebeneinander und beschrieb die typische Varusarthrose des Alters.

Obwohl er erkannte, daß der monokondyläre arthrotische Prozeß, einmal eingeleitet, immer rascher zunahm und den Knorpel der medialen Gelenkfacetten freilegte, blieb auch er konservativ eingestellt. Unter funktionellen Aspekten hätte sich die Achsenkorrektur geradezu aufgedrängt; Freund empfahl lediglich eine medikamentöse, physikalische und orthopädie-technische Behandlung. Nach einem Hinweis auf L. Böhler, der in einem ähnlichen Fall eine Arthrodese vorgenommen hatte, schrieb er zum Abschluß des Aufsatzes:

„Zu plastischen Operationen wird mit Rücksicht auf das meist vorgerückte Alter der Patienten wohl kaum jemals Gelegenheit gegeben sein." (Freund 1937)

Bis in die 60er Jahre verhielten sich die orthopädischen Chirurgen gegenüber den Arthrosen abwartend. War man bei der Koxarthrose schon früher bereit, Osteotomien einzusetzen, so blieb die Gonarthrose „ein Stiefkind" der Orthopädie.

Die Tibiakopfosteotomie nach Mark Coventry

Drängte sich der Gedanke, statische Deformitäten an arthrotischen Gelenken zu beseitigen und besser erhaltene Gelenkabschnitte stärker in die Belastung einzubeziehen, nicht bereits mit der Therorie der Gelenkinkongruenz nach Preiser oder spätestens nach der Einführung des Begriffs „praearthrotische Deformität" durch Hackenbroch auf? Und basierten die Umstellungsoperationen an der Hüfte, die bereits eine weitere Verbreitung gefunden hatten, nicht auf dem Prinzip der Druckveränderung und -verteilung? Ein Blick in die wissenschaftliche Literatur zeigt, daß bereits zu früheren Zeiten Umstellungen der Tibia oder des Femur gemacht wurden, um die Mechanik und den Stoffwechsel arthrotischer Gelenke zu verbessern. Es blieb jedoch bei Einzelbeobachtungen und bei einer überaus zurückhaltenden, fast „skeptisch" zu nennenden Indikationsstellung. Erst durch die Zunahme der Zahl alter Menschen wurden die orthopädischen Chirurgen gezwungen, nach neuen Behandlungskonzepten zu suchen. Dabei waren die Operateure in den angelsächsischen Ländern experimentier- und risikofreudiger, während man sich in Deutschland auf die bewährten Verfahren beschränkte.

Ende der 50er Jahre wurde die Osteotomie von verschiedenen Orthopäden zur Behandlung der Arthrose angewendet. Bereits 1958 hielt J.P. Jackson im Sheffield Regional Orthopaedic Club einen Vortrag über die Tibiakopfosteotomie bei Gonarthrose. 1959 empfahl K.H. Pridie auf dem Frühjahrstreffen der British Orthopaedic Association seine Bohrung zur Verbesserung der Oberfläche arthrotischer Kniegelenke. Er stimmte G. Gordon aus Whitehaven zu, der eine deutliche Besserung der Arthrose nach operativer Korrektur einer Varus- oder Valgusfehlstellung gesehen hatte und diese auf eine verstärkte Vaskularisation zurückführte. Coventry nahm den Gedanken auf und gab den Einzelbeobachtungen eine theoretische Fundierung. 1965 publizierte er die Ergebnisse von 30 Operationen an 22 Patienten, die er von 1960–1964 durchgeführt hatte. Er betonte ausdrücklich, daß er durch die Versuche von Jackson und R. Gariépy (1964) zur Tibiakopfosteotomie angeregt worden sei und er ein der intertrochantären Umstellung vergleichbares Verfahren für das Kniegelenk anstrebte. Sehr ausführlich wurden von ihm die Indikationen (Aktivität, Gewicht) berücksichtigt. In einem zweiten Aufsatz 1973 stellte er weitere 87 Fälle vor (71 mit Arthrose, 16 mit rheumatoider Arthritis) von denen er 76 mit guten Ergebnissen einstufte. 1985 konnte Coventry mit Befriedigung feststellen, daß sich das Verfahren allgemein durchgesetzt hatte.

Von der Arthroplastik zur Endoprothetik

Die Entwicklung der Endoprothetik der Gelenke ist eng mit der Arthroplastik verbunden, die E. Payr (1920) einprägsam als „Wiederbildung verlorengegangener Gelenke" bezeichnete. Im gewissen Sinne lassen sich bereits die seit Ende des 18. Jahrhunderts durchgeführten Gelenkresektionen zur Ausschaltung entzündlicher Prozesse und insbesondere der Tuberkulose als arthroplastische Operationsverfahren bezeichnen. Allerdings wurde hierbei das Gelenk geopfert, um die drohende Amputation des ganzen Gliedes zu vermeiden. Dagegen diente die Arthroplastik der Wiederherstellung der normalen Gelenkmechanik. Dem Greifswalder Chirurgen Helfrich kommt das Verdienst zu, als erster ein verknöchertes Gelenk wieder funktionsfähig gemacht zu haben. 1893 behandelte er ein Kind, das an einer Kiefergelenksankylose litt, durch eine einfache Meisselresektion und mußte dabei einen „völligen Mißerfolg" hinnehmen: Nach kurzer Zeit versteifte das Gelenk erneut. Auf der Suche nach einem wirksameren Operationsverfahren kam er auf den Gedanken, die erneute Versteifung nach Durchtrennung des Gelenkfortsatzes durch die „Interposition eines aus dem Musculus temporalis gebildeten Lappens" zu verhindern (Helferich 1894). Um das Interponat zu entlasten, resezierte er zugleich den Processus zygomaticus. Der Erfolg der Operation übertraf alle Erwartungen. Obwohl das operierte Mädchen keinerlei Nachbehandlung erhielt war sie ein halbes Jahr später in der Lage den Mund 2 1/2 cm zu öffnen und wesentlich besser zu sprechen.

Die von Helferich angegebene Technik verbreitete sich rasch und wurde in modifizierter Form auch an anderen Gelenken angewendet. Der bestimmende Grundgedanke war die Trennung der Gelenkflächen durch ein Interponat.

In der weiteren Geschichte der Arthroplastik lassen sich zwei unterschiedliche, oft einander heftig bekämpfende Richtungen ausmachen: Während ein Teil der Chirurgen die Gelenkflächen mit biologischem, vorwiegend autologem Gewebe überzog, experimentierte eine andere Gruppe mit der Einlagerung von

Fremdkörpern. Die letzteren sind als „Pioniere" der Alloarthroplastik anzusehen.

Bereits ein Jahr nach der Veröffentlichung von Helferich berichtete Föderl über Versuche an Hühnern, denen nach Resektion von Gelenkflächen Celloidinplättchen oder kleine Stücke von Schweinsblasen implantiert worden waren. Die Gelenke wiesen nach Einheilung der Fremdkörper eine fast normale Beweglichkeit auf. Roser behandelte eine Kiefergelenksankylose, indem er ein Goldplättchen zwischen die getrennten Knochen einlegte. Er wollte versuchsweise andere Metalle und Gummiplättchen verwenden (Hoffa 1906). V. Chlumsky, Assistent Hoffas in Würzburg, hatte in Breslau nach Kniegelenksresektionen wegen nichttuberkulösen Ankylosen und Kontrakturen ausschließlich schlechte Behandlungsergebnisse gesehen. Er griff das Verfahren Helferichs auf und untersuchte im Tierexperiment das Verhalten von Celluloid, Silber, Zinn, Gummi und Billroth-Batist (Chlumsky 1900). Dazu pflanzte er 0,1 – 0,8 mm dicke Plättchen von dreieckiger Form mit runden Kanten in resezierte Gelenke ein. Als Versuchstiere dienten ihm Hunde. Die Ergebnisse waren erfolgversprechend:

Die Gelenke blieben weitgehend beweglich, die neuen Gelenkflächen bildeten eine glatte, aus Bindegewebe bestehende Oberfläche. Chlumsky reichten die Ergebnisse noch nicht. Er scheute sich, Fremdmaterial am Menschen einzusetzen, das später wieder entfernt werden mußte und suchte nach einem resorbierbaren Stoff. Er gab die Versuche mit Edelmetallen auf und wiederholte die Experimente mit Magnesiumplättchen, die vom Gewebe innerhalb einiger Wochen aufgelöst wurden. Die Tierversuche überzeugten Hoffa. Er erklärte sich 1901 bereit, das Verfahren am Menschen zu überprüfen und Magnesiumplättchen (Abb. 5) bei der Beweglichmachung eines Hand- und Ellenbogengelenkes einzusetzen (Hoffa 1906). Die Eingriffe waren nur zum Teil erfolgreich. Am Ellenbogengelenk bildete sich eine Fistel, das Magnesium mußte entfernt werden. Dagegen entsprach die Handgelenksarthroplastik den Erwartungen, die Beweglichkeit wurde durch den Eingriff weitgehend wieder hergestellt.

An anderen Gelenken verwendete Hoffa die von J.B. Murphy aus Chigago weiterent-

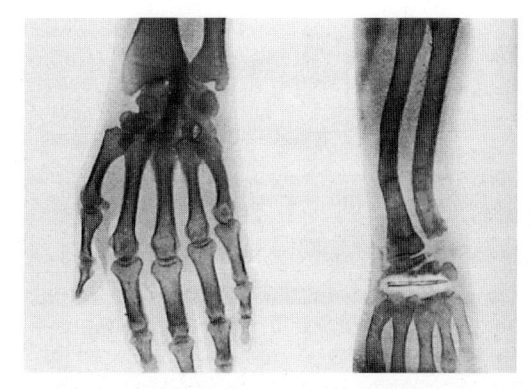

Abb. 5 Implantation von Magnesiumblech zur Mobilisierung einer knöchernen Handgelenksankylose bei einem 9jährigen Jungen (aus: A Hoffa 1906).

wickelte Fettlappenplastik. Mit Ausnahme des Kniegelenkes erzielte er überwiegend gute Ergebnisse.

Hoffa bevorzugte die Lappeninterposition, da es bei der Einlage von Magnesiumplatten „doch meist zur Fistelbildung und späteren Wiederverwachsung der operierten Gelenke" komme. Der Würzburger Orthopäde lehnte die Fremdkörperimplantation nicht grundsätzlich ab, er sprach die Hoffnung aus:

„Vielleicht bringt uns die Zukunft ein günstigeres zu interponierendes Material, das die Wiederverwachsung der Gelenkenden bei genügender seitlicher Festigkeit des Gelenkes verhindert." (Hoffa 1906, 53)

Hoffa war zu vorsichtig, um die Experimente Glucks zu wiederholen. Das Fehlen eines geeigneten reaktionslosen Implantationsmaterials erwies sich als entscheidendes Hindernis.

Zur Rekonstruktion der Gelenke wurden jedoch nicht nur Fremdmaterialien, sondern auch homologe Transplantationen durchgeführt. Am bekanntesten sind die klinischen Versuche Lexers, der mehrfach ganze Kniegelenke transplantierte und damit den Beweis erbrachte, daß sich durch eine homologe Transplantation kurzfristig gute Erfolge erzielen ließen. Er keilte die überpflanzten Gelenkanteile zimmermannsmäßig ein und lehnte die Verwendung „jeden Fremdkörper[s] – Nägel, Draht, Elfenbeinstifte" – zur Befestigung ab, da er die Bildung eines überschießenden Granulationsgewebes befürchtete (Lexer 1909, 273).

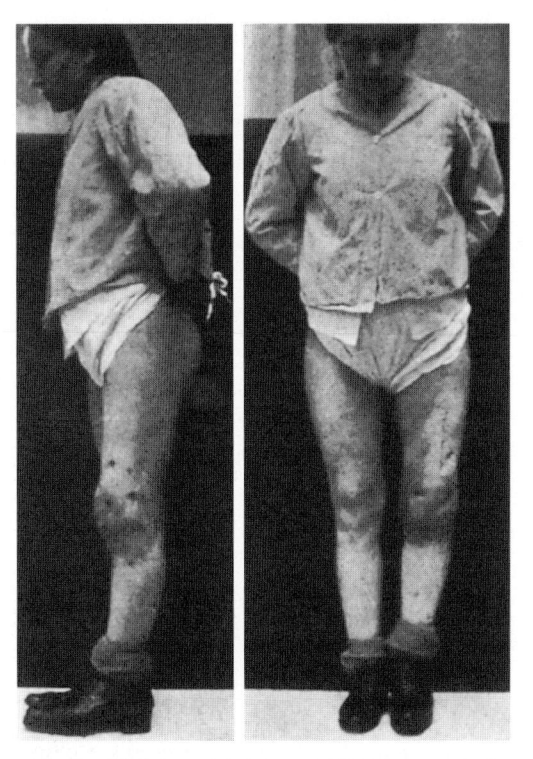

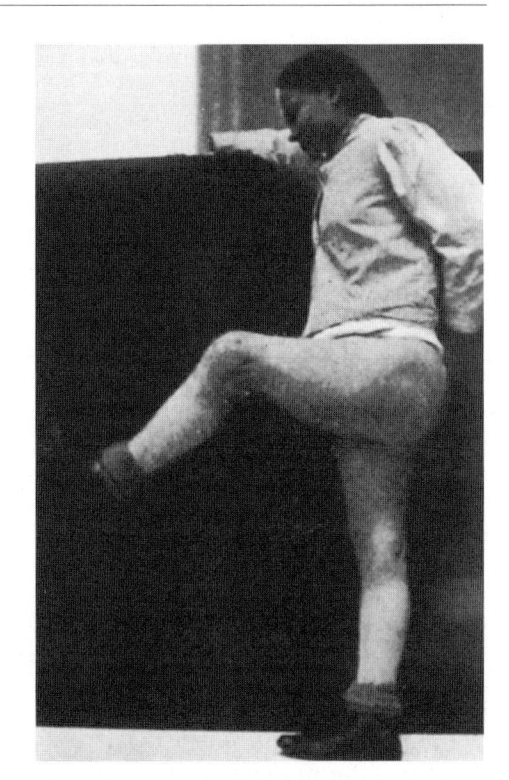

Abb. 6 18jähriges Mädchen 1 1/2 Jahre nach Transplantation eines ganzen Kniegelenkes durch Lexer (aus: E. Lexer 1909).

Lexer war seinen eigenen Versuchen gegenüber selbstkritisch und wollte ihre Enderfolge erst nach langer Zeit beurteilt wissen. Eindrucksvoll sind die Bilder einer 18-jährigen Patientin, der Lexer 1907 ein ganzes Kniegelenk transplantierte. Ihr Gelenk war infolge einer Infektion im Kindesalter unbrauchbar geworden (Lexer 1909, Abb. **6**).

Der Preis den die Patienten für das erfolgreiche Kurzzeitergebnis zahlen mußten war hoch. Lexer veröffentlichte keine Statistiken. Schlüsselt man jedoch seine Ergebnisse auf, dann muß man feststellen, daß auf diesen einen Erfolg sechs Fehlschläge kamen. In fünf Fällen führte eine Fistelung zur Entfernung des Transplantates.

Ein weiterer Patient ließ sich das Bein amputieren, da er befürchtete, daß „ein späteres Herauseitern des von einem anderen Menschen stammenden Knochens bevorstehe und zur Amputation zwinge" (Lexer 1909, 277). Nachdem auch die anfänglich erfolgreiche Transplantation zu keiner Dauerheilung geführt hatte, verließ Lexer diese Methode.

Rückkehr zu Fremdmaterialien

Gluck gestand 1906 erneut ein, daß seine eigenen Alloarthroplastiken und die Überziehung der Resektionsflächen mit aseptischen Materialien als gescheitert zu betrachten seien.

Er formulierte damit die in Deutschland allgemein verbreitete Ablehnung dieser Methode. Sie gewann erst wieder mit den Experimenten von M.N. Smith-Peterson an Bedeutung, der ab 1923 Kappen aus Fremdmaterial (Glas, Vitallium) in deformierte Hüftgelenke implantierte und eine Funktionsverbesserung erreichte. Verbreiteter waren Versuche mit Implantaten zur Knochenbruchbehandlung, die allerdings von den meisten Chirurgen und Orthopäden mit offenem Mißtrauen beobachtet wurden.

Die Zurückhaltung gegenüber dem Einsatz von Fremdmaterialien waren um so verständlicher, als E. Payr mit der von ihm verfeinerten Technik der Remodellierung der Gelenke, Rekonstruktion der Bänder und der Zwischenlagerung von Weichteilen (Faszie, gestielte Fettlappen) hervorragende Ergebnisse erzielt hatte und sie 1934 in dem großen Werk „Gelenksteifen und Gelenkplastiken" der Öffentlichkeit vorlegte.

Payr lehnte die Benutzung von Fremdmaterial kategorisch ab, da er eine Zunahme der bindegewebigen Reaktion befürchtet. Er sprach 1934 die Hoffnung aus, „daß die Fremdkörpermethoden in kürzester Zeit völlig aus dem Heilplan der Gelenkplastik verschwinden".

Im deutschsprachigen Raum bestimmte die Ansicht Payrs die arthroplastische Forschung. Der Nationalsozialismus schränkte die Möglichkeit des internationalen wissenschaftlichen Austausches ein, Deutschland blieb von der internationalen Entwicklung abgekoppelt. Mit dem Ausbruch des Zweiten Weltkrieges verlagerten die Chirurgen und Orthopäden zwangsläufig ihre Tätigkeit auf die Versorgung der verwundeten Soldaten und der Zivilbevölkerung. Die Forschung trat in den Hintergrund. Die Ergebnisse der internationalen wissenschaftlichen Literatur konnten von den orthopädischen Chirurgen nicht aufgenommen werden.

Vergleicht man die deutschen, englischen, französischen und amerikanischen Fachzeitschriften der 40er und 50er Jahre, dann lassen sich im Gegensatz zu den ersten Jahrzehnten des 20. Jahrhunderts wesentliche Unterschiede feststellen. Während in Deutschland eine eher konservative Linie bestimmend war, hatte sich die experimentelle Forschung in USA, England, Frankreich wesentlich weiterentwickeln können. Hier entstand eine Renaissance der Alloarthroplastik, die vor allem der Einführung neuer Werkstoffe zu verdanken war. Der Hinweis auf den von Moore und Bohlman 1940 entwickelte Hüftkopfersatz und die Judet-Prothese mögen an dieser Stelle genügen.

Die neuere Entwicklung der Knieendoprothetik

Nach wechselvoller Vorgeschichte setzte sich die Verwendung von Fremdmaterialien erst allmählich und dann immer rascher durch. Abschließend sollen die Entwicklungen, die dem heute verwendeten Gleitflächenersatz des Kniegelenkes vorausgegangen sind, kurz dargestellt werden (Riley 1976, Freemann u, Levack 1986). Die früheste moderne Interpositionsarthroplastik, die als Vorläufer der Knieendoprothesen gelten kann, war das Vitalliuminterponat von W.C. Campbell. Bekannter als seine „Pionieroperation" ist sein weitverbreitetes Werk „Campbell's Operative Orthopaedics" (1. Aufl. 1939). Er knüpfte an die „mould arthroplasty" von Smith-Petersen an und konstruierte eine Platte, die sich den Kondylen anlegte und mit einer Vitalliumschraube am Femurschaft fixiert wurde (Campbell 1976). Die ersten zwei Fälle waren enttäuschend und Campbell hielt weiterhin die Faszieninterposition für das Standardverfahren. Er publizierte seine negativen Erfahrungen, da er Anregungen für weitere wissenschaftliche Versuche geben wollte.

Eine Verbesserung war die von C.O. Townley Ende der 40iger Jahre entworfene und ab 1953 implantierte Hemiarthroplastik der Tibia (Abb. 7, Townley 1988). Primär war sie als Überkronung von Femur und Tibia geplant. Da das Problem des Abriebs zwischen zwei Metallflächen nicht gelöst war, beschränkte sich Townley auf den Überzug der Tibia. Zuvor beseitigte er Achsenfehlstellungen nach Tibia-

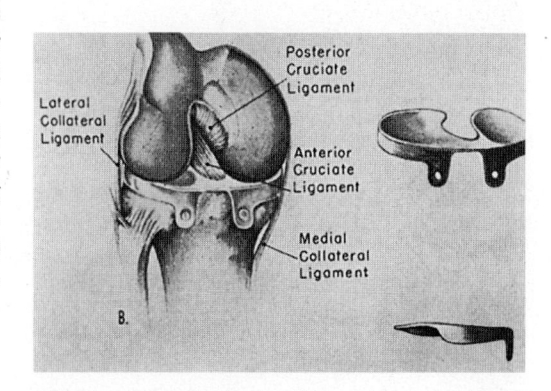

Abb. **7** Arthroplastik der Tibia nach Townley (1953) (aus: O.T. Townley 1988)

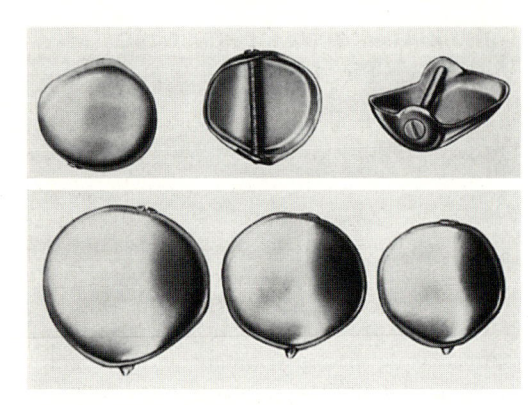

Abb. **8** Patellagleitflächenersatz nach D. McKeever (aus: D. Mc.Keever 1955).

kopffrakturen durch Knochentransplantationen. Townley führte zwischen 1952 und 1972 170 Hemiarthroplastiken aus. Im Gegensatz zu Campbell erwies sich seine Methode als relativ erfolgreich. Er konnte eine Reihe Patienten 16 bis 20 Jahre später nachuntersuchen. Seine Erfahrungen flossen 1972 in das zementierte „Anatomic Total Knee" ein, das auf den Prinzipien von J. Charnleys „low-friction arthroplasty" aufbaute.

Der Patellagleitflächenersatz (Abb. 8) geht auf D. McKeever aus Houston zurück, der ab 1949 vor allem degenerativ oder entzündlich veränderte Kniescheiben mit einer Vitalliumkappe überkronte und 1955 über 40 Fälle verfügte. Er registrierte vier septische Fehlschläge; die mechanische Funktion aller anderen Kniegelenke war nach seinen Angaben auch fünf Jahre nach dem Eingriff einwandfrei.

Parallel zur Entwicklung des Teilersatzes einzelner Gelenkanteile verlief die Entwicklung der Totalendoprothese. 1951 setzte B. Walldius eine Endoprothese aus Acryl in ein Kniegelenk ein (Walldius 1953). Wegen der besseren mechanischen Eigenschaften verwendete er später Metallprothesen. Das Materialproblem war in den 50er Jahren noch ungelöst. Neben Acryl und Metall-Legierungen fand auch Nylon Verwendung. Trotz anfänglich außerordentlich positiver Ergebnisse konnte sich die Überziehung der Gelenkflächen mit Nylon-Membranen nicht durchsetzen (Kuhn u. Mitarb. 1964).

1958 beschrieb D.L. MacIntosh die Hemiarthroplastik des Knies. Er setzte unterschiedlich hohe Plateaus aus Acryl ein, um schmerzhafte Varus- und Valgusdeformitäten zu korrigieren, die Bänder zu straffen und die Gleiteigenschaft des betroffenen Gelenkkompartments zu verbessern. Als Indikation sah er Arthrosen und fehlverheilte Tibiakopffrakturen an. Er operierte von 1954 bis 1958 13 Patienten und erzielte dabei acht gute, zwei befriedigende und drei schlechte Ergebnisse (MacIntosh 1958, MacIntosh u. Hunter 1972). Auch MacIntosh verließ Acryl als Implantatmaterial und setzte statt dessen Teflon oder Titan ein (MacIntosh 1962). 1966 empfahl der den mono- oder bicondylären Ersatz des Tibiaplateaus bei rheumatoider Arthritis. Da die Pla-

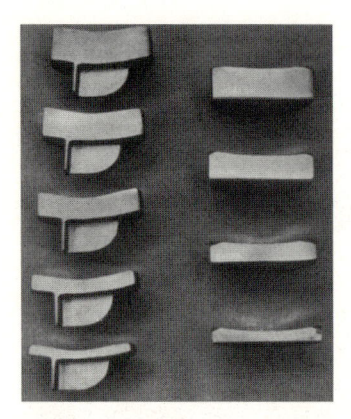

Abb. **9** Tibiaprothesen nach McKeever (links) und MacIntosh (rechts) (aus: A. Potter u.a.: Arthroplasty of the knee in rheumatoid arthritis and osteoarthritis. In: J. Bone Jt Surg. 54-A[1972]5).

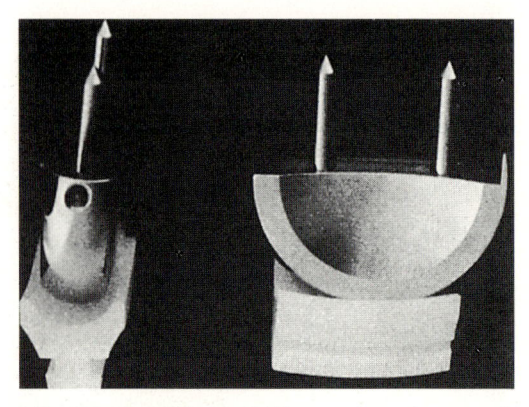

Abb. **10** Zementierte Schlittenendoprothesen mit Metallkufe und Kunststoffplateau nach Gunston (aus: F.H. Gunston 1973).

teauprothese nicht fixiert wurde war die Verlagerung des Implantats eine wesentliche Komplikation. McKeever versuchte diesen Nachteil auszugleichen, indem er die Prothese mit Tragrippen versah, die eine bessere Verankerung gewährleisten sollten. Für McKeever war die Hemiarthroplastik eine Alternative zur Arthrodese bei schweren Störungen der Gelenkfunktion und ausgeprägten Fehlstellungen (McKeefer 1960).

Einen letzten Schritt in die Gegenwart vollzog Frank H. Gunston, der 1968 eine Schlittenprothese mit Metallkufe und Kunststoffplateau konstruierte und beide Teile mit Knochenzement fixierte (Abb. **10**). Durch den Erhalt der Kreuz- und Seitenbänder blieb das natürliche Bewegungsverhalten im Gegensatz zur Scharnierprothese erhalten. Gunston bezeichnete sein Verfahren als „Polycentric Knee Arthroplasty". Die erste Veröffentlichung erschien 1971, bis 1973 wurden 43 Knie operiert. Die Ergebnisse waren ermutigend. Gunston bezeichnete 70 % bis 85 % als gut. Ein Nachteil des Verfahrens waren die relativ großen Resektionsflächen und der geringe Kontakt zwischen Schlitten und Kufe. Nachdem Gunston den Anstoß für eine „neue Generation" von Knieendoprothesen gegeben hatte, erfolgten in rascher Folge Modifikationen und Verbesserungen.

Gelenkerhaltende Operationen versus Gelenkersatz?

Der Blick zurück zeigt die unterschiedlichen Wurzeln der heutigen operativen Therapie der Gonarthrose. Umstellungsosteotomien, plastische Gelenkoperationen, Transplantationen und die Implantation von Fremdkörpern werden seit etwa einem Jahrhundert durchgeführt.

Mit dem Wandel des Krankheitsspektrums, dem Rückgang akuter Gelenkerkrankungen und der Zunahme degenerativer Leiden stellten sich den orthopädischen Chirurgen neue Aufgaben. Durch eine verfeinerte Operationstechnik, verbesserte Implantate und erweiterte biomechanische Erkenntnisse wurden auch scheinbar schicksalhafte Krankheiten wie die Gonarthrose einer funktionsverbessernden Therapie zugänglich. Welche Methoden sich durchsetzen werden ist ungewiß. Entscheiden werden darüber nicht zuletzt die Langzeitergebnisse.

1949 stellten zwei Chirurgen die Spätergebnisse der Faszienarthroplastik 20 Jahre nach der Operation vor (Abb. **11**).

Ganz gleich, welchem Verfahren wir heute den Vorzug geben, hoffen wir, daß wir in 20 Jahren auf ähnlich gute Ergebnisse und zufriedene Patienten zurückschauen können.

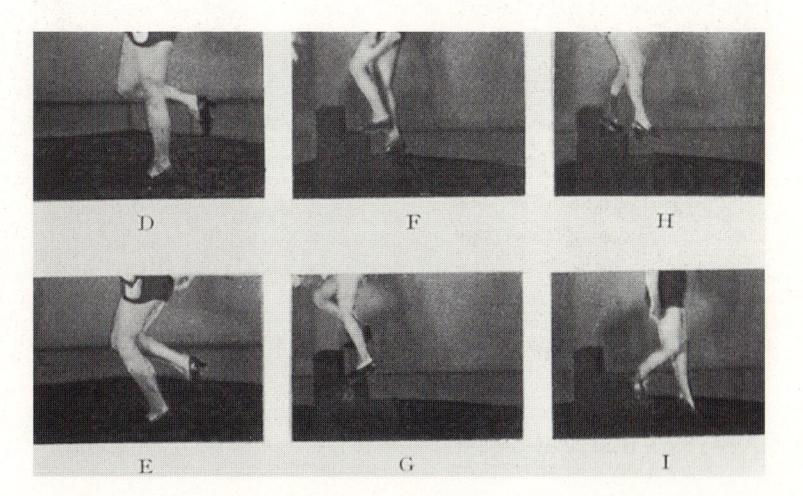

Abb. **11** Beweglichkeit und Belastbarkeit 20 Jahre nach Faszienarthroplastik (aus: J. E. Samson: Arthroplasty of the knee joint. Late results. In J. Bone Jt Surg. 31-B[1949]55).

Literatur

Bade, P.: Die Geschichte der Deutschen Orthopädischen Gesellschaft. Berlin 1939 (Abhandlungen zur Geschichte der Medizin und der Naturwissenschaften, H. 30, Hrsg. P. Diepgen u.a.)

Blauth, W., K. Donner: Zur Geschichte der Arthroplastik. Z. Orthop. 117 (1979) 997–1006

Bragard, F.: Rheumatische Beschwerden durch Fehlform und Fehlhaltung. Verh. dtsch. orthop. Ges., Z. orthop. Chir., Suppl. 60 (1934) 50–73

British Orthopaedic Association. Spring Meeting 1959. J. Bone Jt Surg. 41-B (1959) 618–619

Campbell, W.C.: (The classic) Interposition of vitallium plates in arthroplasties of the knee. Preliminary report. Clin. Orthop. 120 (1976) 4–6 und Clin. Orthop. 226 (1988) 3–5

Chlumsky, V.: Über die Wiederherstellung der Beweglichkeit des Gelenkes bei Ankylose. Zbl. Chir. 27 (1900) 921–925

Coventry, M.B.: Osteotomie of the upper portion of the tibia for degenerative arthritis of the knee. J. Bone Jt Surg. 47-A (1965) 984–990, Reprint in: Clin. Orthop. 248 (1989) 4–8

Coventry, M.B.: Osteotomy about the knee for degenerative and rheumatoid arthritis. J. Bone Jt Surg. 55-A (1973) 23–48

Coventry, M.B.: Current concepts review. Upper tibial osteotomy for osteoarthritis. J. Bone Jt Surg. 67-A (1985) 1136–1140

Ewald, P.: Georg Preiser †. Z. orthop. Chir. 33 (1913) 267–271

Freemann, M.A.R., B. Levack: British contribution to knee arthroplasty. Clin. Orthop. 210 (1986) 69–79

Freund, E.: Über das Genu varum arthriticum, eine besondere Verlaufsform der Arthritis deformans. Z. Orthop. 66 (1937) 180

Gariépy, R.: Joint meeting of orthopaedic associations. J. Bone Jt Surg. 46-B (1964) 783–784

Gluck, T.: Über Transplantation, Regeneration und entzündliche Neubildung. Arch. klin. Chir. 26 (1881) 911

Gluck, T.: Referat über die durch das moderne chirurgische Experiment gewonnenen positiven Resultate, betreffend die Naht und den Ersatz von Defecten höherer Gewebe sowie über die Verwertung resorbirbarer und lebendiger Tampons in der Chirurgie. Arch. klin. Chir. 41 (1891) 187–239

Gluck, T.: Erklärung. Arch. klin. Chir. 41 (1891) 747

Gluck, T.: Probleme und Ziele der praktischen Chirurgie. Eigenbericht von der 78. Versammlung deutscher Naturforscher und Ärzte zu Stuttgart. Zbl. Chir. 33 (1906) 1229

Groh, H.: Behandlungsergebnisse bei 1000 Kniearthrosen. Z. orthop. Chir. 90 (1958) 331

Gunston, F.H.: Polycentric knee arthroplasty prosthetic simulation of normal knee movement. J. Bone Jt Surg. 53-B (1971) 272–277

Gunston, F.H.: Polycentric knee arthroplasty. Prosthetic simulation of normal knee movement: Interim Report. Clin. Orthop. 94 (1973) 128–135

Haglund, P.: Die Prinzipien der Orthopädie. Jena 1923

Hass, J.: Konservative und operative Orthopädie. Wien 1934, 260

Helferich, H.: Ein neues Operationsverfahren zur Heilung der knöchernen Kiefergelenksankylose. Arch. klin. Chir. 48 (1894) 866

Hoffa, A.: Zur Statistik der Deformitäten. Münch. med. Wschr. 27 (1890) 237

Hoffa, A.: Lehrbuch der orthopädischen Chirurgie. Stuttgart 1891

Hoffa, A.: Die Mobilisierung knöchern verwachsener Gelenke. Z. orthop. Chir. 17 (1906) 1–53

Hoffa, A., A. Blencke: Die orthopädische Weltliteratur. Stuttgart 1905

Hohmann, G.: Der Stand der Behandlung der Arthrosis deformans. Arch. orthop. Unfallchir. 45 (1952) 36

Hueter, C.: Klinik der Gelenkkrankheiten mit Einschluß der Orthopädie, 2. Aufl. Leipzig 1876/1877

Jackson, J.: Osteotomy for osteoarthritis of the knee. Proceedings of the Sheffield Regional Orthopaedic Club. J. Bone Jt Surg. 40-B (1958) 826

König, F.: Beiträge zur Resection des Kniegelenkes. Arch. klin. Chir. 9 (1867) 207

König, F.: Arthritis deformans und Chirurgie. Münch. med. Wschr. 75 (1928) 33–34

König, F.: Lehrbuch der speciellen Chirurgie, 6. Aufl., 3. Bd, Berlin 1894

Kuhn, J.G., et al.: Nylon membrane arthroplasty of the knee in chronic arthritis. J. Bone Jt Surg. 35-A (1953) 928–936

Kuhn, J.G.: Follow-up notes on articles previously published in the journal. J. Bone Jt Surg. 46-A (1964) 448–449

Lange, F.: Lehrbuch der Orthopädie, 3. Aufl. Jena 1928

Lange, F.: Die epidemische Kinderlähmung. München 1930

Lexer, E.: Über Gelenktransplantation. Arch. klin. Chir. 90 (1909) 267–277

Lossen, H.: Allgemeines über Resectionen. In: F. Pitha, T. Billroth (Hrsg.): Handbuch der allgemeinen und speziellen Chirurgie. Stuttgart 1882

MacEwen: On antiseptic osteotomy. Lancet 1878/I, 499

MacIntosh, D.L.: Hemiarthroplasty of the knee using a space occupying prosthesis for painful varus and valgus deformities. J. Bone Jt Surg. 40-A (1958) 1431

MacIntosh, D.L.: The Little Orthopaedic Club, 5th Annual Meeting, 27.-29.4.1961. J. Bone Jt Surg. 44-A (1962) 205

MacIntosh, D.L.: Arthroplasty of the knee in rheumatic arthritis. J. Bone Jt Surg. 48-B (1966) 179

MacIntosh, D.L., G.A. Hunter: The use of the hemiarthroplasty prosthesis for advanced osteoarthritis and rheumatoid arthritis of the knee. J. Bone Jt Surg. 54-B (1972) 244–255

McKeever, D.C.: Patellar prosthesis. J. Bone Jt Surg. 37-A (1955) 1974–1984

McKeever, D.C.: (The classic) Tibial plateau prosthesis. Clin. Ortop. 192 (1985) 3–12

Mayer, A.: Historische und statistische Notizen über die von Dr. A. Mayer in Würzburg verrichteten Osteotomien. Dtsch. Klinik 8 (1856) 140–141, 169–170, 187–188, 200–202

Mikulicz, J.: Die seitlichen Verkrümmungen am Knie und deren Heilungsmethoden. Arch. klin. Chir. 23 (1879) 687, 719

Payr, E.: Zehn Jahre Arthoplastik. Zbl. Chir. 47 (1920) 314

Payr, E.: Gelenksteifen und Gelenkplastiken. Berlin 1934, 316

Preiser, G.: Die orthopädische Behandlung der chronischen Arthritiden mit besonderer Berücksichtigung der Statik. Z. orthop. Chir. 33 (1913) 397–398

Regnier, E.: Zur operativen Behandlung des Genu valgum. Arch. klin. Chir. 43 (1892) 387

Reichel, P.: Verletzungen und Erkrankungen des Kniegelenkes und Unterschenkels. In: E. Bergmann, P. Bruns, J. Mikulicz (Hrsg.): Handbuch der praktischen Chirurgie, Bd. 4. Chirurgie der Extremitäten, Stuttgart 1901

Reiner, M.: Über die unblutig operative Epiphyseolyse zur Behandlung des Genu valgum adolescentium. Z. orthop. Chir. 11 (1903) 241–272

Riedinger, J.: Über Pseudarthrosen am Vorderarm mit Bemerkungen über das Schicksal implantirter Elfenbein- und Knochenstifte. Arch. klin. Chir. 26 (1881) 985–993

Riley, L.R.: The evolution of total knee arthroplasty. Clin. Orthop. 120 (1976) 7–10

Schanz, A.: Erworbene Deformitäten und Funktionsstörungen des Kniegelenkes. In: G. Joachimsthal: Handbuch der orthopädischen Chirurgie. Jena 1905–1907

Townley, C.O.: (The classic) Articular-plate replacement arthroplasty for the knee joint. Clin. Orthop. 36 (1964) 77–85

Townley, C.O.: Total knee arthroplasty. A personal retrospective an prospective review. Clin. Orthop. 213 (1988) 8–22

Volkmann, R.: Die Krankheiten der Bewegungsorgane. In: F. Pitha, T. Billroth (Hrsg.): Handbuch der allgemeinen und speciellen Chirurgie. Stuttgart 1882

Walldius, B.: Arthroplasty of the knee joint using an acrylic prosthesis. Acta orthop. scand. 21 (1953) 121

Wessinghage, D.: Themistocles Gluck. 100 Jahre künstlicher Gelenkersatz. Z. Orthop. 129 (1991) 383–388

Wessinghage, D.: Themistocles Gluck: Von der Organexstirpation zum Gelenkersatz. Dt. Ärzteblatt 92 (1995) A 2180–2184

Wessinghage, D.: Arthrose – ein orthopädisches Krankheitsbild und seine Geschichte. In: Eulert, J., J. Eichler (Hg.): Praktische Orthopädie Bd. 25, Stuttgart, New York 1995, 1–18

Wessinghage, D.: 1991 – Ein Jubiläumsjahr der Orthopädie. 250 Jahre Andrys Orthopädie – 100 Jahre Glucks Gelenkersatz. Orthop. Praxis 28 (1992) 226–231

Wolff, J.: Die Osteoplastik in ihren Beziehungen zur Chirurgie und Physiologie. Arch. klin. Chir. 4 (1863) 294

Biomechanik, Pathogenese, Diagnostik

Biomechanische Aspekte des menschlichen Kniegelenks

A. Huson

Die starke Inkongruenz der Gelenkflächen, die komplexe Struktur und Anordnung der Bänder sowie die Anwesenheit von Hilfsstrukturen wie die Menisken und die Kniescheibe sind auffallende funktionell-anatomische Wesenszüge des menschlichen Kniegelenks. Wenn man sich dann noch überlegt, daß die mechanische Belastung dieses Gelenks mit seiner Stützfunktion durch die hohen durchzuleitenden Kräfte durchschnittlich auch verhältnismäßig hoch ist, da hat man alle Ingredienzien für ein interessantes, aber auch biomechanisch heikles Problem beisammen.

In diesem Beitrag werde ich mich mit einigen Aspekten der kinematischen und dynamischen Beziehungen zwischen Form oder Struktur und Funktion des Kniegelenks befassen. Ich werde mich dabei leiten lassen durch die Idee einer modellmäßigen Vorstellung dieser funktionell-anatomischen Zusammenhänge, weil eine solche Vorstellung möglichst sinnvolle Anknüpfungspunkte bietet für die funktionellen Voraussetzungen einer biomechanisch guten Endoprothese. Dabei bleibe ich übrigens der Arbeitsweise treu, der ich schon seit 1974 in meiner Zusammenarbeit mit der Fachgruppe für grundlegende theoretische Mechanik der Technischen Universität Eindhoven gefolgt bin (Huson 1974, 1990; Wismans 1978; Schreppers 1991).

Die auffallend starke Inkongruenz der zusammengehörigen femoralen und tibialen Gelenkflächen findet seine mechanische Begründung in der bedingten, d.h. von der Flexion abhängigen, kinematischen Möglichkeit einer freien Exo- und Endorotation des Unterschenkels. Ein Scharniergelenk mit vollem Kontaktschluß würde diese Möglichkeit ausgeschlossen haben. Nun spielen beim Gehen Längsrotationen des Beines eine weit größere Rolle als man bei diesen, sich größtenteils in der Sagittalebene abspielenden Bewegungen erwarten würde, wie es von Saunders in seinen klassischen Arbeiten über die Determinanten des menschlichen Ganges in den 50er Jahren schon modellmäßig dargestellt und etwa 10 Jahre später von Murray auch experimentell nachgewiesen wurde (Saunders et al. 1953; Murray et al. 1964).

In ihren Anschauungen spielen die Beckenbewegungen eine maßgebliche Rolle. Jedoch entstammen diese Längsrotationen teilweise auch der Mechanik im untersten Teil des Beines. Bewegungen *im* Fuß, und folglich auch *vom* Fuß, im Sinne einer Inversion und Eversion sind von einer freien Rotation des Beines um seine Längsachse abhängig (Huson 1991). Beim gestreckten Knie läßt sich diese Rotation im Hüftgelenk vollziehen. Das ist beim gebogenen Knie jedoch nicht mehr möglich. In dieser Situation ist es das Kniegelenk selbst, das diese Möglichkeit eröffnen muß.

Stellt man also fest, daß die bedingte Rotationsmöglichkeit im Kniegelenk eine Inkongruenz der Gleitflächen aus mechanischen Gründen unausweichbar fordert, dann stellt sich ebenso unausweichbar die Frage, wie einerseits trotz des beschränkten Kontaktes zwischen beiden Gleitflächen die Kinematik des Gelenks gesichert wird und wie es andererseits bei der Kraftdurchleitung doch zu akzeptablen Materialspannungen kommen kann. Der erste Teil meines Beitrags wird den kinematischen Aspekten gewidmet sein, und im zweiten Teil werde ich noch einiges über die dynamischen Aspekte sagen.

Kinematische Aspekte

Um die funktionell-anatomischen Wesenszüge des Kniegelenks deutlich hervortreten zu lassen, werde ich ein Gedankenexperiment ausführen und das Ellenbogengelenk umbauen in ein Knie. Der Ausgangspunkt dazu ist das Modell eines einfachen Scharniergelenkes. In dieses Modell werden in verschiedenen hintereinander folgenden Schritten die charakteristischen kinematischen Merkmale des Kniegelenks eingeführt. Bei diesem Vorgang wird auch das von mehreren Autoren schon angeführte kinematische Prinzip der Viergelenkkette benutzt (Strasser 1917; Huson 1974; Menschik 1974a, 1974b, 1975; Goodfellow u. O'Connor 1978).

Die erste Abbildung (Abb. **12**) zeigt im oberen Teil die zusammengehörigen Gelenkflächen eines Scharniergelenks. Weil eine Achsenverriegelung biologisch unmöglich ist, müssen Muskelkräfte und Bänder (diese sind nicht eingezeichnet worden) die Gelenkflächen zusammenhalten. Diese Bänder sollen dabei nach den strengen Regeln der Mechanik im Schnittpunkt der Krümmungsachse mit dem zylindrischen Artikulationskörper befestigt werden. Beim konkaven Gelenkteil können die Bandfasern dagegen an jeder beliebigen Stelle ansetzen. Es muß die vollschlüssige Kontaktführung durch beiderseits rein zylindrische Gleitflächen offensichtlich mit einem beschränkten Bänderschluß abgekauft werden. Eine unerwünschte Verschiebung beider Flächen ihrer Krümmungsachse entlang wird vorgebeugt durch ein spezielles Leiste-und-Rille-Profil der Flächen. Eine derartige Anordnung (hier stark stilisiert wiedergegeben) findet sich im Humeroulnargelenk. Der nächste Schritt bei der Modellierung ist die Vorbereitung zur Ermöglichung einer zusätzlichen Kreiselbewegung im Gelenk.

Dazu muß erstens *die Kongruenz der beiden Gleitflächen aufgehoben werden*. Das ist in der unteren Abbildung von Abb. **12** realisiert worden.

Allerdings führt das zu einer antero-posterioren Instabilität, der durch eine spezielle Bandanordnung entgegengetreten werden muß. Trotzdem hat diese Modifikation noch ihren Preis. Denn der beim oberen Modell schon erwähnte beschränkte Bandansatz am zylindrischen Gelenkkörper wirkt sich durch den Verlust des Kontaktschlußes der inkongruenten Flächen jetzt noch stärker aus und birgt deshalb kinematisch eine Möglichkeit zur Laxität in sich. Es kommt noch hinzu, daß das reduzierte Kontaktgebiet dynamisch zu einem erhöhten Kontaktdruck mit ebenfalls stellenweise erhöhten Materialspannungen führen muß, die man vorläufig auch noch in Kauf zu

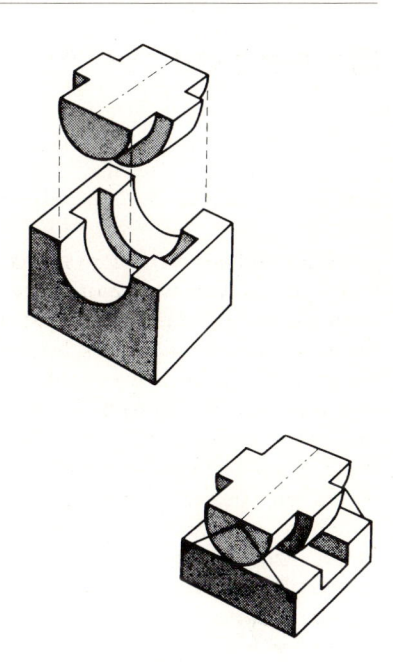

Abb. **12**

nehmen hat. Man sieht übrigens, daß diese Anordnung mit Seitenbändern und einem Leiste-und-Rille-Profil eine Kreiselbewegung noch völlig ausschließt. Dazu bedarf es zwei

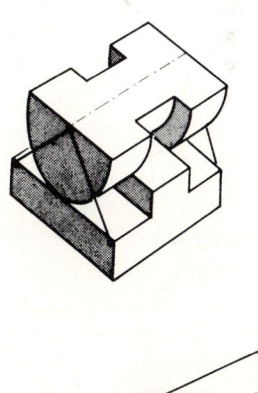

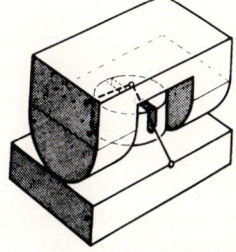

Abb. **13**

weiterer Modifikationen. Es handelt sich dabei sowohl um die Geometrie der Gleitflächen als um die Anordnung der Bänder. Erst durch diese Modifikationen wird das grundsätzlich plane oder zweidimensionale Modell zu einem räumlichen oder dreidimensionalen Modell.

In der oberen Figur der Abb. **13** ist bei der ersten Modifikation das Leiste-und-Rille-Profil der Gleitflächen invertiert worden. Die Leiste befindet sich jetzt auf der planen Fläche, während die Rille sich auf der konvexen Fläche befindet. Diese Umkehrung ist nötig, um im zentralen Teil des Gelenks Raum zu gewinnen für eine neue Anordnung der Bänder. Nebenbei sieht man, daß die äußeren konvexen Gleitflächen durch diesen Schritt in der Modellierung eine kondyläre Konfiguration angenommen haben. Die zweite Modifikation wird im unteren Bildteil gezeigt, und sie umfaßt zwei weitere Schritte, die einerseits zur Umformung der Leiste in eine scheibenförmige Platte und andererseits zu einer zentralen Anordnung der Bänder führen. Erst damit ist die erstrebte Möglichkeit einer zusätzlichen Kreiselbewegung im Gelenk realisiert worden.

Leider sind die schon erwähnten Nachteile der verhältnismäßig schwachen Bandverbindung sowie die des erhöhten Kontaktdruckes dabei noch nicht behoben. Das Problem der schwachen Bandverbindung hat sich sogar noch verschärft, weil die zwei seitlichen Ansatzpunkte durch die zentrale Anordnung noch eine weitere Reduktion erlitten haben. Dies kann nun wieder aufgehoben werden durch die Einführung des Prinzips der kinematischen Viergelenkkette. Damit wird eine Versetzung und folglich gleichzeitig eine Verdoppelung der oberen Ansatzpunkte der Bänder erreicht.

Dieser Vorgang wird durch die Figuren von Abb. **14** erläutert. Das Modell im linken Bild der oberen Reihe führt nochmals die Ausgangslage vor Augen.

Das konvexe Profil ist rein kreisförmig und die verbindenden Stäbe, die die Bänder darstellen, sind beide im Mittelpunkt des kreisförmigen Profils mit diesem Profil verbunden. Sobald diese zusammenfallenden Ansatzpunkte der beiden Bänder auseinandergeschoben werden, entsteht eine Viergelenkkette, wie die fünf übrigen Modelle zeigen.

Dabei ergeben sich zwei theoretische Möglichkeiten: Es kann eine gekreuzte oder eine ungekreuzte Anordnung gewählt werden. Diese Entscheidung für jede dieser Möglichkeiten hat wichtige funktionelle Folgen. Die fünf Varianten zeigen, daß die beiden Bandkonfigurationen ein kinematisch genauestens bei dem in diesem Modellierungsvorgang als bekannt vorausgesetzten unteren Gelenkteil passendes Profil für die oberen Gelenkflächen erfordern. Dieses Profil ist nicht mehr rein zirkulär, sondern vielmehr ellipsoid geworden. Dabei nimmt das Ellipsoid in der symmetri-

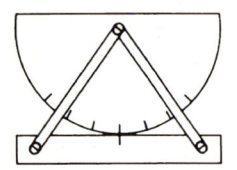

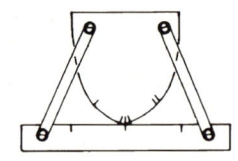

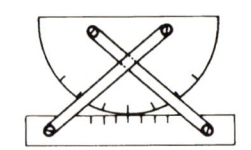

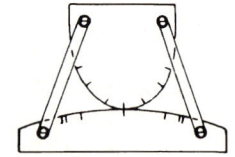

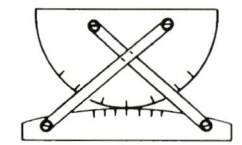

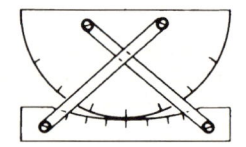

Abb. **14**

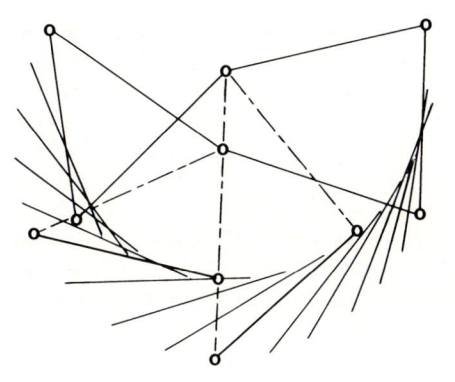

Abb. 15

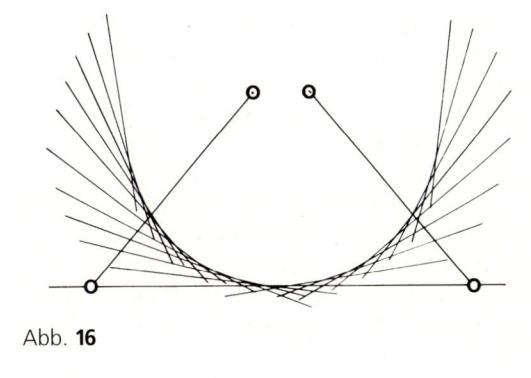

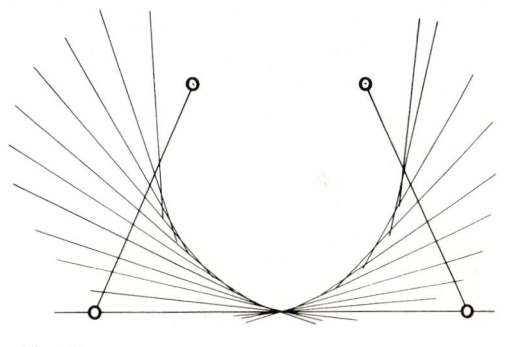

Abb. 16

Abb. 17

schen Ausgangslage in den gekreuzten oder ungekreuzten Anordnungen jeweils eine verschiedene Position ein.

Die Abb. 15 zeigt, wie ein solches Profil erzeugt werden kann, wenn man dabei ausgeht von einer gegebenen Bänderkonfiguration, die kombiniert wird mit einem als bekannt gegebenen Profil für den unteren Gelenkteil. Man kann sich dabei vorstellen, daß jede denkbare *Formänderung* des hinundherpendelnden Profils dieses unteren Gelenkteils sofort ein neues und andersartig gekrümmtes Partnerprofil hervorruft, wie es die fünf Modellvarianten in Abb. 14 schon zeigten. Ebenfalls würde auch eine Verlegung der Ansatzpunkte der beiden Bänder zu einem neuen Profil führen. Die Abb. 16 und 17 zeigen die Formanpassungen des oberen Profils, wenn die beiden oberen Ansatzpunkte weiter auseinander gelegt worden sind.

So entstehen sozusagen kinematisch konsonante Quartette. Diese Überlegung führt zu der Schlußforderung, daß die Anordnung der Bänder und die Krümmungen der Kontaktprofile kinematisch sehr eng aufeinander bezogen sind. Zu einer gegebenen Bandkonfiguration kann eine unendliche Zahl von kinematisch passenden Profilpaaren gefunden werden, aber jedes dieser Paare umfaßt jeweils zwei spezifische und kinematisch zusammengehörige Komponenten, die nicht mit Komponenten anderer Paare auswechselbar sind.

Dieser Befund kann für einen Gleitflächenersatz, wobei der Bandapparat des Patienten möglichst erhalten bleibt, wichtige Konsequenzen haben.

Die Einführung eines fremden Gleitflächenpaares kann zu einem kinematischen Mißverhältnis zwischen den neu eingebrachten künstlichen Gelenkflächen und dem noch vorhandenen Bandapparat des Patienten führen. Es kann dann ein kinematisch dissonantes Quartett entstehen.

Allerdings muß zugegeben werden, daß dies ein rein theoretischer Gesichtspunkt ist, wobei in der strengen Kinematik der Viergelenkkette die Bänder starre, unnachgiebige Strukturen sind. In der Wirklichkeit haben die kollagenen Fasern der Bänder eine gewisse Elastizität.

Wie groß nun diese Toleranz in der endoprothetischen Praxis auch sein mag, Struben (1982) hat das Vorkommen solcher kinematisch konsonanten Quartette im menschlichen Kniegelenk experimentell nachgewiesen.

Er hat bei anatomischen Präparaten von menschlichen Kniegelenken mit unversehrten Bändern eine der tibialen Gelenkflächen entfernt und sie durch eine plastische und knetbare Masse ersetzt. Durch vorsichtiges Manipulieren, wobei die durch die Bandkinematik vorgeschriebenen natürlichen Bewegungen im Gelenk soviel wie möglich hervorgerufen wurden, knetete die zurückgebliebene femorale Gelenkfläche eine neue kinematisch passende tibiale Gelenkfläche. Nach Aushärten der Masse und Ausmessen der beiden Profile in mehreren senkrecht aufeinander stehenden Schnitten erwies sich, daß diese neuen Gelenkflächen weitgehend mit den herausgenommen Originalflächen übereinstimmten.

Die kinematische Viergelenkkette hat noch eine andere interessante Eigenschaft. Der Schnittpunkt der verbindenden Stangen oder Bänder liefert uns die Lokalisation der momentanen Drehungsachse. Wenn die Viergelenkkette bewegt wird, ändert sich auch die Position dieser beiden Elemente. Demzufolge ändert sich die Position des Drehungspunktes ebenfalls. Die Viergelenkkette hat sozusagen eine wandernde Flexionsachse.

Die Achse folgt dabei einem bestimmten Weg in bezug auf jede einzelne Gelenkfläche, dieser Weg ist die sogenannte Zentrode, und es gibt deswegen zwei solche zusammengehörende Zentroden, die sich bei der Bewegung gegenseitig abrollen.

Dem Kontaktpunkt der Gelenkprofile folgt die Bewegung der Achse genauestens. Dabei werden die Gelenkflächen so geführt, daß sie eine Gleit-Roll-Bewegung gegeneinander ausführen.

Den sich verschiebenden Kontaktpunkt findet man durch die Projektion des bewegenden Rotationspunktes auf die Gelenkprofile. Es besteht deshalb eine enge Beziehung zwischen der Form der Gelenkflächen und der Bewegung des Kontaktpunktes über die zugehörigen Gelenkflächen, wie es in der Abb. **18** gezeigt wird.

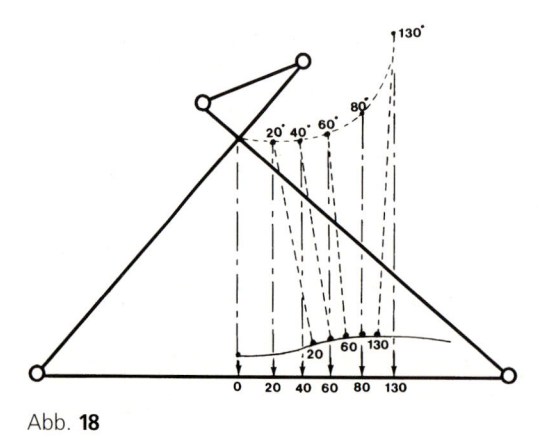

Aus dieser Abbildung wird auch ersichtlich, daß eine konkave Gleitfläche zu einer zeitweilig größeren Gleit-Roll-Geschwindigkeit führen kann, und dieser Zusammenhang kann beitragen zum verstärkten dorsalwärts Abrollen der Kondylen beim Anfang der Beugung.

Es kann der Analyse dieser Modellvariationen aber noch weiteres entnommen werden. Das wird deutlich, wenn man sich die verschiedenen Figuren von Abb. **14** nochmals ansieht. Die oberen Profile der ungekreuzten Bänderkonfiguration haben weit stärkere Krümmungen als diejenige der gekreuzten Anordnungen.

Dies bedeutet, daß die gekreuzten Bänderkonfigurationen zu wesentlich günstigeren Bedingungen für die Kraftübertragung führen als die ungekreuzten, weil bei stärkeren Krümmungen die Kontaktareale auch kleiner sind als bei den schwächeren Krümmungen. Die kleinen Striche auf die Kontaktprofile markieren jeweils übereinstimmende Berührungspunkte während der Bewegung. Aus den Abständen zwischen diesen Markierungen geht hervor, daß die gekreuzten Anordnungen zu einem viel regelmäßigeren Bewegungsablauf zwischen den beiden Kontaktprofilen führen als die ungekreuzten.

Wird nun das Prinzip der Viergelenkkette zur Fortsetzung der Modellentwicklung vorerst in ein zweidimensionales Modell eingeführt, dann liefert dies das in Abb. **19** dargestellte Bild. Im oberen Modell ist die tibiale Fläche noch eine einfache plane Fläche, während das untere Modell eine konkave tibiale Fläche bekommen hat. Nun wird zuerst die seitliche Position der Bänder in eine zentrale Position umgesetzt, um damit die zusätzliche Möglichkeit einer Kreiselbewegung zu gewinnen. Weil die zentralen Bänder sich jetzt kreuzen, erfordert dieser Schritt vom zweidimensionalen zum dreidimensionalen Modell noch eine weitere Anpassung. Eine Kreiselbewegung wird unausweichbar zu einem Auf- oder Abwinden dieser gekreuzten Bänder führen. Im ersteren Fall werden die Gelenkflächen aufeinandergepreßt, im zweiten Fall können sie auseinanderweichen, und es entsteht ein lockeres Gelenk.

Abb. **18**

Kinematische Aspekte

Für diese unerwünschte longitudinale Bewegung oder Bewegungsfreiheit bei der Kreiselung kann eine Kompensation gefunden werden, indem einer der beiden tibialen Gelenkflächen eine antero-posteriore Neigung mitgegeben wird. Es ist in diesem Zusammenhang deshalb interessant, auf die sattelförmige laterale tibiale Gelenkfläche hinzuweisen, die durch eine antero-posteriore Konvexität dorsalwärts ablaufende Krümmungen hat.

Die letzten Modellmodifikationen sind wiedergegeben in Abb. **20**. Die gezeigten Anpassungen geben dazu noch einen Hinweis auf eine weitere kinematische Komplikation. Während der Flexion verschiebt sich der Kontaktpunkt zwischen den Gleitflächen. Entweder muß dann die femorale Krümmung der Neigung der zugehörigen Tibiafläche angepaßt werden, oder die Flexion muß mit einer gewissen Kreiselung kombiniert werden. Die letzte Lösung scheint beim Kniegelenk vorzuliegen. Es kommt aber noch hinzu, daß jede Beugungsposition für die beiden Gleitflächen einen bestimmten und jeweils etwas verschiedenen Neigungswinkel erfordert für die bei dieser Position passende Führung der Kreiselbewegung. Wenn die tibiale Gelenkfläche statt einer einfachen Führungsscheibe eine sattelförmige Erhebung hat, so ungefähr wie die Eminentia intercondylaris, dann liefert eine solche Fläche eine unendliche Zahl verschieden gekrümmter und geneigter Führungsbahnen, die jeweils eine kinematische Übereinstimmung haben könnte mit der in jeder Beugeposition ausgeführten Kreiselbewegung.

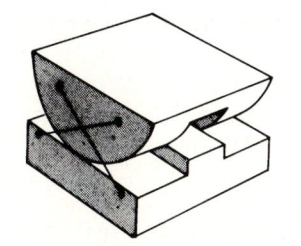

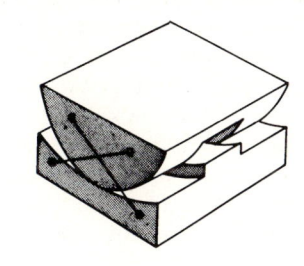

Abb. **19**

Im Hinblick auf diese komplizierte kinematische Beziehung zwischen Gleitflächen und Bändern ist in biomechanischer Hinsicht die Entwicklung der neuen LCS-Endoprothese mit meniskalen Komponenten besonders interessant (Goodfellow u. McConnor 1978, Buechel u. Pappas 1989).

Diese Entwürfe tendieren zu einer möglichst völligen kinematischen Freiheit der Gleitflächen auf Grund ihrer Geometrie, damit die Bänderkinematik der erhaltenen Bänder im Kniegelenk des Patienten mechanisch konfliktfrei bleibt.

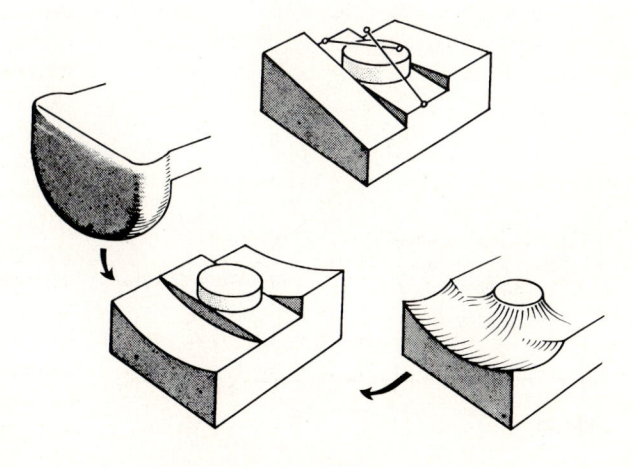

Abb. **20**

Die größere Kongruenz der Kontaktflächen oberhalb und unterhalb der meniskalen Komponente verringert obendrein den Kontaktdruck und somit auch die auftretenden Materialspannungen in den Kontaktflächen der Prothese.

Dynamische Aspekte

Bei der Betrachtung der kinematischen Eigenschaften des Kniegelenks wurde schon auf die Folgen der auffallend großen Inkongruenz der Gelenkflächen für die Kraftübertragung hingewiesen. Bei Beugung des Knies kommt ein meistens noch stärker gekrümmter Teil der femoralen Gelenkflächen mit den tibialen Gelenkflächen in Berührung. Dadurch wird das direkte Kontaktgebiet der Gleitflächen noch weiter verringert, und weil die Stabilisation eines gebeugten Knies zugleich größere Muskelkräfte erfordert, steigen die muskulär bedingten kompressiven Kräfte, die auf das Gelenk ausgeübt werden, noch weiter an. Es ist deutlich, daß man unter diesen Umständen eine wirklich sehr hohe mechanische Belastung der Kontaktflächen erwarten kann. Es ist schon von verschiedenen Autoren (Fairbank 1948; Walker 1975; Seedhom u. Hargreaves 1979) nahegelegt worden, daß die beiden Menisken wahrscheinlich eine sehr wesentliche mechanische Aufgabe zu erfüllen haben in der Beseitigung dieser hoch ansteigenden Kontaktdrücke. Dabei muß der zirkumferenziellen Faserverstärkung des meniskalen Halbringes eine große mechanische Bedeutung zugeschrieben werden (Bullough et al. 1970). Durch diese Faserverstärkung kann sich der Meniskus einer radialen Ausdehnung widersetzen, und der Halbring wird sich fest zwischen den sich unter Belastung etwas dehnenden Knorpelbekleidungen der femoralen und tibialen Gelenkflächen einklemmen und somit einen Anteil an der Kraftübertragung auf sich nehmen können. Die Figuren in Abb. **21** zeigen diese Verhältnisse.

Direkte Messungen der meniskalen Kraftübertragung in vivo sind sehr schwierig durchzuführen und es liegen nur Angaben vor, die auf eigentlich indirektem Wege gewonnen sind (Seedhom u. Hargreaves 1979).

Welche Faktoren dabei eine Rolle spielen, abgesehen von der hervortretenden Bedeutung der zirkumferenziellen Fasergurtung, und wie groß der Einfluß dieser Faktoren ist, steht noch dahin. Es ist dieses Problem, dessen sich die Eindhovener Arbeitsgruppe in den letzten Jahren besonders angenommen hat. Auch bei diesen Fragen haben wir durch eine theoretische Modellierung versucht, das mechanische Verhalten des Meniskus zu analysieren.

Und wiederum wurde diese Modellierung schrittweise unternommen, um auf diese Weise die mehrfach miteinander interagierenden Form- und Materialeinflüsse voneinander trennen zu können. Dazu mußte allerdings die komplizierte Wirklichkeit des femoro-menisko-tibialen Komplexes vorerst stark vereinfacht werden. Es wurde deshalb ein axisymmetrisches Modell entwickelt, wie in der Abb. **22** dargestellt.

Dieses Modell ist zusammengestellt aus einem kugelförmigen Femurkondylus mit einer planen Tibiafläche und einem ringförmigen Meniskus. Durch Anwendung der Finite-Elemente-Methode konnten die unter der Bela-

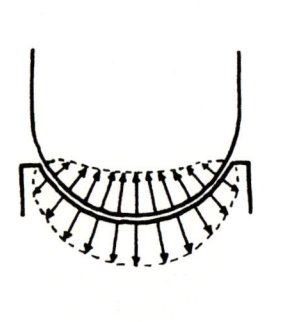

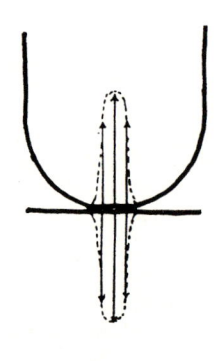

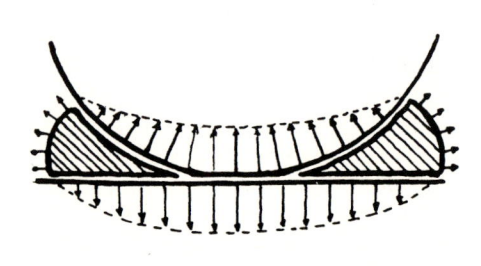

Abb. **21**

Abb. 22

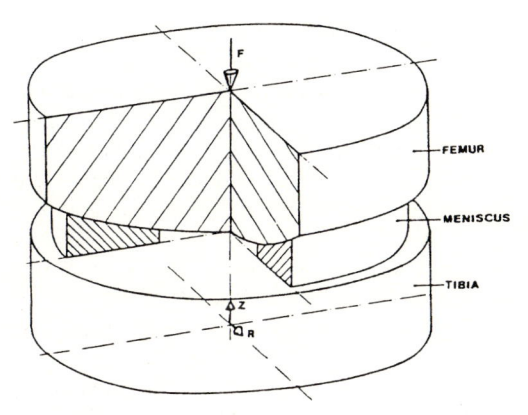

Abb. 23

Abb. 24

stung auftretenden Verformungen und Materialspannungen im Modell quantifiziert werden. Das Neue an dieser schon vielmals angewandten Methode war, daß das Rechenverfahren große Verformungen sowie große Verschiebungen zwischen den sich verformenden Kontaktflächen zuließ (Abb. 23). Dazu mußten spezielle Kontaktelemente für die sich gegenseitig verschiebenden Kontaktflächen entwickelt werden. Das war besonders wichtig, weil sonst die mechanischen Effekte des sich verformenden Knorpels und des sich über die Gleitflächen auswärts bewegenden meniskalen Ringes nicht simuliert werden konnten. Das Modell wurde vorläufig nur axial belastet. Auch dies war eine bewußt gewählte Vereinfachung. Die Belastung wurde dabei schrittweise erhöht. Die axiale Senkung sowie die radiale Verschiebung des meniskalen Ringes und der prozentuale Anteil des Meniskus an der Kraftübertragung wurden nun errechnet (Schreppers et al. 1990; Schreppers 1991).

Um den möglichen Einfluß der Gleitflächenform auf die Kraftübertragung einschätzen zu können, wurde die Form der tibialen Gelenkfläche im Modell variiert, und es wurden Berechnungen gemacht für Modelle mit jeweils einer konvexen, planen oder konkaven tibialen Kontaktfläche (s. die Figuren A, B und C in Abb. 24). Um nun auch dem Einfluß der Materialeigenschaften auf die Spur zu kommen, wurden diese Berechnungen anschließend wiederholt, wozu aber die Gelenkflächen erst mit einer weichen Schicht bekleidet wurden (s. die Figuren D, E und F in Abb. 24).

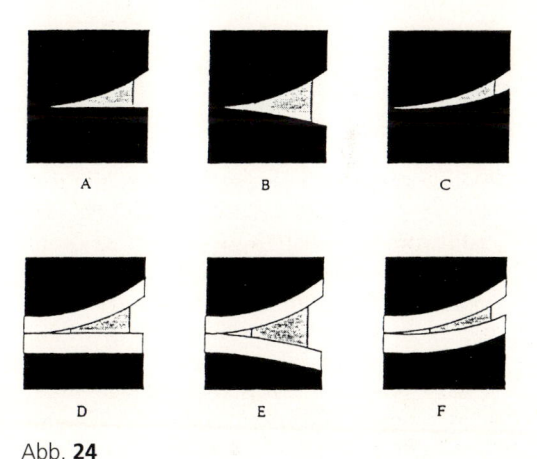

Weitere Variationen betrafen den meniskalen Ring. War dieser anfänglich noch isotrop, d.h., seine Steifheit war in jeder Richtung gleich groß gewählt worden, so wurde jetzt eine starke Anisotropie eingeführt. Dem meniskalen Material wurde dabei in zirkumferenzieller Richtung eine größere Steifheit mitgegeben als in die radialen und vertikalen Richtungen. Zuletzt wurden Berechnungen mit einem sogenannten Zwei-Phasen-Modell für die den Knorpel simulierenden Komponenten durchgeführt, damit auch visko-elastische Effekte analysiert werden konnten. In diesem Zwei-Phasen-Modell war ein mit Flüssigkeit gesättigtes porös-elastisches Material inkorporiert. Es würde im Rahmen dieses Beitrags zu weit führen, um alle Ergebnisse dieser Berechnungen ausführlich zu besprechen. Deshalb werde ich mich beschränken auf jene Ergebnisse, die

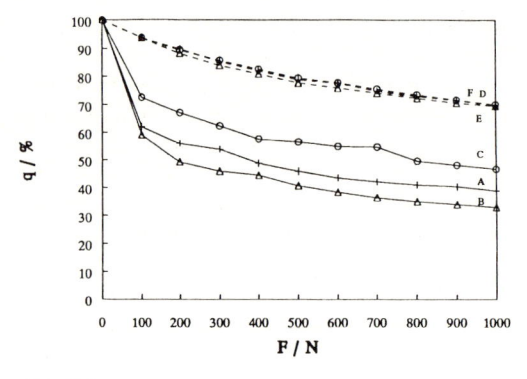

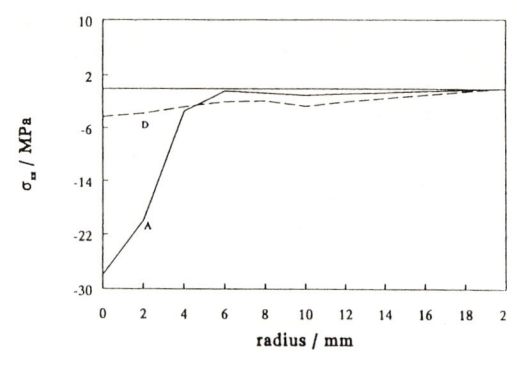

Abb. 25

Abb. 26

interessante Anknüpfungspunkte für eine medizinisch-biologische Diskussion bieten.

Alle Modellberechnungen erwiesen, daß der meniskale Ring tatsächlich einen durchaus beträchtlichen Anteil an der Kraftübertragung übernehmen kann. Die *inneren* Zonen des Ringes waren am meisten an der Kraftübertragung beteiligt, und dies bestätigte sich nochmals mit dem Befund, daß ein breiterer Ring mit einem kleineren Innenradius einen wiederum erhöhten Anteil an der Kraftübertragung aufwies (Sauren et al. 1984).

Interessant war das Ergebnis, daß dieser Anteil deutlich abhängig war von der Geometrie der Gelenkflächen, solange die Gelenkflächen nicht mit einer weichen Schicht bekleidet waren (die Modellvarianten A, B und C in Abb. 24), und zwar so, daß dieser Anteil am niedrigsten war bei der konvex-konkaven Kombination (Figur 24C) und anstieg über die plankonvexen (Figur 24A) zur konvex-konvexen Kombination (Figur 24B). Diese Abhängigkeit ist wiedergegeben in dem Diagramm der Abb. 25 durch die nicht-linearen Kurven B, A und C. Es war nun durchaus überraschend, daß diese Abhängigkeit sofort verschwand, sobald die Gelenkflächen eine weichere Bekleidung bekommen hatten (die Modellvarianten D, E und F in Abb. 24). Aber nicht nur das, auch der Anteil des meniskalen Ringes an der Kraftübertragung lag insgesamt höher als bei den unbekleideten Kombinationen (s. die Kurven D, E und F in Abb. 25; Schreppers 1991).

Ebenso interessant war, daß die Materialspannungen unmittelbar unterhalb der Knochenoberfläche, also direkt unterhalb der subchondralen Kortikalis, sehr stark durch die Anwesenheit einer weichen Schicht beeinflußt werden, wie es das Diagramm in Abb. 26 zeigt. Die beim unbekleideten Modell (die Modellvariante 24A) sehr hohen subkortikalen axialen Druckspannungen (die Kurve A in Abb. 26) im zentralen Bereich der Kontaktfläche senken sich sofort wesentlich bei der beschichteten Modellvariante 24D (die Kurve D in Abb. 26). Dieses Ergebnis kann einen Hinweis geben auf die Entstehung der subchondralen Osteosklerose nach der Degradation des Gelenkknorpels.

Die mechanische Bedeutung der Knorpelschicht wird noch auf eine andere Weise beleuchtet. Wurde der Krümmungsradius (R) des femoralen Teiles, die Knorpelschichtdicke (d) der tibialen Fläche oder der Elastizitätsmodul (e) des Knorpels variiert in bezug auf die Effektivität des Meniskus bei der Kraftübertragung, so erwies sich, daß diese Effektivität sich unabhängig von anderen Faktoren bewährte bei einer Schichtdicke des Gelenkknorpels von mindestens 1 bis 2 mm und einer Knorpelsteifheit unter 20 MPa (das ist ungefähr der Mittelwert von den diesbezüglich vorgefundenen Literaturangaben).

Wie schon erwähnt, hatte bei den vorher durchgeführten Parametervariationen die Gelenkform keinen Einfluß auf die Höhe der meniskalen Kraftübertragung, wenn die Gelenkflächen mit einer weichen Schicht bekleidet waren. Dieses Ergebnis wurde bei den letzten Berechnungsserien nochmals bestätigt durch den Befund, daß eine Änderung des Krümmungsradius des femoralen Teiles keinen Einfluß auf die Kraftübertragung hatte. Es läßt sich daraus schließen, daß unter den Modellbedingungen unserer Berechnungen eine Knorpeldicke von 1 bis 2 mm genügen sollte. Die Natur ist sparsam.

In Hinsicht auf die in der Wirklichkeit vorkommenden Schichtdicken des Gelenkknorpels von ungefähr dieser Größe läßt sich die Überlegung nahelegen, daß die funktionelle Aufgabe der Knorpelschicht mehr zu tun hat mit einer Optimierung der Kraftübertragung als mit der elastischen Dämpfung von Stoßbelastungen.

Obwohl die Materialbeschaffenheit des Knorpels an sich ohne Zweifel ausgezeichnete Möglichkeiten für eine Stoßdämpfung hat, ist die vorhandene Knorpelmasse jedoch zu gering, um eine effektive Dämpfung zu gewährleisten. Diese Überlegung ist in Übereinstimmung mit Meßergebnissen, die gezeigt haben, daß eine am Fersenbein eintretende Stoßbelastung schon in der Höhe unmittelbar über dem Sprunggelenk auf den zehnten Teil heruntergebracht worden ist (Light et al. 1980; sowie auch eigene, nicht publizierte Meßergebnisse) und daß die Stoßdämpfung größtenteils schon im untersten Teil des Beines (im Fersenpolster der Fußsohle sowie in den intertarsalen und talokruralen Gelenken) stattfindet. Nicht weil in diesem Teil die gesamte Knorpelmasse soviel größer wäre, sondern eher weil vielmehr die elastische Federwirkung der vielen langen Muskelsehnen sich durch die kleinen Bewegungen in den vielen Gelenken in diesem Teil des Beines so effektiv auswirken kann. Das ist wohl deshalb so wichtig, weil das Kniegelenk beim Auftreten des Fußes zwar nicht völlig gestreckt ist, sich jedoch so nahe einer völligen Streckung befindet, daß eine elastische Einfederung auf dieser Höhe weniger effektiv sein möchte.

Soweit man diese vorläufigen Ergebnisse unserer Modellberechnungen an einem so stark vereinfachten Modell schon biologisch deuten darf, so besagen sie, daß das biologische System so optimiert ist, daß jede kinematisch erwünschte Geometrie den Gelenkflächen mitgegeben werden kann, ohne daß dies die Effektivität des Meniskus an der Kraftübertragung beeinflussen würde.

Eine zweite Schlußfolgerung wäre, daß die Anwesenheit einer gesunden Knorpelschicht auf den Gelenkflächen eine sehr wesentliche Bedingung ist für die optimale Wirkung der Menisken.

Hinsichtlich der anisotropen Eigenschaften des meniskalen Ringes erwies sich, daß bei einer gleichbleibenden zirkumferenziellen Steifheit, kombiniert mit einer viermal niedrigeren Steifheit in axialer und radialer Richtung, der Anteil an der Kraftübertragung sich trotzdem nur wenig senkte. Wenn die zirkumferenzielle Steifheit sogar um 2,0 mal *erhöht* wurde und die übrigen Steifheitswerte um 2,0 mal *verringert* wurden, dann *stieg* trotzdem die Effektivität der Kraftübertragung noch ein wenig an.

Zum Schluß noch einige Worte über die visko-elastischen Effekte die mit dem Zwei-Phasen-Modell simuliert wurden. Die kraftübertragenden Anteile (%) der Flüssigkeit, des direkten Kontaktes zwischen Femur und Tibia und des indirekten Kontaktes über dem Meniskus sind als Funktion der Belastungszeit (von Sekundenwert bis 2,5 Stunden) in dem Diagramm von Abb. **27** wiedergegeben worden.

Anfänglich hat das Flüssigkeitskompartiment den größten Anteil an der Kraftübertragung (wiedergegeben durch die Kreuzschraffierung), durch das Abfließen der Flüssigkeit nimmt dieser Anteil nach etwa einer Minute progressiv ab und nimmt der Anteil des porösen Meniskusgerüstes progressiv zu (schräge Schraffierung). Die direkte Kraftübertragung hat dabei fortwährend den kleinsten Anteil (horizontale Schraffierung), obwohl auch dieser Anteil in der Zeit langsam zunimmt (Schreppers 1991).

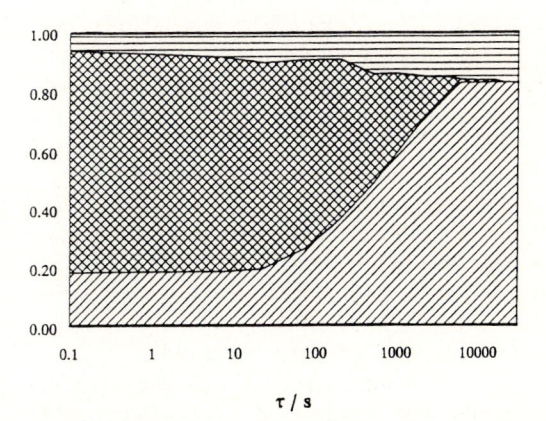

Abb. **27**

Hoffentlich haben diese vorläufigen Ergebnisse schon in klarer Weise gezeigt, welch ein kräftiges Hilfsmittel die Analyse von Parametervariationen in einer Modellsimulation für theoretische wie klinisch-praktische Fragen sein kann. Wir werden diese Ergebnisse in der kommenden Zeit mit Hilfe von nicht rotationssymmetrischen Modellen noch überprüfen und erweitern. Der nächste Schritt in unseren Modellberechnungen wird den Ausbau des Modellverfahrens in dreidimensionaler Richtung umfassen. Inzwischen ist das Rechenverfahren auch noch auf eine andere Weise weiterentwickelt worden. Das Programm bietet jetzt die Möglichkeit, um mit Hilfe eines Drei-Phasen-Modells auch die osmotischen Effekte der Proteoglykane zu simulieren. Das ist ein wesentlicher Schritt in der Richtung einer größeren biologischen Wirklichkeitstreue.

Literatur

Buechel, F.F., M.J. Pappas: New jersey low contact stress knee replacement. A ten years evaluation of meniscal bearings. Orthop. Clin. N. Amer. 20 (1989) 147–177

Bullough, P.G., L. Munera, L. Murphy, A.M. Weinstein: The strength oft the menisci of the knee as it relates to their fine structure. J. Bone Jt Surg. 52B (1970) 564–570

Fairbank, T.J.: Knee joint changes after meniscectomy. J. Bone Jt Surg. 30B (1948) 664–670

Goodfellow, J., J. McConnor: The mechanics of the knee and prosthesis design. J. Bone Jt Surg. 60B (1978) 358–369

Huson, A.: Biomechanische Probleme des menschlichen Kniegelenks. Orthopäde 3 (1974) 119–126

Huson, A., C.W. Spoor, A.J. Verbout: A model of the human knee, derived from kinematic principles and its relevance for endoprosthesis design. Acta morphol. neerl.-scand. 27 (1989) 45–62

Huson, A.: Functional anatomy of the foot. In: Disorders of the foot. Saunders, Baltimore 1991

Light, L.H., G.E. McLellan, L. Klenerman: Skeletal transients on heel strike in normal walking with different footwear. J. Biomech. 13 (1980) 477–478

Menschik, A.: Mechanik des Kniegelenks. Teil 1. Z. Orthop. 112 (1974a) 481–495

Menschik, A.: Mechanik des Kniegelenks. Teil 3. Sailer, Vienna, Austria 1974b

Menschik, A.: Mechanik des Kniegelenks. Teil 2. Z. Orthop. 113 (1975) 388–400

Murray, M.P., A.B. Drought, R.C. Kory: Walking patterns of normal men. J. Bone Jt Surg. 46A (1964) 335–360

Saunders, J.B.DeC.M., V.T. Inman, H.D. Eberhart: The major determinants in normal and pathological gait. J. Bone Jt Surg. 35A (1953) 453

Sauren, A.A.H.J., A. Huson, R.Y. Schouten: An axisymmetric finite element analysis of the mechanical function of the meniscus. Int. J. Sport Med. 5 (1984) 93–95

Schreppers, G.J.MA.: Force transmission in the tibiofemoral contact complex. Thesis, Technical University Eindhoven 1991

Schreppers, G.J.M.A., A.A.H.J. Sauren, A. Huson: A numerical model of the load transmission in the tibiofemoral contact area. J. Engng. Med. 204 (1990) 53–59

Seedhom, B.B., D.J. Hargreaves: Transmission of the load in the knee joint with special reference to the role of the menisci. J. Engng. Med. 8 (1979) 207–228

Strasser, H.: Lehrbuch der Muskel- und Gelenkmechanik, Band III. Springer, Berlin 1917

Struben, P.J.: The tibial plateau. J. Bone Jt Surg. 64B (1982) 336–339

Walker, P.S., M.J. Erkman: The role of the menisci in force transmission across the knee. Clin. Orthop. 109 (1975) 184–192

Wismans, J., F. Veldpaus, J. Janssen, A. Huson, P. Struben: A three-dimensional mathematical model of the knee-joint. J. Biomech. 13 (1980) 677–685

Präoperative Planung einer kniegelenknahen Osteotomie anhand der Röntgenganzaufnahme

O. Oest

Operative Beinachsenkorrekturen beim Erwachsenen sind nach heutigen Maßstäben immer mit einer übungsstabilen Osteosynthese verbunden. Die bei der Operation durchgeführte Achsenkorrektur ist postoperativ nicht mehr zu verändern, so daß der Operateur vor dem Eingriff eine sorgfältige Planung durchführen muß, um das Korrekturergebnis möglichst optimal zu gestalten. Bei konsequent geometrisch-anatomischer Denkweise ergibt sich die Forderung, vor einer kniegelenknahen Osteotomie das Bein stets in seiner Gesamtheit zu analysieren. Beinachsenfehler sind grundsätzlich in allen Etagen möglich, wirken sich aber kniegelenknah am stärksten aus. Die Achsen- und Winkelverhältnisse des Normalbeins sind von verschiedenen Autoren bestimmt worden (Fick 1911, Frank u. Quadflieg 1974, v. Lanz u. Wachsmuth 1938, Mikulicz 1878, Pauwels 1935, 1965).

Man muß dabei deutlich unterscheiden zwischen den anatomischen Achsen der Röhrenknochen und der sogenannten mechanischen Längsachse des Beines (Pauwels 1935), auch Traglinie genannt. Mikulicz (1878) formulierte ihre Bedeutung für die Biomechanik wie folgt: „Die Druckverteilung auf die Gelenke und damit die Bewegung derselben durch die Belastung sind allein abhängig von der Stellung der mechanischen Achsen und damit unabhängig vom Verlauf der anatomischen Achsen der Knochen." Insofern sind die mechanischen Achsen bei der präoperativen Planung einer kniegelenknahen Korrekturosteotomie auch der wesentliche Parameter für die Berechnung einer notwendigen Korrektur.

Geometrie der kniegelenknahen Beinachsenfehler

Ein Achsenfehler in Kniegelenknähe kann grundsätzlich folgende Komponenten haben:

1. Eine Längendifferenz
2. einen Torsionsfehler
3. einen Achsenfehler in der Sagittalebene
   – Genu flexum oder recurvatum
4. einen Achsenfehler in der Frontalebene
   – X- oder O-Bein

Längendifferenzen einzelner Knochen lassen sich mit der Röntgenganzaufnahme des Beines zwar aufspüren, aber nur vergleichend und nicht quantitativ analysieren. Dazu wäre eine orthograde Röntgenaufnahme (Morscher u. Taillard 1965) oder eine Real-Time-Sonographie (Holst u. Thomas 1988) erforderlich.

Torsionsfehler am Femur sind röntgenologisch nach der Dunn-Rippstein-Technik (Dunn 1952) oder auch durch ein CT zu definieren. Am Unterschenkel gibt es bis heute kein gesichertes Röntgenverfahren zur genauen Messung der Torsion. Hier ist nach wie vor die klinische Untersuchung unverzichtbar (Ledermann 1967, Spirig 1967).

In der **Sagittalebene** sind knieglenknahe Achsenfehler röntgenologisch durch gehaltene und genau definierte Vergleichsaufnahmen einigermaßen zu erfassen, wobei die Technik am Oberschenkel wegen des Weichteilmantels schwierig sein kann. In unmittelbarer Kniegelenknähe oder am Unterschenkel bestehen dabei keine besonderen Probleme.

Die Domäne der Röntgenganzaufnahme sind die Fehlstellungen in der **Frontalebene**, also das X- oder O-Bein.

Technik der Röntgenganzaufnahme

Die Röntgenganzaufnahme des Beines ist eine Fernaufnahme mit einem Fokus-Film-Abstand von 300 cm. Der Zentralstrahl ist auf das Kniegelenk gerichtet. Einzelheiten wurden verschiedentlich berichtet und können hier nur in stark abgekürzter Form wiedergegeben werden (Frank u. Oest 1974, Frank u. Quadflieg 1974, Oest u. Sieberg 1971, Oest 1972, 1978, Oest u. Frank 1974, Oest u. Süssenbach 1987, Spirig 1967).

Der Patient steht mit dem Rücken vor dem Wandstativ. Bei Erwachsenen kann pro Aufnahme nur ein Bein auf einem Bildformat 20 cm × 96 cm abgebildet werden. Zu einer exakten Einstellung gehört die Frontalisierung des Kniegelenkes (Spirig 1967), um einen Rotationsfehler zu vermeiden. Als Belichtungsausgleich dient die von Oest und Sieberg (1971) entwickelte rotierende Ausgleichsblende. Damit wird eine ziemlich gleichmäßige Abbildung aller Knochenabschnitte zwischen Hüft- und Sprunggelenk erreicht. Während des Belichtungsvorganges sollte der Patient das betreffende Bein belasten.

Auswertung der Röntgenganzaufnahme und zeichnerische Planung einer kniegelenknahen Osteotomie

Die Auswertung der Röntgenganzaufnahme erfolgt auf einem entsprechend großen Negatoskoptisch. Es empfiehlt sich, die notwendigen zeichnerischen Angaben der Genauigkeit halber mit einem weichen spitzen Bleistift auf dem Röntgenbild selbst anzubringen. Man benötigt dazu ein mindestens 100 cm langes Zeichenlineal, ein Röntgenischiometer nach M.E. Müller und einen beweglichen Winkelmesser (letztere auch kombiniert erhältlich).

Folgende Punkte und Linien werden eingezeichnet (Abb. 28). Zunächst die Mittelpunkte von Hüft-, Knie- und oberem Sprunggelenk, ebenso die Kniebasis- (KB) und Talusbasislinie (TB). Anschließend verbindet man die Mittelpunkte des Hüft- und oberen Sprunggelenkes und erhält so die Traglinie (v. Lanz u. Wachsmuth 1938) oder mechanische Längsachse des Beines (Pauwels 1935, 1965), die für alle Korrekturplanungen eine entscheidende Rolle spielt. Aus dem Größenverhältnis der einzelnen Winkelwerte lassen sich meist ohne Schwierigkeiten der Ort der Fehlstellung und somit auch der Ort und das Ausmaß einer notwendigen Korrektur bestimmen. Der Grad des X- oder O-Beins geht aus der Abweichung der Traglinie vom Kniemittelpunkt hervor (Bragard 1932, Oest u. Frank 1974).

Anhand der Konturen der Fossa intercondylica, der Femurkondylen und der Lage des Fibulaköpfchens läßt sich feststellen, ob das Bein bei der Röntgenganzaufnahme in exakter Frontalisierung stand (Frank u. Quadflieg 1974). Bei Vergleich zweier Röntgenganzaufnahmen desselben Beines dienen der Tibia-Fibula-Abstand und die Prominenz des Trochanter minor als zusätzliche Kontrollpunkte für eine Vergleichbarkeit der Bilder hinsichtlich der Drehstellung. Frank u. Quadflieg (1974) konnten allerdings anhand einer Untersuchung an einem Knochen-Bänder-Präparat zeigen, daß reine Außen- oder Innendrehstellung des Beines bis zu 30 Grad bei voller Streckung im Kniegelenk ebenso wie reine Beugung im Kniegelenk ohne Drehung keine Verprojektion der Traglinie bewirken, so daß in bezug auf die Traglinie das Risiko eines Projektionsfehlers nur bei kombinierter Drehbeugefehlstellung vorhanden ist. Die Schaftachsenwinkel hingegen verändern sich unter den angegebenen Verhältnissen.

Anhand von zwei Beispielen soll abschließend die zeichnerische Planung einer kniegelenknahen Osteotomie auf der Röntgenganzaufnahme des Beines erläutert werden (Abb. 29 und 30):

Abb. 29 zeigt die präoperative Planung einer X-Bein-Korrektur bei suprakondylärer Fehlstellung in schematischer Vereinfachung.

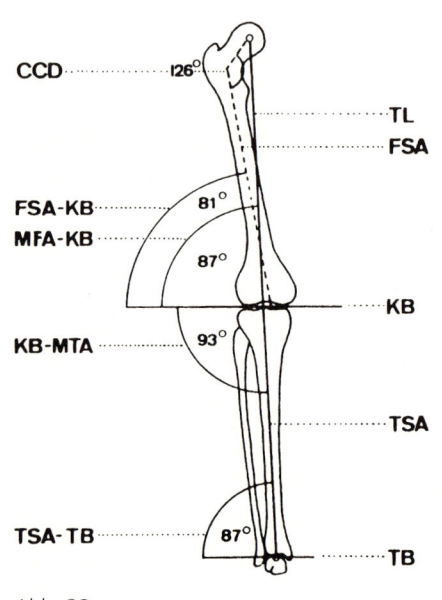

Abb. 28

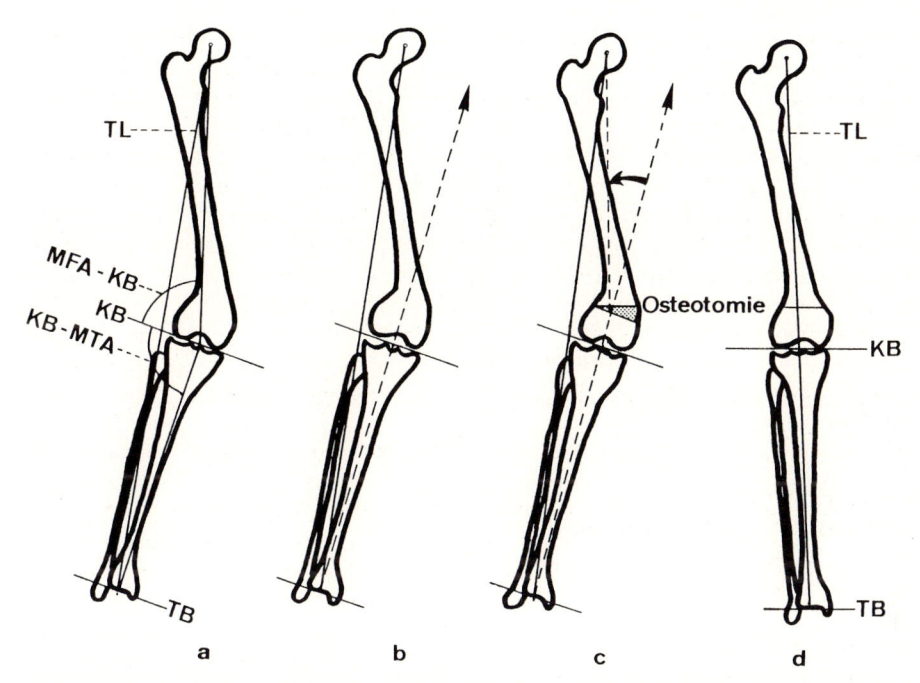

Abb. **29a** Der Winkel zwischen Kniebasis und mechanischer Tibiaachse (KB – MTA) ist normal. Die Kniebasislinie ist nach innen geneigt. Um sie in die Horizontale zu bringen, muß die Osteotomie suprakondylär erfolgen.
b Zur Bestimmung des Korrekturwinkels wird die mechanische Tibiaachse in proximale Richtung verlängert.

c Ihr Schnittpunkt mit der in Osteotomiehöhe durch das Femurkondylenmassiv gezogenen Linie wird mit dem Hüftkopfzentrum verbunden. Die beiden Linien, die man auf diese Weise erhält, schließen den Korrekturwinkel ein.

d Zustand nach Korrektur mit korrekt verlaufender mechanischer Längsachse (TL) des Beines (aus: Witt u. Mitarb.: Orthopädie in Praxis und Klinik, Band VII/1. Thieme, Stuttgart 1987).

Abb. **30** zeigt die präoperative Planung einer O-Bein-Korrektur bei infrakondylärer Fehlstellung wiederum schematisch vereinfacht.

Literatur

Bragard, K.: Das Genu valgum. Beilageheft der Z. Orthop. Chir. 57 (1932)
Dunn, J.M.: Anteversion of the neck of the femur. J. Bone Jt Surg. 34 B (1952) 181
Fick, R.: Handbuch der Anatomie und Mechanik der Gelenke. Fischer, Jena 1911
Frank, W., O. Oest, H. Rettig: Die Röntgenganzaufnahme in der Operationsplanung von Korrekturosteotomien der Beine. Z. Orthop. 112 (1974) 344–347
Frank, W., K.H. Quadflieg: Die Röntgenganzaufnahme der unteren Extremität. Wertung und Anwendungsmöglichkeiten. Inaugural-Diss., Giessen 1974
Holst, A., W. Thomas: Die Beinlängen- und Beinlängendifferenzmessung mit der Methode der Real-Time-Sonographie: Sportverl. Sportsch. 2 (1988) 55–60
v. Lanz, T., W. Wachsmuth: Praktische Anatomie Bd. I/4, Bein und Statik. Springer, Berlin 1938
Ledermann, K.L.: Die physiologischen Achsen der unteren Extremitäten. In: M.E. Müller: Posttraumatische Achsenfehlstellungen an den unteren Extremitäten. Huber, Bern 1967 (S. 9–17)
Mikulicz, J.: Über individuelle Formdifferenzen am Femur und an der Tibia des Menschen. Arch. Anat. Physiol.1 (1878) 351
Morscher, E., W. Taillard: Beinlängenunterschiede. Karger, Basel 1965
Oest, O., H.J. Sieberg: Die Röntgenganzaufnahme der unteren Extremitäten. Z. Orthop. 109 (1971) 54–72
Oest, O.: Röntgendiagnostik der kniegelenksnahen Achsenfehler. Orthop. Praxis 8 (1972) 279–282
Oest, O., W. Frank: Die Achsenfehlstellung als präarthrotische Deformität für das Kniegelenk Z. Orthop. 112 (1974) 632–634
Oest, O.: Die Achsenfehlstellung als präarthrotische Deformität für das Kniegelenk und die röntgenologische Beinachsenbeurteilung. Unfallheilkunde 81 (1978) 629–633
Oest, O., F. Süssenbach: Erkrankungen mit besonderen Ursachen, Achsenabweichungen. In: A.N. Witt, H. Rettig, K.F. Schlegel, M. Hackenbroch, W. Hupfauer:

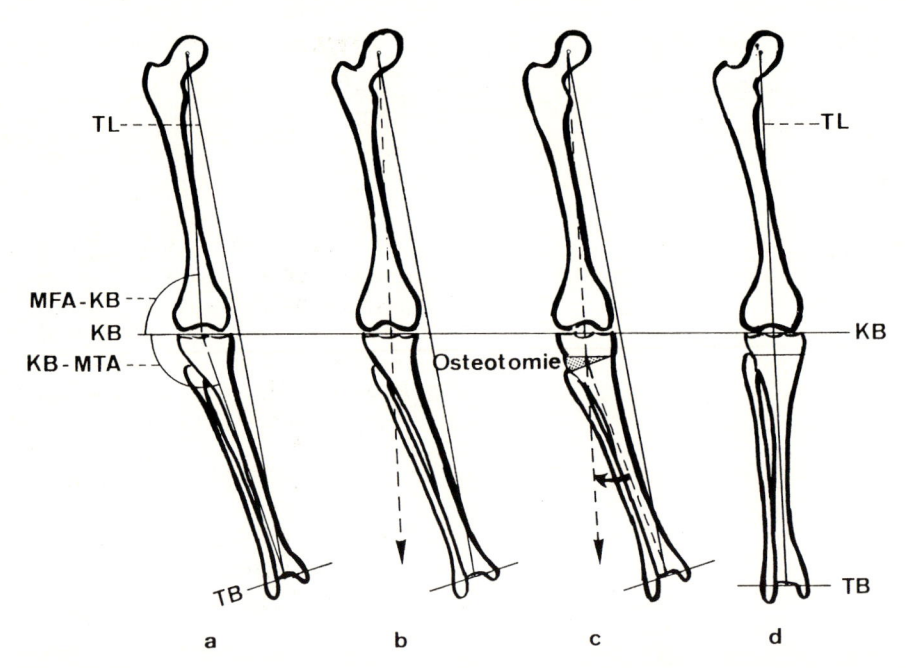

Präoperative Planung einer kniegelenknahen Osteotomie

Abb. 30a Der Winkel zwischen mechanischer Femurachse und Kniebasis (MFA-KB) ist normal (87 Grad). Die Kniebasislinie (KB) verläuft horizontal. Der Winkel zwischen Kniebasis und mechanischer Tibiaachse (KB-MTA) ist vergrößert (größer als 93 Grad). Zur Korrektur der Beinachse führt man eine infrakondyläre (Tibiakopf-) Osteotomie durch.
b Zur Bestimmung des Korrekturwinkels wird die mechanische Femurachse nach distal verlängert. Die Osteotomielinie im Tibiakopf wird eingezeichnet.
c Der Schnittpunkt der in Höhe der vorgesehenen Osteotomiestelle gezogenen Linie mit der nach distal verlängerten mechanischen Femurachse wird mit der Sprunggelenkmitte verbunden. Die beiden so entstandenen Linien schließen einen Winkel ein, der dem Korrekturwinkel entspricht.
d Zustand nach Korrektur mit korrekt verlaufender mechanischer Längsachse des Beines.

Orthopädie in Praxis und Klinik. Bd. VII, Teil 1. Thieme, Stuttgart 1987 (S. 12.1 – 12.40)

Pauwels, F.: Der Schenkelhalsbruch, ein mechanisches Problem. Enke, Stuttgart 1935

Pauwels, F.: Gesammelte Abhandlungen zur funktionellen Anatomie des Bewegungsapparates. Springer, Berlin 1965

Spirig, B.: Die Diagnose der Achsenfehler der unteren Extremitäten. Huber, Bern 1967 (S. 17–39)

Die Bedeutung der Rotation bei der röntgenologischen Planung kniegelenknaher Osteotomien

T. Asmuth, G. Janssen

Die Erfahrung hat gezeigt, daß die kniegelenksnahe Osteotomie ein lohnender Eingriff in der Behandlung der Achsenfehlstellung des Kniegelenkes ist.

Es finden unterschiedliche klinische und röntgenologische Techniken in der Diagnostik und Therapie Anwendung, die das gewünschte Ergebnis erreichen lassen. Sie sind aber auch mit Fehlerquellen behaftet, von denen die Komponente der Rotation die größte Bedeutung haben dürfte.

Die klinische Untersuchung der Beinachsen gibt diagnostischen Aufschluß, u.a. auch für die Wahl der Osteotomiehöhe. Die Darstellung der klinischen Identifikationen der Fehlstellung kann an dieser Stelle aus Zeitgründen nicht vorgenommen werden. Die röntgenologische Darstellung erlaubt die Ausmessung der Beinachsen, die Lokalisation der Osteotomie und die Planung des Korrekturausmaßes.

Rotationsabhängige Veränderungen

Als klinisches Beispiel wird hier der Innentorsionsfehler vorgestellt, der ein O-Bein vortäuschen kann. Der gleiche Innentorsionsfehler kann sich im Röntgenbild als Genu valgum darstellen (Janssen 1991).

Damit ergibt sich einerseits die Frage, welche rotationsabhängigen Darstellungen im Röntgenbild für die Planung einer Achsenkorrektur von Bedeutung sind, dies wiederum unter der Voraussetzung, daß die Beinachsenfehlstellung klinisch identifiziert ist. Andererseits ergibt sich die Frage, ob ein möglicher Meßfehler Bedeutung für das Korrekturergebnis hat.

Innentorsionsfehler

Der verstärkten Einwärtswendung entsprechend zeigen Röntgenaufnahmen des Kniegelenkes beim Innentorsionsfehler im a.-p.- Strahlengang eine verminderte Breite des medialen und eine vergrößerte Breite des lateralen Kondylus. Die Fossa intercondylica, die sich bei Neutralstellung in der Regel halbelliptisch darstellt, erscheint verzogen. Da die Tibia der Einwärtswendung folgt, stellt sich das Fibulaköpfchen weitgehend frei dar, während es bei achsengerechter Gelenkstellung zu 1/3 vom Tibiakopf verdeckt bleibt (Janssen 1988).

Die mediale Plateauausbuchtung des Tibiakopfes kommt bei Innenrotation stärker zum Vorschein, da durch den eingelagerten medialen Kondylus eine Gelenkspaltverschmälerung vorgetäuscht wird.

Außentorsionsfehler

Der Außentorsionsfehler weist gegenüber dem Innentorsionsfehler eine geringere klinische Relevanz auf.

Röntgenologisch zeigt sich bei vermehrter Außenrotation das Fibulaköpfchen weitestgehend vom Tibiakopf überlagert. Weiterhin erfährt die Fossa intercondylica eine Ausziehung nach lateral. Der mediale Kondylus zeigt bei Außenrotation eine scheinbare Verbreiterung.

Varität und Valgität

Zur Planung einer kniegelenknahen Osteotomie ist die Festlegung der Femurlängsachse notwendig. Durch asymmetrische Darstellung der Kondylenmassive ist dies jedoch erschwert. Je stärker die Rotationsstellung ist, um so mehr verlagert sich die Längsachse durch die distale Femurmetaphyse zur Seite. In Abhängigkeit von der individuellen Formgebung der distalen Kondyle wird die Kondylenbasistangente beeinflußt. Ihr Verlauf wird somit auch rotationsabhängig, weil bei Innenrotation z.B. der mediale Kondylus weiter nach distal reicht als der laterale.

In Abhängigkeit von torsions- und rotationsbedingten Veränderungen in der röntgenologischen Projektion verändern sich der „Femurschaft-Kniebasis-Winkel" durch Verlagerung der Femurschaftgesamtachse und der Verlauf der sog. „Basistangente" (Rütt 1962).

Weitere rotationsabhängige Veränderungen zeigt der Tibiaschaft-Kniebasis-Winkel. Aufgrund einer erheblichen Anzahl von Achsenvarianten der Tibia ist die Tibialängsachse häufiger schwieriger festzulegen als die des Femurs. Da bei Innenrotationsfehlen der mediale Schienbeinkopf tiefer steht als bei Außenrotation zeigt sich somit im Röntgenbild eine rotationsbedingte Plateauneigung.

Aufgrund einer scheinbaren Vergrößerung der Valgität in Abhängigkeit von dem Ausmaß der Innenrotation kann es weiterhin Schwierigkeiten geben bei einer exakten Festlegung des Femur-Tibiaschaft-Winkels, der sich somit ebenfalls rotationsabhängig ändert. Somit kommt es zu einer rotationsabhängigen Winkeländerung bei Außenrotation, da es hierdurch, wie oben beschrieben, zu einer Zunahme der Varität kommt.

Größe des Meßfehlers

Aus der eigenen praktischen klinischen Ausmessung der Winkelgrößen am Röntgenbild ergibt sich unserer Meinung nach durch rotationsabhängige Veränderungen ein Meßfehler, der zwischen 3° und 5° liegt.

CT-Messungen des Kniegelenkes in verschiedenen Beuge- und Rotationsstellungen haben für den Femur-Tibiaschaft-Winkel Meßergebnisse erbracht, die bei zunehmender Rotation zwischen 0,3° und 7° lagen (Wright 1991).

Hinzu kommt der individuelle Meßfehler beim Einzeichnen der Achsen und bei der Ausmessung von Winkeln, der allgemein mit einer Größe von 5° anzunehmen ist.

Darüber hinaus ist aus klinischer Erfahrung z.B. bei der Achsenkorrektur einer Varusdeformität eine Überkorrektur von etwa 5° gefordert. Unter Berücksichtigung individueller Meßfehler, der rotationsabhängigen Meßfehlermöglichkeiten und einer evtl. gewünschten Überkorrektur ergibt sich die Forderung nach einer sorgfältigen Planung und Ausmessung, möglichst zum Ausschluß von Fehlerquellen.

Diskussion

Während die Möglichkeit des individuellen Meßfehlers kaum beeinflußbar ist, bietet sich jedoch für den Meßfehler bei rotationsabhängigen Veränderungen eine Möglichkeit zur Vermeidung der fehlerhaften Planung.

Zunächst sollten in der klinischen Diagnostik die Rotationsvarianten des Beines im Sinne des Innen- und Außentorsionsfehlers bekannt sein. Hier wird die fehlerhafte Achse durch Rotation begradigt, nicht durch Korrektur der scheinbaren Varität oder Valgität.

Die Torsionsvarianten der Beinachsen entsprechen röntgenologisch lediglich der entsprechenden Rotationsstellung. Um die Torsionsvarianten auch dementsprechend erfassen zu können, muß die Darstellung der Beinachsen im Röntgenbild rotationsbezogen sein. Um gleichzeitig auch reproduzierbare Aufnahmen zu erhalten, bietet es sich an, die Röntgenaufnahmen in der Funktionsstellung des Beines anzufertigen. Da die dreidimensionale Funktionsstellung des Beines auch die Rotation beinhaltet, werden die entsprechenden funktionsbezogenen Aufnahmen praktischerweise unter Benützung des Fußwinkels angefertigt. Der Fußwinkel ergibt sich aus dem habituellen Gang und Stand und läßt sich bei der klinischen Untersuchung ausmessen und bei der Anfertigung der Standaufnahme zur Beurteilung der Beinachsen problemlos anwenden.

Aus der dargelegten Interpretation rotationsabhängiger Veränderungen im Röntgenbild läßt sich dann die korrekte Planung der kniegelenksnahen Osteotomie erreichen. Zudem unterstützt das funktionsgerecht angefertigte Röntgenbild die klinische Diagnostik. Rotations- und Torsionsfehlstellungen lassen sich gut von Varus- und Valgusfehlstellungen unterscheiden.

Es wird empfohlen, die Röntgenstandaufnahme zur Beurteilung der Beinachse und zur Planung der kniegelenksnahen Osteotomie unter Anwendung des Fußwinkels anzufertigen. Um rotationsbedingte Fehlerquellen bei auch in Rückenlage anzufertigenden Röntgenaufnahmen zu vermeiden, findet das Fußwinkelgerät Anwendung (Janssen 1979).

Literatur

Janssen, G.: Das funktionsgerechte Standardröntgenbild des Kniegelenkes. In: Funktionelle Diagnostik in der Orthopädie. Enke, Stuttgart 1979

Janssen, G.: Fehlerquellen bei der Ausmessung der Standard-Röntgenbilder des Kniegelenkes. Orthop. Praxis 10 (1988) 246

Janssen, G.: Die röntgenologische Beurteilung der Beinachsenfehlstellung. Orthop. Praxis 10 (1988) 646

Janssen, G.: Ätiologie und Pathogenese von Beinlängendifferenzen und Beinachsendeformitäten. Orthop. Praxis 10 (1991) 621

Rütt, A.: Die Torsion des distalen Femurendes und ihre röntgenologische Erfassung. Z. Orthop. 96 (1962) 149

Wright, J., et al.: Measurement of lower limb alignment using long radiographs J. Bone Jt Surg. 73B (1991) 721

Computerprogramm zum Management gelenkerhaltender und -ersetzender Proceduren am Kniegelenk – Dokumentation, Service, Statistik

K. Bernsmann, R. Schleberger

Die wissenschaftliche Beurteilung von Operationsverfahren an Gelenken wird durch eine Vielfalt von Umständen erschwert. Die Gründe unzureichender Vergleichbarkeit ergeben sich neben der Verwendung unterschiedlicher Maßstäbe (Scores) aus dem Umfeld der Verfahren, der Indikation, der Art der Selektion (u.a. Konkurrenzverfahren der gleichen Klinik bei ähnlicher Indikation), den Kollektiven, der Technik und den Materialien. Hinzu kommt die unterschiedliche Wertigkeit prospektiver oder retrospektiver Studien.

Methodenvergleich ist ohne einen Standardmaßstab nicht möglich. Die Variabilität der Bewertungen zeigt sich am Beispiel der Studien über Tibiakopfosteotomien der letzten 5 Jahre. Von 37 verwenden 21 einen Score, am häufigsten den HSS (Hospital for Special Surgery) Score (Holden 1988, Hsu 1989, Keene 1989, Koshino 1989, Miniaci 1989, Rionapoli 1988, Rudan 1990). Bei den übrigen Studien wird ein gleicher Score jeweils maximal zweimal verwendet. Sieben Studien verwenden weniger verbreitete, modifizierte oder eigene Scores.

Jedes Verfahren soll aus einer Vielzahl von Gründen überprüfbar sein. Das erfordert, unter der Hypothese eines Zusammenhanges von Struktur/Form und prüfbarer Funktion und der Voraussetzung der Bildung statistisch reiner Gruppen, eine weitgehende Standardisierung unter den Gesichtspunkten

- des technischen Verfahrensablaufes
- der bedeutenden pathologischen Anatomie
- der biomechanischen Ergebnisbeeinflussung
- der Berücksichtigung komplizierter Einzelvorgänge und Ausschlußkriterien

Die Verwendung eines einheitlichen Maßstabes führt dann zur Vergleichbarkeit.

Die Erhebung der Daten einer operativen Routine hat zusätzlich einen forensischen Aspekt.

Eine Produkthaftung im EG-Recht erfordert in zukünftigen Regreßfällen die Beweisführung des „Produzenten". Pauschalisierung und mangelnde Dokumentation auf seiten des Arztes machte schon bisher im Regreßverfahren sachliche Aufklärung für den Richter weitgehend überflüssig.

Das Pflichtenheft unseres Computerprogrammes

Das Programm soll neben wissenschaftlicher Auswertbarkeit eine Gesamtdokumentation der logischen Handlungskette gewährleisten. Eine Vergleichbarkeit von Studien kann auf zwei Wegen erreicht werden.

Entweder muß zuvor ein Konsens über relevante Kriterien bzw. Meßinstrumente erzielt werden oder die verbreiteten Scores werden in einem einzigen, umfangreicheren zusammengefaßt. Nur der letztere Weg war für uns gangbar.

Auch die fehlende Validierung der existenten Meßinstrumente läßt nur diese Möglichkeit zu. Die Zusammenfassung der gebräuchlichsten Scores schafft die Basis, auf der die Validierung stattfinden kann. Die Eigenschaften des Programmes sollen prospektive, multizentrische Studien, in diesem Fall zur operativen Gonarthrosebehandlung, fördern. Eine Vergleichsmöglichkeit konkurrierender Verfahren in der Arthrosebehandlung soll geschaffen werden. Weiterhin soll die Unterschiedlichkeit der therapiebezogenen Bevorzugung von Scores ausgeglichen werden. Das Programm soll für denjenigen, der regelmäßig eine wissenschaftliche Auswertung seiner Ergebnisse betreibt, Arbeitserleichterung, nicht Mehraufwand bedeuten. Das erfordert die Implementierung von Serviceleistungen aus Routine und Wissenschaft. Das Programm soll auf handelsüblichen Personalcomputern lauffähig sein und keinen hohen Investitionsaufwand erfordern.

Die Realisation

Die Funktion des Programmes gewährleisten die komplette wissenschaftliche, verwaltungs- und dienstleistungstechnische Bearbeitung des Patienten. Die Dokumentation umfaßt Stammdaten, prä- und postoperative Untersuchungsdaten, die technischen und anatomischen Daten des Operationsverfahrens und die Röntgenbilddarstellung. Die Stammdaten sind Grundlage der Identifikation und der Korrelation der Daten für die Auswertung und Service. Jede Dateneingabe einer Untersuchung oder eines Verfahrens führt zur Berichterstellung. Arztbriefe und Operationsberichte werden in Form von Baustein-, nicht Lückentexten generiert. Wissenschaftlich besteht die Option, eine Nachuntersuchung zu planen und technisch durchzuführen. Das Programm bietet einen Datenüberblick, eine eigene Statistik, eine Scoreübersicht und die Möglichkeit eines anonymen Datentransfers für multizentrische Studien.

Ist ein Patient aufgenommen, wird er zum Bestandteil einer *prospektiven* Studie, wenn seine Datensätze vollständig sind. Lediglich eine Randomisierung muß noch vorausgeschickt werden. Die Möglichkeit „nicht erhoben" gibt es nur in einer retrospektiven Version. Der Datenzugang ist gewährleistet durch einen Schlüssel, u.a. für die Eigenauswertung. Die Datenbankstruktur ist relational. Die Programmsprache ist Clipper und C. Wissenschaftliche Serviceleistungen sind u.a. eigene Statistikschablonen für eine automatische Diaerstellung.

Die implementierten Scores

Die Standards der erhobenen Daten basieren auf dem Vorschlag der Knee-Society (1990). Sie sind erweitert um andere verbreitete Scores (British Orthopaedic Society Knee Score von Aichroth u. Mitarb. 1978; Hospital for Special Surgery (HSS) Score (Ranawat u. Mitarb. 1976), Lysholm-Score für Gonarthrosen (Lysholm u. Gillquist 1982, Klein 1988). Der rein funktionelle Mathis Score (1968) in seinem Mobilitätsteil wurde wegen eigener guter Erfahrungen hinzugefügt. Spezifische *Eular* Dokumentation ist optional.

Alle Scores werden automatisch aus einer einmaligen Eingabe eines jeden scorepflichtigen Parameters berechnet.

Die einzelnen Scoregesamtergebnisse werden in der Statistikfunktion unter dem jeweiligen Score und dem jeweiligen Nachuntersuchungsbefund vergleichend dargestellt.

Basis und Servicefunktionen

Das Programm verwaltet die Patientendaten selbständig über eine Identifikationsnummer und korreliert zueinandergehörende Patientendaten aus Aufnahme- und Nachuntersuchung, Operation und Röntgenbild automatisch. Die Identifikation des Patienten erfolgt durch seinen Anfangsbuchstaben oder das Untersuchungsdatum. Das Programm erkennt, ob bereits eine Eingabe mit gleichem Datum gespeichert ist. Über die Berichtsfunktion kann Information über schon vorhandenen Daten eingeholt werden.

Die Abfragen zur Eingabe bearbeiten jeweils einen Aspekt der Anamnese, des Befundes oder der Funktion. Aus einem abgestuften Vorschlag kann das Zutreffende angewählt werden. Die Vielzahl unterschiedlicher Abstufungen der Scorevorlagen erfordern bei einzelnen Parametern bis zu 12 Wahlmöglichkeiten (Abb. **31**). Bei ausreichender Benutzerzahl besteht über eine Validierung der einzelnen Parameter die Möglichkeit, redundante und irrelevante Informationen auszuschließen und den Komfort zu erhöhen.

Korrektur ist nach Auswahl des Patienten durch die Identifikation innerhalb einer Auswahl der zur Änderung anstehenden Kapitel unter Vorgabe der ursprünglichen Eingabe möglich. Berichterstellung erfolgt nach Identifikation des Patienten und Wahl des Untersuchungsdatums. Der Bericht ist editierbar, wird im *ASCII*-Format gespeichert und ist damit in die meisten Computersysteme übertragbar.

Wissenschaftliche Serviceleistungen

Die Planung einer Nachuntersuchung kann programmgesteuert, z.B. nach Nachuntersuchungszeitraum, Art der zu untersuchenden Operation oder anderen Kriterien, durchge-

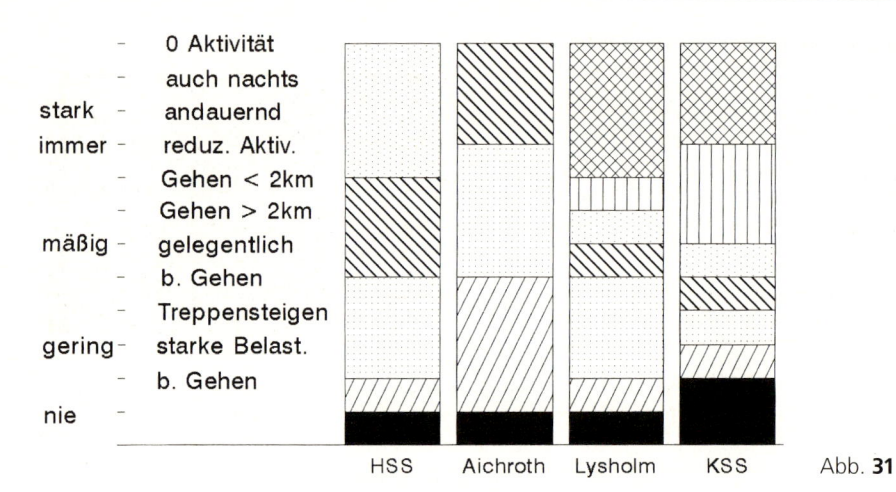

40 Computerprogramm zum Management gelenkerhaltender und -ersetzender Proceduren

Abb. 31

führt werden. Nach Angaben zur Nachuntersuchungskapazität kann eine automatische Einbestellung erfolgen. Die Nachuntersuchung selbst führt über die Identifikation zur Korrelation und zum Frageteil der Dokumentation.

Statistik

Ein erweiterter Identifikationsweg stellt nach Auswahl des Patienten die gespeicherten Aufnahme- und Nachuntersuchungsdaten zusam-

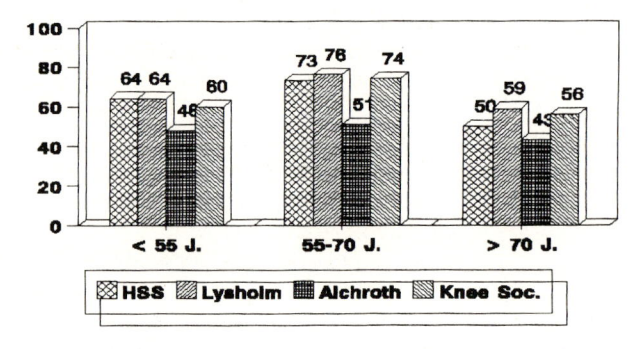

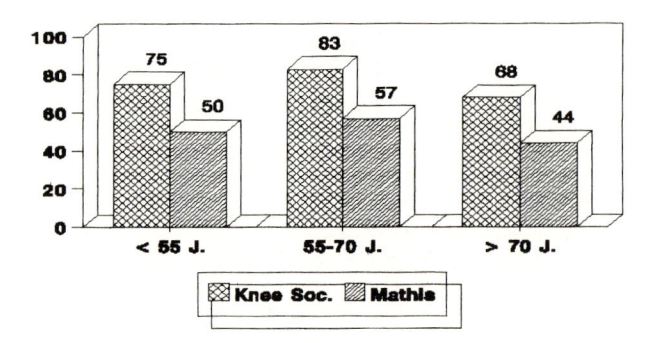

Abb. 32 Scorevergleichende Ergebnisdarstellung.

men. Die Scoredarstellung ist patienten- oder studienbezogen möglich. Eine Liste zur Auswahl der zu korrelierenden Parameter steht mit dem Handbuch zur Verfügung. Aus dieser kann über existente Statistik- wie Grafikschablonen direkt eine Grafik aus den Datensätzen erstellt werden (Abb. 32).

Beispiele der Dokumentation des Operationsverfahrens

Die Dokumentation des Operationsverfahrens berücksichtigt für die wissenschaftliche Auswertung Daten, die potentiell Einfluß auf das Ergebnis nehmen können.

Für eine komplette Dokumentation des Verfahrens werden die Handlungsabläufe in Form von Eckdaten abgefragt, die auch die Dokumentation individueller Operationstechniken ermöglichen.

Diese Eckdaten erfassen Komplikationsmöglichkeiten im Gang des Verfahrens und bieten die Dokumentation von Lösungsmöglichkeiten bis hin zur zementierten, verbundenen Schaftprothese. Abgefragt werden deshalb Zugangsweg, Beschreibung und Situs, diagnoserelevante Gelenkbefunde, Qualitäten des Knochenbettes und seiner Präparation, Paßgenauigkeiten der Probe- und Originalprothese in Teilen wie nach Probe- und endgültiger Reposition des Gelenkes sowie die Stabilitätsverhältnisse bei unverbundenen Prothesen.

Auswahl einiger Inhalte

Die in den Scores enthaltenen Items zu Funktion, Schmerz (Abb. 33) und Befundbewertung werden in einer Abfolge gefragt, die für die Berichtgeneration erforderlich ist. Dies entspricht auch weitgehend der üblichen Anamneseerhebung. Eine Besonderheit ist die Erhebung des Bewegungsausmaßes. Im Unterschied zur Neutral-Null-Methode müssen hier die „maximale passive Streckung", die „maximale aktive Streckung" und die „maximale aktive Beugung" angegeben werden, damit das Programm die Punkte berechnen kann.

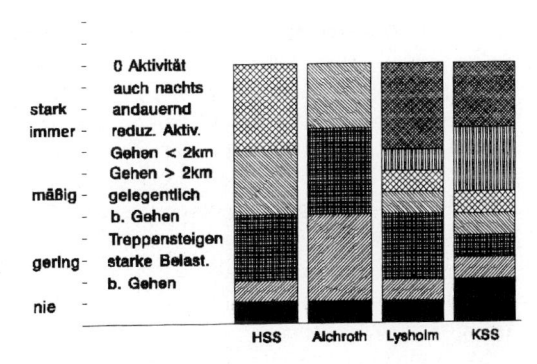

Abb. 33 Beispiel der Fragenauswahl zum Parameter „Schmerzen".

Wissenschaftliche Scorebenutzung

Körperfunktionen können auch aus anderen als in dem zu untersuchenden Gelenk liegenden Gründen eingeschränkt sein. Allgemein- und Wirbelsäulenerkrankungen können u.a. Treppensteigen und die Gehstrecke beeinträchtigen. Andere erkrankte Gelenke der unteren Extremität können die zur Mobilität erforderlichen Funktionen einschränken. Als einziger erfragt letzteres der Aichroth-Score (und die *Eular* Dokumentation). Alle Parameter, die nicht dem zugrundegelegten Zusammenhang von Form/Struktur und Funktion des zu untersuchenden Gelenkes unterliegen, sind als Ausschlußkriterien zu werten.

Wird eine Studie nicht randomisiert angelegt, so schafft eine Klinikroutine in Form einer abgestuften Indikation ihres gesamten Patientengutes eine Selektion. Werden z.B. die als „ideal" angesehenen Gonarthrosepatienten mit unikondylären Prothesen behandelt, bleibt für eine Studie über Totalendoprothesen eine negativ ausgelesene Gruppe, die ein objektives Ergebnis verfälschen kann. Werden arthroskopische Techniken ohne Umstellung ausgereizt, wird eine Negativauswahl der Umstellungsgruppe vorgenommen. Eine korrekte Scorebenutzung ist damit eine Anerkennung bestehender Ausschlußkriterien. Aus diesem Grund reichen die Daten einer einzigen Klinik i.d.R. kaum zu differenzierenden Aussagen. Dies zeigt die Notwendigkeit multizentrischer Studien, sollen alle Einflußgrößen analysiert werden können. Werden Ergebnisse einer Klinik dargestellt, müssen aus diesen Gründen außer den demografischen Daten der Patienten und ggf. der technischen Durchführung die Indikationsroutine zum zugrundeliegenden Krankheitsbild angegeben werden, soll eine Studie für eine Bewertung offen sein. Eine sicherlich gewöhnungsbedürftige Bedingung der Scorebenutzung ist die Notwendigkeit des Ausschlußes von Versagensfällen aus der statistischen Berechnung. Schließlich sollen Verfahren anhand der Ergebnisse ihrer erfolgreichen Fälle verglichen werden. Die weitere Bewertung erfordert die Angabe ihrer Versagerrate. Nur in einer solchen, geteilten Betrachtung sind Einzelfaktorenanalysen, wie Alters-, Gewichts- und andere Abhängigkeiten, sinnvoll.

Literatur

Aichroth, P., M.A.R. Freemann, I.S. Smillie, W.A. Souter: A kneefunction assessment chart. J. Bone Jt Surg. 60B (1978) 308–309

Ewald, F.C.: The knee society total knee Arthroplasty roentgenographic avaluation and scoring system. Clin. Orthop. 248 (1989) 9–12

Holden, D.L.: Proximal tibial osteotomy in patients who are fifty years old or less. A longterm follow-up study. J. Bone Jt Surg. 70 (1988) 977–982

Hsu, R.W.: The study of Maquet dome high tibial osteotomy. Arthroscopic-assisted analysis. Clin. Orthop. 243 (1989) 280–285

Insall, J.N., L.D. Dorr, R.D. Scott, W.N. Scott: Rationale of the knee society Rating System. Clin. Orthop. 248 (1989) 13–14

Keene, J.S.: Evaluation of patients for high tibial osteotomy. Clin. Orthop. 243 (1989) 157–165

Klein, W.: Die maschinelle arthroskopische Behandlung der Gonarthrose. Z. Arthroskopie 3 (1988) 109–15

Koshino, T.: High tibial osteotomy with fixation by a blade plate for medial compartment osteoarthritis of the knee. Orthop. Clin. N. Amer. 20 (1989) 227–243

Lysholm, J., J. Gillquist: Evaluation of knee ligament surgery results with special emphasis on use of a scoring scale. Amer. J. Sports Med. 10 (1982) 172

Mathis, H.: Gesamtfunktion, Sozialmedizinische Auswirkungen. In: G. Josenhans (Hrsg): Funktionsprüfungen und Befunddokumentation des Bewegungsapparates. Thieme, Stuttgart 1968

Miniaci, A.: Proximal tibial osteotomy. A new fixation device. Clin. Orthop. 246 (1989) 250–259

Nguyen, C.: High tibial osteomy compared with high tibial and Maquet procedures in medial and patellofemoral compartment osteoarthritis. Clin. Orthop. 245 (1989) 179–187

Ranawat, C.S., J. Insall, S. Jack: Duo-Condylar knee arthroplasty. Clin. Orthop. 120 (1976) 76–82

Rinonapoli, E.: High tibial osteotomy in the treatment of arthritic varus knee. A medium term (small) review of 61 cases. Ital. J. Orthop. Traumatol. 14 (1988) 283–292

Ritter, M.A.: Proximal tibial osteotomy. A survivorship analysis. J. Arthroplasty 3 (1988) 309–311

Rudan, J.F.: High tibial osteotomy. A prospective clinical and roentgenographic review. Clin. Orthop. 225 (1990) 251–256

Verhaven, E.: Dome osteotomy of the tibia for osteoarthritis of the knee. Acta orthop. belg. 55 (1989) 547–555

Stellenwert der Arthroskopie in der präoperativen Diagnostik und Therapie bei Korrekturosteotomien der Kniegelenkregion

J. Saathoff, W. Konermann, J.J. Rondhuis

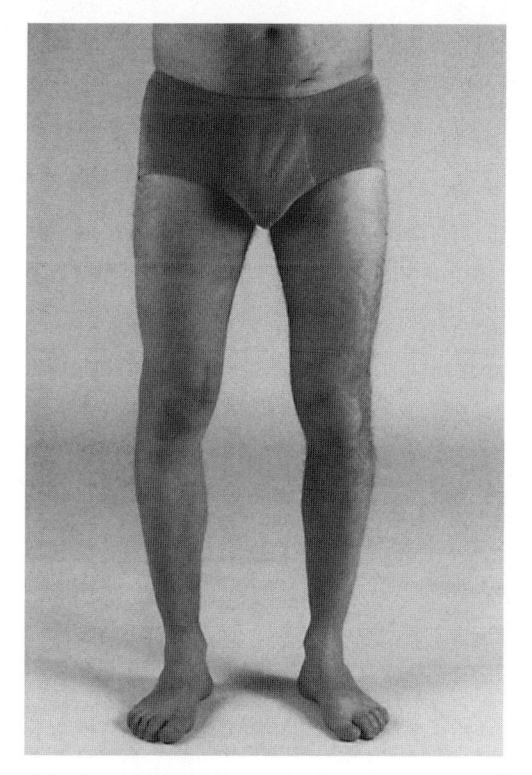

Abb. **34** 39jähriger Patient mit Genu varum beidseits, links mehr als rechts.

Abweichungen von der physiologischen Valgusstellung des Kniegelenkes (Abb. 34) führen durch Verlagerung der Traglinien nach medial bzw. nach lateral zu einer asymmetrischen Gelenkbelastung. Früher oder später kommt es dadurch zu einer unilateralen Gonarthrose.

Nach Versagen konservativer Behandlungsmethoden kommt neben dem partiellen oder totalen Gleitflächenersatz der Korrektur der Beinachse durch kniegelenknahe Umstellungsosteotomien eine große Bedeutung zu (u.a. Wagner u. Mitarb. 1985).

Seit Coventrys Veröffentlichung im Jahre 1965 kam es aus verschiedenen Gründen zu unbefriedigenden Behandlungsergebnissen:

Überzogene Indikationen, mangelhafte Operationsplanung, fehlerhafte und ungenügende Operationstechnik und Fehler bei der Nachbehandlung sind hier die wichtigsten Faktoren (Schmitt u. Mitarb. 1990).

Unsere Frage ist, inwieweit durch eine Arthroskopie die für die Indikationsstellung wichtigen klinischen und radiologischen Befunde sinnvoll ergänzt werden und ob eine transarthroskopische Therapie intraartikulärer Begleitläsionen eine für das postoperative Ergebnis wichtige Verbesserung der intraartikulären Verhältnisse bringt.

Bedeutung der Arthroskopie für die Indikation der kniegelenknahen Umstellungsosteotomie

Nach Schmitt u. Mitarb. (1990) und Schwade u. Mitarb. (1990) besteht bei einer panartikulären Gonarthrose eine Kontraindikation der Umstellungsosteotomie. Von diesen Autoren wird zur präoperativen Planung eine eingehende Röntgenuntersuchung mit Stehaufnahmen empfohlen. Radiologisch lassen sich jedoch nur die knöchernen Veränderungen erfassen, während die Knorpelsituation bei räumlich begrenzten Defekten, die noch zu keiner Gelenkspaltverschmälerung führen, nicht erfaßt werden kann. Wie Scharf u. Mitarb. (1990) feststellten, zeigt die Arthroskopie sehr häufig auch in radiologisch unauffälligen Kompartimenten starke Knorpelveränderungen bis zu umfangreichen Knorpelglatzen.

Wir haben die gleichen Erfahrungen gemacht und haben bei Patienten mit unbefriedigenden postoperativen Ergebnissen arthroskopisch ausgedehnte Knorpelläsionen des radiologisch gering veränderten Gelenkabschnitts gefunden. Bei klinisch und radiologisch nicht eindeutiger Klärung, ob eine gelenkerhaltende oder eine gelenkflächenersetzende Operation sinnvoll ist, lassen wir uns vom arthroskopisch

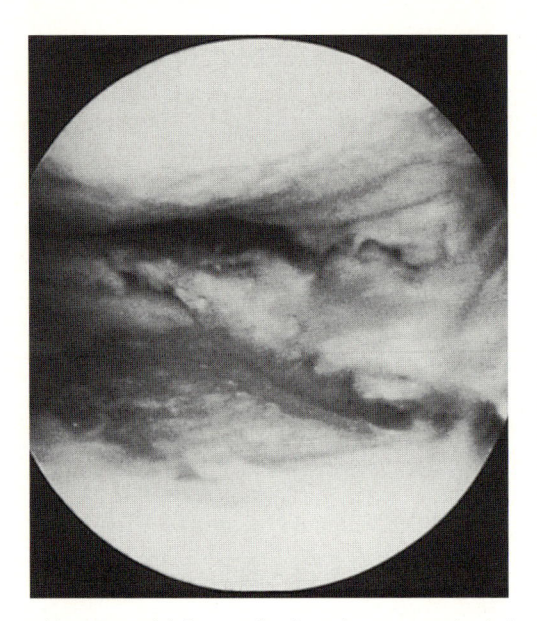

Abb. 35 58jährige Patientin mit röntgenologisch festgestellter Valgusgonarthrose, arthroskopisch großflächige Knorpelglatze des medialen Tibiaplateaus mit hochgradiger Degeneration des Innenmeniskus. Es wurde die Indikation zur Knie-TEP gestellt.

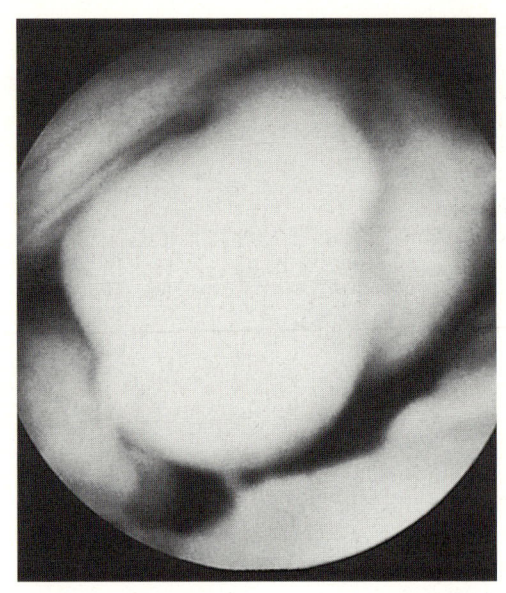

Abb. 36 Freier Gelenkkörper in der Area intercondylaris.

ermittelten Knorpelzustand leiten. Wir sehen dann in ausgedehnten Knorpeldefekten (Knorpelglatze) von mehr als einem Drittel des gewichttragenden Anteils des gegenseitigen Gelenkabschnittes eine relative Kontraindikation zur Umstellungsosteotomie (Abb. 35).

Bei entsprechenden Veränderungen in allen drei Kompartimenten stellen wir die Indikation zum endoprothetischen Gelenkflächenersatz. Chondromalazien Grad 1–3 nach Ficat sprechen unserer Meinung nach nicht gegen eine knöcherne Umstellungsoperation.

Die therapeutische Bedeutung der Arthroskopie vor der kniegelenknahen Umstellungsosteotomie

Der große Vorteil der Arthroskopie ist, daß von der Diagnose sofort zur Therapie übergegangen werden kann.

Häufige arthroskopisch festzustellende intraartikuläre Veränderungen sind Chondromalazien, Meniskusläsionen, freie Gelenkkörper und Schleimhautveränderungen im Sinne einer Synovialitis oder einer hypertrophen Plica synovialis. Diese Erkrankungen lassen sich alle sehr gut transarthroskopisch behandeln.

Problematisch für den Verlauf nach einer Umstellungsoperation sind besonders die Veränderungen im kontralateralen Gelenkabschnitt, da dieser ja operationsbedingt vermehrt belastet wird (Maquet 1976). Aus diesem Grunde entfernen wir hier alle instabilen Meniskusanteile, die die Tendenz zeigen, ins Gelenk zu luxieren, Synovial- oder Knorpelzotten, die interponieren können, sowie Knorpelzotten, die sich als freie Gelenkkörper abzulösen drohen. Frei schwimmende Corpora libera (Abb. 36) werden wegen der Einklemmungsgefahr grundsätzlich entfernt.

Der in Relation zur Fehlstellung konkavseitige Gelenkabschnitt wird durch die Umstellung entlastet. Hier befindliche leichtere degenerative Meniskusveränderungen zeigen, wie Fujisawa u. Mitarb. (1979) feststellten, bei guter Stellungskorrektur eine spontane Ausheilung, so daß wir diese nicht sanieren. Instabile Meniskus- und Knorpelanteile werden jedoch auch hier konsequent entfernt, um einer Störung des intraartikulären Roll-Gleit-Vorgangs entgegenzuwirken (Hackenbroch 1991).

Kleinere transarthroskopische Operationen führen wir in einer Narkose mit dem knöchernen Eingriff durch und sehen hierdurch keine Probleme in der postoperativen Rehabilitation. Bei umfangreicheren Maßnahmen, wie z.B. Synovektomien oder Meniskusresektionen bis an die durchblutete Basis verschieben wir die Osteotomie um ca. 3–6 Wochen, da erfahrungsgemäß (Hackenbroch 1991) die kombinierte intra- und extraartikuläre Traumatisierung ansonsten zu einer schwierigen krankengymnastischen Mobilisierung führt.

Literatur

Coventry, M.B.: Osteotomy of the upper portion of the tibia for degenerative and rheumatoid arthritis. J. Bone Jt Surg. 47A (1965) 984

Coventry, M.B.: Osteotomy about the knee for degenerative and rheumatoid arthritis. Indications, operative technique and results. J. Bone Jt Surg. 55A (1973) 23

Ficat, R.P., J. Philippe, D.S. Hungerford: Chondromalacia patellae. A system of classification. Clin. Orthop. 144 (1979) 55–62

Fujisawa, Y., K. Masuhara, S. Shiomie: The Effect of high tibial osteotomy on osteoarthritis of the knee. Orthop. Clin. N. Amer. 10 (1979) 585–608

Hackenbroch, M.H.: Operative Maßnahmen bei Achsendeformitäten der Beine. Orthop. Praxis 10 (1991) 644–651

Maquet, P.G.J.: Biomechanics of the Knee. With Application to the Pathogenesis and the Surgical Treatment of Osteoarthritis. Springer, Berlin 1976

Schmitt, E., J. Heisel, H. Mittelmeier: Grenzindikationen und Ursachen für Fehlschläge kniegelenksnaher Umstellungsosteotomien bei hemilateraler Gonarthrose. Orthop. Praxis 2 (1990) 84–89

Schwade, S., A. Krödel, H.J. Refior: Grenzen der Indikation zur Tibiakopf-Umstellungsosteotomie. Orthop. Praxis 2 (1990) 80–83

Wagner, H., G. Zeiler, W. Baur: Indikation, Technik und Ergebnisse der supra- und infrakondylären Osteotomie bei der Kniegelenksarthrose. Orthopäde 14 (1985) 172–192

Möglichkeiten der arthroskopischen Revision unter besonderer Berücksichtigung der Abrasionsarthroplastik

W. Stutz, L. Rabenseifner

Arthroskopische Diagnostik und Indikationsstellung

Vor der arthroskopischen Therapie steht die arthroskopische Diagnostik. Dabei kann unter direkter Sicht der Gelenkschaden beurteilt werden und gleichzeitig die Indikation zur weiteren Therapie ob arthroskopisch, gelenkerhaltend offen – damit ist die korrigierende Umstellungsostetomie gemeint – oder gelenkersetzend gestellt werden.

Präventive arthroskopische Therapie der Gonarthrose

Die arthroskopische Therapie der Gonarthrose beinhaltet zum einen die präventive Behandlung präarthrotischer Erkrankungen und Verletzungen, zum anderen die Behandlung der manifesten Gonarthrose.

Zu den arthroskopischen präventiven Eingriffen gehören zum Beispiel das Débridement bei degenerativer Meniskusläsion, die Entfernung freier Gelenkkörper, die stadiengerechte Therapie der Osteochondrosis dissecans, das laterale Release bei lateraler Subluxation der Patella sowie die Synovektomie bei rheumatoider Arthritis oder Gelenkinfekt.

Die Behandlung präarthrotischer Verletzungen besteht zum Beispiel in der Hämatomausräumung bzw. Lavage bei Hämarthros, der Meniskusteilresektion bei Meniskusverletzungen, der Knorpelglättung oder ggf. Refixation bei Knorpelverletzungen sowie der arthroskopisch unterstützten Rekonstruktion des vorderen Kreuzbandes.

Arthroskopische Therapie der manifesten Gonarthrose

Liegt eine manifeste Gonarthrose vor, kann arthroskopisch neben der Knorpelbehandlung falls erforderlich eine Meniskusglättung, eine Synovektomie, ein laterales Release oder eine Osteophytenabtragung auch in Form einer Notch-Plastik erfolgen.

Bei der Knorpelbehandlung der manifesten Gonarthrose richten wir uns nach dem Schädigungsgrad. Dabei wird bei der erst- und zweitgradigen Chondromalazie eine Glättung der Knorpeloberfläche durchgeführt. Die drittgradige Chondromalazie mit Knorpelulkus oder degenerativem Knorpelflake, wobei im Ulkusgrund noch eine dünne Knorpelschicht erhalten ist, wird durch ein Débridement und Pridiebohrungen behandelt.

Die arthroskopische Behandlung der Chondromalazie 4. Grades mit Knorpelglatze wird kontrovers diskutiert. Als Alternative bieten sich zur Zeit das Débridement des umgebenden Knorpels mit oder ohne Abrasionsarthroplastik an. Dabei ist noch offen, welches Verfahren die besseren Ergebnisse bringt.

Wir behandeln zur Zeit mit einer Abrasionsarthroplastik in Kombination mit einem Débridement der umgebenden Knorpelränder, sofern der Patient nicht älter als 50 Jahre alt ist. Bei älteren Patienten erfolgt lediglich das Débridement.

Abrasionsarthroplastik

Das therapeutische Prinzip von Abrasionsarthroplastik und Pridiebohrung besteht in dem Abfräsen bzw. Durchbohren der subchondralen Skleroseschicht, so daß ein Gefäßanschluß erreicht wird.

Durch die nachfolgende Eigenblutung kommt es zu einem Blutgerinnsel im Knorpeldefekt, das im Laufe der Zeit über fibröse Zwischenstadien zu Faserknorpel umgebaut wird.

Arthroskopische Kontrolluntersuchungen zeigen dann eine Defektauffüllung mit Knorpelgewebe, das im Vergleich zum umgebenden Knorpel etwas heller ist. Histologisch findet man Faserknorpel, der sich vom noch intakten

Ergebnisse und Diskussion | **47**

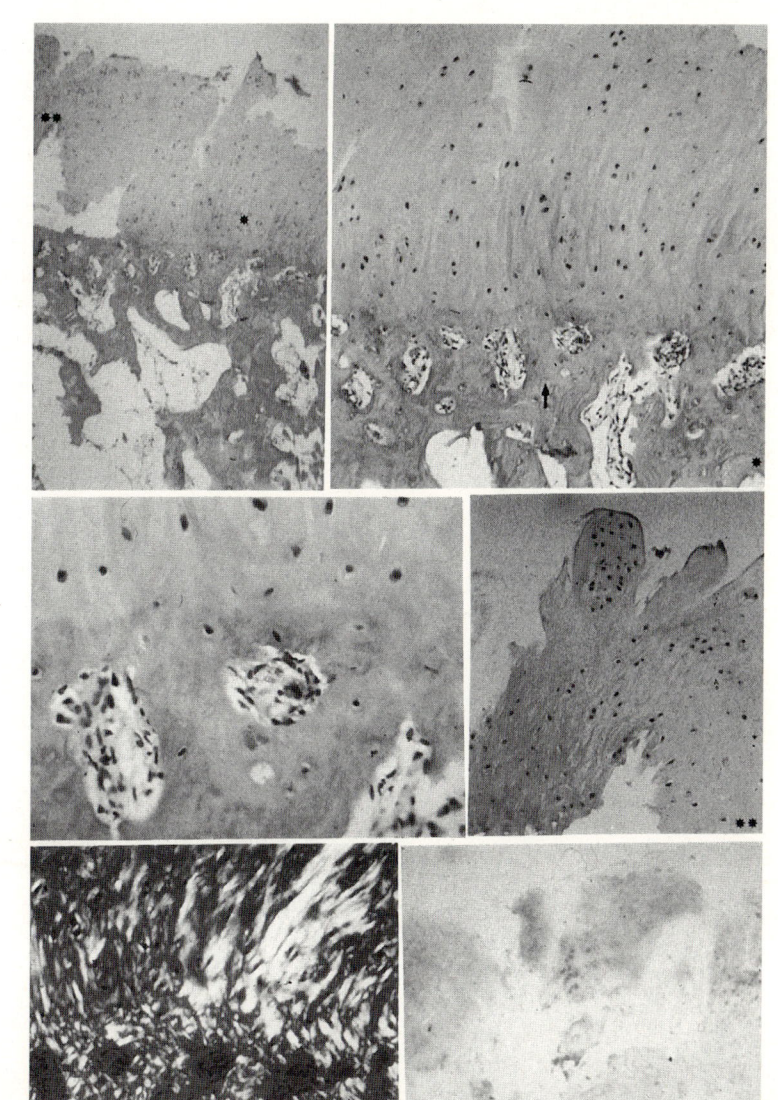

Abb. 37 Abrasionsarthroplastik. Synopsis im histologischen Bild.

Obere Reihe: Links: chondroides Gewebe um Knochengewebe.
Rechts: Vergrößerung.

Mittlere Reihe: Links Übergang chondroides Gewebe zu Knochen mit Brutinseln im Knochen (Pfeil).
Rechts Vergrößerung.

Untere Reihe: Links Polarisationsmikroskop zeigt Faserknorpel.
Rechts Safraninfärbung zeigt Proteoglykane. Hier mittelgradiger Proteoglykangehalt.

hyalinen Knorpel gut unterscheiden läßt, diesem jedoch direkt anliegt (Abb. 37).

Nach Abrasionsarthroplastik oder Pridiebohrung erfolgt bei Beinachsenfehlern eine anschließende korrigierende Umstellungsosteotomie, falls nicht bereits eine stärkere Schädigung des kontralateralen Gelenkkompartiments besteht. Postoperativ wird das betroffene Bein für 10 Wochen entlastet bzw. teilbelastet und eine Motorschienenbehandlung durchgeführt.

Ergebnisse und Diskussion

Eine Besserung der Beschwerden nach Abrasionsarthroplastik kann nach den vorliegenden Ergebnissen in der Literatur und nach unserer eigenen Erfahrung in ca. 60 % erwartet werden.

Dabei haben wir anläßlich von Kontrollarthroskopien festgestellt, daß eine gute Regeneratbildung nicht immer zuverlässig mit einer Beschwerdebesserung korreliert.

Wie bereits angedeutet, gibt es Autoren, die dem alleinigen Débridement ohne Abrasionsarthroplastik den Vorzug geben. Bert u. Maschka (1989) haben beim alleinigen Débridement in 66% ihrer Fälle gute Ergebnisse festgestellt im Gegensatz zu 50% guter Ergebnisse bei Débridement in Kombination mit Abrasionsarthroplastik.

Welchem Verfahren in Zukunft der Vorzug gegeben wird, werden weitere Erfahrungen zeigen.

Allgemein ist festzustellen, daß die arthroskopische Diagnostik, Indikationsstellung und Therapie einen hohen Stellenwert in der gelenkerhaltenden Therapie der Gonarthrose besitzen.

Die histologische Aufarbeitung erfolgte dankenswerterweise in Zusammenarbeit mit Herrn Prof. Dr. Mohr, Universität Ulm.

Literatur

Singh, S., C.C. Lee, B.K. Tay: Results of arthroscopic abrasionsarthroplasty in osteoarthritis of the knee joint. Singapore med. J. 32 (1991) 34–37

Ber, J.M., K. Maschka: The arthroscopic treatment of unicompartmental gonarthrosis: A five-year follow-up study of abrasion arthroplasty plus arthroscopic debridement and arthroscopic debridement alone. J. arthroscop. relat. Surg. 5 (1989) 25–32

Friedmann, M.J., C.C. Birasy et al.: Prelimenary results with abrasion arthroplasty in osteoarthritic knee. Clin. Orthop. 182 (1984) 200–205

Bös, L., L. Rabenseifner: Arthroskopische Operationen am Kniegelenk, Prävention und Therapie der Arthrose. In: W. Pförringer (Hrsg.): 3. Arthrose-Workshop über Gumbaral. pmi-Verlag, Frankfurt 1989

Johnson, L.L.: Arthroscopic abrasion arthroplasty historical and pathologic perspective: Present status. Arthroscopy 2 (1986) 54–69, zitiert nach 4

Pridie, K.H.: A method of resurfacing osteoarthritic knee joint. J. Bone Jt Surg. 41B (1959) 618

Kniegelenksnahe Umstellungsosteotomien

Prinzipien der gelenkerhaltenden Osteotomie bei der Gonarthrose

H. Wagner, M. Wagner

Beim arthrotischen Kniegelenk zeigt der anatomische Befund der Gelenkflächen regelmäßig eindrucksvolle Veränderungen. Knorpeldefekte und bizarre Osteophyten lassen erwarten, daß schon durch diese erhebliche Beschwerden ausgelöst werden. Die klinische Erfahrung zeigt jedoch, daß nicht die Schädigung der Gelenkflächen als solche Beschwerden verursacht, sondern die daraus resultierende Fehlfunktion des Gelenkes. Immer wieder beobachtet man Patienten mit einer radiologisch erheblich fortgeschrittenen Arthrose, die jedoch über keine wesentlichen Beschwerden berichten, und auch im Laufe der Jahre kann klinisch und radiologisch die Arthrose ohne wesentliche Progredienz bestehen.

Die Fehlfunktion besteht vor allem in der Achsenfehlstellung und dem intraartikulären Stauchungsphänomen. Die Achsenfehlstellung entwickelt sich bei der häufigen einseitig betonten Gonarthrose. Der verstärkte Knorpelabrieb in der betroffenen Gelenkhälfte führt zum Substanzverlust und zur Abweichung der Unterschenkelachse nach der gleichen Seite. Die arthrotisch veränderte Gelenkhälfte gelangt in die Konkavität der Fehlstellung, die Fehlstellung nimmt weiter zu, das Gelenk wird instabil. Der Bandapparat an der Konvexität wird überdehnt, an der Konkavität wird der Bandapparat entspannt. Bei weiterer Progredienz können Femurkondylus und Tibiakopfplateau sich im Sinne einer Subluxation gegeneinander verschieben. Weitgehend unberücksichtigt bleibt häufig das Problem der intraartikulären Stauchung (Wagner 1977, Wagner u. Mitarb. 1985). Bei der Stauchung wird die Bewegung in der Endstellung nicht muskulär und ligamentär gebremst, sondern durch einen knöchernen intraartikulären Anschlag an den Osteophyten der korrespondierenden Gelenkflächen. Meistens bildet sich eine knöcherne Streckhemmung aus und die Neutralstellung des Kniegelenkes kann nicht mehr erreicht werden. Bei der ventralen Stauchung wird der Anschlagpunkt zum Hypomochlion, wodurch sich der hintere Gelenkspalt öffnet und die dorsalen Kapsel-Band-Strukturen gedehnt werden.

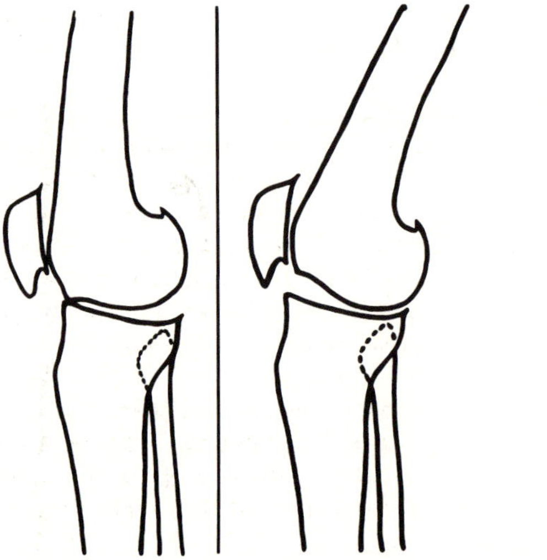

Die Kraftübertragung im Kniegelenk erfolgt nun nicht mehr flächenhaft zwischen Femurkondylus und Tibiaplateau, sondern punktförmig am ventralen Stauchungspunkt (Abb. **38**).

Es ist daher wichtig, auch den im a.-p. Röntgenbild nicht erkennbaren Veränderungen Aufmerksamkeit zu schenken und gegebenenfalls mit einer Osteotomie zu korrigieren.

Indikation

Eine kausale Therapie der Arthrose ist nicht möglich, die Korrekturosteotomien am Kniegelenk bewirken jedoch durch die Verbesserung der Fehlfunktion häufig langfristig eine eindrucksvolle klinische und röntgenologische

Abb. **38** Ventrales Stauchungsphänomen des Kniegelenks bei Streckhemmung, der hintere Gelenkspalt wird geöffnet.

Besserung (Augstburger u. Mitarb. 1990, Coventry 1965, Kleinert u. Mitarb. 1985, Wagner u. Mitarb. 1985, Winkler u. Mark 1990). Die knienahen Korrekturosteotomien verbessern oder beseitigen die Fehlfunktion, indem sie eine gleichmäßige Verteilung der Belastung auf den Gelenkflächen, eine Verbesserung oder Wiederherstellung der Gelenkstabilität und eine Beseitigung der intraartikulären Stauchungsphänomene herbeiführen.

Die präoperativen Beschwerden klingen rasch ab, oder es wird über eine wesentliche Linderung berichtet. Der Wahl des Operationszeitpunktes kommt große Bedeutung zu. Bei jungen Patienten wird man aus prognostischen Gründen die Achsenkorrektur so früh wie möglich durchführen, um die Entwicklung einer Arthrose zu verlangsamen oder gar zu verhindern. Alte Patienten mit bereits ausgebildeter Arthrose wird man im allgemeinen nur beim Auftreten von belastungsabhängigen Beschwerden operieren, da prognostische Aspekte in fortgeschrittenem Lebensalter eine eher untergeordnete Bedeutung haben. Eine Osteotomie bei einem beschwerdefreien älteren Patienten kann natürlich keine subjektive Besserung bringen. Andererseits wird das Operationsergebnis bei einer noch nicht sehr ausgeprägten Arthrose besser und langwirkender sein. Diese Gesichtspunkte müssen bei der nicht immer einfachen Zeitplanung zur Osteotomie genau berücksichtigt werden.

Ziel jeder Korrekturosteotomie bei der Gonarthrose ist es, die Achsenfehlstellung und Stauchung zu beseitigen und eine gleichmäßige Verteilung der Belastung der Gelenkflächen zu erreichen (Coventry 1965, Wagner 1977, Wagner u. Mitarb. 1985). Die Lokalisation der Korrekturosteotomie ergibt sich aus der vorhandenen Fehlstellung. Eine pauschale Korrektur der Varusfehlstellung am Tibiakopf und der Valgusfehlstellung am Femurkondylus wird den Problemen nicht gerecht. Nach der Korrekturosteotomie soll die Stellung der Gelenkflächen physiologisch sein. Unter Belastung soll das Tibiaplateau parallel zum Fußboden stehen, so werden Scher- und Schubbebewegungen, die zu Instabilität und Progredienz der Arthrose führen, verhindert. Zur Vermeidung der beschriebenen Stauchung soll das Kniegelenk um 3–5° überstreckbar sein. In der Frontalebene soll die Achse des Beines eine physiologische Valgusstellung von 5–7° aufweisen. Gleichzeitig darf das Tibiaplateau nicht nach vorne abfallen. Daher kann eine Streckhemmung nur in begrenztem Umfang am Tibiakopf korrigiert werden. Wird das Tibiaplateau nach vorne abschüssig, so resultiert eine Schubbewegung des Femurkondylus mit nachfolgender Instabilität (Suter u. Magyar 1990).

Kontraindikation

Für eine Korrekturosteotomie sollte das arthrotische Kniegelenk eine minimale Scharnierbeweglichkeit von etwa 70° aufweisen.

Bei schweren rheumatischen Veränderungen mit erheblicher Gelenkdestruktion ist die Indikation zur Osteotomie mit Zurückhaltung zu stellen. Bei diesen Patienten sind meistens mehrere Gelenke befallen, alle Gelenkflächen sind erheblich verändert und es besteht häufig ein entzündlicher Reizzustand. Beim Rheumatiker ist die Knochenstruktur oft sehr atrophisch, weshalb auch eine übungsstabile Osteosynthese technisch schwierig und u.U. sogar unmöglich ist. Ein erhebliches Übergewicht und das Unvermögen, das betroffene Bein mit Unterarmgehstützen teilzubelasten, stellen ebenfalls Kontraindikationen dar, da sie die Stabilität der Osteosynthese gefährden.

Technik der Osteotomie

Bei den knienahen Korrekturosteotomien ist die übungsstabile Osteosynthese eine wichtige Voraussetzung für ein gutes funktionelles Ergebnis (Wagner 1977, Wagner u. Mitarb. 1985). Nur mit einer stabilen Osteosynthese läßt sich eine definierte Korrektur erzielen und bis zur knöchernen Konsolidierung erhalten. Bei Patienten, die älter als 60 Jahre sind oder an Gefäßerkrankungen leiden, sollte die Osteotomie ohne pneumatische Blutsperre durchgeführt werden. Bei sorgfältiger Präparation und subtiler Blutstillung ist auch ohne Blutsperre nicht mit einem größeren Blutverlust zu rechnen.

Tibiakopfosteotomie

Die meisten Varusfehlstellungen bei der Gonarthrose sind am Tibiakopf lokalisiert, daher ist die proximale Tibiaosteotomie das häufigste Verfahren zur Korrektur der Varusfehlstellung. Die Osteotomie wird am Scheitelpunkt der Deformität angelegt, daher kann eine achsengerechte, ideale Korrektur durchgeführt werden. Bei der Osteotomie im spongiösen Knochen der Tibiametaphyse sind Probleme bei der knöchernen Konsolidierung selten. Anstelle der weitverbreiteten supratuberkulären Keilosteotomie (Coventry 1965) führen wir seit vielen Jahren die ansteigende infratuberkuläre Schrägosteotomie mit Keilentnahme durch (Abb. **39**).

Sie erlaubt auch bei porotischen Knochen eine gute Stabilisierung. Die Osteotomie wird außerhalb des Streckapparates ausgeführt, was die postoperative Übungsbehandlung erleichtert. Zur Osteosynthese wird eine Haken-Halbrohrplatte verwendet, über die mit dem Plattenspanner die interfragmentäre Kompression angelegt wird.

Das große proximale Fragment bietet bei postoperativen Problemen erhebliche Vorteile: Die Osteotomie erfolgt in größerem Abstand von den Gelenkflächen, daher ist bei einer Infektion eine Beteiligung des Gelenkes wenig wahrscheinlich. Bei einer verzögerten Konsolidierung kann mit dem großen proximalen Fragment bei einer Reosteosynthese fast immer Übungsstabilität erzielt werden. Die infratuberkuläre Tibiaosteotomie erfordert eine sorgfältige Handhabung der Weichteile, da vor allem an der Medialfläche der Tibia nur eine geringe Weichteildeckung besteht.

Die Korrektur der Varusstellung an der Tibia muß immer mit einer Fibulaosteotomie kombiniert werden. Hierbei muß dem R. profundus des N. peronaeus besondere Beachtung geschenkt werden. Wir führen eine schräg verlaufende Osteotomie der Fibula von proximaldorsal nach distal-ventral durch. Bei der Korrektur der Varusfehlstellung schieben sich die osteotomierten Fibulafragmente übereinander. Durch den Verlauf der Osteotomie wird der N. peronaeus nicht von einem spitzen Fragment verletzt, weil das distale Fragment nach dorsalwärts gleitet. Andererseits bleiben bei der Schrägosteotomie die Fibulafragmente in Kontakt miteinander, was die Konsolidierung fördert. Eine Segmentresektion der Fibula empfehlen wir nicht, weil sie aufwendiger ist und keine Vorteile hat. Außerdem wird die Resektionslücke knöchern meist nicht überbrückt, wodurch ein stabilisierendes Element der Fibula unnötig geopfert wird. Soll eine Valgusfehlstellung am Tibiakopf korrigiert werden, so ist nur bei einer Korrektur von über 15° eine Fibulaosteotomie erforderlich. Da die lateralen Weichteile bei einer Varisation unter Spannung gesetzt werden, kann eine Kompression des N. peronaeus auftreten. Daher sollte der Nerv bei einer Varisationsosteotomie durch Spaltung der bedeckenden Faszienblätter immer freigelegt werden.

Bei der Korrektur starker Achsenabweichungen entstehen bei der Keilosteotomie Osteotomieflächen von einem erheblichen Größenunterschied. Bei bündiger Adaptation der Kortikalis kommt es daher zu einer Seitenverschiebung der Fragmente, die das distale Fragment aus der Traglinie des Beines herausschiebt (Abb. **40**).

Bei einer achsengerechten Adaptation hingegen, steht das schmale distale Fragment unter der Mitte der großen proximalen spongiösen Osteotomiefläche, in die das distale Fragment unter Verlust der Stabilität einsinken kann. Bei porotischem Knochen ist dieses Risiko besonders groß. Dieses Problem kann mit einer Verschiebeosteotomie umgangen

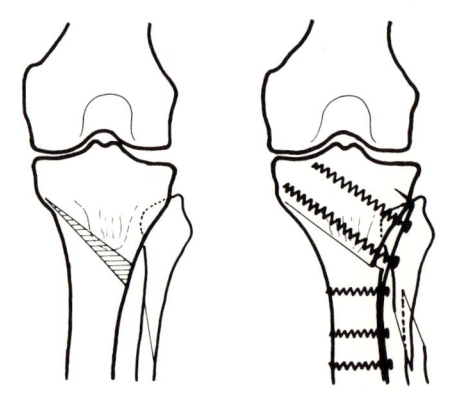

Abb. 39 Valgisierende Tibiakopf-Schrägosteotomie ohne Durchtrennung der Gegenkortikalis. Die Stabilisierung erfolgt mit einer Haken-Halbrohrplatte.

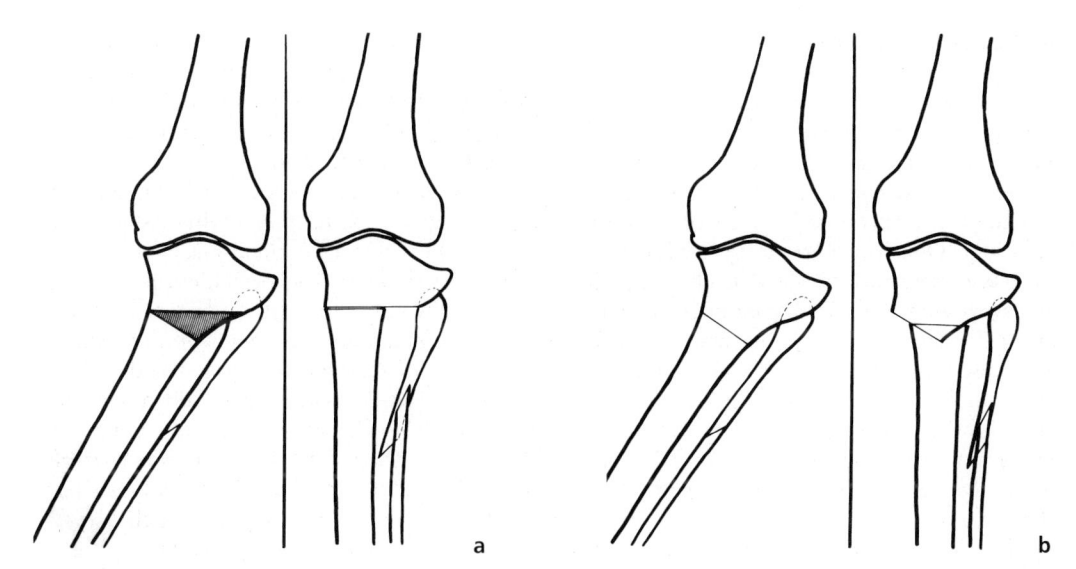

Abb. 40a-b Achsenkorrektur einer schweren Varusfehlstellung am Schienbeinkopf durch Verschiebeosteotomie.

werden: an der distalen Begrenzung der Tuberositas tibiae wird eine Querosteotomie angelegt, die senkrecht zum Tibiaschaft verläuft. Unter Achsenkorrektur wird das distale Fragment in Korrekturrichtung verschoben, wobei die Kortikaliskante des proximalen Fragmentes in die distale Osteotomiefläche eintaucht (Abb. **40b**). Durch diese Verzahnung der Fragmente wird auch bei porotischem Knochen eine gute Stabilität erreicht. Allerdings muß hier sowohl an der lateralen, als auch an der medialen Fläche eine Halbrohrplatte angelegt werden. Für die interfragmentäre Kompression wird an beiden Platten je ein Plattenspanner angelegt. Mit der entsprechenden Dosierung der Plattenspannung kann neben der Kompression auch eine sehr präzise Achsenkorrektur eingestellt werden. Mit der Verschiebeosteotomie lassen sich auch schwerste Achsenabweichungen korrigieren.

Suprakondyläre Femurosteotomie

Die suprakondyläre Femurosteotomie ist die universellste und wichtigste, zugleich aber auch die schwierigste Korrekturosteotomie im Bereich des Kniegelenks. Sie erlaubt Korrekturen einer Varus- oder Valgusstellung, einer Drehfehlstellung und insbesondere auch die Korrektur der Streckhemmung oder einer Überstreckbarkeit (Abb. **41**).

Die suprakondyläre Osteotomie erfolgt an einer Stelle, bei der bei der Bewegung des Kniegelenks das Maximum an Weichteilverschiebung stattfindet. Die Osteotomie wird 25 mm oberhalb des lateralen Epikondylus an-

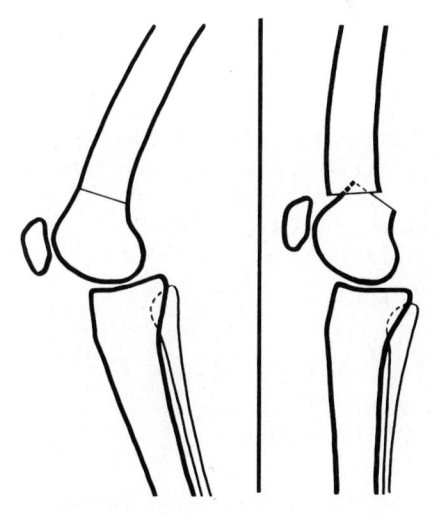

Abb. 41 Suprakondyläre Femur-Extensions-Verschiebeosteotomie.

gelegt, zur Osteosynthese werden die Winkelplatten verwendet. Die Lage der Plattenklinge legt das Ausmaß der Korrektur fest, spätere Änderungen sind schwierig und gefährden die Stabilität der Osteosynthese. Bei sehr porotischem Knochen muß die Klinge weiter proximal in dem festeren metaphysären Knochen verankert werden. In den letzten Jahren haben wir die suprakondyläre Keilosteotomie zugunsten der Verschiebeosteotomie stark eingeschränkt. Wie bei der Tibia erschweren die Größenunterschiede der Osteotomieflächen nach der Keilentnahme eine stabile Osteosynthese. Außerdem kommt es zu einer seitlichen Versetzung der Fragmente außerhalb der Traglinie des Beines. Bei der Verschiebeosteotomie führt die Überlappung zu einer hohen Stabilität, die Fragmente können in die Traglinie eingestellt werden.

Ein wichtiges Detail der Verschiebeosteotomie ist die exakte Osteotomietechnik. Nur glatte Osteotomieflächen lassen sich in der gewünschten Weise verschieben.

Bricht die mediale Kortikalis, so ist vor allem die Verschiebung bei der Valgisation sehr schwierig. Bei der Korrektur der Varusfehlstellung wird das distale Fragment nach medial verschoben, bei der Korrektur einer Valgusfehlstellung wird die mediale Kante des distalen Fragmentes durch Lateralverschiebung in die proximale Osteotomiefläche eingestaucht. Bei der Valgisationsosteotomie wird eine Kondylenplatte, bei der Varisationsosteotomie eine Rechtwinkelplatte mit Kröpfung verwendet. Die Wahl der Osteosyntheseplatte richtet sich nach der äußeren Form des Femurkondylus. Soll eine Streckhemmung korrigiert werden, so wird der Femurkondylus unter gleichzeitiger Extension nach dorsal verschoben. Wie bei den Korrekturen am Tibiakopf sollte bei einer suprakondylären Varisationsosteotomie eine Freilegung des N. peronaeus erfolgen.

Kombinierte suprakondyläre Femurosteotomie und Tibiakopfosteotomie

Die genaue Auswertung der Ergebnisse von über 1200 knienahen Osteotomien unserer Klinik (Wagner u. Mitarb. 1985) haben gezeigt, daß nur die Idealkorrektur langfristig zu guten Ergebnissen führt. Wird nur eine Teilkorrektur durchgeführt, tritt zwar meistens auch eine Besserung auf, die jedoch im Vergleich zur Idealkorrektur nur über einen kürzeren Zeitraum andauert. Deshalb sollte man, wann immer möglich, die Fehlstellung so korrigieren, daß das Kniegelenk vollständig gestreckt werden kann, das Tibiaplateau bei Belastung eine physiologische Orientierung aufweist und die Traglinie durch das Zentrum der drei großen Gelenke des Beines läuft. Aus diesem Grund haben wir mit zunehmender Erfahrung bei schweren Gonarthrosen immer häufiger gleichzeitig eine Tibiakopfosteotomie und eine suprakondyläre Femurosteotomie durchgeführt. Mit der Tibiakopfosteotomie wird die Varusstellung korrigiert. Die ventrale intraartikuläre Stauchung bei Streckhemmung kann aber nur durch eine suprakondyläre Femurosteotomie beseitigt werden. Der größere Aufwand wird durch die deutlich besseren postoperativen Ergebnisse gerechtfertigt, die Rehabilitation unterscheidet sich nicht von einer Korrektur, die nur durch eine einzige Osteotomie erfolgt.

Präoperative Planung

Eine Korrekturosteotomie setzt eine präzise Planung voraus. Das Ausmaß der gewünschten Korrektur läßt sich leicht bestimmen, Probleme wie eine übermäßige Verschiebung der Unterschenkelachse aus der Traglinie lassen sich zuverlässig vermeiden, eine Über- oder Unterdimensionierung des Osteotomiekeils kann verhindert werden. Gleichzeitig darf die Biomechanik der übrigen Gelenke nicht übersehen werden; so wird z.B. eine Varisationsosteotomie bei Valgusgonarthrose und gleichseitiger Luxationscoxarthrose mit Adduktionsfehlstellung ohne Sanierung des Hüftgelenkes erfolglos sein.

Zusätzliche Eingriffe

Durch Entspannung bzw. Überdehnung der Kollateralbänder ist bei der Arthrosis deformans des Kniegelenks oft eine deutliche Bandinstabilität zu beobachten.

Durch die Achsenkorrektur kommt es meistens zu einer spontanen Verbesserung der Instabilität. Gelegentlich muß jedoch bei sehr weit fortgeschrittenen Befunden der Seitenbandapparat gespannt werden. Bewährt hat sich die Ablösung des knöchernen Bandansatzes mit anschließender Verlagerung und Refixation, am lateralen Längsband proximal und am medialen Längsband distal.

Intraartikuläre Eingriffe sind bei richtiger Indikationsstellung ebenfalls nur selten erforderlich. Freie Gelenkkörper, sehr große Osteophyten und erhebliche intraartikuläre Bewegungsstörungen, die z.B. durch abgerissene Menisken hervorgerufen sein können, erfordern anläßlich der Osteotomie eine Revision des Gelenkes. Da die Arthrotomie des arthrotischen Gelenkes die postoperative funktionelle Nachbehandlung verzögert und erschwert, sollte versucht werden, die Revision des Gelenkes anläßlich der Metallentfernung durchzuführen, falls die vorhandene Bewegungsstörung diesen Aufschub gestattet. Die Erfahrung zeigt übrigens, daß sich nach der Korrekturosteotomie durch die günstigere postoperative Belastung und die verbesserte Funktion arthrotische Bewegungsstörungen spontan bessern oder sogar zurückbilden, wodurch eine Gelenkrevision überflüssig wird. Eine Arthroskopie anläßlich der Osteotomie ist nach unserer Erfahrung nur in seltenen Einzelfällen hilfreich.

Diskussion

Die knienahen Osteotomien sind bewährte, komplikationsarme Operationsverfahren zur Behandlung der Gonarthrose (Augstburger u. Mitarb. 1991, Coventry 1965, Egli u. Mitarb. 1990, Kleinert u. Mitarb. 1985, Wagner u. Mitarb. 1985, Winkler u. Mark 1990). Zahlreiche Autoren haben über gute und sehr gute Langzeitergebnisse berichtet. Bei korrekter Indikationsstellung und Operationstechnik lassen sich mit großer Treffsicherheit gute Ergebnisse erzielen, die mit denen der Knieendoprothetik durchaus konkurrieren können. Zusätzliche Eingriffe sind nur selten notwendig. Bei der Indikationsstellung sollte man sich nicht so sehr von röntgenologischen oder arthrotischen Befunden verunsichern lassen, sondern funktionelle Gesichtspunkte in den Vordergrund stellen. Gelingt es, physiologische Achsen- und Belastungsverhältnisse zu erreichen, so wird es auch bei einer schweren Arthrose nach der Achsenkorrektur zu einer wesentlichen Beschwerdelinderung kommen. Die Achsenkorrektur läßt Rückzugsmöglichkeiten offen. So kann bei Bedarf später der alloarthroplastische Gelenkersatz durchgeführt werden, was aber nur selten erforderlich ist. Die Ergebnisse der Korrekturosteotomien sind oft nicht spektakulär, die Ergebnisse aber langanhaltend, außerdem beinhalten die Osteotomien keine schwerwiegenden Risiken. Beim jungen Patienten stellt die Achsenkorrektur derzeit die wichtigste Alternative zur Arthrodese dar. Zurückhaltung bei der Indikationsstellung ist bei der chronischen Polyarthritis geboten.

Literatur

Augstburger, F., D. Aebershold, H.P. Knüsel: Langzeitresultate nach valgisierender Tibiakopfosteotomie bei Varusgonarthrose. In: A.M. Debrunner (ed.): Langzeitresultate in der Orthopädie. Enke, Stuttgart 1990

Coventry, M.B.: Osteotomy of the upper portion of the tibia for degenerative arthritis of the knee: A preliminary report. J. Bone Jt Surg. A 47 (1965) 984

Egli, A., U. Munzinger, A. Bischof: Langzeitresultate nach infrakondylärer Osteotomie. In: A.M. Debrunner (ed.): Langzeitresultate in der Orthopädie. Enke, Stuttgart 1990

Kleinert, B., H. Scheier, U. Munzinger, U. Steiger: Ergebnisse der Tibiakopfosteotomie. Orthopädie 14 (1985) 154–160

Suter, A., A. Magyar: Langzeitresultate infrakondylärer Korrekturosteotomien bei Gonarthrose – Analyse der Mißerfolge. In: A.M. Debrunner (ed.): Langzeitresultate in der Orthopädie. Enke, Stuttgart 1990

Wagner, H.: Prinzipien der Korrekturosteotomie am Bein. Orthopäde 6 (1977) 145–177

Wagner, H., G. Zeiler, W. Baur: Indikation der supra- und infracondylären Osteotomie bei der Kniegelenkarthrose. Orthopäde 14 (1985) 172–192

Winkler, B., B. Mark: Die suprakondyläre Femurvarisationsosteotomie in der Behandlung der genuinen Valgusgonarthrose – eine Langzeitstudie. In: A.M. Debrunner (ed.): Langzeitresultate in der Orthopädie. Enke, Stuttgart 1990

Sonderindikationen für Korrekturosteotomien des Beines

A. Reichelt

Korrekturosteotomien des Beines werden seit nunmehr 3 Jahrzehnten in großem Rahmen durchgeführt. Die biomechanische Begründung dieses Eingriffes und die bei korrekter Ausführung überwiegend guten Ergebnisse haben ihn zu einer Standardoperation werden lassen, die die Implantation eines Kunstgelenkes in vielen Fällen verhindert, mindestens aber verzögert.

Die Indikation für die in den meisten Fällen notwendige Osteotomie im Bereich des Tibiakopfes sind ebenso klar definiert wie das operationstechnische Vorgehen. In der Regel wird die Osteotomie an einem Knochen – meist Schienbeinkopf, seltener suprakondylär – durchgeführt. Bei Vorliegen besonderer, meist äußerer Situationen muß davon abgegangen werden, so daß in einer Sitzung beide Knochen eines Beines oder sogar beide untere Gließmaßen korrigiert werden müssen. Zunächst sollen 2 entsprechende Beispiele demonstriert werden.

Bei dem ersten Patienten handelt es sich um einen 14jährigen Jordanier, dessen Beine eine in den letzten 5 Jahren zunehmende Valgusverbiegung aufwiesen. Als Ursache wurde in der Freiburger Kinderklinik ein Toni-Debré-Fanconi-Syndrom mit konsekutiver renaler Rachitis diagnostiziert, so daß er wegen Knieschmerzen und ständigem Anschlagen der Knie zunehmend inaktiv wurde (Abb. **42a**). Da er aus Kostengründen nur kurze Zeit hospitalisiert werden konnte und sofort in seine Heimat zurück mußte, waren wir gezwungen, in einer Sitzung beide Femora und beide Tibiaköpfe zu osteotomieren und übungsstabil zu osteosynthetisieren (Abb. **42b**).

Nach sofortigem Beginn der krankengymnastischen Übungsbehandlung konnte der Junge am 7. postoperativen Tag mit Stockentlastung aufstehen und reichlich 2 Wochen nach den Eingriffen nach Jordanien zurückfliegen. Eine Nachuntersuchung war bisher leider nicht möglich.

Die 14jährige Eritreerin kam 1981 mit einem hochgradigen linksseitigen Genu varum, das, soweit die Anamnese zu erfragen war, im Kleinkindesalter wahrscheinlich auf dem Boden einer Osteochondrosis deformans (Morbus Blount) entstanden war, nach Deutschland. Interessant ist das konsekutive Fehlwachstum des Femur in den durch die Knochennekrose

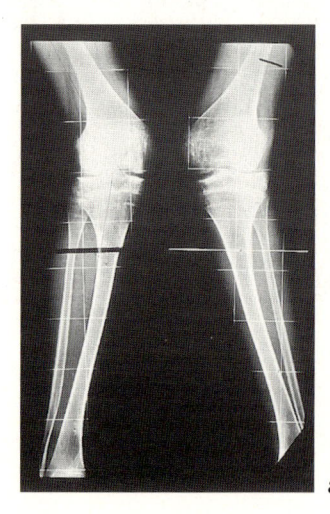

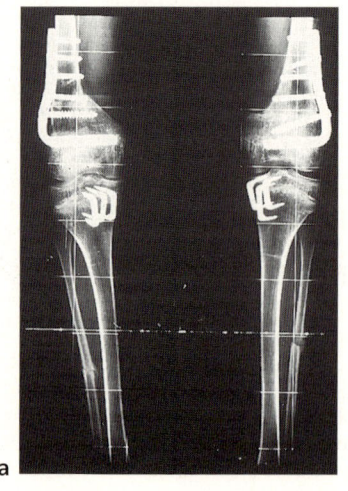

Abb. **42 a** 14jähriger Junge mit hochgradigen Genua valga bei Toni-Debré-Fanconi-Syndrom.
b Suprakondyläre Femurosteotomien und varisierende Tibiakopfosteotomie in einer Sitzung.

entstandenen medialen Tibiakopfdefekt. In einer Sitzung wurden die varisierende suprakondyläre Femurosteotomie und die valgisierende Tibiakopfkorrektur durchgeführt, wobei der Span mit halber Höhe auf der Gegenseite eingefügt wurde. Wegen der Patellaluxationen erfolgte gleichzeitig die Versetzung der Tuberositas tibiae nach medial. Nach knöcherner Konsolidierung der Osteotomien wurde schließlich das um 6 cm verkürzte Bein mit dem Wagnerschen Distraktionsapparat verlängert, so daß schließlich symmetrische Beine mit noch deutlicher linksseitiger Muskelatrophie resultierten.

Bei Achsfehlstellungen und gleichzeitiger Instabilität des Kapsel-Band-Apparates hat sich die intraligamentäre Anhebe-Tibiaosteotomie bewährt. Wir führen sie seit der Erstbeschreibung durch Dolanc (1973) regelmäßig durch, wenn die präoperativen gehaltenen Röntgenaufnahmen eine gute Korrekturmöglichkeit erkennen lassen. In der Regel wird die aufklappende Osteotomie mit der Addition von kortikospongiösen Beckenkammspänen einseitig durchgeführt. In Sonderfällen können aber bei einer globalen Seitenbandinstabilität beidseits Knochenkeile mit unterschiedlich hoher Basis eingebracht werden.

Das Beispiel betraf eine damals 54jährige Tierärztin, die 1946 eine Verletzung des linken Kniegelenkes erlitten hatte. Infolge der Nachkriegsverhältnisse in Ostdeutschland erfolgte weder eine Diagnostik noch Therapie. 1979 kam sie mit einer schweren Varusgonarthrose und globalen Instabilität in Behandlung (Abb. **43a**), weswegen zunächst eine Gelenktoilette und 2 Monate später eine mediale und laterale additive Tibiakopfumstellungsosteotomie mit Einfügen von kortikospongiösen Beckenkammspänen unterschiedlicher Basishöhe durchgeführt wurde (Abb. **43b**). 16 Jahre (1996) nach diesen Eingriffen kann die Patien-

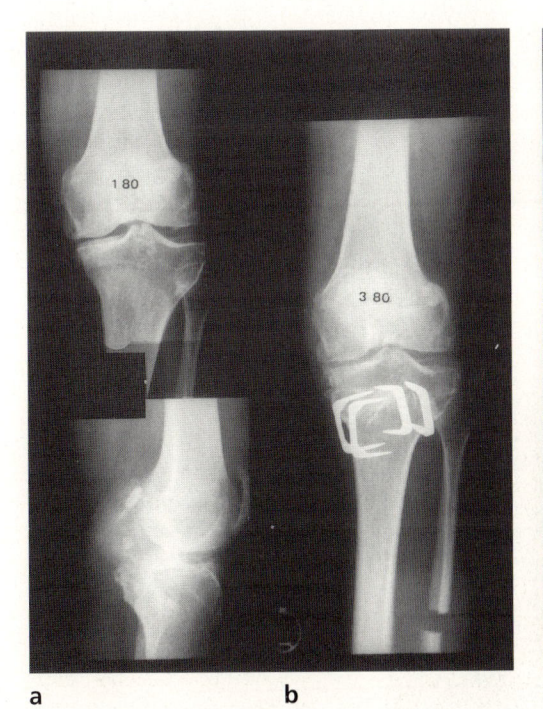

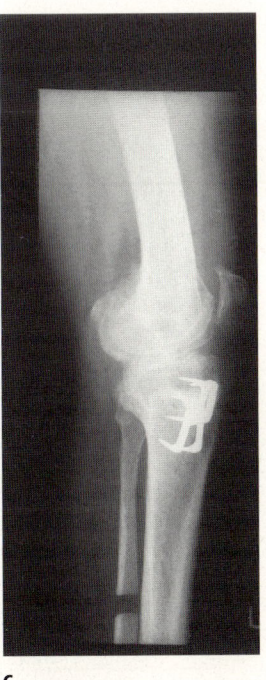

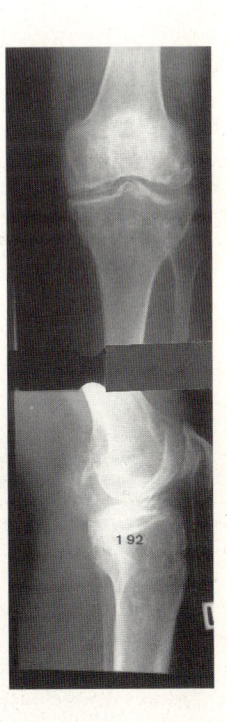

Abb. **43** 54jährige Patientin mit vor 34 Jahren erlittener, unbehandelt gebliebener Komplexverletzung des linken Kniegelenkes. Globale Instabilität und fortgeschrittene mediale Gonarthrose (Abb. **43a** vom Januar 1980). Mediale und laterale additive Tibiakopfumstellungsosteotomie zur Korrektur der Achse und Straffung des Kapsel-Band-Apparates (Abb. **43b** vom März 1980). 12 Jahre nach dem Eingriff gute Mobilität des Kniegelenkes, Restinstabilität, Vollbelastung möglich (Abb. **43c**).

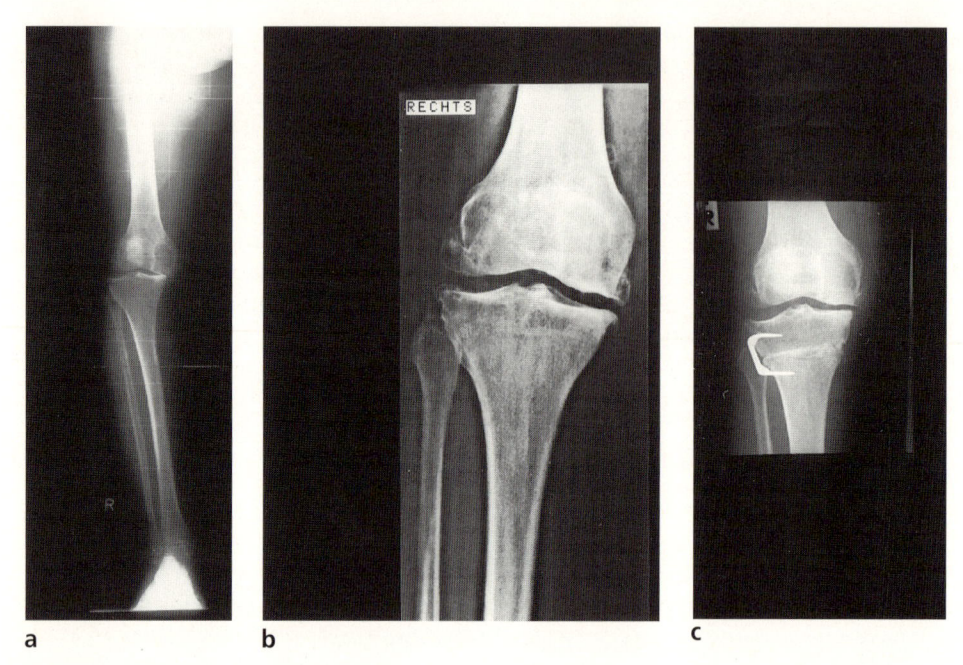

Abb. 44 65jährige Frau mit fortgeschrittener instabiler Varusgonarthrose des rechten Beines (**a**). Die gehaltene Aufnahme in Abduktionsstreß zeigt eine nicht genügende Achsenkorrektur (Abb. **b**). Deshalb Durchführung einer kombinierten additiven (medial) und subtraktiven (lateral) Tibiakopfosteotomie mit Straffung des Kapsel-Band-Apparates und Achsenkorrektur.

tin 2 km beschwerdefrei gehen und fühlt sich stabil, wenngleich das Kniegelenk in Streckstellung und vermehrt in leichter Beugestellung seitenbandinstabil ist und ein leicht positives Lachman-Zeichen aufweist. Muskulär ist das Gelenk allerdings voll stabilisierbar. Seit 10 Jahren benutzt sie keine Stöcke mehr. Es besteht zum gegenwärtigen Zeitpunkt keine Notwendigkeit, weitere operative Maßnahmen zu unternehmen (Abb. **43c**)

Unter den instabilen Kniegelenken mit unikompartimentaler Arthrose gibt es Gelenke, deren gehaltene Röntgenaufnahmen eine nur unvollständige Achsenkorrektur zeigen. Würde nach konventioneller Art eine Umstellungsosteotomie durchgeführt werden, verbliebe die Kapsel-Band-Lockerung, was die postoperative Prognose einschränken würde. Deshalb ist es sinnvoll, diese Kniegelenke durch Einfügen eines kortikospongiösen Spanes zu stabilisieren und die Achse durch Wegnahme eines Keiles auf der Gegenseite vollständig zu korrigieren.

Wir haben diese additiv-subtraktive Tibiakopfosteotomie in den letzten Jahren 14 mal durchgeführt und das präoperative Planziel erreichen können. Im Gegensatz zur reinen Anhebeosteotomie ist aber mindestens auf der Gegenseite eine Osteosynthese erforderlich, die wir fast ausnahmslos mit Blount-Klammern durchführen (Abb. **44**).

Damit erreicht man in der Regel, wenn nicht eine deutliche Osteoporose vorliegt, eine übungsstabile Osteosynthese. Die dreimonatige postoperative Entlastung des operierten Beines muß bei den additiven Osteotomien besonders diszipliniert erfolgen, da es sonst infolge Impression der Knochenspäne zum Korrekturverlust kommen muß. Außerdem ist intraoperativ darauf zu achten, daß die Kortikalis des Keiles exakten Kontakt mit der Schienbeinkortikalis hat.

Die Indikation zur Umstellungsosteotomie kann heute auf Grund biomechanischer Erkenntnisse, der standardisierten Operationstechnik und der sicheren Osteosyntheseverfahren großzügig und frühzeitig gestellt werden. Durch technische Varianten kann sie auch auf Achsenabweichungen mit unilateraler oder globaler Kniegelenkinstabilität ausgedehnt werden, die bisher einer erfolgreichen und langfristigen Korrektur und einem gelenkerhaltenden Eingriff nicht zugänglich waren, so daß die Indikationen zu einem frühzeitigen alloarthroplastischen Ersatz oder einer Arthrodese noch seltener gestellt werden müssen.

Literatur

Debeyre, J., D. Patte: Interet des osteotomies de correction dans le traitement de certaines gonarthrosis avec deviation axiale. Rev. rhum. 29 (1962) 722

Dolanc, B.: Die Behandlung des instabilen Kniegelenkes mit Achsenfehlstellung durch die intraligamentäre Anhebe-Tibiaosteotomie. Arch. Orthop. Unfall-Chir. 76 (1973) 280

Reichelt, A. (Hrsg.): Therapie orthopädischer Erkrankungen. Enke, Stuttgart 1989

Schlepckow, P., H.U. Ernst, E. Schreiber: Fehlermöglichkeiten und Grenzen der aufklappenden intraligamentären Tibiakopfosteotomie. Orthop. Praxis 23 63 (1987) 63

Wildner, M., A. Peters, J. Hellich, A. Reichelt: Complications of high tibial osteotomy and internal fixation with staples. Arch. Orthop. Trauma Surg., 111, 210–212, 1992

Die suprakondyläre Femurosteotomie – Technik und Ergebnisse

M. Wagner, W. Baur

Die suprakondyläre Femurosteotomie ist ein bewährtes Operationsverfahren um Varus- oder Valgus-, Rotations-, Flexions- und Rekurvationsfehlstellungen des Femurs zu korrigieren. Im Jahre 1878 hat Macewen erstmals diese Korrekturosteotomie publiziert. In der Behandlung der Gonarthrose hat dieser Eingriff einen festen Platz. Langzeituntersuchungen haben die Wirksamkeit dieser Osteotomie über einen großen Zeitraum belegt (Wagner u. Mitarb. 1985, Winkler u. Mark 1990).

Indikation

Ziel jeder knienahen Korrekturosteotomie bei der Gonarthrose ist es, die normale Belastung der Gelenkflächen wiederherzustellen, Stabilität zu erreichen und intraartikuläre Stauchungsphänomene zu beseitigen (Wagner 1977, Wagner u. Mitarb. 1985). Der Schmerz bei der Gonarthrose entsteht nicht in erster Linie durch den Verlust der Knorpelschicht, sondern vor allem durch die Fehlbelastung und Instabilität des Gelenks und den mechanisch ausgelösten Reizzustand.

Auch bei schlechten Knorpelverhältnissen kann bei guter Indikationsstellung rasch eine wesentliche Linderung des Beschwerdebildes durch die Osteotomie erreicht werden. Langzeitbeobachtungen haben die langanhaltende Wirksamkeit der Operationsmethode bei korrekter Technik und Indikation belegt. Coventry hat nach knienahen Osteotomien über eine gute Regeneration des Gelenkknorpels berichtet (Coventry 1987). Bei einer Achsenkorrektur des Beines sollte so nah wie möglich am Scheitelpunkt der Achsenabweichung korrigiert werden. Nur so läßt sich eine anatomisch korrekte Belastung des operierten Beines erreichen, die dann zu einem Rückgang des Beschwerdebildes und zu einer Verlangsamung der Progredienz der Arthrose führt. Schon Lexer (1931) hat darauf hingewiesen, daß ein schräg verlaufender Gelenkspalt für das Kniegelenk deletäre Folgen hat und hat bei entsprechenden Fehlstellungen die suprakondyläre Femurosteotomie mit einer Tibiakopfosteotomie kombiniert.

Die meisten Varusabweichungen des Kniegelenks sind am Tibiakopf lokalisiert, während Valgusabweichungen in der überwiegenden Mehrzahl der Fälle suprakondylär gelegen sind. Das arthrotische Kniegelenk sollte präoperativ eine Beugefähigkeit von mindestens 70° aufweisen. Ein weitgehend eingesteiftes Kniegelenk sollte nicht osteotomiert werden, da sonst, wie bei allen anderen Osteotomien, schlechte Ergebnisse zu erwarten sind. Eine Flexions- oder Rekurvationsstellung kann bei einem physiologisch konfigurierten Tibiakopf nur suprakondylär korrigiert werden, da die Funktion eines Kniegelenks bei einem abschüssigen Tibiaplateau rasch dekompensiert. Die wichtigste Indikation für die suprakondyläre Femurosteotomie ist die ventrale intraartikuläre Stauchung bei der Streckhemmung (Wagner u. Mitarb. 1985). Durch die Extensionskomponente der suprakondylären Femurosteotomie wird der Gelenkspalt ventral geöffnet und die Stauchung beseitigt.

Technik

Der Erfolg einer knienahen Korrekturosteotomie ist von der stabilen Osteosynthese abhängig. Nur sie erlaubt durch ihre Stabilität die frühe funktionelle Nachbehandlung, da bei Immobilisation eines arthrotischen Gelenks die Einsteifung droht. Bei den meist älteren Patienten liegt häufig eine Osteoporose vor, die die stabile Plattenosteosynthese erschwert. Eine Reosteosynthese bei Implantatlockerung ist ein technisch schwieriger Eingriff, der nicht immer zur Übungsstabilität führt. Zur Osteosynthese einer suprakondylären Osteotomie sollten nur interne Fixationsverfahren, wie die Plattenosteosynthese der AO Verwendung finden. Wegen der möglichen intraartikulären Infektion ist die externe Fixation der Osteotomie abzulehnen. Bei Patienten, die älter als 60 Jahre sind, sollte wegen möglicher thromboembolischer Probleme auf die Anlage einer Blutsperre verzichtet werden.

An unserer Klinik hat sich sowohl für die Varisations- wie die Valgisationsosteotomie der laterale Zugang zum Femur bewährt (Wagner 1977, Wagner u. Mitarb. 1985). Der laterale Zugang ist technisch problemlos und bereitet dem Patienten erfahrungsgemäß postoperativ weniger Schmerzen als der mediale Zugang zum Femurkondylus. Wird eine Verschiebeosteotomie durchgeführt, ist im Gegensatz zur Keilosteotomie keine Stabilisierung durch eine medial angelegte Osteosynthese erforderlich. Gemäß der präoperativen Planung wird eine suprakondyläre Verschiebeosteotomie durchgeführt, bei welcher auf glatte Osteotomieflächen größter Wert zu legen ist, andernfalls bereitet die gewünschte Verschiebung, besonders bei der Varisationsosteotomie, Probleme.

Nach der Osteotomie werden die Fragmente verschoben und stabil verschraubt. Die Osteosynthese kann mit der Rechtwinkelplatte und der Kondylenplatte der AO durchgeführt werden. Bei der Varisationsosteotomie ist die Lateralverschiebung des distalen Fragmentes mit der Rechtwinkelplatte vorzunehmen, bei der Valgisationsosteotomie kommt dagegen die Kondylenplatte zur Anwendung. Die gewünschte Flexions-, Extensions-, Varus- oder Valguskorrektur des Femurkondylus kann mit dem Plattensitzinstrument präzis gesteuert werden. Die Plazierung der Klinge ist der entscheidende Punkt der Operation, sie legt das Ausmaß der Korrektur in beiden Ebenen fest. Spätere Änderungen des Klingensitzes sind schwierig und gefährden die Stabilität der Osteosynthese. Beim Einsetzen des Plattensitzinstrumentes ist die Position in der Sagittal-, Frontal- und in der Horizontalebene zu überprüfen, um eine Verletzung der Weichteile der Kniekehle oder des Knorpels am Femurkonylus zu vermeiden. Durch die Osteotomie sollte eine physiologische Stellung des Kniegelenkspaltes erzielt werden. Ist dies durch eine alleinige suprakondyläre Osteotomie nicht möglich, muß eine zusätzliche Tibiakopfosteotomie erwogen werden. Intraoperativ sollte das Knie nach der Osteotomie 5–10° überstreckbar sein, postoperativ verliert der Patient erfahrungsgemäß einige Grad an Streckung, so daß später sicher die volle Streckung des Kniegelenks erreicht werden kann. In der Frontalebene soll die Beinachse einen Valguswinkel von etwa 5° haben.

Bei Verwendung der Rechtwinkelplatte der AO findet eine Corticalisschraube im distalen Fragment oft keinen ausreichenden Halt. Es hat sich daher bewährt, das distale Schraubenloch der Rechtwinkelplatte mit einem 8-mm-Bohrer aufzubohren, um eine Spongiosaschraube, wie bei der Kondylenplatte, zu verwenden. Bei der Varisation werden die lateralen Weichteile durch die Achsenkorrektur unter Spannung gesetzt. Dadurch kann der N. fibularis am Fibulaköpfchen komprimiert werden, durch eine Spaltung der bedeckenden Weichteile und Dekompression des Nervs kann ein Druckschaden des Nervs zuverlässig verhindert werden. Postoperativ wird der Patient mit Unterarmgehstützen und Teilbelastung mobilisiert, der ältere Patient erhält für 8 Wochen eine Gipsschiene, die er zur Krankengymnastik abnehmen kann.

Material und Methode

In den Jahren 1967 bis 1981 wurden an der Orthopädischen Klinik Wichernhaus Rummelsberg 895 suprakondyläre Femurosteotomien bei der Gonarthrose durchgeführt. Die Ergebnisse wurden prä- und postoperativ mit dem Insall-Knee-Score (Insall u. Mitarb. 1976) beurteilt. Es wurden Patienten mit einem dokumentierten Verlauf von mindestens 10 Jahren ausgewertet. Bei 22 Patienten konnte ein Verlauf über 10 Jahre dokumentiert werden, nur war nach den vorliegenden Unterlagen keine genaue präoperative Beurteilung gemäß dem Insall-Knee-Score möglich.

Die Befunde von 49 Patienten, 35 Frauen und 14 Männer, konnten ausgewertet werden. Das Durchschnittsalter der Patienten zum Zeitpunkt der Operation betrug 58 Jahre, der jüngste Patient war 36 Jahre, der älteste 80 Jahre alt. Die durchschnittliche Nachuntersuchungszeit betrug 14,1 Jahre, im Minimum 10,1 Jahre, maximal 24,4 Jahre. In 18 Fällen

62 Die suprakondyläre Femurosteotomie – Technik und Ergebnisse

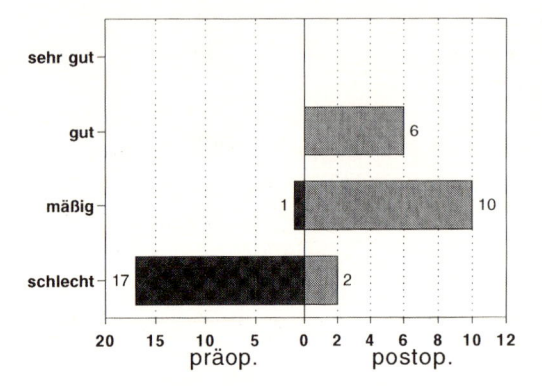

Abb. 45 Insall-Score präoperativ und bei der letzten Kontrolluntersuchung nach suprakondylärer valgisierender Femurosteotomie.

Ergebnisse

Die Auswertung wurde nach Valgisations- und Varisationsosteotomien getrennt durchgeführt. Bei den 18 Valgisationsosteotomien betrug der präoperative Insall-Score 44,4, damit sind die meisten Patienten in der Kategorie „schlecht" einzuordnen. Bei der letzten Kontrolle betrug der durchschnittliche Score 63,5, 6 Fälle waren mit „gut" und 10 Kniegelenke mit „mäßig" einzustufen, zwei Patienten waren 10 Jahre nach der Operation nach anfänglicher Besserung weiterhin als „schlecht" zu bewerten. Diese beiden Patienten litten an einer chronischen Polyarthritis, sie sind zur Knieprothesenversorgung vorgesehen. Bis auf die genannten zwei Patienten berichteten alle über eine Verbesserung ihrer Kniefunktion und Abnahme ihrer Schmerzen (Abb. 45).

Auch bei der Auswertung im Insall-Score konnte eine deutliche Verbesserung dokumentiert werden. Keiner der Patienten der Gruppen „mäßig" und „gut" wünschte weitere Operationen zur Verbesserung der Funktion der Kniegelenke. Bei vier Patienten, bei denen eine suprakondyläre Valgisations-Extensionsosteotomie durchgeführt wurde, bestand eine Varusfehlstellung im Tibiakopf. Aufgrund des fort-

wurde bei einer Varusgonarthrose, in 31 Fällen bei einer Valgusgonarthrose eine alleinige suprakondyläre Femurosteotomie durchgeführt. Bei 14 Patienten bestand an der gleichen Seite eine Luxationskoxarthrose, kurz vor oder nach der Femurosteotomie erfolgte die Hüfttotalprothesenversorgung. Bei allen Patienten wurde eine Osteosynthese nach den Richtlinien der AO mit einem lateralen Zugang zum Femur durchgeführt.

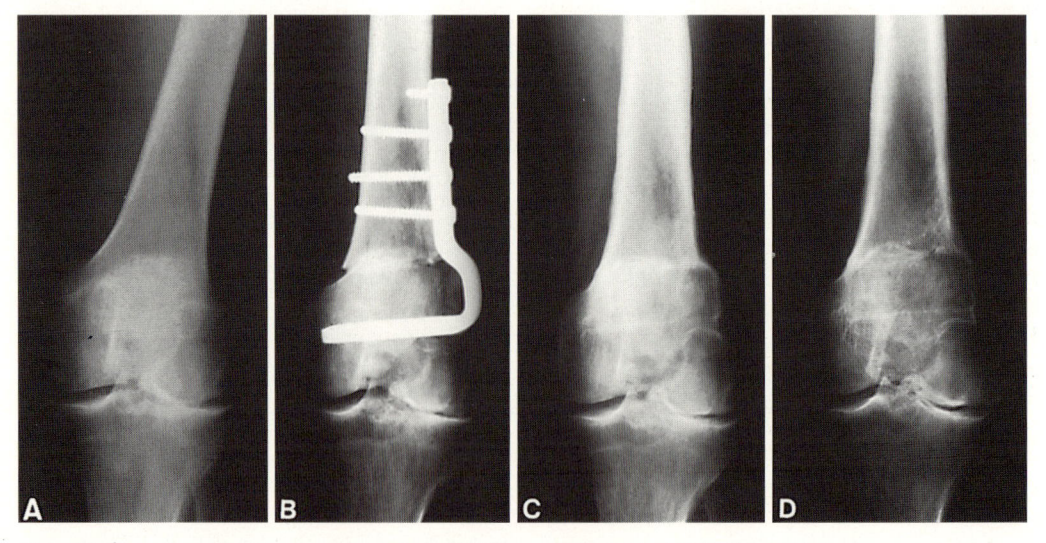

Abb. 46 Suprakonyläre Femurosteotomie bei Valgusgonarthrose bei 56jährigem Mann.
A   Präoperativer Befund. B   1 Monat postoperativ. C   1 Jahr nach der Osteotomie nach Metallentfernung.
D   12 Jahre nach der Osteotomie ist der Patient beschwerdefrei.

geschrittenen Lebensalters wurde auf die Idealkorrektur mit einer zusätzlichen Tibiakopfosteotomie, die zu einer physiologischen Stellung des Tibiaplateaus geführt hätte, verzichtet.

Die Röntgenbilder sind nur teilweise als Maßstab für den Operationserfolg anzusehen. Auch bei einer schweren Arthrose mit teilweise grotesken Veränderungen des Gelenkspaltes kommt es bei richtiger Technik und Indikation zu einer wesentlichen Beschwerdebesserung. Die röntgenologischen Veränderungen bilden sich zwar nicht zurück, sie zeigen langfristig aber auch keine wesentliche Progredienz. Im ausgewerteten Krankengut waren, von der Metallentfernung abgesehen, 9 zusätzliche Eingriffe notwendig. In einem Fall war wegen einer erneuten Varus-Fehlstellung die erneute suprakondyläre Femurosteotomie notwendig, bei drei Patienten wurde anläßlich der Metallentfernung eine Revision des Kniegelenks durchgeführt, viermal wurde Jahre später eine Tibiakopfosteotomie notwendig. Zwei Knietotalprothesen wurden über 10 Jahre nach der Osteotomie implantiert. Aufgrund einer erheblichen Seitenbandinstabilität wurde bei einem Mann eine Bandplastik erforderlich.

Die 31 Patienten, bei denen eine Valgusgonarthrose korrigiert wurde, waren in der Bewertung des Ausgangsbefundes ähnlich. Der Insall-Score betrug im Durchschnitt 49,7. In dieser Gruppe ist auch in der Langzeitbeobachtung eine deutliche Verbesserung eingetreten (Abb. 46).

Bis auf zwei Patienten verbesserten alle ihre Ausgangsgruppe, bei den zwei Patienten mit weit fortgeschrittener Gonarthrose ist mittlerweile die Knieprothesenimplantation durchgeführt worden. Die Verbesserung des Befundes ist anschaulich in der Grafik (Abb. 47) dargestellt.

Im vorliegenden Krankengut waren in der Folge, abgesehen von der Metallentfernung, 12 weitere Eingriffe am Knie notwendig. Zweimal mußte eine weitere suprakondyläre Femurosteotomie und einmal eine Tibiakopfosteotomie durchgeführt werden. Ein Patient stürzte kurz nach der Osteotomie, die Osteosyntheseplatte brach aus, es mußte eine Reosteosynthese erfolgen. Wesentliche postoperative Komplikationen konnten bei den nachuntersuchten Fällen nicht beobachtet werden. Infektionen, Nervenläsionen oder Pseudarthrosen sind nicht eingetreten, in einem Fall kam es 2 Monate postoperativ zu einer Lockerung des Osteosynthesematerials, nach der Reosteosynthese konsolidierte die Osteotomie schnell.

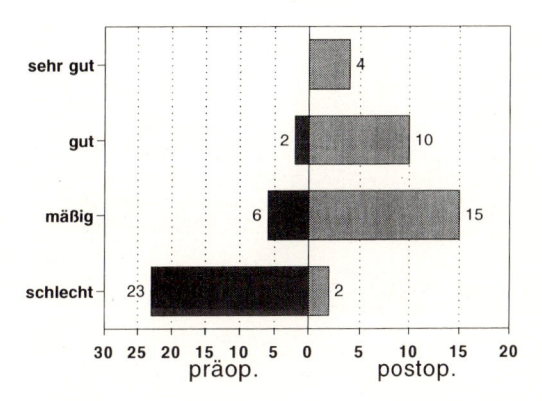

Abb. 47 Insall-Score präoperativ und bei der letzten Kontrolluntersuchung nach suprakondylärer varisierender Femurosteotomie.

Diskussion

Die suprakondyläre Femurosteotomie stellt ein bewährtes, komplikationsarmes Operationsverfahren zur Behandlung der Gonarthrose dar. Bei richtiger Technik und Indikation lassen sich mit großer Treffsicherheit gute Ergebnisse erzielen. Auch andere Autoren haben in jüngster Zeit über sehr gute Langzeitergebnisse nach suprakondylärer Femurosteotomie berichtet (Winkler u. Mark 1990). Zurückhaltung ist bei der chronischen Polyarthritis angezeigt. Komplikationen sind leicht zu handhaben, es stehen gute Rückzugsmöglichkeiten offen. Das spätere Einsetzen einer Knietotalprothese wird nicht behindert. Bei guter Indikation kann der Gelenkersatz aber über viele Jahre verzögert oder gar vermieden werden. Beim jungen Patienten stellt die Osteotomie in vielen Fällen die einzige Alternative zur Arthrodese dar.

Literatur

Coventry, M.B.: Persönliche Mitteilung (1987)
Insall, J.N., C.S. Ranawat, P. Aglietti, J.Shine: A comparison of four models of total knee-replacement prostheses. J. Bone Jt Surg. 58A (1976) 754–765

Lexer, E.: Die gesamte Wiederherstellungschirurgie, Bd. II. Barth, Leipzig 1931

Wagner, H.: Prinzipien der Korrekturosteotomie am Bein. Orthopäde 6 (1977) 145–177

Wagner, H., G. Zeiler, W. Baur: Indikation der supra- und infracondylären Osteotomie bei der Kniegelenksarthrose. Orthopäde 14 (1985) 172–192

Winkler, B., B. Mark: Die suprakondyläre Femurvarisationsosteotomie in der Behandlung der genuinen Valgusgonarthrose – eine Langzeitstudie. In: A.M. Debrunner (ed.): Langzeitresultate in der Orthopädie. Enke, Stuttgart 1990

Technik und Ergebnisse der Tibiakopfosteotomie

W. Baur, M. Wagner

Einleitung

Schmerzhafte Funktionseinschränkungen bei der Arthrosis deformans des Kniegelenkes werden vor allem durch die Fehlfunktion und den synovialen Reizzustand des Gelenkes ausgelöst. Das Prinzip der Korrekturosteotomie bei der Gonarthrose beruht auf der Beseitigung von Fehlbelastungen und Stauchungsphänomenen, um so durch die Verbesserung oder gar Wiederherstellung der Gelenkstabilität bei fortbestehender Arthrose eine langfristige Verbesserung der funktionellen Belastbarkeit und eine Linderung der Beschwerden zu erreichen.

Indikation

Im Gegensatz zum künstlichen Gelenkersatz ist die Korrekturosteotomie bei Gonarthrose eine gelenkerhaltende Maßnahme. Das postoperative Ergebnis wird um so besser sein, je besser der präoperative Zustand des Gelenkes gewesen ist. Die wichtigsten Kriterien ergeben sich aus der klinischen Untersuchung des Patienten mit Überprüfung der funktionellen Qualität des Gelenkes und der Beurteilung der Bewegungsbegabung des Patienten. Bei Übergewicht, schwerster Bewegungseinschränkung sowie bei chronisch entzündlichen Gelenksprozessen wird der Erfolg einer Korrekturosteotomie in Frage gestellt.

Die Indikation zur Durchführung der hohen Tibiakopfosteotomie besteht bei Achsenabweichungen, deren Scheitelpunkte unterhalb des Kniegelenkes gelegen sind. Dabei können sowohl Varus- als auch Valgusfehlstellungen korrigiert werden. Die operative Beseitigung einer Streckhemmung des Kniegelenkes durch eine Osteotomie kann am Tibiakopf nur in sehr begrenztem Ausmaß erfolgen, da ein nach ventral abschüssiges Tibiakopfplateau sorgfältig vermieden werden muß.

Technik

Die valgisierende Tibiakopfosteotomie erfolgt in den meisten Fällen als lange Schrägosteotomie über einen Zugang von lateral mit Entnahme eines Korrekturkeiles distal der Tuberositas tibiae, die mediale Kortikalis bleibt intakt. Durch langsamen Schluß des Osteotomiespaltes wird die dünne mediale Kortikalis gebogen und durch die anhaftenden periostalen Weichteile wird ein Aufklappen der Osteotomie an der Medialseite verhindert. Die Osteosynthese erfolgt von lateral mit einer 5-Loch-Haken-Halbrohrplatte, welche aus einer 6-Loch-Halbrohrplatte gefertigt wurde (Abb. **48**).

Bei der varisierenden Tibiakopfosteotomie wird analog über einen Zugang von medial vorgegangen, wobei nach der Osteosynthese der Spannungszustand der Faszie über der Antikusmuskulatur geprüft werden muß. Die Faszie muß zur Verhinderung eines Kompartmentsyndromes gegebenenfalls gespalten werden.

Die lange Schrägosteotomie mit großen Kontaktflächen im spongiösen Bereich gewähr-

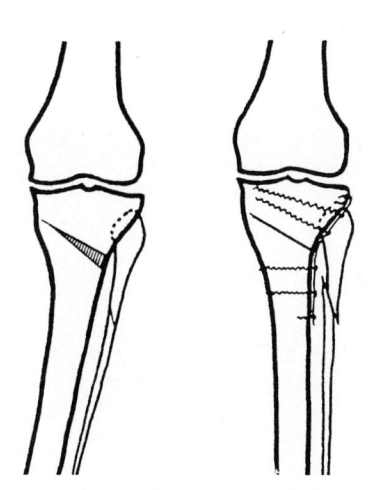

Abb. **48** Schematische Darstellung einer valgisierenden Tibiakopfschrägosteotomie mit erhaltener medialer Kortikalis.

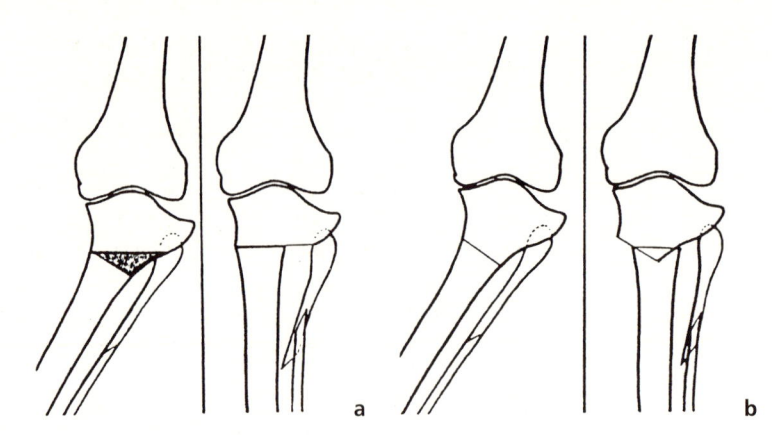

Abb. **49a** Große Keilresektionen führen zu erheblichen Größenunterschieden der Osteotomieflächen und erschweren die stabile Osteosynthese. **b** Schematische Darstellung der Tibiakopf-Verschiebe-Osteotomie.

leistet auch bei porotischen Knochen eine rasche knöcherne Heilung. Die Lokalisation der Osteotomie außerhalb des Bandapparates führt äußerst selten zu Kniegelenksirritationen und erleichtert so die sofortige postoperative funktionelle Übungsbehandlung.

Die Verschiebeosteotomie ist nur in wenigen Fällen bei schwersten Achsenabweichungen erforderlich. Große Keilresektionen würden zu erheblichen Größenunterschieden der Osteotomieflächen führen. Vor allem beim porotischen Knochen wäre die Stabilisierung durch das Einsinken des distalen Fragmentes in die spongiöse Fläche des proximalen Fragmentes erschwert. Um dies zu vermeiden, wird die konvexseitige Kante des proximalen Fragmentes in die Markhöhle des distalen Fragmentes eingestaucht und mit einer lateral angelegten, erforderlichenfalls einer zusätzlich medial angelegten, Hakenhalbrohrplatte osteosynthetisch stabilisiert (Abb. 49).

Eine schräge Fibulaosteotomie ist bei Korrektur von Varusfehlstellung grundsätzlich erforderlich, bei der Korrektur von Valgusfehlstellung nur ab 15° Fehlstellung. Immer legen wir bei Valgusfehlstellungen den N. fibularis zur Verhinderung einer postoperativen Fibularisparese frei.

Bei der Nachbehandlung wird der Patient ab dem 1. postoperativen Tag mobilisiert, mehrmals täglich werden isometrische Anspannungsübungen für die Quadrizepsmuskulatur sowie aktive Bewegungsübungen für das Kniegelenk durchgeführt. Sorgfältig wird die volle Streckbarkeit des Kniegelenkes beachtet. Der Patient geht unter Zuhilfenahme von zwei Unterarmstützen bei einer Teilbelastung der operierten Gliedmaße von 10 bis 15 kg bis zur 8. Woche postoperativ, dann kann die Belastung in der Regel zügig gesteigert werden.

Material und Untersuchungsergebnisse

In den Jahren 1967 bis 1991 wurden an der Klinik 939 Tibiakopfosteotomien durchgeführt. Ausgewertet wurden 168 Krankenblätter des Zeitraumes 1967 bis 1980, aus dieser Zahl wird über 46 Fälle mit einem Beobachtungsverlauf von 10 Jahren und länger berichtet. Das Durchschnittsalter der Patienten zum Zeitpunkt der Osteotomie betrug 53,6 Jahre, der jüngste Patient war 28 Jahre alt, der älteste 71 Jahre. Die Geschlechtsverteilung weiblich zu männlich betrug 20:26. Präoperativ bestand bei 45 Patienten eine Varusfehlstellung, nur 1 Patient hatte eine Valgusfehlstellung. Präoperativ wurde bei 28 Patienten das Kniegelenk als stabil bezeichnet, eine Instabilität bestand bei 18 Patienten.

Ätiologisch bestand bei 38 Patienten eine idiopathische Arthrose, 8 Patienten hatten ein vorausgehendes Trauma. 11 Patienten wurden operativ vorbehandelt, in den meisten Fällen wurden Meniscusentfernungen durchgeführt. 12 Patienten wurden vor der Operation mit intraarticulären Injektionen behandelt.

45 mal wurde eine Keilosteotomie durchgeführt, einmal eine Verschiebeosteotomie.

An *Problemen und Komplikationen* waren eine Unterkorrektur mit verbliebener Varusfehlstellung bei 5 Patienten zu beobachten, wobei alle 5 Patienten auch nach 10 Jahren noch einen wesentlich gebesserten Zustand als präoperativ aufwiesen. Dies korreliert auch mit unseren bisherigen Erkenntnissen, daß auch eine Teilkorrektur bereits zu einer funktionellen und subjektiven Besserung führt. Bei einem Patienten bestand eine reversible Fibularisparese, ebenso bestand einmal ein reversibler Infekt.

An *Folgeeingriffen* innerhalb der ersten 5 Jahre nach der Operation war einmal eine Revision des N. fibularis erforderlich. Bei nur 5 Patienten war postoperativ eine Revision des Kniegelenkes erforderlich. Dies ist ein Ausdruck dafür, daß sich intraartikuläre arthrotische Bewegungsphänomene nach der Achskorrektur weitgehend zurückbilden. Bei einem Patienten war wegen eines chronischen Reizzustandes eine Synovektomie des Kniegelenkes verbunden mit einer suprakondylären Extensionsosteotomie erforderlich. Zwischen 8 und 12 Jahren postoperativ wurden bei 4 Patienten bei eingetretener Streckhemmung suprakondyläre Osteotomien durchgeführt. Bei einer Patientin erfolgte 12 Jahre nach der Erstoperation eine Tibiakopfosteotomie bei erneut eingetretener Varusstellung.

Die Bewertung der Ergebnisse erfolgte nach dem Insall-Knee-Score.

Ergebnisse Insall-Knee-Score

Präop.	x = 66,4	min.:	35
		max.:	85
5 J. p.op.	x = 87,8 (+ 32 %)	min.:	70
		max.:	100
10 J. p.op.	x = 84,9 (+ 28 %)	min.:	53
		max.:	100

Präoperativ bestand bei den Patienten im Durchschnitt ein Wert von 66,4 Punkten mit einem Minimalwert von 35 Punkten und einem Maximalwert von 85 Punkten. 5 Jahre postoperativ betrug der Durchschnittswert 87,5 Punkte. Dies entspricht einer Verbesserung um 32 % im Vergleich zum Ausgangsbefund. Der Minimalwert betrug 70 Punkte, der Maximalwert 100 Punkte. Die 10-Jahres-Kontrolle ergab als Durchschnittswert 84,9 Punkte, dies entspricht immer noch einer Steigerung von 28 % gegenüber dem präoperativen Befund. Der Minimalwert betrug hier 53 Punkte, der Maximalwert 100 Punkte.

In der 10-Jahres-Kontrolle wiesen 5 Patienten einen schlechteren Insall-Score im Vergleich zum präoperativen Befund auf. Bei der Analyse dieser 5 Patienten zeigt sich, daß bei 2 Patienten eine Streckhemmung eingetreten war, wobei nach erfolgter supracondylärer Osteotomie der Insall-Score wieder deutlich über dem Erstwert lag. Bei einem Patienten ließ sich die Verschlechterung des Ergebnisses auf eine gleichseitig bestehende schwere Arthrose des Hüftgelenkes zurückführen. Zwei der Patienten mit erheblichem Übergewicht hatten eine schwere globale Arthrose des Kniegelenkes, wünschen jedoch derzeit aus privaten Gründen keine weitere Behandlung.

Diskussion

Durch die Tibiakopfosteotomie lassen sich bei Varus-/oder Valgusfehlstellung unterhalb des Kniegelenkes mit allenfalls dezenter Streckhemmung in der Größenordnung unter 5° Streckdefizit auch auf lange Sicht selbst bei schwersten Arthrosen gute und zufriedenstellende Ergebnisse erreichen. Die Ergebnisse können nie mit den Ergebnissen eines künstlichen Gelenkersatzes verglichen werden, da diese Behandlung kein Konkurrenzverfahren zum künstlichen Gelenkersatz ist, sondern ein zusätzliches Behandlungsverfahren für die Zeit vor dem künstlichen Gelenkersatz und den jüngeren Patienten.

Literatur

Coventry, M.B.: Osteotomy of the upper portion of the tibia for degenerative arthritis of the knee: a preliminary report. J. Bone Jt Surg. 47A (1965) 984

Jackson, J.P., W. Waugh: Tibial osteotomy for osteoarthritis of the knee. J. Bone Jt Surg. 43B (1961) 746

Müller, M.E., M. Allgöwer, R. Schneider, H. Willenegger: Manual der Osteosynthese. Springer, Berlin 1977

Wagner, H.: Prinzipien der Korrekturosteotomie am Bein. Orthopäde 6 (1977) 145

Wagner, H., G. Zeiler, W. Baur: Indikation, Technik und Ergebnisse der supra- und infracondylären Osteotomie bei der Kniegelenksarthrose. Orthopäde 14 (1985) 172–192

Indikation und Grenzen der valgisierenden additiven Tibiakopfosteotomie bei der Varusgonarthrose

H.B. Groeneveld

Die valgisierende, additive Tibiakopfosteotomie (Abb. **50**) wurde 1982 – 1987 106mal durchgeführt. Durchschnittlich 7,1 Jahre nach dem Eingriff konnten 95 *Kniegelenke* bei 93 *Patienten* nachuntersucht werden. Der *Rücklauf* betrug somit 89%.

Der Zugang erfolgt von medial, die Osteotomie geht ca. bis zur Tibiamitte, unmittelbar oberhalb der Tuberositas.

Die Osteotomie wird ohne Bildwandlerkontrolle durchgeführt. Die Aufsperrung erfolgt unter Erhaltung der lateralen Kortikalis und des Periostes, die distal ansetzende anteromediale Kollateralzügelung erfährt somit eine Straffung. Der Span wird entweder aus dem Beckenkamm oder aus der Knochenbank entnommen. In der Regel wird die Osteotomie durch eine Miniosteosynthese mittels Blount-Klammern stabilisiert. Eine Osteotomie der Fibula entfällt.

Die Nachbehandlung erfolgt funktionell mit aktiv geführten Bewegungsübungen nach Redonentfernung. Eine Belastung ist frühestens nach 6 Wochen, nach vorheriger Röntgenkontrolle erlaubt.

Die *Indikation* zur Operation war 91mal primäre Varusgonarthrose und 4mal posttraumatische Arthrose. An Voroperationen sind 12mal Meniskus-(Teil-)Entfernungen und 2mal Osteosynthesen zu erwähnen.

Die Länge der Anamnese betrug im Durchschnitt 7,9 Jahre (1/4 – 41 Jahre).

Alter und Geschlecht unserer Patienten unterscheiden sich kaum von Kollektiven, wie sie in der Literatur mitgeteilt wurden (Fowler u. Mitarb. 1991, Müller u. Meißner 1989, Wohlfahrt u. Mitarb. 1991). Der Eingriff wurde in 60% bei Frauen und wiederum zu 60% am linken Knie durchgeführt, 56% unserer Patienten waren zwischen 50 und 69 Jahre alt.

An gleichzeitig und zusätzlich durchgeführten Maßnahmen sind 98% Arthroskopien,

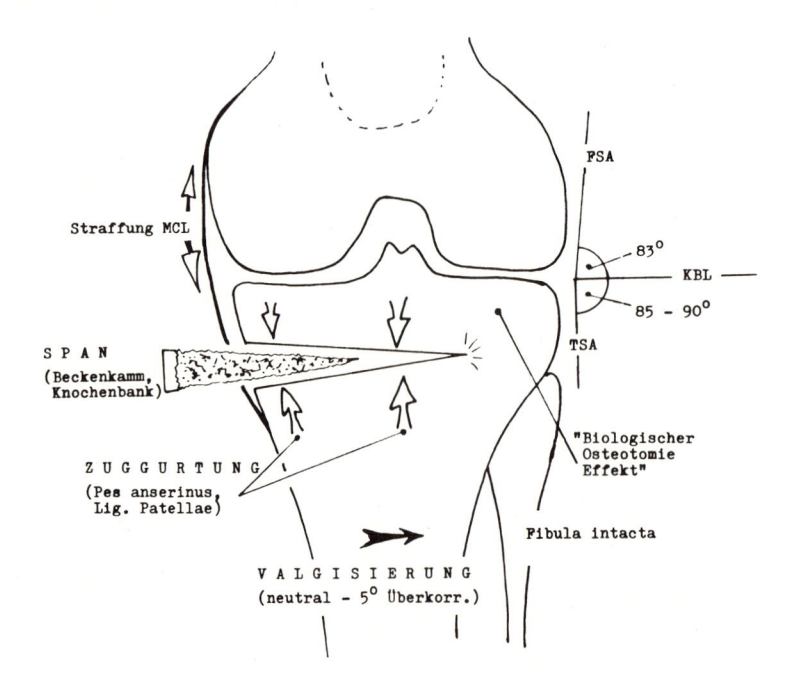

Abb. **50** Additive Tibiakopfosteotomie: Prinzip und schematische Darstellung. FSA = Femurschaftachse, TSA = Tibiaschaftachse, KBL = Kniebasislinie, MCL = mediales Kollateralband.

Abb. 51 Additive Tibiakopfosteotomie mit Fremdknochen, Minimalosteosynthese mittels Blountklammern: präoperativer, postoperativer und Zustand nach Metallentfernung. Trotz radiologisch progredienter Arthrose funktionell und subjektiv befriedigendes Ergebnis bei dieser 72jährigen Patientin.

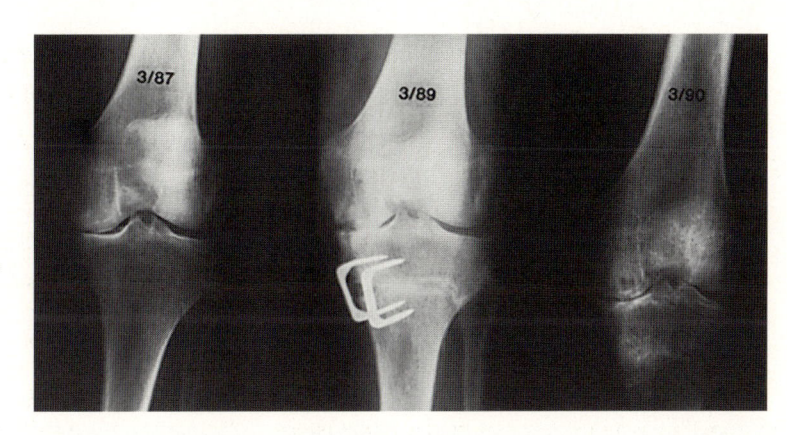

24% Meniskus-(Teil-)Entfernungen, 24% Gelenktoiletten, 30% Pridiebohrungen, 11% laterale Release- und 3% Roux-Bandi-Operationen zu erwähnen.

An *Komplikationen* traten 18mal Thrombosen und 4 Embolien, 1mal mit tödlichem Ausgang, eine Verletzung der A. poplitea, 2 Infektionen und 1 Pseudarthrose auf.

Die vergleichende Beurteilung der Gesamtergebnisse erfolgte nach dem Insall-Score (Insall u. Mitarb. 1976).

Im Gegensatz zu manchen Mitteilungen in der Literatur (Giebel u. Mitarb. 1985) ließ sich die Beugung kaum verbessern, wohl aber ein präoperativer *Streckausfall*. Von 24 Fällen, die präoperativ mehr als 10° Streckausfall hatten, war dieser postoperativ normalisiert oder unter 10° *zurückgegangen*.

Dies Ergebnis führen wir auf die bei den Gelenkeröffnungen durchgeführte intensive Exophytenabtragung im ventralen Interkondylärbereich (Notch-Plastik) zurück.

Die *Achsenkorrektur* erfolgte von präoperativ durchschnittlich 5,5 cm Kondylenabstand auf 1,3 cm postoperativ.

Radiologisch war die Beinachse von einer präoperativen Varusfehlstellung von im Durchschnitt 84,5° auf 89° verbessert worden.

Eine *Bandinstabilität* bis 5° war 62mal prä- und 61mal postoperativ vorhanden. Eine größere Instabilität jedoch, die präoperativ 21mal vorhanden war, ließ sich postoperativ nur noch 7mal nachweisen. Auch in diesem Bereich also konnte der Eingriff zu einer funktionellen Verbesserung führen.

Leider mußten in 12 Fällen *Korrekturverluste* um mehr als 5° in Kauf genommen werden. Sie wirkten sich alle als prognostisch *ungünstig* aus.

Wir versuchen neuerdings diesem Handikap durch eine Überkorrektur um 5° beizukommen (Odenbring u. Mitarb. 1991).

Ebenso waren *Übergewicht* und ein fortgeschrittenes Arthrosestadium, besonders auch im Femoropatellargelenk, in der Regel Faktoren, die das Endergebnis *ungünstig* beeinflußten.

Ohne oder nur von untergeordnetem *Einfluß* auf das Endergebnis waren *Alter*, *Ausmaß* des Achsenfehlers und der *Bewegungsbefund* ebenso wie der Zustand des medialen Kollateralbandes.

Während zum Zeitpunkt der Nachuntersuchung noch 4/5 aller Patienten vom Ergebnis zehren, mußten sich 1/5 einer *Nachoperation* (in der Regel Oberflächenersatz oder Hemischlitten) unterziehen. Alles in allem sind die mittelfristigen Ergebnisse mit fast 2/3 guten und sehr guten Prädikaten ermutigend, so daß trotz der nicht geringen Rate ernster Komplikationen die Methode empfohlen werden kann.

Literatur

Dolanc, B.: Die Behandlung des instabilen Kniegelenkes mit Achsenfehlstellung durch die intraligamentäre Anhebe-Tibiaosteotomie. Arch. Orthop. Unfall Chir. 76 (1973) 280–289

Fowler, J.L., G.A. Gie, A.G. Maceachern: Upper tibial valgus osteotomy using a dynamic external fixator. J. Bone Jt Surg. 73B (1991) 690–692

Müller, R.T., U. Meißner: Additionsosteotomie mit Gelenktoilette – Indikation, Technik, Ergebnisse. Z. Orthop. 127 (1989) 308–314

Wohlfahrt, A., P. Hept, A. Goldmann, P. Wirtz: Die valgisierende Tibiakopfosteotomie. Z. Orthop. 129 (1991) 72–75

Insall, J.N., C.S. Ranawat, P. Aglietti, J. Shine: A comparison of four models of total knee-replacement prostheses. J. Bone Jt Surg. 58A (1976) 758

Giebel, G., H. Tscherne, M. Daiber: Die Tibiakopfosteotomie zur Behandlung der Gonarthrose. Orthopäde 14 (1985) 144–153

Odenbring, S., N. Egund, B. Hagstedt, J. Larsson, A. Lindstrand, S. Toksvig-Larsen: Ten year results of tibial osteotomy for medial gonarthrosis: The influence of overcorrection. Arch. Orthop. Trauma Surg. 110 (1991) 103–108

Die Minimalosteosynthese mit Blount-Klammern bei Tibiakopfosteotomien und ihre Komplikationen

M. Wildner, A. Peters, J. Hellich, A. Reichelt

Korrekturosteotomien an der unteren Extremität als Folge von Deformitäten nach Poliomyelitis, Rachitis oder Traumen wurden von Max Lange bereits 1951 in seiner Chirurgischen Operationslehre beschrieben. Die Osteotomie zur Prophylaxe und Behandlung der Gonarthrose geht jedoch auf J. P. Jackson zurück, der dieses Verfahren erstmals 1958 als Osteotomie der proximalen Tibia bzw. des distalen Femur beschrieb. Coventry, der dieses Verfahren dann weiter popularisierte, führte 1969 die Blount-Klammern als Minimalosteosynthese der Tibiakopfosteotomie ein.

Zur Indikationsstellung der Umstellungsosteotomie schreibt er 1973: „Ein Patient mit Behinderung durch Knieschmerzen wegen Arthrose und Varus- bzw. Valgus-Deformität ist ein Kandidat für eine (Umstellungs-) Osteotomie. Das Alter des Patienten spielt dabei keine Rolle."

Diese Kriterien haben auch heute noch weitgehend ihre Berechtigung behalten, auch wenn den großen Fortschritten und Erfolgen der Kniegelenksendoprothetik Tribut gezollt werden mußte. Während Jackson ursprünglich das Bein ohne Verwendung von Osteosynthesematerial in einem Beingips ruhigstellte und später zur Kompressionsosteosynthese mit Steinmann-Nägeln (ohne Gips) für 6 Wochen überging (Jackson u. Mitarb. 1969), verwendete Coventry gestufte Blount-Klammern und immobilisierte das Bein zusätzlich für 6 Wochen in einem Gipstutor. Von uns wird nach erfolgter kniegelenksnaher Bohrosteotomie und Resektion eines Fibulastückes im mittleren Drittel die Osteotomie mit 2–3 Blount-Klammern in der gewünschten Position fixiert. Eine weitere Immobilisierung z.B. in einem Gipstutor entfällt zugunsten einer frühfunktionellen Behandlung. Eine Metallentfernung wird ab dem 6. postoperativen Monat durchgeführt.

Zur Anwendung kommen in der Regel gestufte Blount-Klammern, wie von Coventry beschrieben. In Ausnahmefällen erfolgt zusätzlich noch eine mediale Stabilisierung mit Klammern.

Der Nachuntersuchungszeitraum umfaßt die Jahre 1986 bis 1990 (also 5 Jahre). In dieser Zeit wurden an der Orthopädischen Abteilung des Universitätsklinikums Freiburg 182 Tibiakopfumstellungsosteotomien an 169 Patienten durchgeführt. Das Durchschnittsalter in unserem Patientengut lag bei 55 Jahren. Der älteste Patient war 81 Jahre alt, der jüngste (mit juvenilen Genua vara) 13 Jahre.

An 162 Knien, d.h. bei 89 %, wurde eine valgisierende Umstellung vorgenommen, an 20 Knien (11 %) erfolgte eine Varisation. Die Operation war 159 mal (78 %) subtraktiv, 23 mal (13 %) additiv mit Knochenentnahme aus dem Beckenkamm. 15 Patienten (8,8 %) unterzogen sich in diesem Zeitraum einem bilateralen Eingriff.

Die methodenspezifische Komplikationsrate war dabei sehr niedrig: eine postoperative Klammerlockerung war einmal bei 182 Eingriffen zu beobachten (0,5 %) und machte eine Reoperation notwendig. Einmal (0,5 %) trat eine Pseudarthrosenbildung auf, ein weiteres Mal war eine Pseudarthrose im Gefolge einer Wundinfektion zu verzeichnen.

Methodenunabhängige Komplikationen waren etwas häufiger, aber zumeist gut beherrschbar – im Literaturvergleich stellt sich die eigene Komplikationsrate dabei günstig dar (Bauer u. Mitarb. 1969, Coventry 1973, Curley u. Mitarb. 1990, Jackson u. Mitarb. 1969, Odenbring u. Mitarb. 1989, Hackel u. Schindelmaisser 1987, McLaren u. Mitarb. 1989, Müller 1981, Wildner 1986). Im einzelnen war in 9 Fällen eine passagere Schädigung des N. peronaeus profundus eingetreten (4,9 %), 16mal (8,8 %) eine tiefe Beinvenenthrombose (12 Unterschenkel-, 4 Oberschenkel- bzw. Beckenvenenthrombosen), einmal (0,5 %) eine nicht-letale Lungenembolie, 5mal (2,7 %) eine Wundinfektion und 3mal (1,6 %) eine aseptische Wundheilungsstörung.

Der Einfluß der Operationszeit wird in der Literatur im Zusammenhang mit einer ischämischen Nervenschädigung des N. peronaeus diskutiert (Curley u. Mitarb. 1990), wie auch bei der Entstehung von Wundinfektionen und Thrombosen. In der Tat war in unserem Patientenkollektiv ein Zusammenhang zwischen Operationszeit und Eintreten einer tiefen Venenthrombose postoperativ nachzuweisen. Dabei kann aber zusammenfassend gesagt werden, daß die Minimalosteosynthese mit Blount-Klammern ein **zeitsparendes,** bei nur einer (nichtinfizierten) Pseudarthrose **zuverlässiges** und bei nur einer Klammerlockerung bei 182 Eingriffen **risikoarmes** Osteosyntheseverfahren nach Tibiakopfosteotomien darstellt.

Literatur

Bauer, G.C.H., J. Insall, T. Koshino: Tibial osteotomy in gonarthrosis. J. Bone Jt Surg. 51A (1969) 1545–1563

Coventry, M.B.: Osteotomy about the knee for degenerative and rheumatoid arthritis. J. Bone Jt Surg. 55A (1973) 23–48

Curley, P., K. Eyres, V. Brezinova, M. Allen, R. Chan, M. Barnes: Common peroneal nerve dysfunction after high tibial osteotomy. J. Bone Jt Surg. 72B (1990) 405–408

Hackel, H., H. Schindlmaiser: Die Kremser Klammer zur Stabilisierung der Coventry-Osteotomie. Erfahrungen aus 132 Fällen. Orthop. Praxis 23 (1987) 68–72

Jackson, J.P.: Osteotomy for osteoarthritis of the knee. J. Bone Jt Surg. 40B (1958) 826

Jackson, J.P., W. Waugh: Tibial osteotomy for osteoarthritis of the knee. J. Bone Jt Surg. 43B (1961) 746–751

Jackson, J.P., W. Waugh, J.P. Green: High tibial osteotomy for osteoarthritis of the Knee. J. Bone Jt Surg. 51B (1969) 88–94

Mc Laren, C.A., J.R. Wootton, P.D. Heath, C.H. Jones: Pes planus after tibial osteotomy. Clin. Orthop. 243 (1989) 157–165

Müller, K.H.: Exogene Osteomyelitis von Becken und unteren Gliedmaßen. Springer, Berlin 1981

Odenbring, S., A. Lindstand, N. Egund: Early knee mobilization after osteotomy for gonarthrosis. Acta orthop. scand. 60 (1989) 699–702

Wildner, M.: Infektion nach Osteosynthesen – Inzidenz und Risikofaktoren. Diss. München 1986

Unsere Erfahrungen mit dem Fixateur externe bei der Tibiakopfumstellungsosteotomie

E. Miethaner, J. Rütt, M.H. Hackenbroch

Max Lange beschrieb 1951 erstmalig die V-förmige Pendelosteotomie zur Korrektur von rachitischen, poliomyelitischen und posttraumatischen Fehlstellungen des Kniegelenkes. 1958 war es Jackson, der Umstellungsosteotomien zum ersten Mal auch bei Gonarthrosen durchführte. Die Ruhigstellung des Beines postoperativ erfolgte bei beiden Autoren im Gipsverband. Jackson verwendete auch ab 1963 den von Charnley 1948 für Kniegelenksarthrodesen eingeführten Fixateur externe. Die Fixierung mit Klammern wird erstmalig von Coventry 1965 erwähnt. Zahlreiche weitere Stabilisierungsverfahren wie vor allem Plattenosteosynthesen kamen später in Gebrauch. Wir verwenden seit 1982 den Fixateur bei der Tibiakopfumstellungsosteotomie.

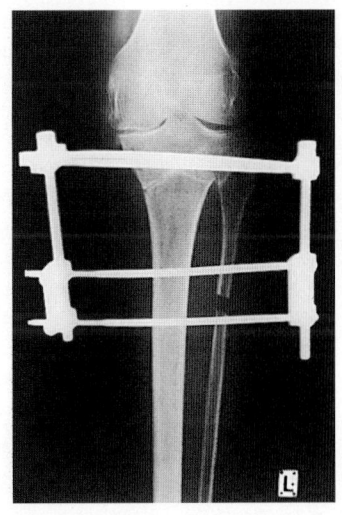

Abb. **52** Postoperatives Röntgenbild nach Einsetzen des Fixateur externe

Operationstechnik

Zunächst erfolgt die Fibulaosteotomie am Übergang proximales bis mittleres Drittel. Unter Röntgenbildverstärkung wird anschließend die Lage des ventralen und dorsalen Steinmann-Nagels im Tibiakopf festgelegt. Nach anteromedialer Hautinzision über dem Tibiakopfbereich wird extraligamentär eine V-förmige Osteotomie durchgeführt. Nun werden die beiden distalen Steinmann-Nägel eingebracht. Das Kompressionsgerät wird lateralseitig angespannt, dann überprüfen wir die korrekten Achsenverhältnisse mit einem Metalldraht unter Bildwandlerkontrolle.

Nachbehandlung

Am 3. bis 4. postoperativen Tag erfolgt die Mobilisierung mit 2 Unterarmgehstützen ohne Belastung. Nach Entfernen der Fäden am 14. postoperativen Tag wird am 16. postoperativen Tag mit Betaisodona-Fußbädern begonnen. 3 Wochen postoperativ wird auf 10 kg Teilbelastung übergegangen; 8 Wochen postoperativ wird der Patient zur Entfernung des Fixateur externe wieder aufgenommen. 12 Wochen postoperativ ist je nach Durchbauung volle Belastung erlaubt.

Indikationen

Die Indikationen zur Umstellungsosteotomie sind konservativ nicht mehr beeinflußbare Schmerzen bei Varus- bzw. Valgusgonarthrose mit einer Besserungstendenz auf eine Schuhaußen- bzw. -innenranderhöhung. Die Gonarthrose sollte sich vorwiegend auf den medialen bzw. lateralen Gelenkanteil beschränken. Eine wesentliche retropatellare Arthrose sollte ausgeschlossen werden. Daher wird vor der Umstellungsoperation in erster Sitzung zumeist eine Arthroskopie durchgeführt, um das kontralaterale Kompartiment auf Intaktheit zu kontrollieren und einen eventuell vorhandenen Meniskusschaden zu sanieren. Wichtig erscheint außerdem eine ausreichende Beweglichkeit des Kniegelenkes: Zu fordern sind mehr als 80° Beugefähigkeit und höchstens 15° Beugekontraktur. Die Bandstabilität sollte erhalten sein. Es erfolgt eine genaue präoperative Planung mit Ganzaufnahmen im Einbeinstand, die in der Technik nach Spirig (1967) ausgewertet werden. Die Tibiafläche sollte hierbei einen maximalen Winkel von 15° zur Waagerechten aufweisen. Die Altersgrenze liegt bei ungefähr 70 Jahren.

Material und Methoden

In der Orthopädischen Universitätsklinik Köln wurden zwischen 1979 und 1990 insgesamt 68 Tibiakopfumstellungsosteotomien bei unilateraler Gonarthrose durchgeführt.

Seit 1982 verwenden wir routinemäßig den Fixateur externe für diese Operationen, zwischen 1979 und 1982 erfolgte vornehmlich eine Pendelosteotomie mit postoperativer Gipsruhigstellung, in je einem Fall eine Plattenfixation und die Fixation mit einer Blount-Klammer. Zwischen 1982 und 1990 wurden insgesamt 53 Tibiakopfumstellungsoperationen mit Fixateur externe durchgeführt. 40mal bei Varusgonarthrose, 13mal bei Valgusgonarthrose.

Von den 40 Operationen bei Varusgonarthrose konnten 37 Operationen nachuntersucht werden. Es handelt sich um 14 Frauen und 19 Männer. Das rechte Kniegelenk war 7mal, das linke 22mal und beide Kniegelenke waren 4mal betroffen. Zwei der nicht nachuntersuchten Personen waren nicht erreichbar, 1 Patientin zwischenzeitlich verstorben. Der Nachuntersuchungszeitraum betrug 19 Monate bis 115 Monate, durchschnittlich 82 Monate, also knapp 7 Jahre. Die Patienten waren zum Zeitpunkt der Operation im Mittel 56,9 Jahre (19–77 Jahre) alt. Eine Versorgung mit einer Knieendoprothese erfolgte zwischenzeitlich bei 2 Patienten und zwar 2 bzw. 7 Jahre nach dem Ersteingriff. Bei einem Patienten mußte wegen eines malignen mesenchymalen Tumors eine Exartikulation im Kniegelenk vorgenommen werden. 24 Personen, die an 28 Kniegelenken operiert worden waren, wurden klinisch und radiologisch nachuntersucht, 6 weitere Personen, jeweils einseitig operiert, wurden telefonisch befragt, 9 von 13 Valgusgonarthrosen konnten durchschnittlich etwa 8 Jahre postoperativ (83–108 Monate) untersucht werden. Der Altersschnitt betrug 41,3 Jahre (20–65 Jahre). Bei drei Patienten wurde im Mittel gut 4 Jahre nach der Umstellungsoperation eine Endoprothese implantiert, eine Arthrodese erfolgte bei persistierenden Schmerzen nach Umstellungsoperation einer schweren posttraumatischen Arthrose. Von den nicht nachuntersuchten Personen waren 3 unbekannt verzogen und 1 Person zwischenzeitlich verstorben.

Die Auswertung der subjektiven Ergebnisse erfolgte durch Abfragen der persönlichen Zufriedenheit in Form einer Punkteskala von 0 bis 5. Zusätzlich wurde die Frage gestellt, ob sich der Patient im nachhinein noch ein zweites Mal operieren lassen würde. Subjektive und klinische Kriterien gingen in verschiedene Kniescores (Tab. **1**) ein, die wir zur Überprüfung unserer Ergebnisse verwendeten.

Der von Freemann 1977 angegebene Score bewertet Schmerz, Gehfähigkeit, Beugefähigkeit und ein akzeptables Gesamtbild. Die Kriterien Schmerz und Gehfähigkeit werden mit 64 % der maximalen Punktzahl gewichtet. Der Lysholm-Score (1982) stützt sich fast ausschließlich auf subjektive Kriterien, vergibt 50 % der maximalen Punktzahl für Schmerz und Gehfähigkeit, 30 % allein für Stabilität. Im HSS-Score (Insall u. Mitarb. 1976) werden die

Tabelle **1** Gewichtung der Bewertungskriterien verschiedener Knie-Scores in Prozent

	Schmerz und Gehfähigkeit	Beweglichkeit	Stabilität	Röntgen	Sonst.
Freeman	64 %	27 %	–	–	9 %
Lysholm	50 %	5 %	30 %	–	15 %
HSS	52 %	28 %	10 %	–	10 %
Tjörnstrand	33 %	33 %	33 %	–	–
Köln	70 %	10 %	5 %	10 %	5 %

Tabelle 2   Radiologische Bewertung der Ergebnisse nach Müller (1976)

Besserung insgesamt mit deutlicher Erweiterung des Gelenkspaltes:	sehr gut
Beruhigung der Gonarthrose:	gut
Unverändert gegenüber vor Operation:	befriedigend
Zunahme von Arthrose:	unbefriedigend

Tabelle 3   Präoperative Score-Beurteilung im Vergleich zur subjektiven Einschätzung bei Varusgonarthrose (n = 28)

	sehr gut/gut akzeptabel	mittel/schlecht ausreichend
Subjektiv	0 (0%)	28 (100%)
Köln	1 (4%)	27 (96%)
Freeman	1 (4%)	27 (96%)
Lysholm	2 (7%)	26 (93%)
HSS	13 (46%)	15 (54%)

Kriterien Schmerz und Gehfähigkeit in ähnlicher Weise wie im Lysholm-Score gewichtet. 28% der maximalen Punktzahl entfallen auf die Beweglichkeit des Kniegelenkes. Nach den Angaben von Tjörnstrand u. Mitarb. (1981) wird ein gutes Ergebnis bei ausreichender Stabilität Schmerzfreiheit und ausreichender Beweglichkeit erreicht. In einem eigenen Score werden 70 von maximal 100 Punkten allein für die Kriterien Schmerz und Gehfähigkeit vergeben, nur 10 für Beweglichkeit und 5 für Stabilität.

10% der Punkte entfallen im Rahmen der Röntgenuntersuchung auf die Achsverhältnisse des Kniegelenkes im Sinne der Abweichung der mechanischen Tibiaachse von der mechanischen Femurachse und den Grad der Arthrose nach den Angaben von Hackenbroch u. Wirth (1979). Gesondert davon wurden zur radiologischen Bewertung die Kriterien von Müller (1976) (Tab. 2) herangezogen.

Ergebnisse

Was das Kollektiv der Varusgonarthrosen betrifft, so sind in der subjektiven Beurteilung 29 von 34 Operationen mindestens zur Zufriedenheit der Patienten verlaufen. 25 von 30 Patienten würden sich auch im nachhinein noch einmal operieren lassen. Im Vergleich der einzelnen Scores mit der subjektiven Gesamtbeurteilung (Tab. 3) fällt auf, daß präoperativ nach dem HSS-Score bereits 13 von 28 Kniegelenken mit gut oder sehr gut beurteilt werden, während die übrigen Scores weitgehend in Übereinstimmung mit der subjektiven Beurteilung stehen. Postoperativ (Tab. 4) liegt der HSS-Score und unser Score dem subjektiven Urteil am nächsten.

Tabelle 4   Postoperatives Score-Ergebnis im Vergleich zur subjektiven Einschätzung bei Varusgonarthrose (n = 28)

	sehr gut/gut akzeptabel	mittel/schlecht ausreichend
Subjektiv	24 (86%)	4 (14%)
Köln	22 (79%)	6 (21%)
Freeman	19 (68%)	9 (32%)
Lysholm	14 (50%)	14 (50%)
HSS	25 (89%)	3 (11%)
Tjörnstrand	17 (61%)	11 (39%)

Nach dem Freeman-Score, dem Lysholm-Score und den Kriterien Tjörnstrands sind die Ergebnisse bereits deutlich schlechter. Der HSS-Score zeigt insgesamt das günstigste Resultat. Was das radiologische Ergebnis angeht, so wurde nach den Kriterien Müllers nur ein Kniegelenk mit gut beurteilt. In 3/4 der Fälle war das Ergebnis unbefriedigend, was gleichbedeutend ist mit einer Zunahme der Arthrose. Präoperativ wiesen 15 Kniegelenke im medialen Kompartiment einen Arthrosegrad 1 nach Hackenbroch und Wirth auf. In diesem Kollektiv lag der Wert unseres Knie-Scores zum Zeitpunkt der Nachuntersuchung bei durchschnittlich 79,9 Punkten. Bei den übrigen 13 Kniegelenken mit Arthrosegrad 2 wurde ein Score-Wert von 75,7 Punkten festgestellt, also nur geringgradig niedriger. 2 von 17 Kniegelenken verschlechterten sich von Arthrosegrad 1 auf Arthrosegrad 2.

Bei präoperativ bestehender Retropatellararthrose Grad 0 und 1 (14 Kniegelenke) lag der Score-Index bei 83,4 Punkten gemittelt, bei Retropatellararthrose Grad 2 (14 Kniegelenke)

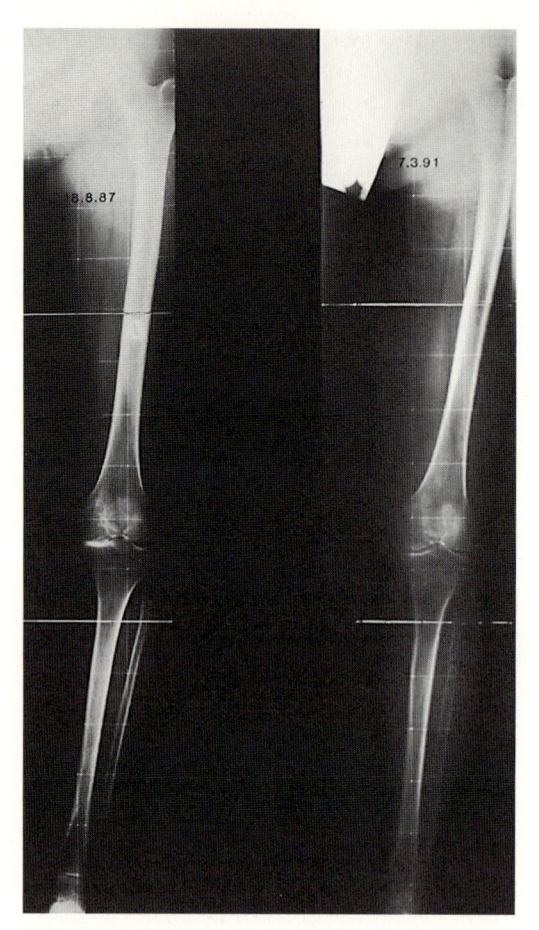

Abb. 53 Fallbeispiel einer valgisierenden Tibiakopfumstellungsosteotomie bei Varusgonarthrose mit gutem radiologischem Ergebnis (s. a. Text).

deutlich niedriger bei durchschnittlich 72,6 Punkten. In Punkto Achsenverhältnisse hatten 16 Kniegelenke eine Abweichung zwischen 1° Varus und 3° Valgus von der Traglinie. Der durchschnittliche Score-Index dieser 16 Kniegelenke lag bei 82,6 Punkten. 7 Kniegelenke wiesen Winkel zwischen 2° und 4° Varus und zwischen 4° und 8° Valgus auf, die restlichen 5 Gelenke lagen außerhalb dieses Bereiches. Insgesamt lag der gemittelte Score-Wert der 12 zuletzt genannten Kniegelenke bei 71,7 Punkten. 8 Kniegelenke waren unterkorrigiert. Bei einem Nachuntersuchungszeitraum von weniger als 7 Jahren (n=15) lag der Score bei durchschnittlich 80,4 Punkten, bei mehr als 7 Jahren (n=13) bei durchschnittlich 75,2 Punkten. An postoperativen Komplikationen der 40 operierten Varusgonarthrosen traten 3 Weichteilinfekte, 2 Pseudarthrosen, 2 Großzehenheberschwächen (Kraftgrad 4) und eine Unterschenkelvenenthrombose auf.

Ein Fallbeispiel für ein gutes radiologisches Ergebnis (Abb. 53) sind die Röntgenbilder einer 62jährigen Patientin, bei der vor gut 4 Jahren eine valgisierende Tibiakopfumstellungsosteotomie von 12° durchgeführt wurde.

Zum Zeitpunkt der Nachuntersuchung war sie sehr zufrieden, die Scores lagen mit Ausnahme des Lysholmscores im guten Bereich. Bei Betrachtung der Ergebnisse der varisierenden Tibiakopfumstellungsosteotomie waren nur 2 von 5 befragten Patienten zufrieden. Zwei der unzufriedenen Patienten erlitten einen Korrekturverlust im Sinne einer Revalgisierung. An Komplikationen wurden 2 Unterschenkelvenenthrombosen beobachtet.

Diskussion

Zusammenfassend läßt sich feststellen: 85 % der Operationen im Nachuntersuchungskollektiv der Varusgonarthrosen sind zur Zufriedenheit der Patienten verlaufen.

Wir konnten hier im überwiegenden Teil der Fälle, auch nach der Auswertung mit verschiedenen Knie-Scores, gute und sehr gute Ergebnisse beobachten. Hsu (1989) untersuchte 118 Kniegelenke nach valgisierender Tibiakopfumstellungsosteotomie mit Fixateur externe durchschnittlich 27 Monate postoperativ und beobachtete ebenfalls knapp 85 % sehr gute und gute Ergebnisse. Sundaram u. Mitarb. (1986) kam bei einem Nachuntersuchungszeitraum von durchschnittlich 4,8 Jahren bei 105 Operationen auf 73,4 % subjektiv zufriedene Patienten. Einen Nachuntersuchungszeitraum von 8,9 Jahren erfaßte Insall u. Mitarb. (1984) und beobachtete hier 63 % gute und sehr gute Resultate. Tjörnstrand u. Mitarb. (1981) sah durchschnittlich 6 Jahre nach Umstellungsoperation bei Varusgonarthrose knapp über 50 % gute Resultate.

Deutlich schlechtere Ergebnisse sahen wir bei den operierten Valgusgonarthrosen, wobei hier die niedrige Fallzahl eine sichere Aussage verbietet. Tjörnstrand u. Mitarb. (1981) fand ebenfalls bei nur 6 von 18 Kniegelenken mit Valgusgonarthrose ein gutes Ergebnis. Im Gegensatz dazu zeigte sich bei den Untersuchungen von Milachowski u. Wasmer (1987) ein überwiegend gutes Ergebnis bei diesen Patienten.

Der HSS-Score vergibt als funktionsbetonter Score allein 38 % der maximalen Punktzahl für Beweglichkeit und Stabilität, beides Kriterien, die allein durch die Indikationsstellung zu dieser Operation in der Praxis kaum eine Rolle spielen. Daher werden bereits präoperativ viele gute und sehr gute Ergebnisse erzielt und die postoperativen Ergebnisse eher zu günstig dargestellt. Zu einer ähnlichen Einschätzung kommen auch Tjörnstrand u. Mitarb. (1981).

Der Lysholm-Score, ursprünglich konzipiert zur Nachuntersuchung von Kniebandoperationen, enthält nur wenige Kriterien, die für die unilaterale Arthrose von Bedeutung wären und bewertet die Ergebnisse zu ungünstig. Beide Scores erscheinen zur Beurteilung von kniegelenknahen Umstellungsosteotomien bei Gonarthrose eher ungeeignet. Unser Score zeigte sowohl präoperativ als auch postoperativ eine gute Übereinstimmung mit dem subjektiven Gesamturteil.

Radiologisch fand sich bei 75 % der Patienten eine Zunahme der Gonarthrose. Milachowski u. Wasmer (1987) beobachteten bei einem durchschnittlichen Nachuntersuchungszeitraum von 12,8 Jahren bei knapp 70 % eine Zunahme der Arthrose. Vainionpää u. Mitarb. (1981) nach durchschnittlich 6,9 Jahren bei knapp 86 %. Nach unseren Untersuchungen beeinflußt der präoperative Grad der Retropatellararthrose das Ergebnis weit mehr als der Grad der medialen Arthrose. Im Gegensatz zu unseren Beobachtungen sah Keene u. Mitarb. (1989) keinen Zusammenhang zwischen retropatellarer Arthrose und Ergebnis, während Insall u. Mitarb. (1984) einen negativen Einfluß der Retropatellararthrose konstatiert. Invarsson u. Mitarb. (1990) beobachtete die besten Ergebnisse bei geringer präoperativer Arthrose des medialen Kompartimentes. Die Mehrzahl der Autoren (Hsu 1989, Invarsson u. Mitarb. 1990, Keene u. Mitarb. 1989, Tjörnstrand u. Mitarb. 1981) beschreiben günstigere Resultate bei Überkorrektur der valgisierenden Umstellungsosteotomie. Andere (Insall u. Mitarb. 1984, Milachowsi u. Wasmer 1987, Sundaram u. Mitarb. 1986) sehen keinen Einfluß des Korrekturausmaßes auf das Nachuntersuchungsergebnis. Nach unseren Untersuchungen konnten die besten Ergebnisse bei einer Abweichung der mechanischen Femurachse von der mechanischen Tibiaachse zwischen 1° Varus und 3° Valgus erzielt werden.

Ein deutlicher Zusammenhang zwischen Nachuntersuchungsintervall und Ergebnis konnte von uns nicht gefunden werden. Andere Nachuntersuchungen (Insall u. Mitarb. 1984, Invarsson u. Mitarb. 1990, Keene u. Mitarb. 1989) beobachteten schlechtere Ergebnisse bei zunehmendem Nachuntersuchungszeitraum.

An Vorteilen des Fixateur externe bei der Tibiakopfumstellungsosteotomie sind die relativ einfache Operationstechnik mit möglicher postoperativer Stellungskorrektur, die frühe Mobilisierung und die fehlende Metallentfernung zu nennen. Die Nachteile sind in der Infektionsgefahr, der Gefahr des Peronaeusschadens zu sehen, sowie in der Tatsache, daß der Fixateur externe für viele Patienten kosmetisch und funktionell störend ist.

Literatur

Charnley, J.C.: Positive pressure in arthrodesis of the knee. J. Bone Jt Surg. 30B (1948) 460

Coventry, M.B.: Osteotomy of the upper portion of the tibia for degenerative arthritis of the knee, A preliminary report. J. Bone Jt Surg. 47A (1965) 984

Freeman, M.A.R., R.C. Todd, A.D. Cundy The presentation of the results of knee surgery. Clin. Orthop. 128 (1977) 222

Hackenbroch, M.H., C.J. Wirth: Gonarthrose nach persitierender Kniegelenksinstabilität, Z.Orthop. 117 (1979) 753

Hsu, R.W.W.: The study of maquet dome high tibial osteotomy. Clin. Orthop. 243 (1989) 280

Insall, J.N., D.M. Joseph, C. Msika: High tibial osteotomy for varusgonarthrosis, J. Bone Jt Surg. 66A (1984) 1040

Insall, J.N., C.S. Ranawat, P. Aglietti, J. Shine: A comparsion of four models of total knee-replacement prosthesis. J. Bone Jt Surg. 58A (1976) 754

Invarsson, I., R. Mynerts, J. Gillquist: High tibial osteotomy for medial osteoarthritis of the knee. J. Bone Jt Surg. 72B (1990) 238

Jackson, J.P: Osteotomy for osteoarthritis of the knee. J. Bone Jt Surg. 40B (1958) 826

Jackson, J.P., W. Waugh: Tibial osteotomy for osteoarthritis of the knee. J. Bone Jt Surg. 45B (1963) 618

Keene, J.S., D. K. Monson, J.M. Roberts, J.R. Dyreby: Evaluation of patients for high tibial osteotomy. Clin. Orthop. 243 (1989) 157

Lange, M: Orthopädisch-Chirurgische Operationslehre. Bergmann, München 1951

Lysholm, J., J. Gillquist: Evaluation of knee ligament surgery results with special emphasis on use of a scoring scale. Amer. J. Sports Med. 10 (1982) 150

Milachowski, KA., G. Wasmer: Langzeitergebnisse der Tibiakopf-Pendelosteotomie bei der Varus- und Valgusgonarthrose des älteren Menschen. Z. Geront 20 (1987) 103

Müller, W: Die Tibiaosteotomie in der Therapie der posttraumatischen Arthrose am Kniegelenk. Unfallheilkunde 128 (1976)

Spirig 1967, zitiert von O. Oest, F. Süssenbach: Erkrankungen mit besonderen Ursachen: In: A.N. Witt, H. Rettig, K.F. Schlegel: Orthopädie in Klinik und Praxis. Bd. 7, Thieme, Stuttgart 1985

Sundaram, N.A., J.P. Hallett, M.F. Sullivan: Dome osteotomy of the tibia for osteoarthritis of the knee. J. Bone Jt Surg. 68B (1986) 782

Tjörnstrand, B.A.E., N. Egund, B.V. Hagstedt: High tibial osteotomy, Clin. Orthop. 160 (1981) 124

Vainionpää, S., E. Läike, P. Kirves, P. Tiusanen: Tibial osteotomy for osteoarthritis of the knee. J. Bone Jt Surg. 63A (1981) 938

Bietet der unilaterale Fixateur externe bei der infrakondylären Umstellungsosteotomie Vorteile? Ergebnisse und Komplikationen

G. Schwetlick, A. Eisenschenk, M. Mayer, S.W. Dihlmann

Zusammenfassung

Es wird über die Ergebnisse und Komplikationen von 37 umstellenden Tibiakopfosteotomien berichtet. Hierbei wurde in allen Fällen der unilaterale Fixateur externe verwandt, der zunächst statisch und dann in der Regel ab der 2. Woche dynamisch eingesetzt wurde. Die Vorteile der varisierenden oder häufiger valgisierenden Tibiakopfosteotomie mit dem unilateralen Fixateur externe liegen hauptsächlich in der Option der postoperativen korrekten Einstellung der Beinachse. Ein weiterer operativer Eingriff zur Metallentfernung ist nicht notwendig.

Methodik und Material

Bei allen Patienten wurden präoperativ die Beinachsenverhältnisse nach den Angaben von Oest (1973) mit vorheriger Anfertigung einer Ganzbein-Aufnahme im Stehen berechnet. In jedem Fall wurde eine präoperative Operationszeichnung durchgeführt. Ab 5° Fehlstellung sahen wir, in Übereinstimmung mit dem klinischen Bild, eine Indikation zur Umstellung, wobei wir auch eine kosmetische Indikation für gerechtfertigt halten.

Im Rahmen der Operationszeichnung wurde eine physiologische Valgusstellung von 7° mit evtl. leichter Überkorrektur angestrebt. Angelegt wurde der Fixateur externe (Orthofix) von anteromedial. Dabei werden in der Regel zwei waagerecht liegende Schrauben in die Querbacke im Tibiakopf sowie zwei weitere Schrauben untereinander in der Tibia, am Übergang vom mittleren zum unteren Drittel, mit einer Längsbacke verankert (Abb. 54-56). Bei der Montage des Fixateur externe ist darauf zu achten, daß die in der Mitte befindliche Längsstrebe nicht zusammengeschoben ist, da ansonsten die Überführung des Fixateurs von dem statischen in den dynamischen Zustand nach der zweiten postoperativen Woche nicht möglich ist. Eine intraoperative Röntgenkontrolle nach Schraubenlage und Osteotomie, die wir in der Regel im Sinne eines umgekehrten V durchführen, ist notwendig.

Bei Achsenausgleichungen über 15° haben wir eine gleichzeitige Fibulaosteotomie bei der Beseitigung der Valgusdeformität vorgenommen. Die Fibulaosteotomie sollte nach den Untersuchungen von Kirgis u. Mitarb. (1990) im mittleren Schaftdrittel durchgeführt wer-

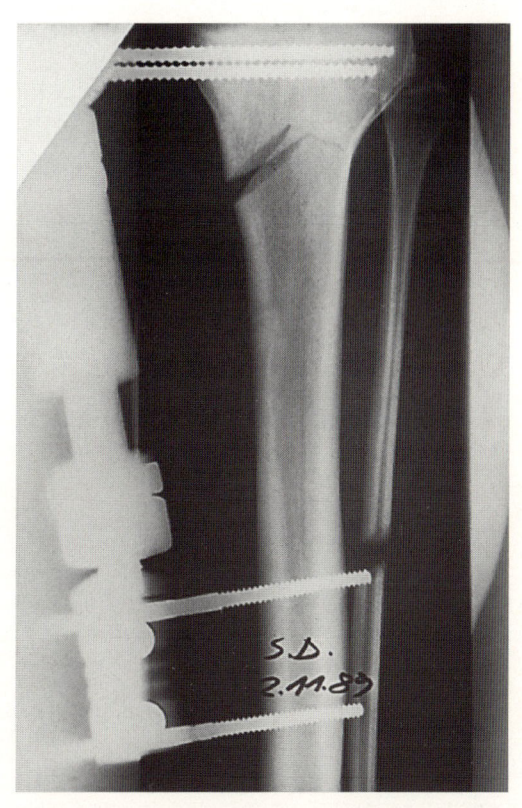

Abb. **54** Korrekt angelegter Fixateur externe (Orthofix). Der Orthofix ist noch statisch. Die Längsverstrebung weist noch genügend Platz für die spätere Dynamisierung auf. Regelrechte postoperative Achsenverhältnisse.

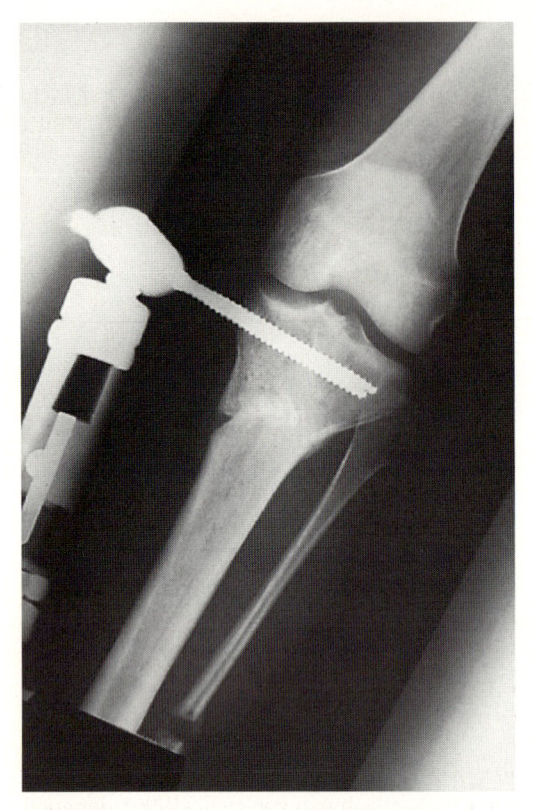

Abb. 55 2 Monate später: Annähernd kompletter Durchbau der ehemaligen Osteotomie. Der Fixateur externe ist in der 2. postoperativen Woche dynamisiert worden.

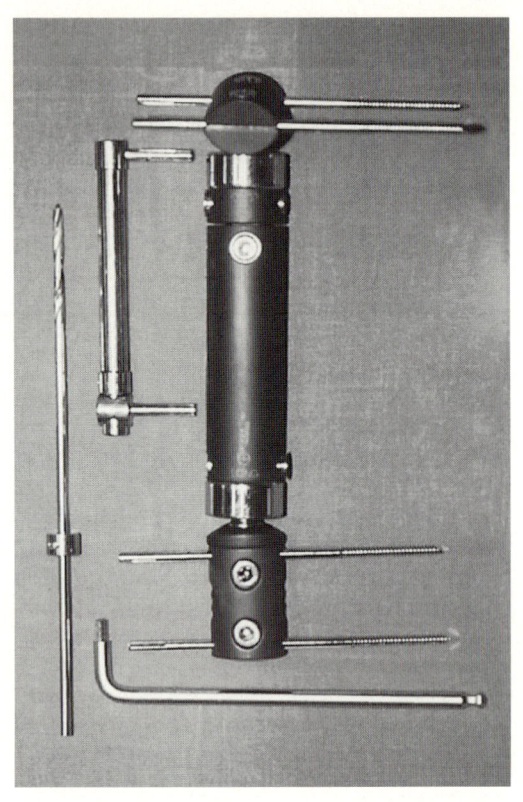

Abb. 56 Instrumentarium für den unilateralen Fixateur externe. Die proximale Backe wird horizontal und die distale Backe vertikal montiert.

den. Wird dieses nicht berücksichtigt, steigt das Risiko einer Peronäusschädigung mit Alteration des motorischen Nervenastes des M. extensor hallucis longus.

Die im Sinne eines umgekehrten V angelegte Pendelosteotomie wird mit der oszillierenden Säge durchgeführt, wobei der Knochen optimalerweise subtotal durchgesägt wird. Hierbei ist unbedingt auf den korrekten Sitz der dorsal eingelegten und die Gefäße schützenden Hohmann-Hebel zu achten. Bei ligamentärer Instabilität wird die Osteotomiehöhe auf der Seite der Instabilität oberhalb des Bandansatzes gewählt, so daß gleichzeitig durch den operativen Eingriff die ligamentäre Bandstabilität wieder hergestellt werden kann. Intraoperativ wird die korrekte Beinachse jeweils durch Einrichten des distalen Fragments vorgenommen. Ausgenommen sind schwere Valgusdeformitäten, die verzögert umgestellt werden sollten, um Peronäalschäden zu vermeiden.

Der jüngste Patient war 22 Jahre alt, der älteste Patient 61 Jahre alt. Die meisten Patienten waren im 6. Lebensjahrzehnt. 21 Patienten mit 25 Umstellungsosteotomien von mehr als einem Jahr nach Entfernung des Fixateurs konnten dabei nachuntersucht werden. Die durchschnittliche Lagedauer des unilateralen Fixateurs betrug knapp 10 Wochen, die kürzeste Lage betrug 8,5, die längste Lage betrug 13 Wochen. Entsprechend der radiologischen Arthroseeinteilung nach Jäger u. Mitarb. (1986) befanden sich über die Hälfte der Patienten im Arthrosegrad 2 (Tab. **5**).

Die Gewichtsverteilung ist der Tab. **6** zu entnehmen. Entsprechend der Literatur und eigenen Erfahrungen ist die Indikation zur umstellenden Tibiakopfosteotomie bei erheblichem Übergewicht zurückhaltend zu stellen.

Tabelle 5 Arthrosegrade der operierten Kniegelenke (KG) entsprechend der radiologischen Einteilung nach Jäger und Wirth

Grad I	9 KG
Grad III	8 KG
Grad IV	0 KG

Tabelle 6 Gewichtsverteilung zum Operationszeitpunkt

Normalgewicht	12
10 % Übergewicht	17
30 % Übergewicht	3
< Normalgewicht	5

Ergebnisse

Zunächst seien die Komplikationen genannt. Zwei tiefe Beinvenenthrombosen konnten bei Patienten mit einem Übergewicht von 30 % beklagt werden. Weiterhin kam es zu einem konservativ beherrschbaren Pininfekt. Die weiteren Komplikationen sind der Tab. 7 zu entnehmen.

Tabelle 7 Anzahl der Komplikationen

Pseudarthrosen	0
Pininfekt	1
Motorische Extensor-hallucis-Schwäche	1
Kompartment-Syndrom	0
Osteomyelitis	0
tiefe Beinvenenthrombose	2
Gelenkflächenfraktur	0

In zwei Fällen war postoperativ eine verschlechterte, in 15 Fällen eine unveränderte Beweglichkeit vorhanden. Die Einschätzung des subjektiven Schmerzes hatte sich deutlich von den präoperativ schwereren Schmerzzuständen zu den postoperativ leichteren Schmerzzuständen verschoben (Tab. 8).

Tabelle 8 Subjektive Schmerzeinschätzung vor und nach umstellender infrakondylärer Umstellungsosteotomie

	präoperativ	postoperativ
keine Schmerzen	3	15
weniger Schmerzen	4	16
mäßige Schmerzen	4	3
starke Schmerzen	6	3

Diskussion

Wir halten es für unabdingbar, daß in jedem Fall präoperativ eine a.-p. Beinachsenaufnahme im Stehen durchgeführt wird. Daran anschließend ist die Korrekturwinkelberechnung sowie die Operationszeichnung mit Einzeichnen der Winkelverhältnisse vorzunehmen.

Komplikationen von seiten der Fibulaosteotomie können vermieden werden, wenn die Angaben von Kirgis u. Mitarb. (1990) beachtet werden. Die sichere Zone der Fibulaosteotomie ist wenigstens 16 cm unterhalb des Tuberculum inominatum anzusetzen. Besonders an der proximalen Fibula besteht eine enge anatomische Verbindung zum motorischen Ast des M. extensor hallucis longus (Storz u. Mitarb. 1979).

Fehlpositionierungen der Steinmann-Nägel mit zu naher Lage des proximalen Nagels an der Osteotomie, wie sie Heppt u. Mitarb. 1990 beim Charnley-Spanner beobachtet haben, traten in unserem Krankengut nicht auf, lediglich in einem Fall waren die proximalen Steinmann-Nägel zu weit vorgedreht und konnten bei der postoperativen Kontrolle ohne Komplikationen zurückgedreht werden. Dieses deckt sich mit den Erfahrungen von Pfeil (1990), der auch keine Fehlpositionierungen von Schrauben angegeben hat.

Der Vorteil des unilateralen Fixateur externe ist sicherlich die Möglichkeit der frühfunktionellen Nachbehandlung.

Dieses ist z.B. auch bei der Fixation mit der abgebogenen Halbrohrplatte nach Weber u. Mitarb. (1982) gegeben, aber auch bei diesem Verfahren muß ein Zweiteingriff zur Metallentfernung durchgeführt werden und es gibt nicht die Möglichkeit der postoperativen Korrektur der Beinachse. Durch die Nachrepositionsmöglichkeit beim unilateralen Fixateur externe kann der postoperative Korrekturverlust, wie er von Palmer u. Mitarb. (1990) und Engel u. Mitarb. (1981) sowie weiteren Autoren beschrieben ist, reduziert werden.

Auch wir halten, in Übereinstimmung mit Holst u. Mitarb. (1990), als Voraussetzung für die Indikationsstellung für die hohe Tibiakopf-Pendelosteotomie das Vorhandensein einer gewissen Mindestbewegung, die eine Beugekontraktur von 20° und Streckkontraktur von 70° nicht überschreiten sollte.

Schwere Osteoporosen eignen sich nicht zur Umstellungsosteotomie. Komplexinstabilitäten sind keine Indikationen für die Tibiakopfumstellungsosteotomie mit dem unilateralen Fixateur externe. Wir sehen eine gewisse Indikation aus kosmetischen Gesichtspunkten durchaus gegeben.

Bei der präoperativen Planung der Osteotomie kann man sich an die Angaben von Nocod (1990) halten.

Insgesamt ist festzustellen, daß die Versorgung der hohen Tibiaosteotomie mit dem unilateralen Fixateur übungsstabile postoperative Verhältnisse schafft, Immobilitationsschäden vermeidet und gewisse Vorteile den multiplen inneren Osteosyntheseverfahren (Klammern, Halbrohrplatten, Krampen usw.) gegenüber aufweist.

Vorteil der Pendelosteotomie ist unter anderem, daß in dieser Höhe das Verhältnis von kortikalem und spongiösem Knochen in der Regel zu einer raschen Konsolidierung führt (Hohmann u. Mitarb. 1965).

Tabelle 9 Vorteile des unilateralen Fixateur externe

- funktionsstabil
- gipsfreie Nachbehandlung
- frühe Mobilität
- Materialentfernung nicht belastend

Literatur

Ballmer, P.M, F.T. Ballmer, A. Miniaci, R.P. Jakob: Die Tibiakopfosteotomie, fixiert mit der Halbrohrplatte. Orthop. Praxis 2 (1990) 94

Engel, G.H., F.G. Lippert: Valgus Tibial Osteotomy: Avoiding the Pitfalls. Clin. Orthop. 160 (1981) 137–143

Heppt, P., A. Goldmann, W. Beyer, P.Wirtz: Indikationen, Risiken und Langzeitergebnisse der valgisierenden Tibiakopf-Pendel-Osteotomie. Orth. Praxis 2 (1990) 106

Hohmann, D., H. Legal, K. Seidel: Hohe Tibiaosteotomie in der Behandlung der Gonarthrose des alten Menschen. Orthopäde 4 (1975) 172–178

Holst, A., W. Thomas, C. Lütten: Indikation, Technik und Ergebnisse der Tibia-Pendelosteotomie nach Dawson unter Verzicht auf fixierende Fremdmaterialien. Orthop. Praxis 2 (1990) 90

Jäger, M., C.J. Wirth: Praxis der Orthopädie. Thieme, Stuttgart 1986

Kirgis, A., H. Röttinger, W. Noack, G. Bogusch, S. Albrecht: Der Verlauf des N. Peronaeus und seine Bedeutung für die proximale Umstellungsosteotomie der Tibia. Orthop. Praxis 2 (1990) 100

Nocod, L.: Die Gonarthrose. Huber, Bern 1970

Oest, O.: Röntgenologische Beinachsenbestimmung. Z. Orthop. 111 (1973) 497–500

Stürz, H., B. Rosemeyer: Die isolierte Großzehenheberschwäche nach Fibulaosteotomie. Z. Orth. 117 (1979) 31–38

Problematik des Nervus peronaeus bei der Umstellungsosteotomie

St. Schwade, M. Krüger-Franke, B. Rosemeyer

Umstellungsosteotomien stellen ein bewährtes operatives Verfahren zur Behandlung arthrotischer Veränderungen, insbesondere des Kniegelenkes dar. Untersuchungen an umfangreichen Patientenkollektiven auch über lange Nachbeobachtungszeiträume belegen immer wieder den besonderen Einfluß der Methode insbesondere auf das Symptom Schmerz.

Es soll hier von einer Komplikationsmöglichkeit der Umstellungsoperationen die Rede sein, der möglichen Schädigung des N. peronaeus bzw. seiner Äste.

Grundsätzlich sind folgende Mechanismen einer Schädigung des Nervs denkbar:
1. Äußerer Druck auf den Nervenstamm am Fibulaköpfchen, z.B. durch einen Gipsverband.
2. Innerer Druck auf den Nerv oder seine Aufzweigung, z.B. durch ein postoperatives Wundödem bzw. ein postoperatives Hämatom.
3. Dehnung des Nervs durch Umlagerung eines X-Beines in Geradstellung oder Überkorrektur in O-Stellung, woraus eine relative Verlängerung der Wegstrecke des Nervs an der Außenseite des Kniegelenkes resultiert.
4. Fibulahalsosteotomie.
5. Fibulaschaftosteotomie.

Entsprechend der verschiedenen Lokalisationen der Fibulaosteotomie ergeben sich die Schädigungsmöglichkeiten.

Hierzu ein wenig Anatomie: Der Stamm des N. peronaeus tritt entlang der Sehne des M. biceps femoris unmittelbar unter der Haut hinter das Fibulaköpfchen, umschlingt den Hals der Fibula und tritt in den N. peronaeus longus ein, wo er sich in den R. superficialis und den R. profundus teilt.

Ersterer gibt die motorischen Muskeläste an die M. peronaei ab und verläuft entlang diesen beiden Muskeln unter der Faszie bis dicht oberhalb des Sprunggelenkes, wo die weiteren Verzweigungen in sensible Hautnerven des Fußrückens erfolgen.

Der R. profundus zieht auf der Vorderfläche der Membrana interossea zusammen mit der A. tibialis anterior an der lateralen Seite des M. tibialis anterior zum Fußrücken.

In diesem Verlauf gibt er einzelne Muskeläste an den M. extensor hallucis longus, M. tibialis anterior und M. extensor digitorum longus ab und teilt sich am Fußrücken in die motorischen Äste des M. extensor digitorum brevis und M. extensor hallucis brevis sowie in die sensiblen Hautnerven für die einander zugekehrten Seiten der 1. und 2. Zehe.

Nach Tibiakopfosteotomien war es wiederholt zu isolierten Funktionsausfällen des M. extensor hallucis longus gekommen. Diese Beobachtung nahmen Stürz u. Rosemeyer zum Anlaß, zu untersuchen, inwieweit der motorische Ast zu diesem Muskel an besonders exponierter Lokalisation zu finden ist.

Sie präparierten die Aufzweigung der Muskeläste des N. peronaeus profundus an vier Unterschenkelpräparaten und fanden konstant einen kräftigen Nervenast, der unmittelbar entlang des oberen Drittels der Fibula zum Muskelbauch des M. extensor hallucis longus verlief, während die Muskeläste der übrigen Extensoren deutlich getrennt und in beträchtlichem Abstand von der Fibula durch die Muskulatur verliefen. Gerade im Bereich der Fibulaosteotomie, 3–4 Querfinger unterhalb des Fibulaköpfchens lag der motorische Ast zum M. extensor hallucis longus dem Periost der Fibula nur durch eine schmale Bindegewebsschicht getrennt, dicht auf.

Durch anschließende elektromyographische Untersuchungen konnten die Großzehenheberparesen auf eine neurogene Schädigung gerade dieses Astes des N. peronaeus profundus zurückgeführt werden.

Kirgis u. Mitarb. berichteten 1991 in Linz über ihre Ergebnisse nach Präparation des N. peronaeus profundus an 29 Leichenbeinen. Sie stellten eine große Variabilität der Höhe des Abganges des motorischen Astes zum Großzehenheber fest und definierten kritische Zonen, in denen der Nerv direkt hinter das Fibulaperiost zu liegen kommt. Sichere Zonen beschrieben sie zwischen 1 und 3,5 cm unterhalb des Wadenbeinköpfchens sowie distal ca. 17 cm unterhalb des Wadenbeinköpfchens.

Dehnung, Quetschung und auch Durchtrennung dieses Nervenastes sind also während der Fibulaosteotomie leicht möglich, wenn diese Gegebenheiten nicht beachtet werden.

Um dies zu vermeiden, sollte die Fibulaosteotomie nur unter sorgfältigem Schutz subperiostal eingesetzter Hohmann-Hebel oder Kocher-Sonden erfolgen. Bei Verwendung eines Meißels sollte dieser nicht von lateral nach medial, sondern möglichst von ventral nach dorsal angesetzt werden.

Kommt es bei unmittelbar postoperativ voll erhaltener Funktion des Großzehenhebers sekundär zu einer Parese, sollte ein Hämatom an der Osteotomiestelle ausgeschlossen werden und hier im Zweifelsfall rasch revidiert werden.

Bei Durchsicht der Literatur wird nur vereinzelt auf die Häufigkeit von Komplikationen i.S. einer Peronäusläsion eingegangen.

Wir beobachteten bei unserer letzten Nachuntersuchung von 146 Patienten mit valgisierenden Tibiakopfumstellungsosteotomien immerhin 5 Paresen des M. extensor hallucis longus, von denen zwei irreversibel waren.

Es sei darauf hingewiesen, daß die differentialdiagnostische Abgrenzung einer Parese des M. extensor hallucis longus von einem Tibialis-anterior-Syndrom, sprich eines sich entwickelnden Kompartmentsyndroms in der Frühphase sehr schwierig sein kann.

Denn auch hier betrifft die sich entwickelnde Lähmung in erster Linie den M. extensor hallucis longus, da dieser Muskel seine Blutversorgung ausschließlich über Gefäße aus der A. tibialis anterior bezieht, während die übrigen Muskeln der Tibialisloge auch über Anastomosen aus der A. tibialis posterior versorgt werden.

Im Gegensatz zur isolierten Schädigung des motorischen Astes trifft man hier aber in der Regel auch Sensibilitätsstörungen im Interdigitalraum D1 und 2 an. Im Zweifelsfall sollten aber auf jeden Fall Druckmessungen durchgeführt werden.

Da wir seit 1983 unser Osteotomieergebnis osteosynthetisch fixieren, können wir Peronäusparesen durch Druck von außen, z.B. durch zu enge Gipsverbände vermeiden.

6. Intraoperative Zerrung oder Quetschung des Nervs bzw. seiner Äste durch das Einsetzen von Kocher-Sonden oder Hohmann-Hebeln

Zunächst möchte ich Ihnen unser Vorgehen kurz vorstellen:

Bei den suprakondylären Umstellungsoperationen, die bei den meisten Valgusgonarthrosen indiziert sind, fixieren wir das Osteotomieergebnis mit einer Kondylenplatte.

Wir vermeiden in jedem Falle eine Überkorrektur, um eine Dehnung des N. peronaeus zu vermeiden. Zusätzlich wird aber der Nerv durch Spaltung der bedeckenden Faszien hinter der Bizepssehne bis zum Fibulaköpfchen freigelegt, um eine Ischämie des Nervs durch die Anspannung der lateralen Faszien bei der Varisation zu verhindern, wie es Wagner beschrieben hat. In unserem Patientengut von 42 suprakondylären Varisationen hatten wir keine Läsionen des Nervus peronaeus zu verzeichnen.

Anders sieht das bei den Tibiakopfumstellungsosteotomien aus.

Die Indikation besteht hier meist in einer medial betonten Gonarthrose, z.B. als Folge einer Varusfehlstellung oder vorausgegangener Meniskektomien.

Um die Sperrwirkung der Fibula bei der Valgisation aufzuheben, sind eine Reihe von Operationsverfahren angegeben:
1. Lösung des tibiofibularen Gelenkes
2. Resektion des Fibulaköpfchens

Zusammenfassend läßt sich sagen, daß die Hauptgefahr für eine Peronäusschädigung aus der Fibulaosteotomie resultiert. Hierbei ist der motorische Ast zum M. extensor hallucis longus aufgrund seines Verlaufes unmittelbar hinter dem Wadenbein besonders gefährdet. Welche Form und welche Höhe der Fibulaosteotomie letztendlich das geringste Risiko für eine Schädigung bedeutet, läßt sich aus der uns vorliegenden Literatur nicht entscheiden.

Literatur

Kirgis, A., H. Röttinger, W. Noack, G. Bogusch, S. Albrecht: Der Verlauf des Nervus peronaeus und seine Bedeutung für die proximale Umstellungsosteotomie der Tibia. Orthop. Praxis 2 (1990) 100

Technische Variante der valgisierenden Umstellungsosteotomie am proximalen Unterschenkel: Hohe valgisierende Tibiakopfosteotomie ohne Fibulaosteotomie und ohne Osteosynthesematerial

Ch. Tschauner, W. Klapsch, R. Graf

Dieser Beitrag soll eine operationstechnische Variante vorstellen und versuchen, ihren Stellenwert im weiten Spektrum der Methoden zur Korrektur des Genu varum und der beginnenden Varusgonarthrose zu bestimmen.

Operationstechnik und Nachbehandlung

In Oberschenkelblutsperre 8–10 cm langer schräger Hautschnitt über dem lateralen Tibiakopf. Schießen zweier Kirschner-Drähte unter Bildwandlerkontrolle. Diese beiden Kirschner-Drähte markieren den in der präoperativ angefertigten Planungsskizze ermittelten Korrekturkeil, der anschließend unter dem Schutz zweier breiter gebogener Hohmann-Hebel mit der oszillierenden Säge entnommen wird; dabei sollte das mediale Periost intakt belassen werden, um nach der Achskorrektur einen medialen „Zuggurtungseffekt" zu gewährleisten. Lateral wird die Osteotomie durch zwei bis drei kräftige transossäre bzw. subperiostale resorbierbare Nähte gesichert. Nach Einlegen eines Redon-Drains und Wundverschluß wird ein Oberschenkelspaltgips in Korrekturstellung anmodelliert (Abb. **57**).

Nach der Drainentfernung täglich zweimal 60 Minuten vorsichtige Bewegungstherapie im schmerz- und spannungsfreien Bereich auf der Motorschiene oder unter Anleitung der Krankengymnastin zur Vermeidung von Verklebungen der Gleitstrukturen und zur Verbesserung der Gelenktrophik. Ein Oberschenkelgehgips für 4 Wochen wird nach Nahtentfernung angelegt; bei verläßlich kooperativen Patienten kann alternativ auch eine abnehmbare Orthese verwendet werden.

Spätestens 6 Wochen postoperativ waren bisher alle hohen Tibiakopfosteotomien so stabil knöchern durchgebaut, daß gips- bzw. orthesenfreie Vollbelastung erlaubt werden konnte.

Indikationen

Gering- bis mäßiggradige Varusfehlstellung bei normaler Lage des Fibulaköpfchens.

Kontraindikationen

Hochstand des Fibulaköpfchens und/oder extreme Achsabweichung, deren ausreichende Korrektur nur mit zusätzlicher Fibulaosteotomie möglich ist.

Vorteile

< Kleiner, gering traumatisierender Eingriff
< Kein Implantat, daher kein Zweiteingriff notwendig
< Keine Gefährdung des N. peronaeus
< Besonders kurze Konsolidierungszeit der Osteotomie mit besonders großer spongiöser Kontaktfläche

Nachteile und potentielle Risiken

> Immobilisierung im Gipsverband für 4 Wochen
> Nähe zum poplitealen Gefäßstrang
> Tangierung der tibiofibularen Amphiarthrose

Kasuistik

Im Jahre 1991 haben wir 14 Patienten (6 Frauen, 8 Männer) mit einem Durchschnittsalter von 47 Jahren (32–75 Jahre) nach der beschriebenen Methode operiert. Bei 5 Patienten wurde gleichzeitig eine arthroskopische Gelenktoilette durchgeführt. Präoperativ lag der mittlere Varuswinkel bei 6° (1–9°), post-

Technische Variante der valgisierenden Umstellungsosteotomie

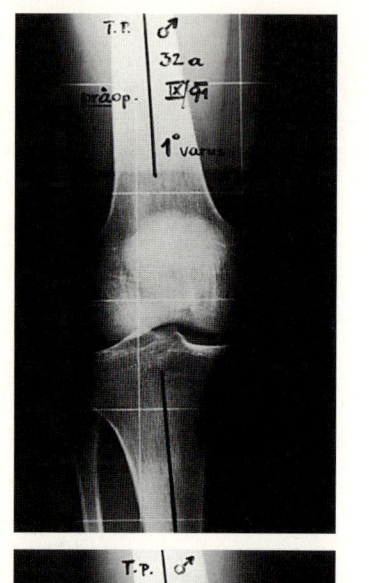

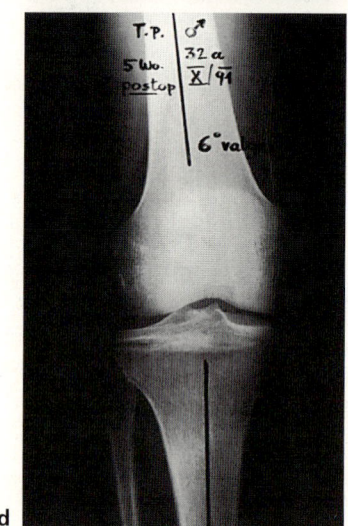

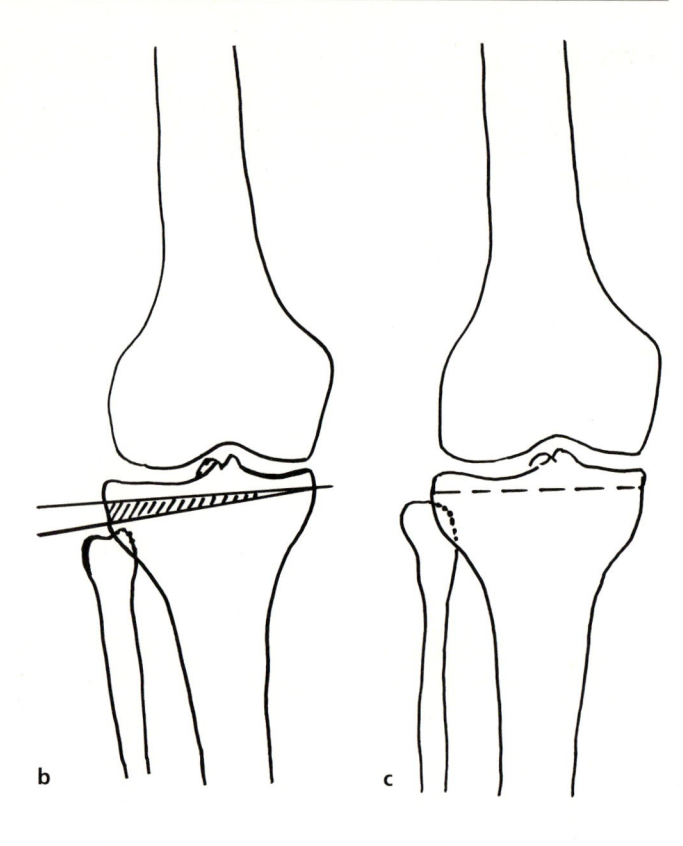

Abb. 57 a Röntgen präoperativ, b Planungsskizze präoperativ, c Planungsskizze postoperativ, d Röntgen 5 Wochen postoperativ.

operativ fanden wir einen mittleren Valguswinkel von 7° (5–10°). Der durchschnittliche Korrekturwinkel lag demnach bei 13°.

Komplikationen: 1 kombiniert arteriellvenöser thrombotischer Gefäßverschluß in der Kniekehle mit der Notwendigkeit mehrerer gefäßchirurgischer Interventionen.

Diskussion

Bei gegebener Indikation und technisch sorgfältiger Durchführung stellt die beschriebene Operationstechnik eine wenig traumatisierende, risikoarme und extrem rasch knöchern durchbauende Alternative zu technisch aufwendigeren Verfahren mit übungsstabiler interner Fixation dar. Wir können sie bei erforderlichen Korrekturwinkeln bis maximal 15° und normaler Lage des Fibulaköpfchens in allen Altersstufen weiterempfehlen. Eine gewisse Vorsicht und strenge Indikationsstellung sollte wegen möglicher Gefäßirritationen und erhöhter Thrombosegefahr allerdings bei sehr alten Patienten mit angiologischen Risikofakturen beachtet werden.

Literatur

Blauth, W., E. Schuchardt: Orthopädisch-chirurgische Operationen am Knie. Thieme, Stuttgart 1986

Buchner, H., M. Mikayel, A. Zifko, Ch. Tschauner: Kniegelenknahe Umstellungsosteotomien am Unterschenkel – Langzeitergebnisse. In: W. Küsswetter (Hrsg.): Kniegelenknahe Osteotomien – Symposion Würzburg. Thieme, Stuttgart 1987

Hassenpflug, J., W. Blauth: Stellenwert der kniegelenknahen Osteotomien. Orthopädische Praxis 26 (1990) 717–723

Schienbeinkopfumstellung mit oder ohne Wadenbeinosteotomie?

M.F. Kuhn, V. Goymann, St. Grüner

Trotz aller Fortschritte der Kniegelenksendoprothetik ist der Vorzug gelenkerhaltender operativer Behandlung einer Gonarthrose bei ausgewogener Indikationsstellung unbestritten. Dies trifft vor allem bei den Patienten zu, die noch nicht das Vollbild einer Pangonarthrose zeigen, sondern bei denen die arthrotischen Veränderungen entweder auf das mediale oder laterale Kompartiment konzentriert sind.

Bereits 1958 berichtet Jackson über eine erfolgreiche Serie von Tibiakopfumstellungen, und in den frühen 60er Jahren erscheinen vermehrt Berichte über teilweise standardisierte Operationsverfahren (Coventry 1965, Debeyre u. Patted 1962).

Wenngleich schon der reinen Tibiaosteotomie günstige biologische Effekte zugesprochen werden, die eine positive Beeinflussung des arthrotischen Schmerzbildes bewirken, so soll durch eine Umstellung außerdem die im betroffenen konkavseitigen Areal verstärkte Druckbelastung reduziert werden. In Abhängigkeit vom gewählten Operationsverfahren lassen sich neben Achsfehlstellungen auch Bandinstabilitäten günstig beeinflussen.

Bei Umstellungen von meist nicht mehr als 10° bis 20° Valgisierung oder vereinzelter notwendiger Varisierung lag die Osteotomiehöhe jeweils über der Articulatio tibiofibularis oder sie verlief bis knapp unterhalb des Apex capituli der Fibula.

Wir sahen bisher keine Notwendigkeit, dieses straffe Gelenk – eine Amphiarthrose mit allenfalls geringen dorsoventralen Gleitbewegungen – zu lösen oder gar eine Fibulaosteotomie vorzunehmen.

Dabei wurde von uns in keinem Fall intraoperativ bei korrekt durchgeführter Osteotomie eine sperrende Wirkung der Fibula festgestellt.

Auch gaben die Patienten postoperativ nie Beschwerden an, die auf eine Fehlstellung oder sonstige Beeinträchtigung der gesamten tibiofibularen Bindung hätten schließen lassen.

In keinem Fall war eine Schädigung der Äste des N. peronaeus aufgetreten.

In Abhängigkeit von der Spannung der Kollateralbänder erfolgte die hohe Tibiakopfumstellung als subtraktives oder additives Verfahren:

Bei kontrakten straffen Bandverhältnissen resezierten wir einen Knochenkeil mit der Basis an der konvexen Seite (in vielen Fällen bestätigt sich die bekannte Faustregel: 1 cm Basis des Knochenkeiles entspricht 10° Achskorrektur).

Ein leichtes Straffen z.B. des Innenbandes war möglich, wenn bei der erforderlichen Valgisierung der resezierte Knochenkeil um 180° gedreht wurde; d.h., die Basis wechselte zur kontralateralen Seite. Um keine extreme Überkorrektur zu erzielen, betrug hier der Winkel des Keiles die Hälfte vom Korrekturwinkel der Beinachse.

Ausgeprägte Kollateralbandinstabilitäten versorgten wir mit dem additiven Verfahren.

Nach Durchführung der hohen Tibiakopfosteotomie füllten wir den Osteotomiespalt mit keilförmig zugerichteten kortikospongiösen Spänen auf (z.B. Beckenkamm). Hier kamen wir besonders bei muskelkräftigen Personen ohne osteosynthetische Versorgung aus, wobei trotzdem eine funktionsstabile Osteosynthese erzielt werden konnte. Ansonsten fixierten wir die Osteotomie mit Blount-Klammern.

Wir stellen fest: Seit fast 10 Jahren werden an unserer Klinik Tibiakopfumstellungen ohne Fibulaosteotomien durchgeführt, sofern keine extremen Achsenverhältnisse vorliegen.

Es handelt sich hierbei um keine neue Erkenntnis – denn bereits 1973 berichtet Dolanc über 3 1/2 Jahresergebnisse von 17 intraligamentären Anhebetibiaosteotomien zur Behandlung des instabilen Kniegelenkes bei Achsfehlstellung ohne Osteotomie der Fibula.

Jenney u. Mitarb. (1985), Erben u. Leistner (1989) sowie Ortlepp u. Siegling (1989) bestätigen ebenfalls, daß man auf eine Fibulaosteotomie verzichten kann.

Aufgrund unserer zurückliegenden positiven Erfahrungen halten wir den Hinweis für sinnvoll, daß eine Fibulaosteotomie nicht notwendiger Bestandteil der Tibiakopfumstellungsosteotomie ist.

Der Vorteil des Verzichtes liegt in der Vereinfachung des operativen Vorganges und in der Vermeidung der bekannten typischen Komplikationen der Fibula-Köpfchen-Osteotomie.

Literatur

Augustburger, F., H.P. Knüsel, P. Aebersold: Langzeitresultate nach valgisierender Tibiakopfosteotomie bei Varusgonarthrose. Orthop. Praxis 2/90 (1990) 122–123

Brinkmann, K.-E., S. Schaeff-Roth: Umstellungsosteotomien am Kniegelenk-Indikationseinschränkung. Komplikationen und Ergebnisse. Orthop. Praxis 2/90 (1990) 129–131

Coventry, M.B.: Osteotomy of the upper portion of the tibia for degenerative arthritis of the knee. Preliminary report. J. Bone Jt Surg. 87A (1965) 184

Debeyre, J. Patted: Intérêt des osteotomies de correction dans le traitement de certaines gonarthroses avec déviation axiale. Rev. Rhum. 29 (1962) 722

Dinkelaker, F., H.G. Breyer, R. Rahmanzadeh: Die Korrekturosteotomie am Tibiakopf bei primärer und sekundärer Gonarthrose eine gelenkerhaltende Operation. Akt. Traumatol. 20 (1990) 124–128

Dolanc, B.: Die Behandlung des instabilen Kniegelenkes mit Achsfehlstellung durch intraligamentäre Anhebe-Tibiaosteotomie. Arch. Orthop. Unfall-Chir. 76 (1973) 280–289

Dolanc, B.: Die Behandlung des instabilen Kniegelenkes durch intraligamentäre Osteotomie. H. Unfallheilk. (1975) 129–132

Dolanc, B.: Die Behandlung der posttraumatischen Gonarthrose durch die transkondyläre intraligamentäre Tibiaosteotomie Z. Unfallmed. Berufskr. 68 (1975) 37–38

Dolanc, B., D. Weidmann: Die hohe Tibiaosteotomie in der Behandlung der Gonarthrose bei Betagten. Akt. Gerontol. 10 (1980) 497–499

Erben, K., Th. Leistner: Mittelfristige Ergebnisse nach supratuberkulärer Tibiakorrekturosteotomie. Beitr. Orthop. Traumatolog. 36 (1989) 368–374

Frenkel, H., T. Raslan: Behandlungsergebnisse der valgisierenden supratuberkulären Tibiakopfosteotomie bei medialer Hemigonarthrose. Beitr. Orthop. Traumatol. 37 (1990) 216–224

Hartwig, C.H., S. Sell, W. Küsswetter: Komplikationen der kniegelenksnahen Osteotomien bei der Behandlung der Gonarthrose. Orthop. Praxis 2/90 (1990) 110–112

Hepp, W.R., M. Schmidt: Die Behandlung der Varusgonarthrose mit einer modifizierten Technik nach Coventry. Z. Orthop. 122 (1984) 171–177

Heppt, P., A. Goldmann, W. Beyer, P. Wirtz: Indikationen, Risiken und Langzeitergebnisse der valgisierenden Tibiakopf-Pendel-Osteotomie. Orthop. Praxis 2/90 (1990) 106–109

Jackson, J.P.: Osteotomy for osteoarthritis of the knee. J. Bone. Jt Surg. 40B (1958) 826

Jaster, D., M. Witt: Spätergebnisse nach hoher Tibiakopfosteotomie bei Varusgonarthrose. Beitr. Orthop. Traumatol. 34 (1987) 351–356

Jenney, K., H. Jenney, E. Morscher: Indikation, Operationstechnik und Resultate der transcondylären Tibiaosteotomie bei Gonarthrose. Orthop. 14 (1985) 161–174

Kleinert, B., H.J.G. Scheier, U. Munzinger, U. Steiger: Ergebnisse der Tibiakopfosteotomie. Orthop. 14 (1985) 154–160

Mayer, G., T. Thomas, D. Köster: Ergebnis nach hoher Tibiakopfosteotomie bei Varus- und Valgusgonarthrose. Beitr. Orthop. Traumatol. 35 (1988) 443–449

Milachowski, K.A., G. Wasmer: Langzeitergebnisse der Tibiakopf-Pendel-Osteotomie bei der Varus- und Valgusgonarthrose des älteren Menschen. Z. Gerontol. 20 (1987) 103–106

Müller, C., A. Dippold: Die supratuberkuläre Tibiaosteotomie in der Behandlung der primären und sekundären Gonarthrosen. Beitr. Orthop. Traumatol. 35 (1988) 73–81

Naumann, T., G. Köhler: Indikation und Ergebnisse unterschiedlicher knienaher Osteotomieformen bei älteren Patienten mit unilateraler Gonarthrosen-Operationstechnik, Nachbehandlung und Komplikationen. Orthop. Praxis 2/90 (1990) 118–121

Oest, O., F. Süssenbach: Die praeoperative Planung kniegelenksnaher Korrektur- und Umstellungsosteotomie. Orthop. Praxis.1 (1987) 48–52

Ortlepp, K., C.W. Siegling: Nachuntersuchungsergebnisse nach proximaler Tibiakopfosteotomie. Beitr. Orthop. Traumatol. 36 (1989) 563–571

Paradopolos, J.S.: Gonarthrose: Wird der Einfluß der pathologischen Statik überbewertet? Z. Orthop. 129 (1971) 65–71

Wagner, H., G. Zeiler, W. Baur: Indikation, Technik und Ergebnis der supra- und infrakondylären Osteotomie bei der Kniegelenksarthrose. Orthop. 14 (1985) 172–192

Die hohe Tibiakopfumstellungsosteotomie (HTO) Ergebnisse einer biomechanischen und klinischen Untersuchung

G. Eggers-Stroeder, S. Lüssenhop, J. Bruns, M. Volkmer, L. Meiss, T. Lilienthal

Aglietti u. Mitarb. (1983) schätzen, der ideale Kandidat für die HTO sei derjenige mit einer leichten Arthrose, einer O-Beinstellung von 10° ohne laterale Subluxation und Instabilität. Maquet (1980) hingegen sieht die Indikation auch bei schweren Deformitäten und sogar subluxierten Gelenken.

Daraus ergeben sich zwanglos folgende Fragen:
1. Welche Belastungsverhältnisse liegen im Kniegelenk vor und wie verändern sich diese Verhältnisse bei Achsenfehlstellungen?
2. Wie korrespondiert die operativ erreichte Achsenkorrektur mit dem klinischen und röntgenologischen Ergebnis und der Zufriedenheit des Patienten?

Zur Klärung der ersten Frage erfolgte eine biomechanische Untersuchung (Abb. **58**).

Mittels Prescale-Druckmeßfolien wurden die an den Femurkondylen auftretenden Druckspitzen bei 12 intakten Leichenkniegelenken in physiologischer Stellung sowie bei Varus- und Valgusfehlstellungen bestimmt. Durch ein speziell konstruiertes Haltegerät wurde die standardisierte Kraftausübung in verschiedenen Beugestellungen sowie in Simulationen von Varus- und Valgusstellung ermöglicht.

Die Fuji-Druckmeßfolien wurden durch kleine dorsale und ventrale Inzisionen unter dem medialen und lateralen Femurkondylus eingebracht. Zwei Minuten lang erfolgte eine kontinuierliche axiale Kraftausübung von 500 N. Auf diese Weise wurden zunächst die Spitzendrucke bei intaktem Bandapparat in 0, 15 und 30° Knieflexion und anschließend bei Streckstellung in 10° Varus- bzw. Valgusstellung gemessen. Die Auswertung der Farbabdrücke erfolgte mit einem Auflichtdensitometer.

Beim intakten Kniegelenk in Streckstellung wurde ein Spitzendruck von 3,68 MPa medial und von 2,9 MPa lateral ermittelt (Abb. **59**).

Mit zunehmender Beugung steigt der Druck medial an, während lateral ein leichter Druckabfall gefunden wird. Beim Kniegelenk in 10° Varusstellung wurde medial eine erhebliche Mehrbelastung beobachtet, während lateral eine Entlastung festgestellt wurde (Abb. **60**).

Bei Valgusstellung liegen die Verhältnisse umgekehrt analog. Die Veränderung zum Ausgangswert war bei Varusfehlstellung medial um 30 % höher als lateral bei Valgusstellung.

Die pathologische Achsenstellung leuchtet bei der Varusgonarthrose also nicht nur als krankmachendes Prinzip leicht ein, sondern sie läßt sich auch biomechanisch belegen. Zu Recht wird die Korrektur der Beinachse allgemein als sinnvoll akzeptiert. Die einschlägige Literatur bietet daher verständlicherweise ein Füllhorn gradgenauer Winkelempfehlungen bei jedoch nicht immer eindeutig erkennbarer vorausgesetzter Normalachse.

Zum Ausmessen der Achsenabweichung in der Frontalebene anhand der Röntgenaufnahme verwenden die Autoren entweder wie Maquet den von mechanischer Femur- und Tibiaachse gebildeten Winkel (Hüft-Knie-Knöchel-Winkel) oder sie benutzen wie

---

HTO bei Varusgonarthrose

Methodik

Statische Druckmessung

Prescale-Druckmeßfolie

Meßbereich Low Pressure

Kraft: 500 N über 120 sec

Abb. **58**

HTO bei Varusgonarthrose
Druckmaxima am Femurkondylus
Neutralstellung

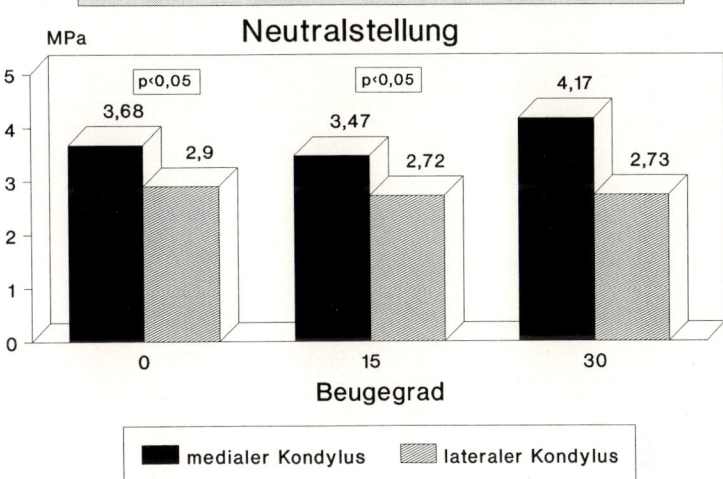

MPa

Beugegrad	medialer Kondylus	lateraler Kondylus
0	3,68	2,9
15	3,47	2,72
30	4,17	2,73

$p<0,05$ (für 0 und 15)

Abb. **59**

HTO bei Varusgonarthrose
Druckmaxima am Femurkondylus
10 Grad Achsenfehlstellung

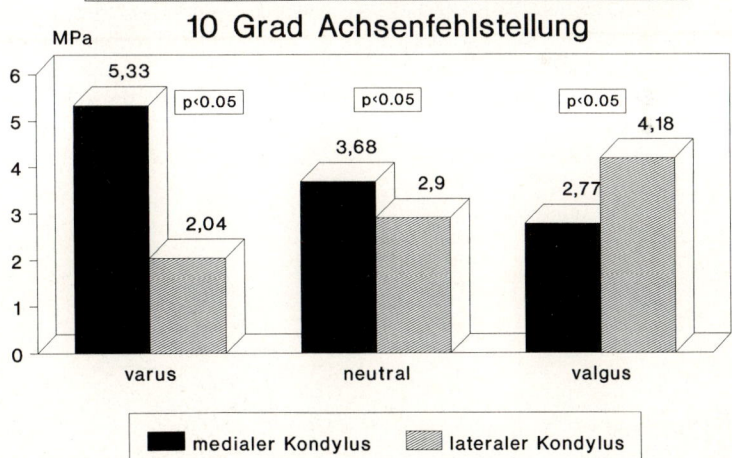

MPa

	medialer Kondylus	lateraler Kondylus
varus	5,33	2,04
neutral	3,68	2,9
valgus	2,77	4,18

$p<0.05$

Abb. **60**

Coventry den aus den anatomischen Achsen von Tibia und Femur gebildeteten Femorotibial-Winkel (FTA). Daraus ergibt sich zwanglos, daß bei Durchsicht der Literatur immer wieder auffällt, daß es beim akademischen Streit um den optimalen Korrekturwinkel oft zugeht wie bei der Vergleichbarkeit von Äpfeln und Birnen.

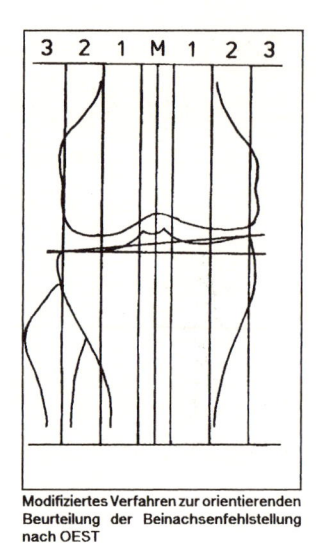

Modifiziertes Verfahren zur orientierenden Beurteilung der Beinachsenfehlstellung nach OEST

Orthopädie UKE 1991

Abb. **61**

Bei dieser Analyse wurde der Hüft-Knie-Knöchel-Winkel verwendet, wobei die mechanische Femurachse nach Maquet definiert ist als Verbindung des Hüftkopfzentrums zum Zentrum der interkondylären Kerbe. Die mechanische Tibiaachse entspricht der Verbindung der Mitte zwischen den Tibiadornen zum Zentrum des Tibiotalargelenks.

Zur orientierenden Beurteilung der Beinachsenstellung wurde die Einteilung nach Oest (Abb. **61**) verwendet.

Danach gilt ein Bein solange als Geradbein, wie sein Traglinienverlauf nicht mehr als einen Zentimeter vom Kniegelenkmittelpunkt abweicht.

45 Patienten mit einer Varusgonarthrose konnten von uns mittels Fragebogen sowie klinisch und z.T. röntgenologisch im Durchschnitt 5 Jahre und 7 Monate nach Durchführung einer HTO untersucht werden.

15 Patienten hatten postoperativ keinen Belastungsschmerz, nur noch 3 von 33 charakterisierten den postoperativen Belastungsschmerz als stark (Abb. **62**).

Die Zahl der Patienten mit mäßigem bzw. starkem Ruheschmerz verringerte sich von 26 auf 7 Patienten (Abb. **63**).

Die Gegenüberstellung der Schmerzangaben der Patienten zum Nachuntersuchungszeitpunkt mit der Beinachsenstellung im Stand in der sagittalen Röntgenaufnahme läßt keinen eindeutigen Zusammenhang erkennen (Abb. **64**). Es konnten gute bzw. sehr gute Resultate auch bei relativ stark von der mechanischen Normalstellung abweichenden Beinachsen, aber auch mäßige oder schlechte bei nahezu normalem Traglinienverlauf beobachtet werden.

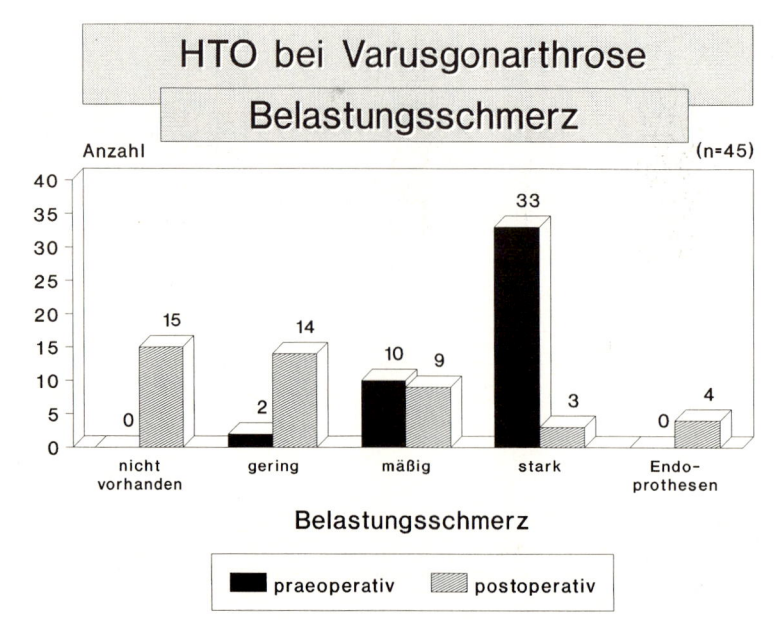

Abb. **62**

HTO bei Varusgonarthrose
Ruheschmerz

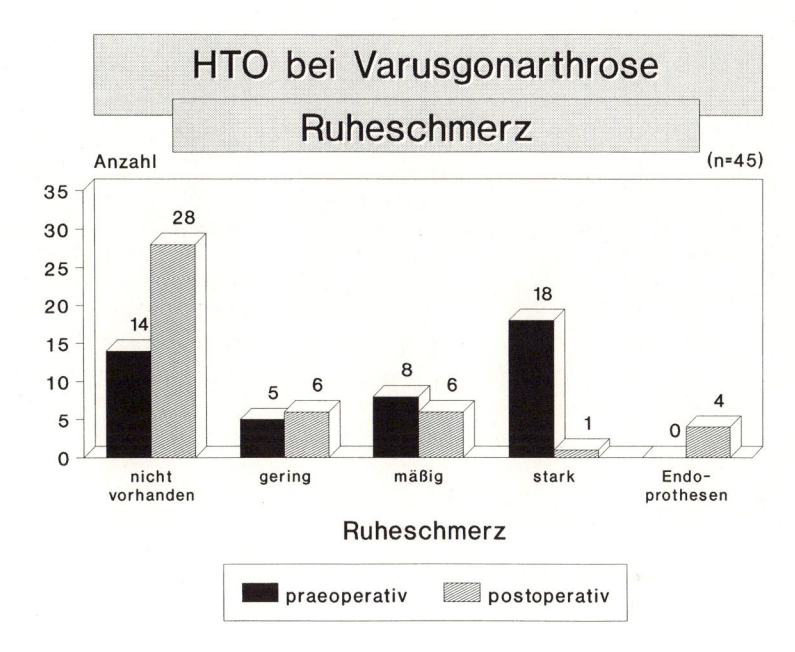

Abb. 63

HTO bei Varusgonarthrose
Schmerz vs. Achsenstellung

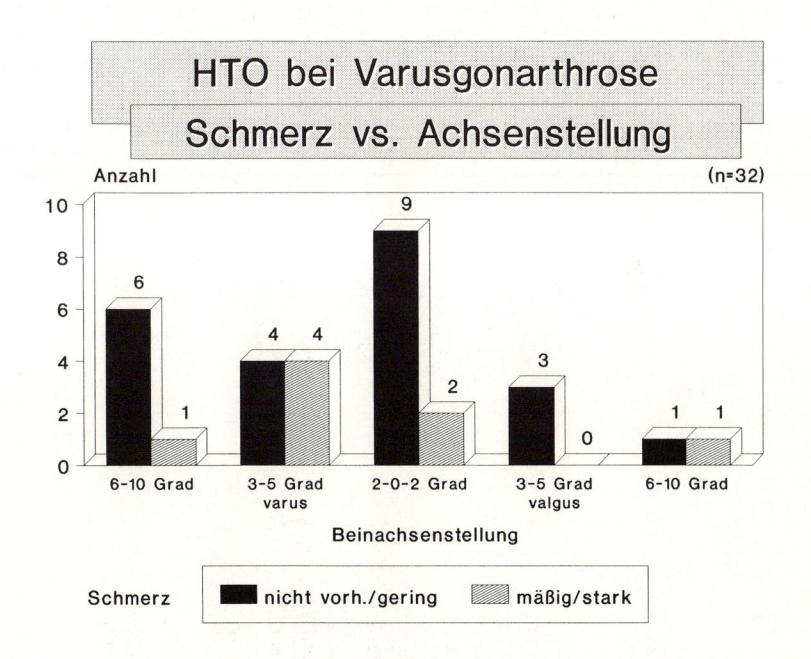

Abb. 64

Die Analyse der Achsenstellung ergab in 14 Fällen unter Berücksichtigung der Einteilung nach Oest postoperativ ein Geradbein (Abb. 65). Die Streuung der Werte ergibt eine Neigung zur Unterkorrektur der Deformität.

Diskussion

Wie oben ausgeführt, verdeutlicht der Vergleich der Druckmaxima bei intaktem Kniegelenk in Varus- und Valgusstellung, daß der Druck medial bei Varusstellung deutlich stärker anwächst als bei Valgusstellung lateral.

Diese Beobachtung entspricht der klinischen Erfahrung deutlich häufiger auftretender Varusgonarthrosen. Für die Degeneration eines Gelenkes ist also nicht die Gesamtbelastung wesentlich, sondern nach Debrunner (1983) „der größte Druck pro Knorpelflächeneinheit".

In der Literatur ist eine große Streubreite der Gesamtergebnisse bei HTO festzustellen. Broughton u. Mitarb. (1986) berichten exemplarisch 97 % zufriedenstellende Resultate bei Coventry (Nachuntersuchungszeitraum 1–9 Jahre, eigenes Bewertungsschema) und im Gegensatz dazu 56 % ausreichende oder schlechte Ergebnisse bei Harding (Nachuntersuchungszeitraum 5 Monate bis 12 Jahre, modifiziertes Schema nach Merle d'Aubergine).

In dieser Studie bei 78 % der Patienten gefundene subjektive Zufriedenheit mit dem Resultat der HTO entspricht dem Ergebnis einer Nachuntersuchung von Sundaram u. Mitarb. (1986). Die überwiegende Zahl der Patienten würden bei gleichem Beschwerdebild die Operation wieder durchführen lassen.

Wie bei Holden u. Mitarb. (1988) war kein Winkel in der Beurteilung der Beinachse als eindeutig prädestiniert für gute Ergebnisse erkennbar.

Die Resultate dieser Arbeit zeigen, daß eine geradegenaue Umstellung der Beinachse schwer zu erreichen ist. Die Quellen für nicht vermeidbare Ungenauigkeiten bei der präoperativen Planung und während der operativen Ausführung sind zahlreich. Dennoch ist die postoperative Beinachsenstellung von Einfluß auf das Ergebnis. Eine Umstellung in die von Maquet angegebenen Bereiche mit 3–6° Überkorrektur im Valgussinne ist anzuraten, da durch eine leichte Überkorrektur das präoperative stärker belastete Kompartiment entlastet wird und darüber hinaus einem postoperativen Korrekturverlust entgegengewirkt wird.

Die HTO hat in der Behandlung der Varusgonarthrose ihren festen Platz. Sie gehört in die Hand des Erfahrenen. Die Achsenkorrektur bedarf sorgfältiger Planung und Ausführung.

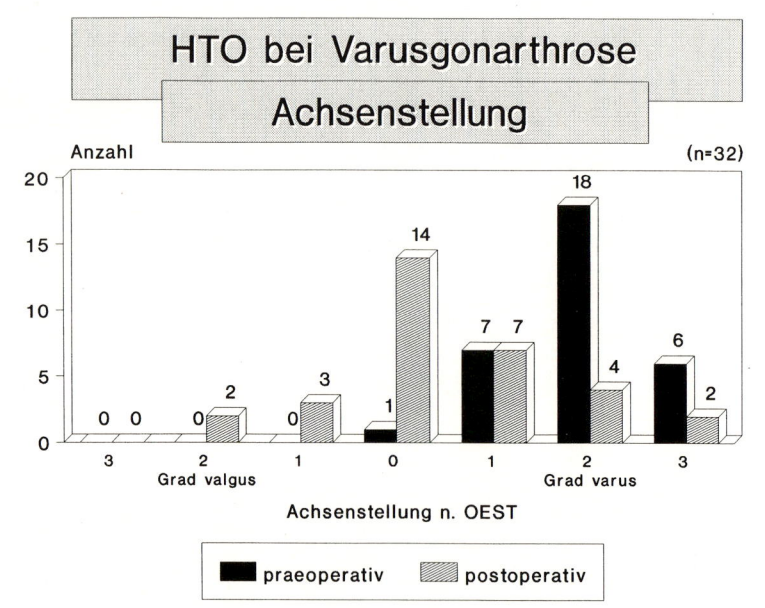

Abb. 65

Literatur

Aglietti, P., E. Rinoapoli, G. Stringe, A. Taviani: Tibial osteotomy for the varus osteoarthritic knee. Clin. Orthop. 176 (1983) 239–251

Broughton, N.S., J.H. Newman, R.A. Baily: Unicompartmental replacement and high tibial osteotomy for osteoarthritis of the knee. J. Bone Jt Surg. 68B (1986) 447–452

Coventry, M.B.: Upper tibial osteotomy. Clin. Orthop. 182 (1984) 46–52

Debrunner, A.: Orthopädie, 2. Aufl. Huber, Bern 1983

Harding, M.L.: A fresh appraisal of tibial osteotomy for osteoarthritis of the knee. Clin. orthop. 114 (1976) 223–234

Holden, D.L., S.L. James, R.L. Larson, D.B. Slocum: Proximal tibial osteotomy in patients who are fifty years old or less. J. Bone Jt Surg. 70A (1988) 977–982

Maquet, P.: The treatment of choice in osteoarthritis of the knee. Clin. Orthop. 192 (1985) 108–112

Oest, O.: Röntgenologische Beinachsenbestimmung. Z. Orthop. 111 (1973) 497–500

Sundaram, N.A., J.P. Hallet, M.F. Sullivan: Dome osteotomy of the tibia for osteoarthritis of the knee. J. Bone Jt Surg. 68B (1986) 782–786

Der Stellenwert der subkapitalen Tibiaosteotomie bei medialer und lateraler Gonarthrose

Th. Gabrielidis, J. Breitenfelder, C. Weber-Multhaupt

Ergebnisse einer Nachuntersuchung

Aufgabe dieser Untersuchung ist es, die mittelfristigen Behandlungsergebnisse der in unserer Klinik durchgeführten subkapitalen Korrekturosteotomien bei Beinachsendeformitäten darzustellen.

Material und Methode

In der Orthopädischen Klinik des St. Vincenz-Hospitals Brakel wurden während des Zeitraumes von 1977 bis 1991 insgesamt 220 subkapitale Korrekturosteotomien durchgeführt, wobei in der überwiegenden Mehrzahl der Fälle (76,7 %) eine modifizierte Operation nach Coventry mit Fixation durch Blount-Klammern durchgeführt wurde. An den restlichen Kniegelenken wurden Winkelplatten oder der Fixateur externe verwendet.

Nach einem durchschnittlichen postoperativen Zeitraum von 26 Monaten konnten klinisch und radiologisch 66 Patienten (77 operierte Kniegelenke) kontrolliert werden (Tab. **10**).

Das Durchschnittsalter zum Zeitpunkt der Operation betrug 56 Jahre, der jüngste Patient war 15 Jahre, der älteste 73 Jahre alt. Die meisten Patienten wurden zwischen dem 45. und 70. Lebensjahr operiert (Abb. **66**).

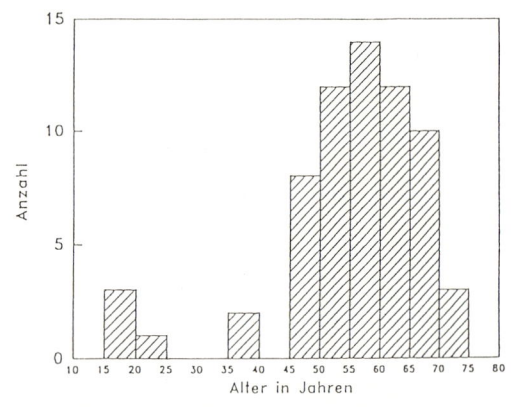

Abb. **66** Altersverteilung der Patienten zum Operationszeitpunkt

Anhand der angefertigten Beinganz-Röntgenaufnahmen im Stand erfolgte präoperativ die Bestimmung der Achsenfehlstellung, des Korrekturausmaßes sowie die Klassifizierung der Arthrose und der Retropatellararthrose entsprechend dem Schema nach Appel (Abb. **67**).

Die Indikationsstellung zur Operation erfolgte nach klinischen und radiologischen Kriterien. Die Pangonarthrose sowie Subluxationen des Gelenkes gelten als absolute, ein hohes Alter, Polymorbidität und Adipositas des Patienten als relative Kontraindikationen (Tab. **11**).

Tabelle 10 Subkapitale Korrekturosteotomien

Von 1977 bis 1991	insgesamt 220 Fälle
Nachuntersuchung von 66 Patienten	
(77 operierte Kniegelenke)	
nach einem durchschnittlichen Zeitraum von 26 Monaten	
Weiblich:	35 Patienten
Männlich:	31 Patienten
Operation	12 X wegen Genu valgum
	65 X wegen Genu varum

Tabelle 11 Kontraindikationen

Absolute Kontraindikationen	Relative Kontraindikationen
Pangonarthrose	hohes Alter
Subluxation des Gelenkes	Polymorbidität
	Adipositas

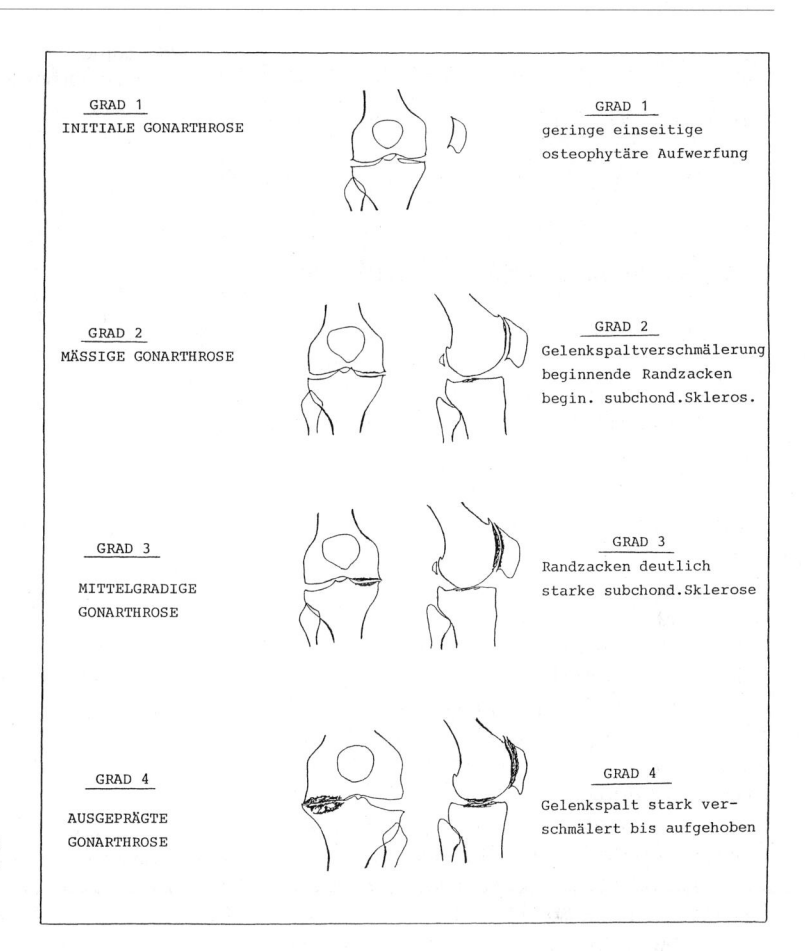

Abb. 67 Arthroseschema nach Appel, graduelle Einteilung der Retropatellararthrose.

GRAD 1 INITIALE GONARTHROSE — geringe einseitige osteophytäre Aufwerfung

GRAD 2 MÄSSIGE GONARTHROSE — Gelenkspaltverschmälerung, beginnende Randzacken, begin. subchond. Skleros.

GRAD 3 MITTELGRADIGE GONARTHROSE — Randzacken deutlich, starke subchond. Sklerose

GRAD 4 AUSGEPRÄGTE GONARTHROSE — Gelenkspalt stark verschmälert bis aufgehoben

Resultate

Einfluß der Operation auf die Schmerzintensität

Insgesamt konnte bei 85,3 % der Patienten eine wesentliche Schmerzlinderung postoperativ verzeichnet werden, lediglich bei 14,7 % trat keine Besserung ein, wobei zu dieser Gruppe die Patienten mit präoperativ nur leichten Beschwerden zählen (Tab. **12**).

Der größte Anteil an Beschwerdebesserungen entfiel auf die Gruppe, die vor der Operation den Schmerzzustand als unerträglich empfunden hatte.

Tabelle **12**

Schmerzintensität	präoperativ	Besserung	keine Besserung
unerträglich	48,0 %	45,8 %	2,2 %
mittelgradig	48,6 %	37,5 %	11,1 %
leicht	1,4 %		1,4 %
		85,3 %	14,7 %

Zufriedenheit, Gehleistung und Bewegungsfähigkeit

80 % der Patienten waren mit dem Operationsergebnis zufrieden, 20 % unzufrieden (Tab. 13).

Bezüglich der postoperativen Gehleistung und der Kniegelenksbeweglichkeit im Vergleich zum präoperativen Befund geben die Abb. 68, 69 und 70 Auskunft.

Tabelle 13 Zufriedenheit (= die Patienten würden diese Operation nochmals durchführen lassen)

Patientenzahl: n = 66	zufrieden:	80 %
	nicht zufrieden:	20 %

Progredienz der Arthrose

Die Abb. 71 und 72 zeigen die postoperative Progredienz der Arthrose und Retropatellararthrose.

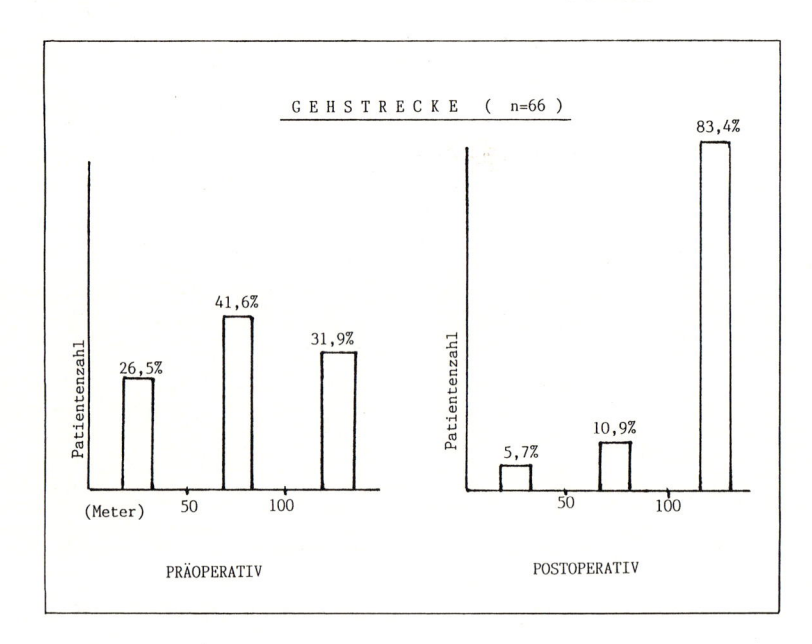

Abb. 68 Gehleistung: 83,4 % aller Patienten konnten postoperativ mehr als 100 Meter beschwerdefrei gehen.

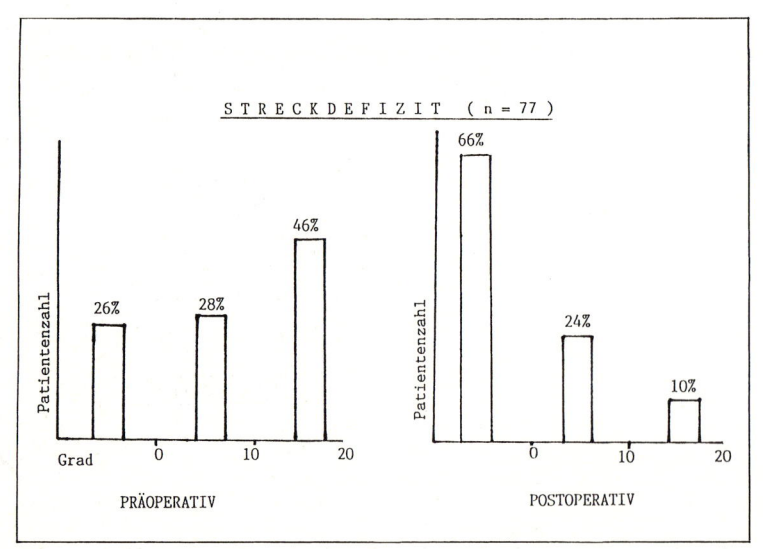

Abb. 69 Streckfähigkeit: Bei 66 % der Patienten zeigte sich postoperativ eine Wiederherstellung der vollen Streckfähigkeit des Kniegelenkes. Geringe Streckdefizite waren noch in 24 % der Fälle zu verzeichnen.

Die häufigste Progredienz der Arthrose war in der Gruppe zu verzeichnen, bei der präoperativ eine Arthrose II. Grades vorgelegen hatte (kein Einfluß auf den Operationserfolg). Bei 4 Kniegelenken wurde eine auffällige Progredienz der Retropatellararthrose um mehr als einen Arthrosegrad festgestellt (in 3 Fällen wurde später eine Schlittenprothese implantiert).

Ausmaß der Winkelkorrektur

In der Gruppe der Genua vara konnte durchschnittlich um 9,8° korrigiert werden (von 184 auf 174°, Abb. **73**). Bei den Valgusfehlstellungen zeigte sich eine durchschnittliche Korrektur von 7,6° (von 168,5 auf 176,1°) (Abb. **74**).

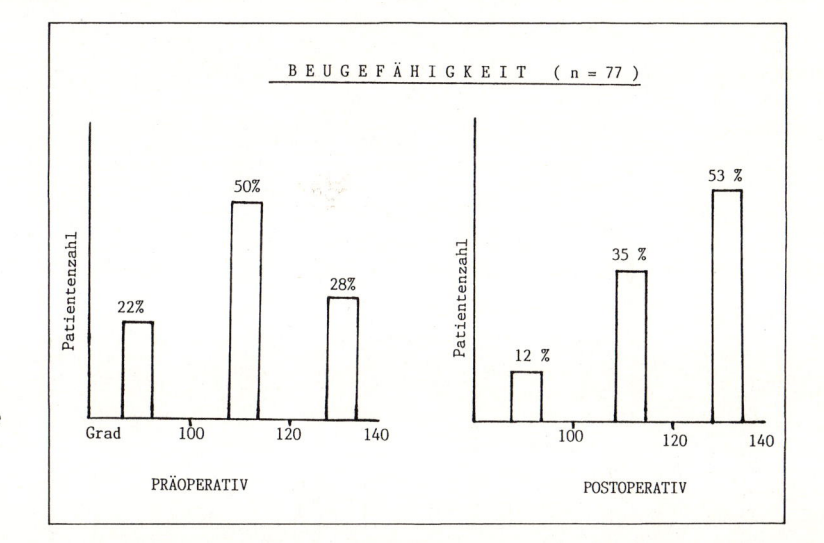

Abb. **70** Beugefähigkeit: Die Patientengruppen, die präoperativ eine Beugefähigkeit von 120 – 140° verzeichnete, stieg von 28 % auf 53 % postoperativ an.

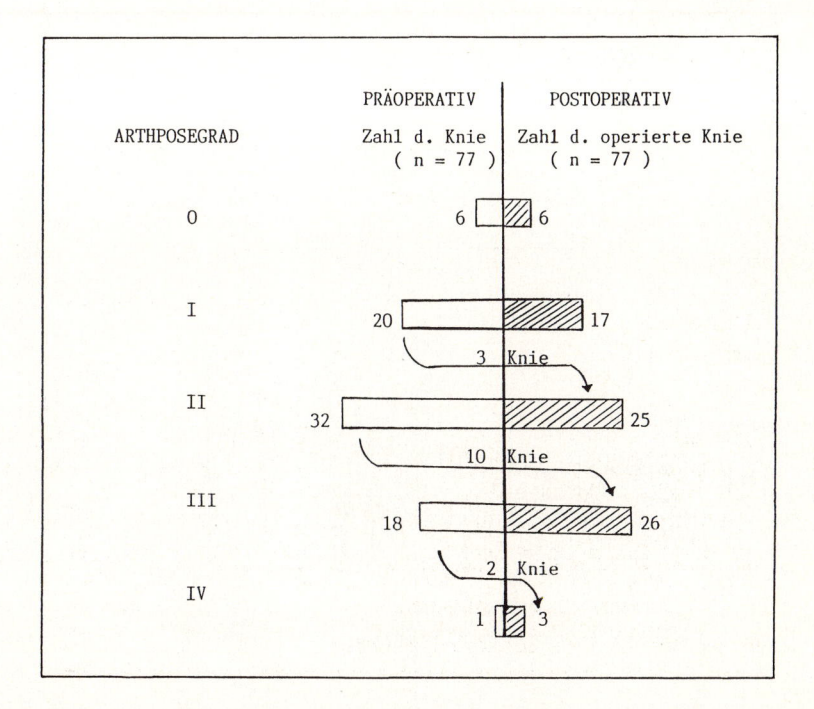

Abb. **71** Progredienz der Arthrose.

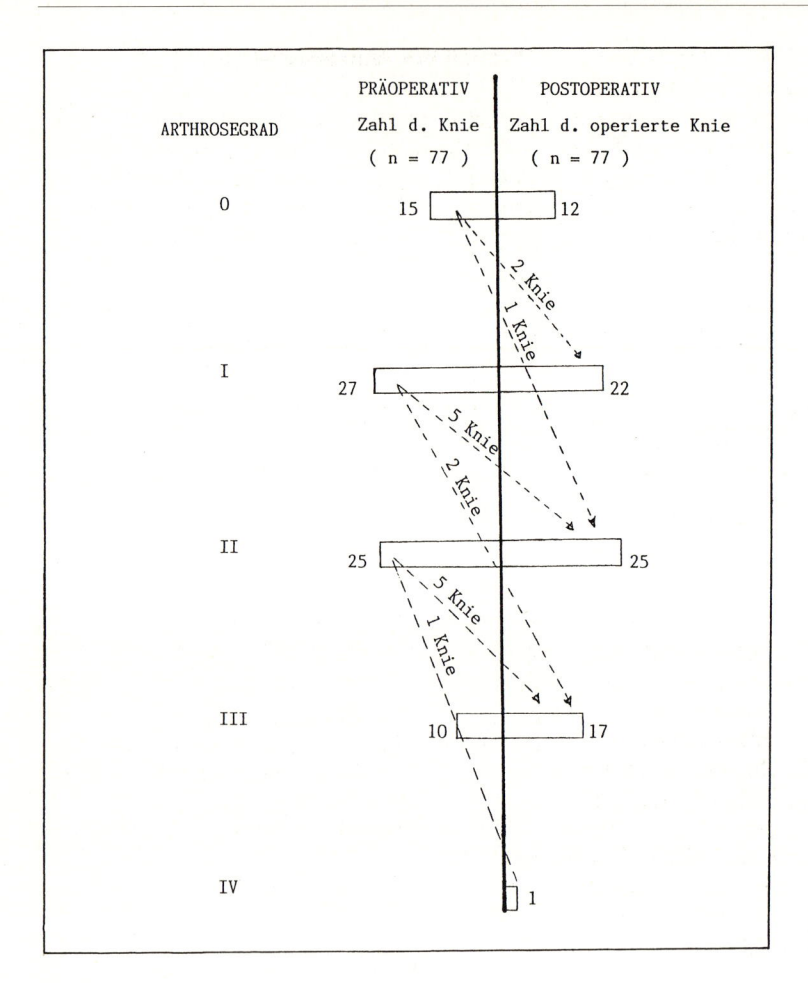

Der Stellenwert der subkapitalen Tibiaosteotomie bei medialer und lateraler Gonarthrose

Abb. **72** Progredienz der Retropatellararthrose.

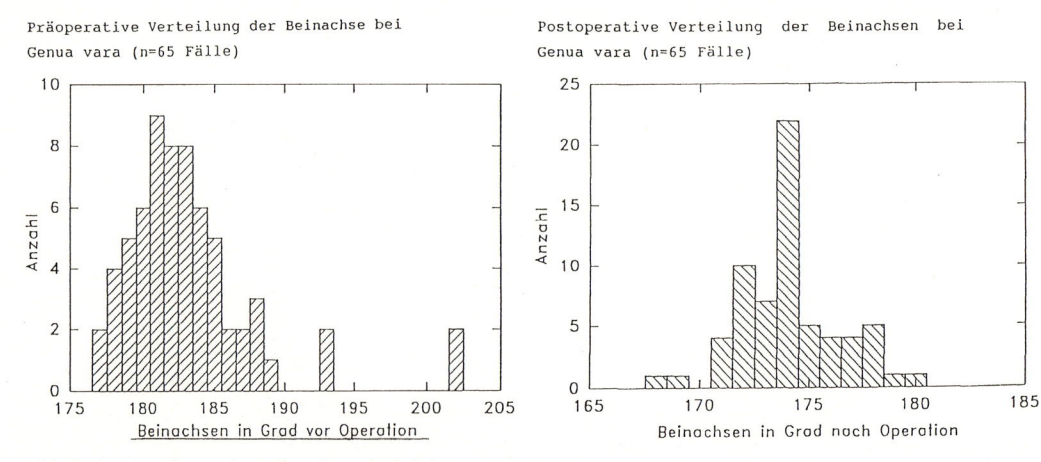

Abb. **73** Verteilung der Beinachsen bei Genua vara.

Präoperative Verteilung der Beinachse bei
Genua valga (n=12 Fälle)

Postoperative Verteilung der Beinachsen bei
Genu valga (n=12 Fälle)

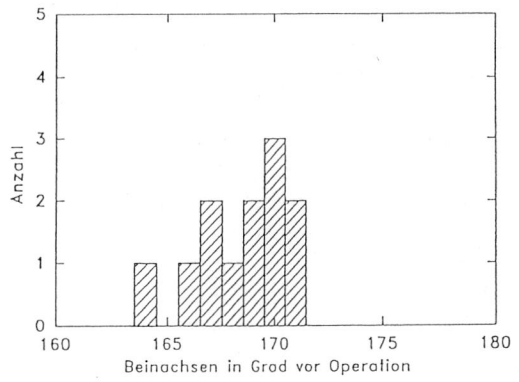

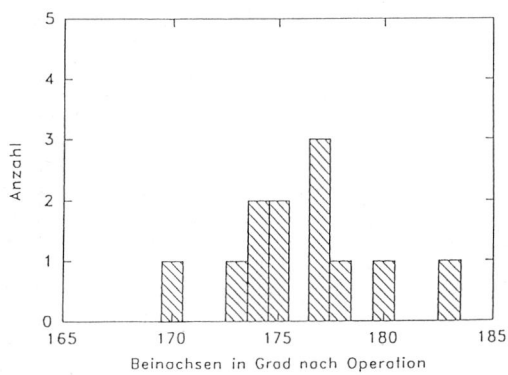

Abb. 74 Verteilung der Beinachsen bei Genua valga.

Korrekturverlust

Bei ideal korrigiertem Kniegelenk zeigte sich in 61 % ein Korrekturverlust.

Bei Überkorrektur (Genua vara) oder Unterkorrektur (Genua valga) jedoch nur in 39 % der Fälle (Tab. 14). Die durchschnittliche Änderung des Korrekturwinkels betrug 1,8°.

Sämtliche Patienten mit Korrekturverlust von mehr als 4° und weiterbestehenden Schmerzen postopertiv waren adipös. Dies verdeutlicht den Einfluß der Adipositas auf das Operationsergebnis (Abb. 75).

Tabelle 14

	Korrekturwinkel (n = 77)	Korrektur-verlust
47,6 %	Korrektur zum Idealwinkel	61 %
27,6 %	Überkorrektur bei Genua vara oder Unterkorrektur bei Genua valga	39 %
24,8 %	Primäre Fehlkorrektur	13 %

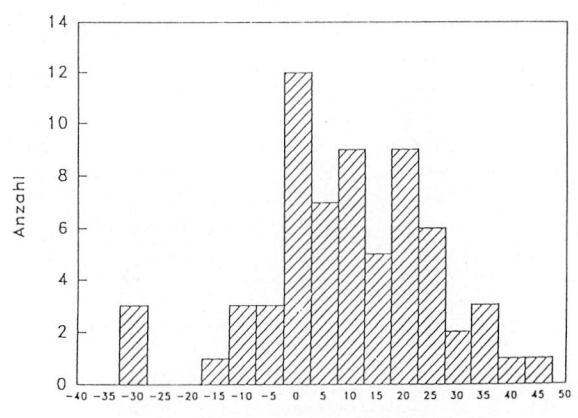

Abb. 75 Abweichung des Körpergewichtes zum Zeitpunkt der Operation vom Normalgewicht in Prozent.

Operationskomplikationen

Die Tab. 15 zeigt alle im Zusammenhang mit der Operation aufgetretenen Komplikationen.

Tabelle 15 Operationskomplikationen

Komplikation	Fallzahl
Entzündung	11
Peronäusläsion	10
Thrombose	6
Hämatom	3
pulmonaler Infekt	3
Thrombophlebitis	2
Tibialis-anterior-Syndrom	1
Gelenkempyem	1
Kodanallergie	1

Im Zeitraum zwischen 1977 und 1981 haben wir als Fixationsmaterial einen Fixateur externe oder eine Winkelplatte verwendet. Während dieser Zeit fand sich bei unseren Patienten eine auffällige Häufung der Komplikationen im Vergleich zu den darauf folgenden Jahren, in denen wir als Fixationsmaterial die Blount-Klammern benutzten. Wir führen dies auf den jeweiligen Fixationsmodus zurück. Die Tab. 16 zeigt die jeweilige Komplikationsart bezogen auf den Fixationstyp.

Schlußfolgerung

Wie unsere mittelfristigen Ergebnisse zeigen, steht uns mit der subkapitalen Korrekturosteotomie eine komplikationsarme, auch im höheren Lebensalter durchführbare Operationsmethode bei der monokompartimentären Gonarthrose zur Verfügung, die mit guten klinischen und funktionellen Resultaten einhergeht.

Die Operation nach Coventry in der Modifikation nach Jansen zeigt sich vor allem im Hinblick auf die Komplikationshäufigkeit den anderen Operationsverfahren gegenüber als überlegen.

Tabelle 16 Jeweilige Komplikationsart (ohne Thrombosen) bezogen auf den Fixateurtyp

	Fixateur Externe	Winkelplatte	Klammern
Entzündung	2 × (18%)	3 × (42,8%)	6 × (10,1%)
Hämatom	1 × (9%)	1 × (14,2%)	1 × (1,6%)
Peronäusläsion	6 × (45%)	2 × (28,5%)	2 × (6,7%)
Tibialis-anterior-Syndrom		1 × (14,1%)	

Differentialindikation und Ergebnisse kniegelenksnaher Umstellungsosteotomien

E. Fritsch, J. Heisel, E. Schmitt, H. Mittelmeier

Vorbemerkungen

Eine physiologische Valgusstellung ist für die Statik des Kniegelenkes von besonderer Bedeutung. Eine Abweichung von dieser Achse, entweder im Sinne eines Genu varum oder valgum führt zu einer asymmetrischen Gelenkbelastung, da sich die Traglinie nach medial bzw. lateral verlagert. Die *Ursachen* von Knieachsenfehlern sind vielfältig. Neben *angeborenen Fehlbildungen* finden sich *Achsenfehler nach Säuglingsosteomyelitis* sowie nach *durchgemachter Rachitis*; auch *konstitutionelle Wachstumsstörungen*, *Epiphysenverletzungen* sowie *Frakturen* können zu Achsenfehlern im Kniegelenksbereich führen. Schließlich können *Arthritiden* und auch eine *Arthrose* (z.B. nach Meniskektomie) zu einem Knieachsenfehler führen.

Nach übereinstimmender Beurteilung in der Literatur stellen kniegelenksnahe Korrekturosteotomien ein bewährtes und leistungsfähiges Verfahren mit guten Langzeitergebnissen bei der sich durch den Achsenfehler entwickelnden unilateralen Arthrosis deformans dar (Schmitt u. Mitarb. 1984, 1987, Giebel u. Mitarb. 1985, Jenny u. Mitarb. 1985, Wagner u. Mitarb. 1985).

Indikationen bzw. Kontraindikationen zur kniegelenksnahen Umstellungsosteotomie

Aus *differentialtherapeutischer Sicht* können die Indikationen zur kniegelenksnahen Umstellungsoteotomie aufgefächert werden in eine *prophylaktische Maßnahme* bei ausgeprägten Achsenfehlern, da diese nach *Hackenbroch* eine präarthrotische Deformität darstellen. Weiterhin kann eine *beginnend therapeutische Indikation* abgegrenzt werden. Hier handelt es sich um Fälle, bei denen neben dem Achsenfehler schon erste Beschwerden und röntgenologische Zeichen einer initialen Arthrose vorliegen. Die Hauptindikation

Tabelle **17** Indikation zur kniegelenksnahen Umstellungsosteotomie

- Prophylaktische Indikation
  bei ausgeprägten Achsenfehlern
  (Präarthrotische Deformität nach Hackenbroch)
- Beginnend-therapeutische Indikation
  Bei ersten Beschwerden und röntgenologisch beginnender Arthrose
- Hauptindikation
  Varus- oder Valgusgonarthrose bei über 5° Achsenfelder
  (erfolgversprechend nur solange subchondraler Knochen nicht deformiert)
- Eingeschränkte Indikation
  Operation aus kosmetischen Gesichtspunkten

zur kniegelenksnahen Umstellungsosteotomie stellen jedoch Varus- oder Valgusgonarthrosen bei über 5° Achsenfehler dar, wobei hier festgestellt werden muß, daß der gelenkerhaltende Eingriff im allgemeinen nur solange als erfolgversprechend angesehen werden kann, als der subchondrale Knochen nicht deformiert ist. Eine *eingeschränkte Indikation* zur knienahen Umstellungsosteotomie stellt sich unter *kosmetischen Gesichtspunkten* (Tab. 17).

Bei den *Kontraindikationen* kann zwischen absoluten Kontraindikationen und relativen Kontraindikationen unterschieden werden (Tab. 18). Eine absolute Kontraindikation aufgrund fehlender Erfolgsaussicht stellen *symmetrische Arthrosen* dar; auch das Vorliegen eines *Knochendefektes* sowie eine begleitende *hochgradige Femoropatellararthrose* stellen den Erfolg einer Umstellungsosteotomie meist in Frage. Gleiches gilt bei *ausgeprägten Bandinstabilitäten*, einem *Gesamtbewegungsumfang im Knie unter 60°* und bei *mangelnder Kooperation* des Patienten. Relative Kontraindikationen ergeben sich bei Vorliegen einer *ausgeprägten Adipositas*, da hier mit einem raschen Verschleiß des noch nicht oder wenig betroffenen Gelenkanteils nach erfolgter Umstellung gerechnet wer-

Tabelle **18** Kontraindikationen zur kniegelenksnahen Umstellungsosteotomie

- Absolute Kontraindikationen:
  symmetrische Arthrose
  Knochendefekt
  hochgradige Femoropatellararthrose
  ausgeprägte Bandinstabilität
  Bewegungsumfang im Knie unter 60°
  unkooperativer Patient
- Relative Kontraindikationen:
  starke Adipositas
  Bandinstabilität
  Osteoporose

den muß. Bei *geringer Bandinstabilität* muß im Einzelfall überprüft werden, ob nach erfolgter Umstellung die in aller Regel sich weiter verstärkende Bandinstabilität kompensierbar ist. Auch eine *Osteoporose* mit der Gefahr einer verzögerten Osteotomieheilung und der Komplikationsmöglichkeit des Plattenausbruchs bzw. eines Einstauchens der Osteotomieflächen stellt in unseren Augen eine relative Kontraindikation dar.

Diagnostik und Dokumentation des Achsenfehlers

Neben der klinischen Untersuchung, hier vor allen Dingen dem exakten Festlegen des Kniekondylenabstands beim O-Bein und des Innenknöchelabstands beim X-Bein, wobei auf eine korrekte Rotationsstellung (Patella nach vorne, dementsprechend gleiche Außendrehstellung der Füße) zu achten ist, ist heute, auch aus forensischen Gründen, unbedingt eine eingehende Röntgenuntersuchung erforderlich. Es sollte nach Möglichkeit eine *a.-p. Ganzaufnahme des Beines* (im Stehen), ersatzweise eine lange Knieaufnahme a.-p. und eine ergänzende Aufnahme des proximalen Femurs sowie der distalen Tibia mit Sprunggelenk durchgeführt werden.

Da die Belastungsaufnahmen im Stehen teilweise jedoch zu einem Aufklaffen des konvexseitigen Gelenkspaltes führen, können die hier ermittelten Achsen nicht zur Grundlage der Kalkulation der Korrektur herangezogen werden. Hierzu verwenden wir bevorzugt die *a.-p. Anspannungsaufnahme im Liegen*, bei welcher die Gelenkflächen zusammengepreßt werden. Auch ist eine *lange seitliche Knieaufnahme* in maximaler Streckung erforderlich, um bei Vorliegen eines Genu recurvatum oder flexum eine diesbezügliche Korrektur planen zu können.

Ausmessen der Röntgenaufnahmen

Unbedingte Voraussetzung, zum einen im Hinblick auf die Indikationsstellung, zum zweiten hinsichtlich der Planung der Osteotomie, stellt das Ausmessen der oben angegebenen Röntgenaufnahmen dar. Wichtige Linien sind hierbei die *Knielinie* (Kondylentangente), die *Tibiaschaft*- sowie die *Femurschaftachse*. Hierdurch kann der *Grad des Achsenfehlers* durch Vergleich zur physiologischen Valgusachse bestimmt werden.

Aus der Seitaufnahme erfolgt die Bestimmung des Achsenfehlers beim Genu recurvatum oder flexum.

Festlegung des Osteotomieortes

Da die Osteotomie grundsätzlich am Ort der stärksten Achsenkrümmung erfolgen und die Kniegelenklinie nach der Osteotomie möglichst horizontal stehen soll, kann die Lokalisation zum einen durch Ausmessung des Winkels zwischen der Kniegelenklinie und der Schaftachse von Femur und Tibia festgelegt werden, auf einfache Weise jedoch nach der *Nicodschen* Regel, am besten in der Modifikation von *Mittelmeier* (Abb. **76**).

Hier wird die präoperative Kniegelenkslinie als Vektor mit Pfeilrichtung zur statischen Beinachse (Mikuliczlinie) betrachtet. Bei kranialwärts zeigendem Vektor muß die Osteotomie an der Femurkondyle, bei kaudalwärts zeigendem Vektor im Bereich des Unterschenkels erfolgen.

Korrektur zur Norm, Normüberkorrektur

Bei präarthrotischer Deformität, also bei Vorliegen eines Achsenfehlers ohne oder mit lediglich beginnender Arthrose sollte zur Norm korrigiert werden.

Zusätzliche Gelenktoilette

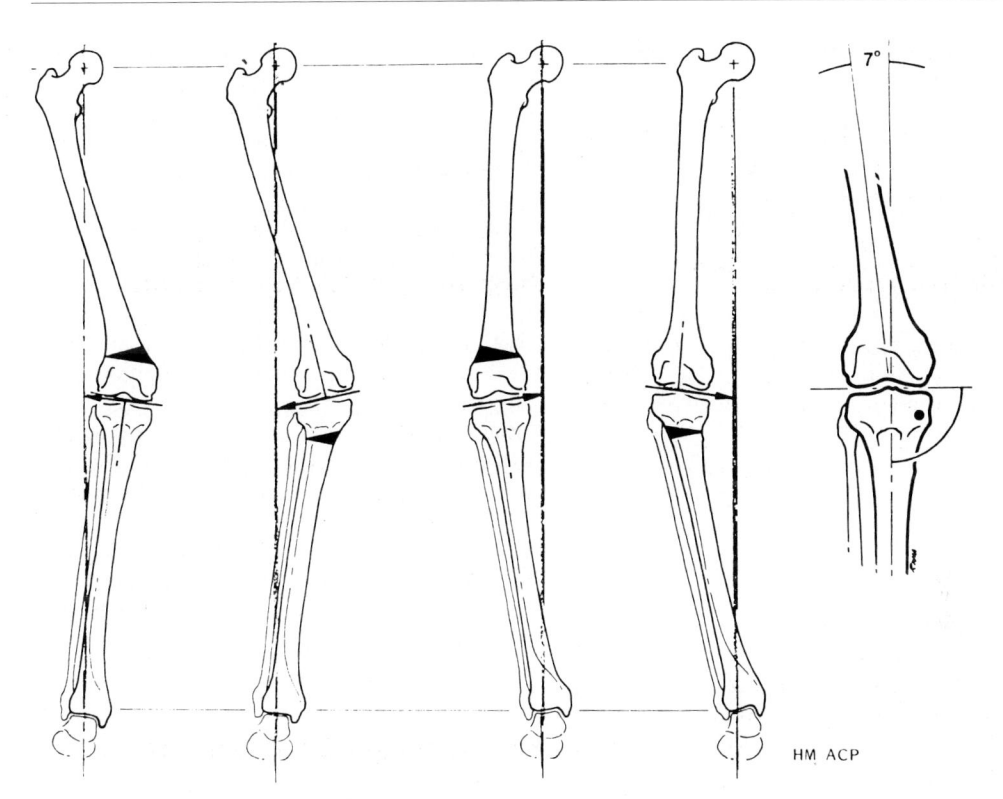

Abb. 76 Bestimmung des Osteotomieortes am Ober- bzw. Unterschenkel sowie der Keilbasis bei knienahen Osteotomien nach der Regel von Nicod, modifiziert nach Mittelmeier. In der Ganzaufnahme des Beines erfolgt Einzeichnung der statischen Traglinie nach Mikulicz (vom Hüftkopfzentrum zur Sprunggelenksmitte). Diese ist beim X-Bein (**a – b**) nach lateral, beim O-Bein (**c – d**) nach medial verschoben. Sodann erfolgt Einzeichnung der Kniegelenkstangente als zur Traglinie gerichteter Vektor (Pfeile). Ist dieser Vektor im Vergleich zur Horizontalen aufwärts gerichtet, so muß die Osteotomie oberhalb des Kniegelenkes, also am Femur erfolgen. Ist der Vektor dagegen nach unten geneigt, so ist die Osteotomie am Unterschenkel zu lokalisieren. Bei einem (ausnahmsweise) genau horizontal gestellten Vektor müßte die Osteotomie eigentlich sowohl oberhalb als auch unterhalb erfolgen. Eine doppelte Osteotomie sollte jedoch nur bei groben Achsenfehlern der beiden Komponenten vorgenommen werden. Die Keilbasis liegt immer konvexseitig. **e** Vereinfachende Darstellung der physiologischen Achsenverhältnisse am Knie. Die Kniegelenkslinie steht normalerweise horizontal und bildet mit der Tibiaachse annnähernd einen rechten Winkel. Im Unterschied hierzu zeigt die Femurschaftachse gegen die Kniegelenkslinie eine durchschnittliche Valgusneigung gegen die Senkrechte von etwa 7°.

Bei deutlichem hemilateralem Aufbrauch ist jedoch eine Normüberkorrektur anzustreben, wobei die Beintragelinie anschließend durch die kontralaterale gesunde Kondyle verlaufen soll, allerdings möglichst nicht außerhalb des Kondylenbereiches.

Zusätzliche Gelenktoilette

Die zusätzliche Durchführung einer Gelenktoilette, im eigenen Krankengut in 77 % der Fälle vorgenommen mit Entfernung störender Randwülste, vor allen Dingen im femoralen Bereich sowie verschlissener Meniski, stellt in unseren Augen eine wirksame Methode zur Behebung von Reizzuständen des Kniegelenkes dar. Die Gelenktoilette kann offen oder auch arthroskopisch durchgeführt werden, wobei jedoch bei Kombination der Osteotomie mit einer längerdauernden Arthroskopie im allgemeinen die zulässige Blutleerezeit (2 Stunden) überschritten wird; deshalb geben wir in der

Regel der offenen Arthrotomie den Vorzug. Eine stabile Osteosynthese der Osteotomie ist ein unabdingbares Erfordernis, um eine frühzeitige postoperative Mobilisation des Kniegelenkes zu ermöglichen und Gelenkverklebungen und Einsteifungen vorzubeugen.

Technik der Osteotomie

Die Osteotomien werden vorzugsweise als transversale Keilosteotomien durchgeführt. Hierbei entstehen senkrecht belastbare kippstabile Osteotomieflächen. Die Belassung eines kleinen, nur einzuknackenden kontralateralen Kortikalssteges mit Periostzusammenhang erhöht die Stabilität im Sinne eines Scharniereffektes. Um das Ziel einer übungsstabilen Osteosynthese zu erreichen, sollten vorzugsweise Autokompressionswinkelplatten verwendet werden. Der Plattenwinkel sollte am lateralen Femur 95°, am medialen Femur 80° sowie im Bereich der Tibia 85° betragen; aus Vereinfachungsgründen können am lateralen Femur sowie an der Tibia auch 90°-Winkelplatten zur Anwendung kommen (Abb. 77).

Zur Bestimmung der Osteotomieflächen ist zunächst die Errechnung des Platteneinschlagwinkels notwendig, welcher sich aus dem Komplementärwinkel der Platte und dem ange-

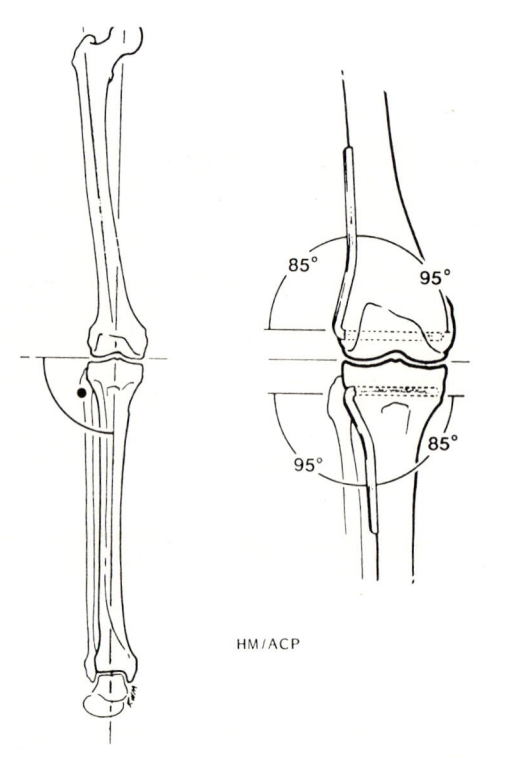

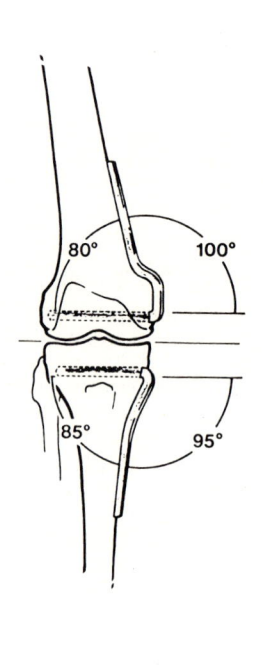

Abb. 77 Wahl der korrekten AC-Winkelplatten. Bei der Osteotomie wird angestrebt, daß der Klingenteil der Winkelplatte annähernd parallel zum Gelenkspalt liegt. Am Femur werden breite Winkelplatten (16 mm), an der Tibia schmale Winkelplatten (14 mm bzw. 12 mm) verwendet. Am Femur kann lateral (bei kleiner Keilentnahme) eine übliche sog. „Kondylenplatte" mit einem Plattenwinkel von 95° verwendet werden (b). An der Medialseite ist dagegen in der Regel eine doppelt abgewinkelte Platte (Analog der üblichen „Hüftplatte" für intertrochantäre Osteotomien) anzuwenden, im allgemeinen mit 80°-Plattenwinkel. An der Tibia haben die „kleinen Kondylenplatten" bzw. (bei größerem Keil) doppelt abgewinkelte „Hüftplatten" idealerweise einen Plattenwinkel von 85°, sowohl bei medialer als auch bei lateraler Verwendung. Aus Vereinfachungsgründen können jedoch am Femur lateral sowie an der Tibia medial und lateral auch noch 90°-Platten zur Anwendung kommen. Am Femur medial ist dies nur ausnahmsweise bei angestrebter starker Überkorrektur empfehlenswert.

Technik der Osteotomie 107

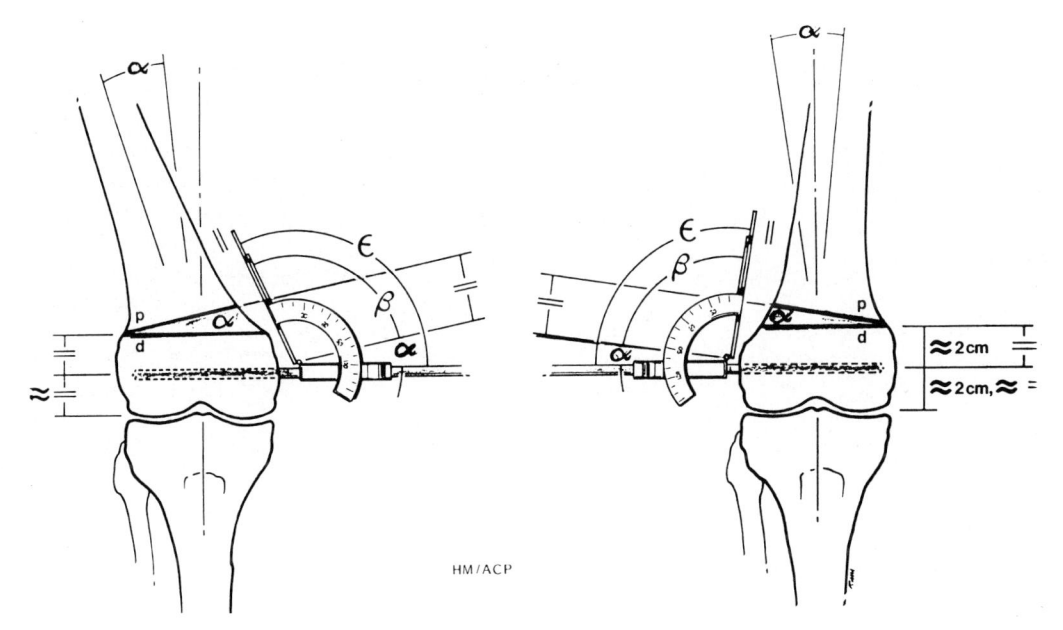

Abb. 78 Bestimmung des Platteneinschlagwinkels und der Osteotomieflächen mittels Platten-goniometer nach Mittelmeier. Da bei einem vorgegebenen Plattenwinkel die Einschlagrichtung der Plattenklinge die Osteotomiestellung bestimmt, muß der Einschlag des „Klingenmeißels" bzw. des sog. „Plattensitzinstrumentes" sehr exakt erfolgen. Der Einschlagsort liegt etwa 2 cm oberhalb der Gelenkfläche (bei seitlicher Betrachtung in der Achsenlinie ventral der Bandansätze). Der Einschlagwinkel ε wird definiert als der Winkel zwischen herausstehendem Teil des Klingenmeißels (Plattensitzinstrument) und der Schaftoberfläche, an welcher der Laschenteil der Winkelplatte festgeschraubt wird. Er errechnet sich als Komplementärwinkel der Platte zuzüglich des angestrebten Korrekturwinkels.

Bei der varisierenden Femurosteotomie (**a**) beträgt beispielsweise bei Verwendung einer 80°-Platte der Komplementärwinkel 100°, bei Wahl eines Korrekturwinkels von α = 20° folglich der Einschlagwinkel γ ($\beta+\alpha$) = 120°.
Der Richtungsmeißel wird nach Aufstecken des Goniometers mit eingestelltem Einschlagwinkel um den Ansatzpunkt so lange geschwenkt, bis die Knochenbranche des Goniometers parallel zur Femurschaftfläche steht, wo der Laschenteil der Platte angeschraubt werden soll.
Die gelenknahe distale Osteotomie (d) wird exakt parallel zum Klingenmeißel mit mindestens 2 cm Abstand angelegt, die gelenkferne proximale Osteotomiefläche (p) entsprechend dem Korrekturwinkel α gleichfalls mit Hilfe des Gonimeters ausmeßbar.
Bei valgisierender Femurosteotomie (**b**) ist die Prozedur bei lateralem Zugang sinnentsprechend.

strebten Korrekturwinkel errechnet (Abb. **78** bis **80**).

Die gelenknahe Osteotomie erfolgt sodann parallel zum Klingenmeißel, die gelenkferne Osteotomie mit Hilfe des Goniometers, bei Verwendung von 90°-Platten senkrecht zur lateralen Kortikalis. Durch Drehen des Klingenmeißels um den Korrekturwinkel kann bei Genu flexum bzw. recurvatum auch die Neigung der gelenknahen Osteotomie festgelegt werden. Durch Verschiebung der Osteotomieflächen in dorsoventraler Richtung unter Auffüllung des entstehenden Spaltes mit dem ent-

nommenen Osteotomiekeil besteht weiterhin die Möglichkeit einer Ventralisierung der Tuberositas tibiae mit Entlastung der Patellarückfläche.

Um die „Sperrknochen"-Wirkung der Fibula im Zuge der Tibiaachskorrektur auszuschalten, muß in der Regel eine zusätzliche Fibulaosteotomie erfolgen, diese jedoch nicht als Quer- sondern als lange Schrägosteotomie. Hierbei behalten die Osteotomieflächen auch bei nach einer bei der Varisierung auftretenden Kompression in der Regel Kontakt, so daß die Gefahr einer Pseudarthrosenausbildung redu-

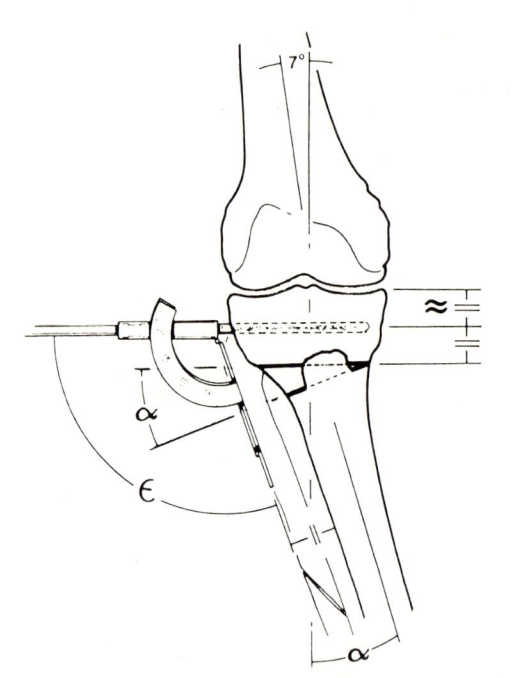

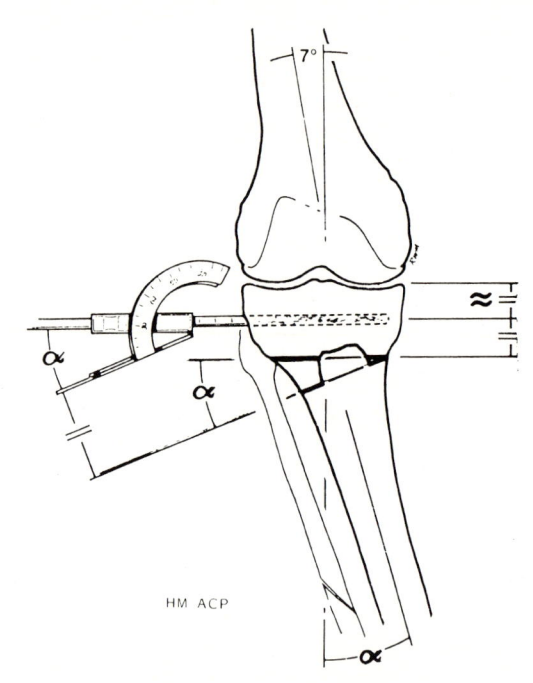

Differentialindikation und Ergebnisse

Abb. 79 Knienahe Korrekturosteotomie am Unterschenkel als retrotuberositäre Stufenosteotomie der Tibia und Schrägosteotomie der Fibula im mittleren Schaftbereich. **a** Im Falle einer Valgisierung bei Genu varum erfolgt Einschlag des Klingenmeißels mit aufgestecktem Goniometer knapp oberhalb der Tuberositas tibiae annähernd parallel zum Gelenkspalt mit Ausrichtung durch das Osteotomiegoniometer, welches einen Einschlagwinkel ε gemäß Komplementärwinkel der Platte plus Korrekturwinkel α aufweist. Nach Anlegen der retrotuberositären, von proximal nach distal verlaufenden frontalgestellten Stufenosteotomie erfolgt die eigentliche Schnittführung mit lateraler Keilentnahme derart, daß die proximale Osteotomiefläche parallel zum Klingenmeißel liegt; die distale Osteotomielinie wird mit dem Goniometer bestimmt, welches mit dem Korrekturwinkel aufgesteckt wird, die Osteotomielinie wird parallel zur Knochenbranche des Goniometers angelegt.
b Auch hier vollständige Osteotomie mit Stehenbleiben eines kleinen Knochensteges an der kontralateralen Seite und Einknacken desselben nach Keilentnahme bei der Korrektur zum Schließen der Osteotomie.

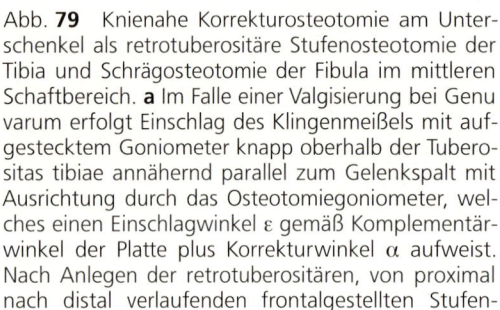

ziert wird. Zur Vermeidung einer Peronäusparese führen wir die Fibulaosteotomie in Höhe der Schaftmitte durch. Der Zugangsweg liegt zwischen den tibioperonealen, vom N. peronaeus versorgten Muskelgruppen und dem M. triceps surae.

Eigene Ergebnisse

Zwischen 1969 und 1981 wurden an der Orthopädischen Universitätsklinik Homburg/Saar 235 kniegelenksnahe Korrekturosteotomien bei 215 Patienten durchgeführt (Tab. 19).

Fast 80 % wurden im Bereich des Schienbeinkopfes vorgenommen. Durch diesen Eingriff konnte bei fast 80 % der Patienten nach

Tabelle 19 Kasuistik (1969 – 1981): 235 Osteotomien bei 215 Patienten

Geschlecht	männlich	102	(47,4 %)	
	weiblich	113	(52,6 %)	
Lokalisation	rechts	85	(39,6 %)	
	links	110	(51,1 %)	
	bilateral	20	(9,3 %)	
Femur				
Varisierung		28	(11,1 %)	
				48 (20,4 %)
Valgisierung		20	(9,3 %)	
Tibia				
Varisierung		32	(13,6 %)	
				187 (79,6 %)
Valgisierung		155	(66,0 %)	

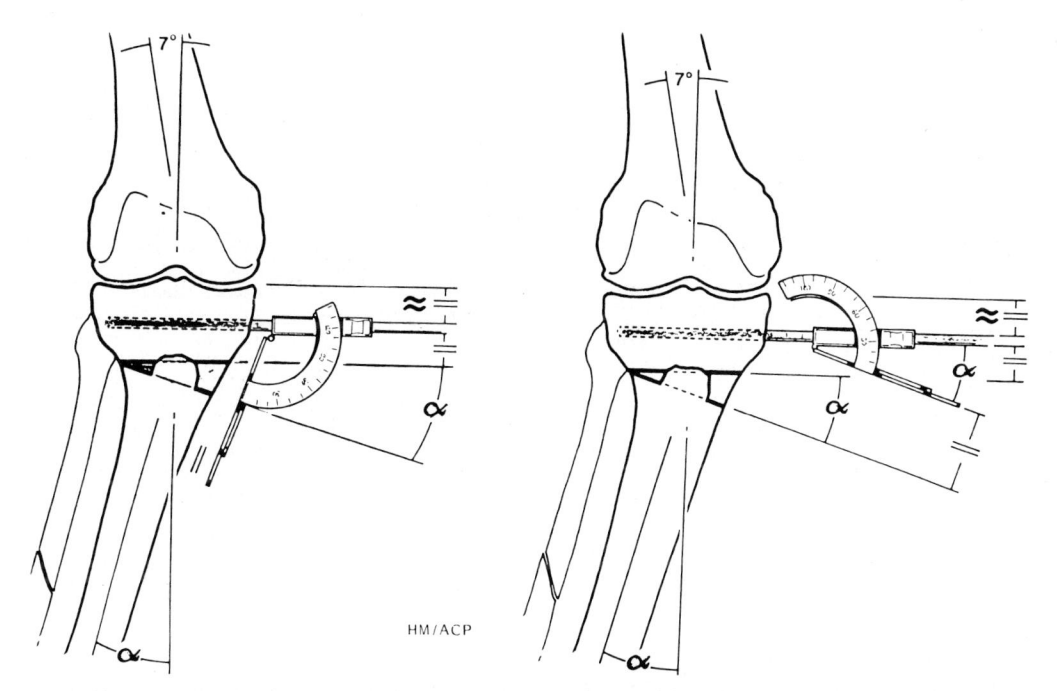

Abb. 80 Varisierende Osteotomie am Unterschenkel bei Genu valgum. Ansetzen des Goniometers von medial, annähernd parallel zum Kniegelenksspalt mit aufgestecktem Goniometer. Der Einschlagwinkel ε entspricht auch hier dem Komplementärwinkel + dem beabsichtigten Korrekturwinkel α. Nach Schneiden der retrotuberositären frontalen Stufe wird die eigentliche horizontal liegende Keilosteotomie durchgeführt, wobei die proximale Osteotomielinie wiederum parallel zum Klingenmeißel verläuft und die distale Osteotomielinie parallel zu der Knochenbranche des auf den Korrekturwinkel reduzierten Goniometers angelegt wird.

einer durchschnittlichen postoperativen Beobachtungszeit von 4,8 Jahren eine deutliche Beschwerdebesserung erzielt werden (Tab. **20**).

Die Aktualisierung der Ergebnisse zeigte bei zwischenzeitlich über 500 durchgeführten kniegelenksnahen Korrekturosteotomien eine ähnlich hohe Erfolgsquote.

Bezüglich der intra- und postoperativen Komplikationen fanden sich 1,3 % Pseudarthrosen, 0,8 % Peronäusparesen sowie 1,3 % Plattenausbrüche bei zu frühzeitiger Belastung (Tab. **21**). Die beschriebene Operationstechnik kann somit als sicher und komplikationsarm angesehen werden.

Tabelle **20** Kniegelenksnahe Umstellungsosteotomien

Ergebnisse
Nachuntersuchung: 118 Patienten zwischen 10 und 1,5 Jahre postoperativ, im Schnitt 4,8 Jahre
Subjektive Beurteilung
Beschwerdebesserung: 93 Patienten (78,8 %)
Beschwerden unverändert: 17 Patienten (14,4 %)
Beschwerden verschlechert: 8 Patienten (6,8 %)

Tabelle **21** Intra- und postoperative Komplikationen (Auswertung von 235 Fällen)

intraoperativ:	0	0 %
postoperativ:	16	6,8 %
sekundäre Wundheilung	7	(2,9 %)
Pseudarthrose	3	(1,3 %)
Peronäusparese	2	(0,8 %)
Tibialis-anterior-Syndrom	1	(0,4 %)
Plattenausbruch nach frühzeitiger Belastung	3	(1,3 %)

Schlußbemerkungen

Unter strenger Beachtung der Indikationen und Kontraindikationen und bei gleichzeitiger exakter präoperativer Planung und technisch einwandfreier Durchführung stellen kniegelenksnahe Korrekturosteotomien eine leistungsfähige operative Behandlungsmöglichkeit mit niedriger Komplikationsquote und guten, auch längerfristigen Ergebnissen dar. Die Weiterentwicklung der Knieendoprothetik, vorzugsweise des zementfrei verankerten Gleitflächenersatzes, stellen unserer Ansicht nach im skizzierten Indikationsbereich keine befriedigende Alternative zur gelenkerhaltenden Korrekturosteotomie dar. Es ist jedoch festzustellen, daß aufgrund der Verbesserung der alloarthroplastischen Möglichkeiten am Kniegelenk die Indikation zur Korrekturosteotomie unter zunehmender Beachtung auch der relativen Kontraindikationen streng gestellt werden muß. Andererseits ist jedoch zu bedenken, daß eine Umstellungsosteotomie im knienahen Bereich selbst bei zeitlich limitiertem Erfolg oft auch die Voraussetzung zur Knieendoprothetik verbessern kann (Verringerung des Knochenresektionsausmaßes, Vermeidung hochgradiger, die Alloarthroplastik gefährdender Bandinstabilitäten).

Literatur

Aglietti, P., J.N. Insall, R. Buzzi, G. Deschamps: Idiopathic osteonecrosis of the knee. J. Bone Jt Surg. 65B (1983) 588

Bauer, G.C.H., J. Insall, T. Koshin: Tibial osteotomy in gonarthrosis. J. Bone Jt Surg. 51A (1969) 1545

Blauth, W., J.R. Döhler: Kniegelenksnahe Umstellungsosteotomien. In: W. Küsswetter,, J. Krais (Hrsg.): Kniegelenksnahe Osteotomien. Thieme, Stuttgart 1987

Coventry, M.B.: Osteotomy of the upper portion of the tibia for degenerative and rheumatoid arthritis. J. Bone Jt Surg. 47A (1965) 984

Coventry, M.B.: Osteotomy about the knee for degenerativ and rheumatoid arthritis. Indications, operative technique and results. J. Bone Jt Surg. 55A (1973) 23

Giebel, G., H. Tscherne, M. Daiber: Die Tibiakopfosteotomie zur Behandlung der Gonarthrose. Orthopäde 14 (1985) 144

Jenny, K., H. Jenny, E. Morscher: Indikation, Operationstechnik und Resultate der transkondylären Tibiaosteotomie bei Gonarthrose. Orthopäde 14 (1985) 161

Mittelmeier, H., J. Heisel, E. Schmitt: Ursache für Fehlschläge bei kniegelenksnahen Umstellungsosteotomien. In: W. Küsswetter,, J. Krais (Hrsg.): Kniegelenksnahe Osteotomien. Thieme, Stuttgart 1987

Mittelmeier, H., E. Schmitt: Korrekturosteotomien im Kniebereich. Script für Kniekurs. DGOT-Kongreß, Saarbrücken 1988

Mittelmeier, H., E. Schmitt: Korrekturosteotomien im Kniebereich – Indikationen, Grenz- und Kontraindikationen. In: H.W. Springorum, B.D. Katthagen (Hrsg.): Aktuelle Schwerpunkte der Orthopädie. Fortbildungskurse der DGOT. Thieme, Stuttgart 1990

Mittelmeier, H., E. Schmitt: Korrekturosteotomien im Kniebereich – Operationstechnik mit Autokompressionswinkelplatten. In: H.W. Springorum, B.D. Katthagen (Hrsg.): Aktuelle Schwerpunkte der Orthopädie. Fortbildungskurse der DGOT. Thieme, Stuttgart 1990

Nicod, L.: Die Gonarthrose. Huber, Bern 1970

Schmitt, E., O. Schmitt, H. Mittelmeier: Indikation und Technik der kniegelenksnahen Umstellungsosteotomie bei hemilateraler Gonarthrose mit der Autokompressionsplatte. Orthop. Praxis 20 (1984) 903

Schmitt, E., J. Heisel, H. Mittelmeier: Suprakondyläre Umstellungsosteotomien im Kniegelenksbereich. In: W. Küsswetter, J. Krais (Hrsg.): Kniegelenksnahe Osteotomien. Thieme, Stuttgart 1987

Schmitt, E., J. Heisel, H. Mittelmeier: Grenzindikationen und Ursachen für Fehlschläge kniegelenksnaher Umstellungsosteotomien bei Gonarthrose. Orthop. Praxis 26 (1990) 84–89

Wagner, H., G. Zeiler, W. Baur: Indikation, Technik und Ergebnisse der supra- und infrakondylären Osteotomie bei der Kniegelenksarthrose. Orthopäde 14 (1985) 172–192

Langzeitergebnisse nach kniegelenksnahen Umstellungsosteotomien

M. Kunz, H. Hess, J.H. Holtschmit

Die hohe Tibiakopfosteotomie und die suprakondyläre Umstellungsosteotomie sind gängige operative Verfahren, um O- oder X-Bein-Fehlstellungen mit begleitender einseitiger Arthrose des Kniegelenkes zu behandeln. In der Literatur werden mehrere Operationsverfahren im Bereich des Schienbeinkopfes sowie im distalen Oberschenkel angegeben (Coventry 1965,1973, Mittelmeier u. Mitarb. 1987).

Die Langzeitergebnisse nach der Operation sind danach als gut anzusehen. Es müssen jedoch die Grenzindikationen sowie mögliche Komplikationen beachtet werden. Auch spielt die Art der Fixation nach Osteotomie hinsichtlich des Ergebnisses und der Komplikation durchaus eine Rolle (Naumann u. Köhler 1990).

Die Peronaeusläsion bei zusätzlich durchgeführter Fibulaosteotomie stellt eine der Hauptkomplikationen dar, die jedoch durch entsprechende Technik durchaus vermieden werden kann (Kirgis u. Mitarb. 1990).

Eigene Untersuchungen

In der Orthopädischen Klinik der St.-Elisabeth-Klinik Saarlouis, werden Umstellungsosteotomien am Knie als infrakondyläre Osteotomie im Bereich des Schienbeinkopfes in Anlehnung an Conventry durchgeführt. Bei entsprechender Indikation erfolgt eine suprakondyläre Umstellungsosteotomie. Am Schienbeinkopf wird mit Stufenklammern fixiert. Suprakondylär wird eine selbstspannende Winkelplatte verwandt.

Beim Vorliegen einer Varusgonarthrose wird grundsätzlich eine Fibulaosteotomie in der unteren Hälfte des mittleren Drittels der Fibula durchgeführt. Postoperativ erfolgt zunächst bis zur Wundheilung eine frühfunktionelle Behandlung. Das Bein wird auf der motorisierten Bewegungsschiene gelagert. Zusätzlich erfolgen aktive Anspannungsübungen sowie ein Durchbewegen des Kniegelenkes zusammen mit der Krankengymnastin.

Es schließt sich dann eine Fixation des Beines in einem Oberschenkelgipstutor oder in einer abnehmbaren Kniegelenksschiene an. Bei entsprechend stabiler Osteosynthese und ausreichender Knochenfestigkeit wird auf eine weitere Fixation ganz verzichtet, sofern es sich um kooperative Patienten handelt.

Von insgesamt 178 Patienten konnten 125 in der Nachuntersuchung Ende 1991 erfaßt werden. Bei diesen 125 Patienten waren 137 Umstellungsosteotomien im Bereich des Kniegelenkes durchgeführt worden. 12 Patienten wurden also beidseitig operiert.

Neben einer Fragebogenaktion mit 137 auswertbaren Untersuchungsbögen konnten 80 Patienten klinisch und röntgenologisch nachuntersucht werden.

Hierunter waren alle Patienten, welche beidseitig operiert wurden. Somit liegen die Resultate von insgesamt 92 klinisch und radiologisch nachuntersuchten kniegelenksnahen Umstellungsosteotomien vor.

Um vergleichbare Ergebnisse zu erhalten, wurde ein Nachuntersuchungsscore zugrunde gelegt. Dieser basiert im wesentlichen auf einem modifizierten Lysholm-Score.

Im Score sind 14 anamnestische und klinische Untersuchungsbefunde erfaßt, für die 200 Punkte vergeben werden. Die Kriterien sind in Tab. 22 aufgeführt. Zusätzlich werden die präoperativen und aktuellen Röntgenbilder verglichen.

Tabelle 22 Score-Kriterien

Hinken	Schmerzen
Gehhilfen	Belastung
Treppensteigen	Stabilität
Hinsetzen	Schwellung
Gehen	Beweglichkeit
Laufen	subjektive Beweglichkeit
Springen	

Hinsichtlich des Ergebnisses der Untersuchung wurden die Patienten in 3 Gruppen eingeteilt:

Score I – sehr gut: 150 bis 200 Punkte (75 bis 100 % Punktzahl).
Score II – gut bis befriedigend: 116 bis 149 Punkte (58 bis 74,5 % Punktzahl).
Score III – schlecht: bis 115 Punkte (0 bis 57,5 % der erreichten Punktzahl).

Die Nachuntersuchungsgruppe war im Durchschnitt 56 Jahre alt. Es fand sich eine Variationsbreite vom 18. bis zum 80. Lebensjahr. Es waren 69,9 % Männer und 30,1 % Frauen operiert worden.

Bei den Patienten lag in 81,8 % ein Genu varum und in 18,2 % ein Genu valgum vor. Es wurde in 93,3 % eine infrakondyläre Umstellungsosteotomie und in 6,7 % eine suprakondyläre Umstellungsosteotomie durchgeführt.

Die Patienten gaben an, daß sie vor der Umstellungsosteotomie im Schnitt 11,5 Jahre an Beschwerden litten, 43,7 % der Patienten gaben anamnestisch eine Verletzung des Kniegelenkes an. Hierbei wurden jedoch auch Meniskusverletzungen grundsätzlich als traumatisch angegeben (siehe Tab. **23**)

Tabelle **23** Vorbestehende Unfälle

Meniskusläsion	29
Bandläsion	10
Tibiafrakturen	10
Femurfrakturen	3

Im Durchschnitt waren seit der Operation bis zur Nachuntersuchung knapp 9 Jahre vergangen. Es wurden nur Patienten berücksichtigt, die mindestens 2 Jahre zuvor operiert wurden, im Höchstfalle 16 Jahre. Diese Patientengruppe wurde dann bei der Bewertung nochmals in Kurzzeitergebnisse mit einem zurückliegenden Operationszeitpunkt von bis zu 4 Jahren und Langzeitergebnisse mit einem zurückliegenden Operationszeitpunkt von 5 bis 16 Jahren unterteilt.

Als Komplikationen fanden sich bei den Patienten 5 Thrombosen, und bei einem Patienten eine Parästhesie im Bereich des Fußrückens. 12,4 % der Patienten litten zu Beginn der Wiederbelastung an Schmerzen im ipsilateralen Fußgelenk, die jedoch nach entsprechender konservativer Therapie alle verschwanden.

Motorische Störungen des N. peronaeus konnten in keinem Falle beobachtet werden. Bei 2 Patienten wurde eine Revision wegen beginnendem Kompartmentsyndrom erforderlich. Es fanden sich jedoch keine Spätschäden.

Ergebnisse

Die Ergebnisse der Nachuntersuchung wurden hinsichtlich ihrer Aussagekraft überprüft. Diese ist signifikant.

Das Gesamtergebnis läßt sich durch die Addition aller Scorepunkte und den daraus resultierenden Mittelwerten darstellen. Es ergibt sich dabei ein Mittelwert von 139,2 Punkten. Dies entspricht einem guten bis befriedigendem Ergebnis unserer Klassifizierung. Unter Berücksichtigung sämtlicher Patienten, findet sich in 75 % der Fälle ein befriedigendes bis sehr gutes Ergebnis.

Interessant erscheint, daß hinsichtlich Kurzzeit- und Langzeitergebnissen kein wesentlicher Unterschied besteht (siehe Tab. **24 – 26**).

Tabelle **24** Ergebnisse n = 132

Score 1 sehr gut	Score 2 gut/befriedigend	Score 3 schlecht
48,4 %	28,8 %	25,8 %

Tabelle **25** Langzeitergebnisse n = 88

Score 1 sehr gut	Score 2 gut/befriedigend	Score 3 schlecht
51,2 %	22,1 %	26,7 %

In beiden Gruppen finden sich ca. 3/4 der Patienten mit befriedigendem bis sehr gutem Operationsergebnis. Schlechtere Ergebnisse beklagen in der Kurzzeitgruppe 1/5 der Patienten, in der Langzeitgruppe etwas mehr als 1/4 der Patienten.

Tabelle 26 Kurzzeitergebnisse n= 44

Score 1 sehr gut	Score 2 gut/befriedigend	Score 3 schlecht
46,5 %	32,6 %	20,9 %

Die Patienten selbst beurteilen das Operationsergebnis und ihren Zustand subjektiv besser als unser Nachuntersuchungsscore ausdrückt. Es geben selbst in der von uns als schlecht beurteilten Scoregruppe noch 58,8 % der Patienten eine Verbesserung ihres Zustandes an. Nur 14,7 % (4 Patienten) in dieser Gruppe gaben selbst eine Verschlechterung an.

Eine Korrelation zwischen beruflicher Belastung (kniebelastend, sitzend, stehend), Arthrose und Operatiosergebnis konnte in keiner der Gruppen gefunden werden. 15 % der Patienten wechselten den Beruf. Das Ergebnis der Operation war um so besser, je jünger der Patient bei der Operation war.

Die anläßlich der Nachuntersuchung angefertigten Röntgenaufnahmen wurden mit den präoperativen Aufnahmen verglichen. Es wurde der röntgenologische Korrekturwinkel ausgemessen. Der postoperative Valguswinkel bei vorbestehender Varusgonarthrose wurde den Scoregruppen I bis III zugeordnet.

Dabei fand sich bei den sehr guten Operationsergebnissen postoperativ ein Valguswinkel von 4 bis 11°. In der Scoregruppe II mit guten bis befriedigenden Ergebnissen ein Winkel von 4 bis 12°. In der Scoregruppe III mit den schlechten Ergebnissen ein Valguswinkel von 0 bis 13°. Hier finden sich im wesentlichen Patienten, bei denen die Korrektur zu gering (Winkel 0) bzw. zu stark ausfiel. Postoperative Valguswinkel von 10° oder mehr erweisen sich als problematisch. Röntgenologisch liegt der optimale Valguswinkel postoperativ zwischen 5 und 8°.

67,2 % unserer Patienten waren vor Beginn ihrer Kniebeschwerden aktiv sporttreibend. Durchschnittlich übten sie 5 Stunden Sport pro Woche aus. Vor der Operation war in fast allen Fällen keine Sportfähigkeit mehr gegeben.

Anläßlich der Nachuntersuchung waren die Patienten im Mittel wieder 2 Stunden pro Woche sportlich aktiv. Dabei zeigte sich eine Varianzbreite von 2,3 Stunden in der Scoregruppe I, bis zu 0,7 Stunden in der Scoregruppe III.

Aktiv Sporttreibende, d.h. Patienten, die im Schnitt 6 Stunden pro Woche vor Beginn ihrer Beschwerden Sport ausübten, konnten nach der Operation wieder 3,8 Stunden Sport in der Scoregruppe I ausüben, in der Scoregruppe III immerhin noch 2,5 Stunden. Als postoperativ günstige Sportarten erweisen sich: Radfahren, Wandern, Fitnes- und Krafttraining, Gymnastik und Schwimmen.

Zusammenfassung

Die kniegelenksnahen Umstellungsosteotomien, insbesondere die infracondyläre Umstellung am Schienbeinkopf bei Varus- und Valgusgonarthrose sind ein bewährtes Operationsverfahren zur Behandlung der einseitigen Arthrose des Kniegelenkes. Die Ergebnisse der Operationsverfahren in unserer Klinik sind aufgrund dieser Nachuntersuchung mit „Gut" zu beurteilen. Das objektive Scoreergebnis der Patienten zeigt in 3/4 aller Fälle eine erhebliche Verbesserung. Subjektiv waren sogar weniger als 5 % der Patienten mit dem Operationsergebnis unzufrieden. Wenn das Kurzzeitergebnis gut ist, so ist die Wahrscheinlichkeit für ein günstiges Dauerergebnis gut. Ein wesentlicher Unterschied zwischen Kurzzeit- und Langzeitergebnissen konnte nicht gefunden werden.

Literatur

Coventry, M.B.: Osteotomie of the upper portion of the tibia for degenerative and rheumatoid arthritis. J. Bone Jt Surg. 47A (1965) 984

Coventry, M.B.: Osteotomy about the knee for degenerative and rheumatoid arthritis, indications, operative technique and results. J. Bone Jt Surg. 55A (1973) 23

Hess, H.: Zur Behandlung der Gonarthrose bei Kniesenfehlern mit Umstellungsosteotomie. Vorh. Dtsch. Ges. Orthop. Traumat. 55 Kongress Kassel (1968)

Kirgis, A., H. Röttinger, W. Nowack, G. Bogusch, S. Albrecht: Der Verlauf des N. peronaeus und seine Bedeutung für die proximale Umstellungsosteotomie der Tibia. Orthop. Praxis 26 (1990) 100–105

Mittelmeier, H., J. Heisel, E. Schmitt: Ursache für Fehlschläge bei kniegelenksnahen Umstellungsosteotomien. In: W.Küsswetter, J. Krais (Hrsg.): Kniegelenksnahe Osteotomien. Thieme, Sutttgart 1987

Naumann, T., G. Köhler: Indikation und Ergebnisse unterschiedlicher knienaher Osteotomieformen bei älteren Patienten mit unilateralen Gonarthrosen. Orthop. Praxis 26 (1990) 118–121

Korrekturosteotomie versus monokondylärer Gleitflächenersatz
Eine randomisierte prospektive Studie

D. Lazović, C.J. Wirth, T. Busche

In der Behandlung der Gonarthrose bestehen verschiedenste Auffassungen über das operative Vorgehen. Insbesondere bei der unikompartimentalen Gonarthrose konkurrieren bei sich überschneidenden Indikationsbereichen die gelenkerhaltenden Maßnahmen und der einseitige oder vollständige Kniegelenksersatz. Die Kontroverse zwischen Korrekturosteotomie und monokondylärem Gleitflächenersatz ist aktuell, aber nicht neu.

Campbell gab 1940 erstmals die Möglichkeit eines unikompartimentalen Gelenkflächenersatzes durch Interposition eines Vitalliumplättchens im Knie an, das er auf der Femurkondyle fixierte. Er wies darauf hin, daß bereits 50 Jahre zuvor Gold- und Silberinterponate in Gelenken versucht wurden. 1960 verbesserte McKeever den Grundgedanken durch einen Ersatz des Tibiaplateaus. Einen großen Aufschwung nahm der unikompartimentale Gleitflächenersatz dann durch die „modular"-Knieprothese von Marmor 1973.

Die tibiale Korrekturosteotomie zur operativen Behandlung der unikompartimentalen Gonarthrose mit Fehlstellung wurde nach Wardle bereits 1929 von Jones und Lovett beschrieben. Jackson führte 1961 die Osteotomie unterhalb der Tuberositas tibiae mit Osteotomie der Fibula im Übergang zum mittleren Drittel durch. Die bis heute gebräuchliche hohe Tibiakopfkorrekturosteotomie wurde hingegen von Coventry 1965 inauguriert. Er osteotomierte die Tibia oberhalb der Tuberositas tibiae und ebenfalls, um eine Sperrwirkung zu verhindern, die Fibula. Er beschrieb auch die erste dabei aufgetretene passagere Peronäusparese. Im Prinzip unverändert haben sich bei der Tibiakopfkorrektur nur die Fixationsmethoden (1980 Weber Zuggurtungsosteosynthese, 1977 M.E. Müller AO-Platte, 1977 Fixateur externe) gewandelt.

Das Ziel der Operation wurde von Coventry beschrieben:

„Sechs Kriterien sollen erfüllt werden:

1. völliges und tatsächlich sogar leicht überschießendes Korrigieren der Varus-(oder Valgus)deformität
2. in Nähe der Fehlstellung zu verbleiben
3. Knochen zu involvieren, der schnell heilt, der Knochen sollte primär spongiös sein
4. frühe Beweglichkeit und frühe Gewichtsbelastung erlauben
5. die Knieinspektion, wenn erforderlich, zum Zeitpunkt der Osteotomie durchführen
6. keine unbilligen technischen Schwierigkeiten oder mögliche Gefährdungen aufweisen."

Dem bliebe auch nach fast 30 Jahren im Hinblick auf den monokondylären Gleitflächenersatz nur hinzuzufügen:

7. Rückzugsoperationen sollten den Funktionserhalt des Gelenkes nicht gefährden.

Ob diese und die für den Patienten wichtigen Kriterien der Schmerzfreiheit, Beweglichkeit und Dauerhaftigkeit erfüllt werden, ist die Fragestellung vieler Nachuntersuchungen zu beiden Operationstechniken.

Die erste Nachuntersuchung für die Korrekturosteotomie stammt von Coventry selbst. Mindestens 1 Jahr postoperativ befand er 18 von 22 Korrekturosteomien befriedigend, 4 schlecht. Weitere Untersuchungen durch verschiedene Autoren (Bauer u. Insall 1969, Insall 1984, Giebel 1985, Jenny 1985, Wagner 1985, Keene 1989, Wohlfahrt 1991) fanden gute bis sehr gute Ergebnisse zwischen 47 % und 97 % und befürworten die Korrekturosteotomie bei unikompartimentaler Gonarthrose mit Fehlstellung der Beinachse. Die Untersuchungen wurden retrospektiv zwischen 1 und 11,9 Jahren p.o. mit bis zu 783 Patienten durchgeführt.

Die ebenso zahlreichen Nachuntersuchungen des monokondylären Gleitflächenersatzes weisen eine Erfolgsrate von 58 % bis 89 % aus (Marmor 1976, 1979, 1987, 1988, Insall 1976, Shurley 1982, Inglis 1984, Weller 1986, Mac-

Kinnon 1988, Scott 1991, Stockelmann 1991). Die Untersuchungen wurden bis auf die Studie von MacKinnon retrospektiv zwischen 2 und 7,5 Jahre p.o. mit bis zu 207 Patienten durchgeführt.

Als Vorteile beider Verfahren werden angegeben:

1. Dauerhafte Schmerzbefreiung
2. keine Beweglichkeitseinschränkung

Zusätzlich gelten für die Korrekturosteotomie:

1. Verbesserung der Biomechanik durch Achskorrektur
2. biologischer Effekt durch Verminderung des intraossären venösen Drucks
3. günstige Voraussetzungen für Rückzugsoperationen und Kniegelenksendoprothesen im Versagensfall

Nicht bestätigt hat sich die ursprünglich erhoffte Reduzierung der Arthrose, eine verminderte Progredienz wurde aber gefunden.

Als Vorteile des monokondylären Gleitflächenersatzes werden zusätzlich gesehen:

1. Schnelle Rehabilitation
2. Erhalt beider Kreuzbänder
3. bei sparsamer Resektion (moderne Prothesen, metallbacking, zementfreier Einbau) günstige Voraussetzungen für Knieendoprothesen im Versagensfall

Als Nachteile werden hingegen für Korrekturosteotomien die notwendige Entlastung, der wiederauftretende Korrekturverlust sowie die Risiken der Peronaeusparese und der Pseudarthrose angegeben.

Für den monokondylären Gleitflächenersatz gelten die notwendige Knochenresektion, die begrenzte Lebensdauer durch Lockerung sowie Abrieb und Materialbruch und die Infektgefährdung für das Gelenk als nachteilig.

Als ideale Indikation für die Korrekturosteotomie werden angesehen:

1. Varusfehlstellung unter 10°
2. unikompartimentale Gonarthrose, mit kontroversen Ansichten über das Patellagleitlager
3. Beugekontraktur nicht über 15°
4. kein Übergewicht

Eine Altersbeschränkung ist nicht erforderlich, arthroskopisch gesicherte Knorpelschäden des lateralen Gelenkanteils haben keinen Einfluß auf das Ergebnis (Keene 1969). Das Ergebnis wird jedoch vom p.o. Valguswinkel beeinflußt, der zwischen 7° und 13° Valgus liegen sollte. Veränderungen im Lauf der Zeit wurden regelmäßig gesehen, meist als erneute Varusfehlstellung auch bei Überkorrektur (Keene, Insall, Varioniopää). Primäre Vorstellungen einer Winkelunabhängigkeit bestätigen sich nur insofern, als die Überkorrektur weniger Nachteile als die zu geringe Korrektur bringt.

Die Abhängigkeit der Ergebnisse vom zeitlichen Verlauf wird zunehmend berücksichtigt (Keene, Insall). Ein stetiger Abfall der guten Ergebnisse mit zunehmender Zeit nach der Operation verstärkt sich nach 8 bis 9 Jahren. Bessere Langzeitergebnisse (Jenny 1985) ergaben sich aus der retrospektiven Auswahl des Kollektivs, bei dem nur die „Survivorgruppe" berücksichtigt wurde.

Als ideale Indikation für den monokondylären Gleitflächenersatz werden gesehen:

1. Alter über 60 Jahre
2. Varusfehlstellung unter 10°
3. Beugekontraktur unter 5°
4. reduzierter Aktivitätslevel
5. kein Übergewicht

Auch beim monocondylären Gleitflächenersatz wird das Ergebnis vom p.o. Valguswinkel beeinflußt, der zwischen 3° und 6° Valgus liegen sollte. Eine Überkorrektur führt zur Mehrbelastung im lateralen Kompartiment und damit zur Arthroseverstärkung, die Beinlastachse sollte leicht medial des Kniezentrums verlaufen (Kozzin 1989).

Der zeitliche Verlauf zeigt auch beim monokondylären Gleitflächenersatz eine Zunahme der Versagensrate nach dem 8. bis 9. Jahr p.o. (Scott 1991).

Die auffallende Steigerung der Erfolgsrate bei den neueren Studien wird von den Autoren vor allem auf eine exaktere Indikationsstellung und Patientenauswahl zurückgeführt. die schlechten Ergebnisse beruhen vorwiegend auf einer Progredienz der retropatellaren und lateralen Arthrose sowie auf Lockerungen vor allem des Tibiaplateaus.

Eine direkte Vergleichbarkeit der Studien ist aber trotz zunehmend einheitlicher Verwendung des HSS-Scores nach Insall nicht gegeben.

Unterschiede bestehen bei der Gruppenauswahl durch Altersverteilung, Voroperationen, Begleitveränderungen des Kniegelenkes, Zeitspanne zur Nachuntersuchung und Bewertungskriterien.

Nur wenige Autoren veröffentlichen vergleichende, aber ebenso nur retrospektive Studien von Korrekturosteotomien und monokondylärem Gleitflächenersatz (Karpmann 1982, Broughton 1986, Mühling u. Tscherne 1991, Ivarson 1991). Obwohl in diesen Studien bessere Ergebnisse für den monocondylären Gleitflächenersatz gefunden werden, sind auch diese Gruppen untereinander wegen der oben genannten Gründe nicht vergleichbar. Dies wird auch von Ivarson betont, der die p.o. Rehabilitation untersuchte und zu dem Schluß kam, daß Patienten mit monokondylärem Gleitflächenersatz schneller einen höheren Score erreichen, auch wenn keine wesentlichen funktionellen Unterschiede festgestellt werden konnten. Als weiteres Manko muß erwähnt werden, daß die durchschnittlichen Nachuntersuchungszeiträume nicht über den oben genannten Grenzzeiten des 8. bis 9. p.o. Jahres liegen, also nicht in den Bereich fallen, für den eine erhöhte Versagensquote angegeben wird.

Daher schien die Notwendigkeit einer prospektiven, randomisierten und kontrollierten Studie gegeben.

Im Studiendesign wurden Kriterien der Patientenauswahl, Scoreverwendung, Befunderhebung ebenso festgelegt wie Operationstechnik und zeitlicher Ablauf.

1. Zur Studie zugelassen wurden Patienten mit einem Alter über 60 Jahre, Varusgonarthrose mit unikompartimentalem Befall und bandstabilen Verhältnissen. Eine p.o. Entlastung des operierten Beines mußte gewährleistet sein. Patienten mit einer chronischen Polyarthritis oder posttraumatischen Arthrose wurden aus der Studie ausgeschlossen.
Die Randomisierung erfolgte nach der stationären Aufnahme zur Operation alternierend zwischen Korrekturosteotomie und monokondylärem Gleitflächenersatz.
2. Die Bewertung erfolgte präoperativ wie postoperativ anhand des HSS-Scores der Knee-Society und der klinischen Befunderhebung.
3. Die Röntgenbilder wurden als belastete Achsenaufnahme a.-p. und seitliche Aufnahme durchgeführt, eine Patellatangentialaufnahme nach Knudson wurde in 45° Beugung angefertigt.
4. Die Kontrollen erfolgten in definierten Abständen vom Operationszeitpunkt an nach 6 Monaten und in jährlichen Abständen. Reoperationen und Methodenwechsel werden als Versagensfälle gewertet und gehen in die „Survivorship curve" ein.
5. Die Operationstechnik wurde für die Korrekturosteotomie im Sinne Coventrys festgelegt: nach der Fibulaosteotomie im Übergang vom mittleren zum proximalen Drittel zur Verhinderung einer Sperrwirkung wurde ein lateralbasiger Keil oberhalb der Tuberositas tibiae entnommen, die mediale Kortikalis wurde stehengelassen. Das Ausmaß der Korrektur sollte die Beinachse in ein Valgus von 10° bringen (7°-13° empfohlen). Die Fixationsmethode war nach Coventry mit Klammern oder nach Weber mit 6-Lochplatte und Zuggurtungsschraube freigestellt.
Für den monokondylären Gleitflächenersatz wurde das Modell „*Tübingen*" n. Weller verwendet.
Für verschiedene Kurvenradien der Femurkondylen stehen 2 Größen zur Verfügung, für die Tibia 3, so daß eine korrekte corticale Randauflage erreicht werden konnte. Beide Komponenten wurden einzementiert. Das tibiale PE-Teil erhielt ein Metallbakking. Die Achseneinstellung wurde durch unterschiedliche Höhen des PE-Tibianteils mit 4° Valgus angestrebt.

Der Zeitraum der Studie geht von 10. 1988 bis 12. 1991. In dieser Zeit wurden 64 Kniegelenke mit unikompartimentaler Gonarthrose nach dem Randomisierungsschema operiert. Ein Überblick über die patientenbezogenen Daten zeigt die Vergleichbarkeit der sich daraus ergebenden zwei Gruppen. Das Durchschnittsalter betrug für die Gruppe I (Korrekturosteotomie) 63,4 Jahre und für die Gruppe II 67,5 Jahre.

Die Geschlechtsverteilung betrug in Gruppe I 13 zu 19 Frauen zu Männern, in Gruppe II 23 zu 9. Die Seitenverteilung rechts zu links beträgt 11 zu 21 für Gruppe I und 15 zu 17 für Gruppe II. Vor allem aber besteht eine Gleichwertigkeit in der präoperativen Scorebewertung mit 75 (Gruppe I) zu 80 (Gruppe II).

Es scheinen daher die Voraussetzungen für eine Vergleichbarkeit auch der Ergebnisse zu bestehen. Entsprechend dem Studiendesign können die Ergebnisse aber erst nach einem Zeitablauf von 8–10 Jahren mit ausreichender Zuverlässigkeit erwartet werden, so daß sie hier noch nicht vorgestellt werden können.

Literatur

Bauer, G. C. H., Insall, J., Koshino, T.: Tibial osteotomy for gonarthrosis. J Bone Joint Surg 51-A (1969) 1545–1563

Broughton, N. S., Newman, J. H., Baily, R. A. J.: Unicompartmental replacement and high tibial osteotomy for osteoarthritis of the knee. J Bone Joint Surg 68-B (1986) 447–452

Campbell, W. C.: Interposition of Vitallium plates in arthroplasties of the knee. Am J Surg 47 (1940) 639–641

Coventry, M.: Osteotomy of the upper portion of the tibia for degenerative arthritis of the knee. J Bone Joint Surg 47-A (1965) 984

Giebel, G.: Die Tibiakopfosteotomie. Orthopäde 14 (1985) 144–153

Inglis, G. S.: Unicompartmental arthroplasty of the knee. J Bone Joint Surg 66-B (1984) 682–684

Insall, J. N., Joseph, D. M., Msika, C.: High tibial osteotomy for varus gonarthrosis. J Bone Joint Surg 66-A (1984) 1040–1047

Insall, J., Aglietti, P.: A five to seven-year follow-up of unicondylar arthroplasty. J Bone Joint Surg 62-A (1980) 1329–1337

Insall, J., Walker, P.: Unicondylar knee replacement. Clin Orthop 120 (1976) 83–85

Ivarson, I., Gillquist, J.: Rehabilitation after high tibial osteotomy and unicompartmental arthroplasty. Clin Orthop 266 (1991) 139–144

Jackson, J. P.: Osteotomy for arthritis of the knee. J Bone Joint Surg 40-B (1961) 826–827

Jenny, K., Jenny, H., Morscher, E.: Transcondyläre Tibiaosteotomie bei Gonarthrose. Orthopäde 14 (1985) 161–171

Karpmann, R. R., Volz, R. G.: Osteotomy versus unicompartmental prosthetic replacement in the treatment of unicompartimental arthritis of the knee. Orthopedics 5 (1982) 989–991

Keene, J. S., Monson, D. K., Roberts, J. M., Dyreby, J. R.: Evaluation of patients for high tibial osteotomy. Clin Orthop 243 (1989) 157–162

Kozzin, S. C., Scott, R.: Unicondylar knee arthroplasty. J Bone Surg 71-A (1989) 145–149

MacKinnon, J., Young, S., Baily, R. A. J.: The St Georg sledge for unicompartimental replacement of the knee. J Bone Surg 71-B (1988) 217–223

Marmor, L.: Unicompartmental knee arthroplasty following patellectomy. Clin Orthop 218 (1987) 164–173

Marmor, L.: Marmor modular knee in unicompartmental disease. J Bone Surg 61-A (1979) 347–354

Marmor, L.: The modular knee. Clin Orthop 97 (1973) 242–250

Marmor, L.: Unicompartmental knee arthroplasty. Clin Orthop 226 (1988) 14–20

Marmor, L.: The modular (Marmor) knee. Clin Orthop 120 (1976) 86–94

McKeever, D. C.: Tibial plateau prosthesis. Clin Orthop 18 (1960) 86–95

Mühling, M.: Langzeitergebnisse der Hemialloplastik im Vergleich zur achsenkorrigierenden Osteotomie am Kniegelenk bei einseitig betonter Arthrose. Dissertation, Med Hochschule Hannover (1991)

Müller, M. E., Allgöwer, M., Schneider, R., Willenegger, H.: Manual der Osteosynthese. Springer, Berlin, Heidelberg, New York (1977)

Scott, R. D., Cobb, A. G., McQueary, F. G., Thornhill, T. S.: Unicompartmental knee arthroplasty. Eight- to 12-year follow-up evaluation with survivorship analysis. Clin Orthop 271 (Unicompartmental arthroplasty of the knee) (1991) 96–100

Shurley, T. H., O'Donoghue, D. H., Smith, W. D., Payne, R. E., Grana, W. A.

Stockelmann, R. E., Pohl, K.: The long-term efficacy of unicompartimental arthroplasty of the knee. Clin Orthop 271 (1991) 88–95

Variniopää, S., Läike, E., Kirves, P., Tiusanen, P.: Tibial osteotomy for osteoarthrosis of the knee. J Bone Joint Surg 63-A (1981) 938–946

Wagner, H., Zeiler, G., Bauer, W.: Indikation, Technik und Ergebnisse der supra- und infracondylären Osteotomien bei der Kniegelenksarthrose. Orthopäde 14 (1985) 172–192

Wardle, E. N.: Osteotomy of the tibia and fibula. Surg Gynecol Obstet 115 (1962) 61–64

Weber, B. G., Wörsdörfer, O.: Zuggurtungsosteosynthese bei Tibiakopfosteotomie. Z Orthop 18 (1980) 637–641

Weller, S., Ode, A.: Die unilaterale Kniegelenksendoprothese zur Behandlung der Varus- oder Valgusgonarthrose. Z Orthop 124 (1986) 655–661

Wohlfahrt, A., Heppt, P., Wirtz, P.: Die valgisierende Tibiakopfpendelosteotomie. Z Orthop 129 (1991) 72–79

Die Behandlung von Gonarthrosen mit unikondylärem Gleitflächenersatz und Tibiakopfumstellungsosteotomien – mittelfristige Nachuntersuchungsergebnisse im Vergleich

D. Träger

Bei Achsfehlstellung in einem Kniegelenk kann sich durch eine dadurch bedingte einseitige, meist mediale Überlastung eine einseitig betonte Gonarthrose entwickeln. Durch entsprechende Achskorrektur wird eine Entlastung des Kompartiments erzielt, wodurch das Weiterfortschreiten einer bestehenden Arthrose aufgehalten werden kann. Im Gegensatz zu dieser gelenkerhaltenden Therapie steht die Versorgung des arthrotischen Gelenkkompartiments mit einem monokondylären Gleitflächenersatz.

Material und Methode

In der Zeit von 1976 bis 1981 wurden an der Orthopädischen Klinik in Kassel 70 Tibiakopf-Osteotomien durchgeführt sowie 50 Schlitten-Endoprothesen implantiert. Die Tibiakopfosteotomie wurde 65mal wegen einer unikompartimentären Gonarthrose (57 Varus, 8 Valgus) durchgeführt.

Von den Tibiakopfosteotomien konnten 34 durchschnittlich nach 7 Jahren nachuntersucht werden. 5 Patienten waren zwischenzeitlich verstorben, 2 unbekannt verzogen und 30 Patienten erschienen nicht zur Nachuntersuchungsaufforderung.

Von den Schlittenprothesen konnten 26 im selben Zeitraum nachuntersucht werden. 5 Patienten waren zwischenzeitlich verstorben, 3 unbekannt verzogen und 10 erschienen nicht zur Nachuntersuchungsaufforderung. 6 Patienten lehnten eine Nachuntersuchung ab.

Ergebnisse

In beiden Kollektiven konnte eine vergleichsweise gute Reduktion der Schmerzen erzielt werden. Auch wurde die Gehstrecke bzw. Gehzeit deutlich verbessert, bzw. verlängert. Die Patientenbeurteilung des Operationsergebnisses war ebenfalls in beiden Kollektiven weitgehend positiv (Tab. **27** und **28**).

Tabelle 27 Nachuntersuchungsergebnisse Tibiakopfosteotomie (n = 34)

		Präop.	Postop.
Schmerz:	kein	–	10
	wenig	1	8
	mittel	5	13
	stark	28	3
Erguß/Reizung		30	4
Gehzeit	bis 30 Min.	20	8
	über 30 Min.	14	22
	über 2 Std.	–	4
Patienten	Beurteilung		
	sehr gut	–	11
	gut	–	9
	mäßig	–	6
	schlecht	34	8 (5 Reop.)

Tabelle 28 Nachuntersuchungsergebnisse Schlittenprothese (n = 26)

		Präop.	Postop.
Schmerz:	kein	–	15
	wenig	1	5
	mittel	–	5
	stark	25	1
Erguß/Reizung		25	8
Gehzeit	bis 30 Min.	26	8
	über 30 Min.	–	6
	über 2 Std.	–	12
Patienten	Beurteilung		
	sehr gut	–	14
	gut	–	5
	mäßig	–	5
	schlecht	26	2

Diskussion

Sowohl die Tibiakopf-Umstellungsosteotomie als auch der unikondyläre Gleitflächenersatz gelten als leistungsfähiges Prinzip zur Behandlung von unikompartimentären Arthrosen. Wird man bei jüngeren Patienten bestrebt sein das Gelenk erhaltend zu operieren, so wird man bei älteren Patienten eher geneigt sein, einen endoprothetischen Ersatz zu schaffen. Im Ergebnis sind beide Behandlungsmethoden, wie die Langzeitergebnisse zeigen, ähnlich.

An der Orthopädischen Klinik Kassel sind wir bemüht, bei entsprechender Indikation und einem Patientenalter unter 70 Jahren gelenkerhaltend, bei einem Patientenalter über 70 Jahren gelenkersetzend vorzugehen. Mit berücksichtigt wird natürlich auch der Aktivitätsgrad des Patienten.

Literatur

Broughton, N.S., J.H. Newmann, R.A.J. Baily: Unicompartimental Replacement and high tibial osteotomy for osteoarthritis of the knee. J. Bone Jt Surg. 68B (1986) 447–452

Kozinn, S.C., R. Scott: Unicondylar knee arthroplasty. J. Bone Surg. 75A (1989) 145–150

Odenbring, S., et al.: Ten-year results of tibia osteotomy for medial gonarthrosis. Arch. Orthop. Traumatol. Surg. 110 (1991) 103–108

Wohlfahrt, A., et al.: Die valgisierende Tibiakopf-Pendelosteotomie. Z. Orthop. 129 (1991) 72–79

Vergleich gelenkerhaltender und -ersetzender Operationen am Kniegelenk anhand einheitlicher Scorebewertungen mit einem Computerprogramm (Xedoc)

R. Schleberger, K. Bernsmann

Unter den zur Verfügung stehenden Kniescores werden der HSS und der Aichroth-Score für Studien zu Gelenkersatz wie -erhalt eingesetzt. Grundsätzlich ist ein Vergleich konkurrierender Verfahren mit gleichen Maßstäben möglich. Die Beliebtheit eigener Maßstäbe und die Betonung besonders der Einzelparameter „Schmerz", „Zufriedenheit" oder „Lasse mich wieder operieren" zeugt von mangelnder Zufriedenheit oder Erfahrung der Untersucher mit der Scorebenutzung. Die Standardraten guter Ergebnisse um 80 % bei allen Studien zeugen von insuffizienter Scorebenutzung durch mangelnde Differenzierung des Nachuntersuchungsgutes. Die Scores werden den zu untersuchenden Verfahren zugeordnet. Mit dem Lysholm Score werden überwiegend arthroskopische Arthrosebehandlung und Umstellung bewertet, mit dem HSS überwiegend endoprothetischer Ersatz, seltener gelenkerhaltende Verfahren.

Sollen konkurrierende Verfahren verglichen werden, bedarf es der Berücksichtigung vieler Umstände, die Einfluß auf die Ergebnisse nehmen können. Dies gilt besonders dann, wenn nicht technische Bedingungen, sondern demographische Patientendaten Gegenstand des Vergleiches sind. So werden in Mitteilungen der Ergebnisse eines Verfahrens i.d.R. nicht die Indikationsstellung der an der Klinik gebräuchlichen Konkurrenzverfahren dargestellt. Das aber sind die Bedingungen, die zur Selektion des Untersuchungsgutes führen. Auch eine Randomisierung hat bisher unserer Kenntnis nach nicht erhaltende und ersetzende Verfahren eingeschlossen, so daß trotz Randomisierung jeweils indirekte Ausleseverfahren zugrunde liegen.

Generelle Probleme der Scorebenutzung sind die bis heute fehlende Validierung der gebräuchlichen Scores – der validierte funktionelle *MOPO*-Score (Jaeckel u. Mitarb. 1986, 1987) wird kaum eingesetzt – und der bei einer Scorebenutzung notwendige Ausschluß von Bedingungen funktioneller Einschränkung, die nicht in dem untersuchten Gelenk liegen. Einschränkende Allgemeinerkrankungen oder Degeneration anderer Gelenke, in diesem Fall der unteren Extremität, gelten zumeist nicht als Ausschlußkriterien.

In Einzelstudien können kaum die notwendigen Fallzahlen für kleine, zu vergleichende Zellen erreicht werden. Dies ist aber für eine Faktorenanalyse statistisch erforderlich, wenn die Möglichkeiten der Scorebenutzung ausgeschöpft werden sollen.

Wir möchten trotz geringer eigener Zahlen Wege zum Vergleich konkurrierender Verfahren aufzeigen.

Methode

Wir haben die bewertenden Maßstäbe von 5 verschiedenen Scores, integriert in einem Computerprogramm (*Xedoc*, Bernsmann und Schleberger, 1992), in einer Version für retrospektive Untersuchungen, benutzt. Dabei werden bei der Beantwortung eines scorepflichtigen Parameters (Schmerz, Gehstrecke etc.) in einer Abfrage die Punkteberechnung für alle Scores automatisch vorgenommen.

Der Einsatz eines solchen Maßstabes suggeriert eine Objektivität, die wir selbst unserer Studie aufgrund unserer geringen Patientenzahlen nicht zubilligen wollen. Wir benutzen diese Methode ausschließlich, um die grundsätzliche Vergleichbarkeit bisher als wenig vergleichbar angesehener Verfahren mittels einer gemeinsamen Scoresprache aufzuzeigen. Zur Beschreibung der Methode wird deshalb die allgemeine Indikationsstellung bei der Gonarthrose angegeben. Regelhaft stehen fünf Dispositionen bei der Gonarthrose zur Verfügung, die konservative Behandlung, die arthroskopische Arthrosebehandlung, die Umstellung, die Kombination dieser beiden Verfahren und der totale, unverbundene Gelenkersatz, zementiert oder unzementiert. Bei der Indikationsstellung zu dem letzten Verfahren gibt es eine Selektion nach Alter und zu erwartender Funktionsdauer. Die genannten Dispositionen sind auch als Stufenangebot zu verstehen, der einzige Sprung besteht dabei im Auslassen der Umstellung bei vorausgegangenen arthroskopischen Verfahren. Selbstverständlich werden Umstellungsversager endoprothetisch versorgt.

Teilprothesen einerseits und verbundene Prothesen andererseits werden in vernachlässigbarer Häufigkeit indiziert und führen nicht zu einer Selektion des Untersuchungsgutes.

Patientengut

Die Gruppe der Umstellungsosteotomien besteht aus 43 Patienten. Lediglich 3 Patienten konnten nicht nachuntersucht werden. In 2 Fällen führte mangelnder Erfolg zur Prothesenimplantation. Das mittlere Alter der Nachuntersuchung beträgt 57,3 Jahre, der Nachuntersuchungszeitraum 3,7 Jahre. Etwa 2/3 der Patienten sind männlich (n = 26).

Das Untersuchungsgut mit zementfreien Knieendoprothesen rekrutiert sich aus einem Gesamtgut von 42 Patienten. 6 Patienten sind bettlägerig aus Gründen, die nicht im Gelenk liegen. In 2 Fällen wurde die Prothese gewechselt. 4 Patienten wollten der Einladung zur Nachuntersuchung nicht folgen, weitere 4 sind nicht mehr auffindbar. 26 Patienten mit 29 Knieprothesen konnten nachuntersucht werden. Die Standzeit ihrer Prothesen beträgt im Mittel 4 Jahre. Das Durchschnittsalter beträgt 70,4 Jahre, 14 waren weiblich, 12 männlich.

Ergebnisse

Die Abbildungen 81 bis 84 zeigen den Vergleich der Gesamtergebnisse beider Kollektive anhand der Scores, bzw. Scoreteile in der Originalgrafik der Statistikfunktion des Computerprogrammes.

Ausdrücklich fragt nur der Aichroth-Score und die *Eular*-Dokumentation nach Beeinträchtigung durch weitere Gelenke der unteren Extremität. Die Beeinträchtigung in rein funktioneller Bewertung für die zu vergleichenden Kollektive ist in Tab. 29 dargestellt.

Der Methodenvergleich anhand des *Parameters* „postoperative Beinachse" ist in der Tab. 30 für funktionelle Fähigkeiten dargestellt.

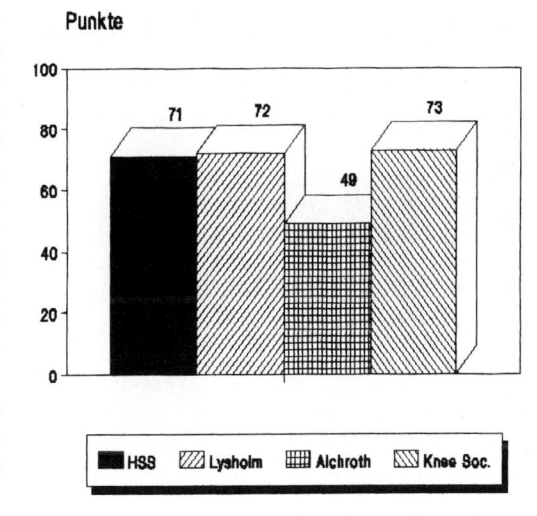

Abb. **81** Gesamtergebnis der Tibiakopfumstellung. Gelenkspezifische (Teil-)Scores (HSS, Lysholm, Aichroth et al., Knee Soc.).

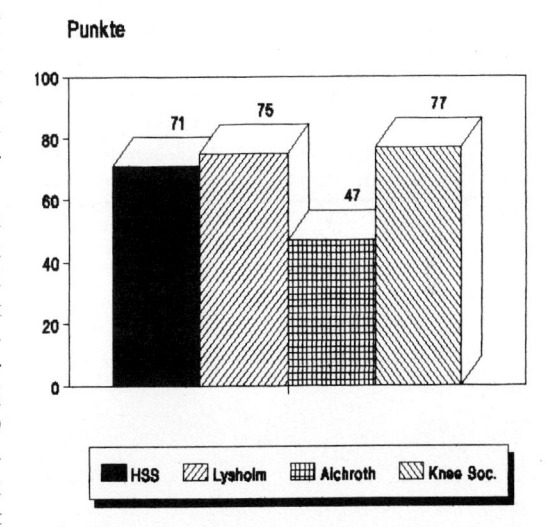

Abb. **82** Gesamtergebnisvergleich der zementfreien Knieendoprothetik. Gelenkspezifische (Teil-)Scores.

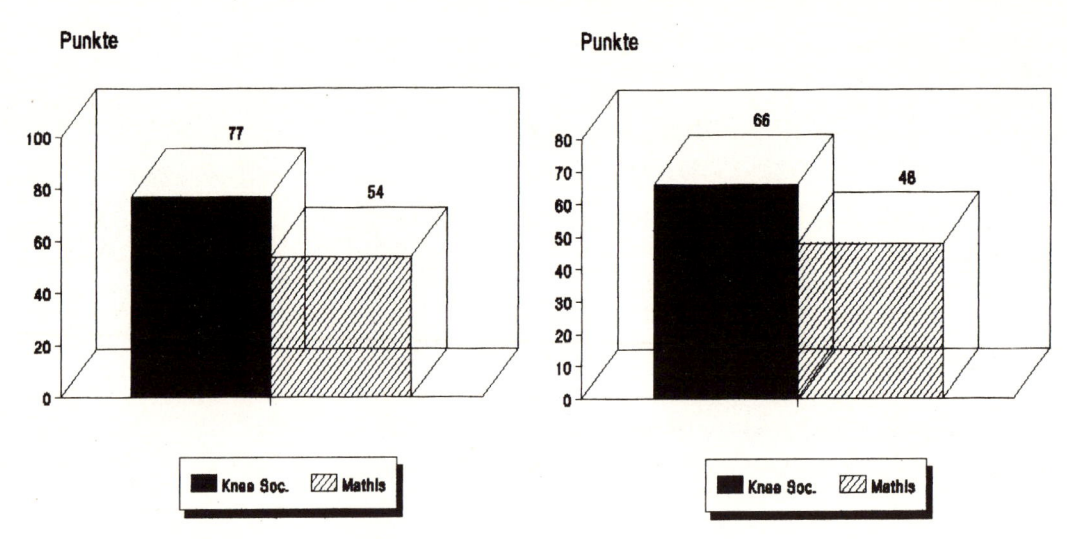

Vergleich gelenkerhaltender und -ersetzender Operationen

Abb. 83 Gesamtergebnis der Tibiakopfumstellung. Funktionelle (Teil-)Scores (Knee Sco., Mathis).

Abb. 84 Gesamtergebnis der Endoprothetik. Funktionelle (Teil-)Scores (Knee Soc., Mathis).

Tabelle **29** Funktionelle Beeinträchtigung durch Degeneration/posttraumatisch und andere Schäden an weiteren Gelenken der unteren Extremität

Verfahren/Score	Tibiakopfumstellung		Zementfreie Knieprothese	
	Knee Soc.	Mathis	Knee Soc.	Mathis
0 weiteres Gelenk	79	55	76	53
1 weiteres Gelenk	74	53	50	40
2 weitere Gelenke	100	68	0	0
> 2 Gelenke	60	31	43	38

Tabelle **30** Ergebnis von Tibiakopfumstellung und zementfreier Knieendoprothesenversorgung – Einfluß der postoperativen Beinachse

Verfahren/Score	Tibiakopfumstellung		Zementfreie Knieprothese	
	Knee Soc.	Mathis	Knee Soc.	Mathis
gerade	66	49	55	44
varisch	X	X	X	X
valgisch	100	62	X	X

Tabelle **31** Ergebnisvergleich von Tibiakopfumstellung und zementfreier Knieendoprothesenversorgung – Einfluß der postoperativen Gelenkstabilität anhand des Mathis-Scores

Verfahren/Score	Tibiakopfumstellung	Zementfreie Knieprothese
stabil	61	46
varus	52	51
varus +	61	X
valgus	68	51
valgus +	68	X

Tabelle 32 Einfluß Alter im Vergleich von Tibiakopfumstellung und zementfreier Totalprothese – funktionelle Scores

	Osteotomie		TKA	
	Knee Soc.	Mathis	Knee Soc.	Mathis
< 55 Jahre	75	50	80	53
55–70 Jahre	83	57	64	50
> 70 Jahre	68	44	80	50

Tabelle 33 Einfluß des Alters im Vergleich von Tibiakopfumstellung und zementfreier Totalprothese – spezielle Scores

Scores	Osteotomie			
	HSS	Lysholm	Aichroth	Knee Soc.
< 55 Jahre	64	64	48	60
55–70 Jahre	73	76	51	74
> 70 Jahre	50	59	43	56
Scores	Knieendoprothetik			
	HSS	Lysholm	Aichroth	Knee Soc.
< 55 Jahre	65	83	48	77
55–70 Jahre	70	77	49	80
> 70 Jahre	74	85	50	84

Tabelle 34 Einfluß des Geschlechts anhand der funktionellen Scores (Scoreteile) im Ergebnisvergleich von Tibiakopfumstellung und zementfreierTotalendoprothese

	Osteotomie		TKA	
	Knee Soc.	Mathis	Knee Soc.	Mathis
weiblich	73	52	51	44
männlich	79	55	61	44

Der Methodenvergleich anhand des Parameters „postoperative Gelenkstabilität" ist in der Tab. **31** für die Mobilität und die funktionellen Fähigkeiten im Mathis-Score dargestellt.

Der Einfluß des Alters der nachuntersuchten Patienten auf das Ergebnis wird für funktionelle Maßstäbe in Tab. **32**, für die gelenkspezifischen in Tab. **33** verglichen.

Eine Geschlechtsabhängigkeit der Funktion und Mobilität nach beiden untersuchten Verfahren zeigt die Tab. **34**.

Schlußfolgerungen

Drei Problemkreise müssen diskutiert werden:

- zum ersten die Bedingungen einer Vergleichsmöglichkeit konkurrierender Verfahren,
- zum zweiten die unterschiedliche Eignung der meistverwendeten Scores in den zum Vergleich anstehenden Bewertungen,
- zum dritten die grundsätzliche Handhabung von Scores um zu aussagefähigen Vergleichen zu kommen, also die Ausschlußbedingungen.

Ein Methodenvergleich mittels der in ihren Bewertungsmaßstäben unterschiedlichen Scores unserer Studie ist grundsätzlich möglich, wie die tendenziell einheitlichen Bewertungen der untersuchten Parameter ausweisen. Wichtig für die Maßstabanalyse der Scores ist ihre Unterschiedlichkeit im Bewertungssystem. Additive Punktevergaben (Lysholm, Aichroth, Mathis) stehen gleichzeitig additiven und subtraktiven (Knee Society und HSS) gegenüber. Der Befund des Bewegungsausmaßes des Kniegelenkes ist besonders von dieser Unterschiedlichkeit betroffen, dabei wird auch von unterschiedlicher Norm ausgegangen. So bewertet der HSS und der abgeleitete Knee Society Score die konstruktive Einschränkung der Beweglichkeit eines künstlichen Gelenkes deutlich schlechter, als dies Aichroth und Mitarbeiter und der Lysholmscore tun. In Einzelanalysen bei Patienten mit zwei versorgten Kniegelenken und unterschiedlichem Bewegungsumfang hat dies bei subjektiv gleicher Bewertung und objektiv nicht vorhandener Einschränkung in den funktionellen Scores deutlich unterschiedliche Punktzahlen im speziellen Scoreteil der Knee Society zur Folge. Ein einheitlich additives Scoreverfahren unter Berücksichtigung der konstruktiven Einschränkung ist für eine objektive Vergleichbarkeit unabdingbar.

Die von den Autoren favorisierten funktionellen Scores arbeiten ohne diese Problematik. Sie liefern vergleichbare Ergebnisse und sind nicht von subjektiven Einschätzungen (Schmerzempfinden) beeinflußt. Sie bewerten jede Funktion, die mit Hilfsmitteln ausgeführt werden muß, mit 50 Prozent, ohne daß diese Hilfen noch speziell abgefragt werden müssen. Anzumerken ist, daß der Mathis-Score mit 36 Fragen wenig komfortabel ist. Wünschenswert neben einer allgemeinen Validierung ist ein umfangreduzierter, validierter Score, der eine Anzahl von 5 aussagefähigen Stufen und die wesentlichen funktionellen Items besitzen sollte. Die Entwicklung eines solchen Scores scheint mit der benutzten Methode möglich. Der Lysholm-Score gibt erstaunlich konstante Übereinstimmung mit den anderen Scores auch auf dem von ihm nicht beabsichtigten Zielgebiet der Endoprothetik. Bei ihm wie beim HSS und beim Knee Society Score besteht außerdem die wünschenswerte Vereinfachung direkter Umrechnung in Prozent durch die Maximalvergabe von 100 Punkten. Eine Scoreverwendung ist nur für statistisch reine Gruppen vorteilhaft, deren Gesamteinschätzung wiederum bekannt sein sollte oder analysiert werden muß. Als Beispiel kann ein untersuchter Parameter dann ein schlechteres Ergebnis zeigen, wenn in ihm eine schwache Gruppe mit älteren, weiblichen Probanden (vgl. Tab. **32 – 34**) überrepräsentiert ist. Auch kann die Indikation, wie in unserem Fall (vgl. Tab. **32** u. **33** „Osteotomie"), Einfluß nehmen und die hypothetisch beste (jüngste) Gruppe am schlechtesten abschneiden lassen, wenn ihnen aufgrund des Alters trotz destruierter Gelenke keine Prothese implantiert, die Indikation also überzogen wurde.

In diesem Zusammenhang kann auch klar gemacht werden, daß Versager nicht in die Berechnung aufgenommen werden dürfen. Sie sollten gesondert, u.U. mit einer Scoreangabe gelistet werden.

Es kann nicht Sinn einer Faktorenanalyse sein, wenn Versager in einer Gruppe Einfluß nehmen können. Die Analyse soll schließlich Aufschluß über die Güte eines funktionierenden Verfahrens geben. In gleicher Weise beeinflussen weitere Schäden an Gelenken der unteren Extremität (vgl. Tab. **29**) unerwünschterweise die Funktion. Durch Ausschluß ergeben sich ideale, statistisch reine Gruppen z.B. eine männliche ohne weitere Gelenkbeteiligung. Dadurch werden große Datensätze, damit multizentrische Studien erforderlich.

Literatur

Aichroth, P., M.A.R. Freemann, I.S. Smillie, W.A. Souter: A kneefunction assessment chart. J. Bone Jt Surg. 60B (1978) 308

Ewald, F.C.: The knee society total knee Arthroplasty roentgenographic avaluation and scoring system. Clin. Orthop. 248 (1989) 9–12

Insall, J.N., L.D. Dorr, R.D. Scott, W.N. Scott: Rationale of the Knee Society Rating System. Clin. Orthop. 248 (1989) 13–14

Jaeckel, W., R. Cziske, Th. Schochat, E. Jacobi: Assessing health status after inpatient rehabilitation in rheumatoid arthritis. Int. Rehab. Med. 8 (1986) 54–59

Jaeckel, W., R. Cziske, C. Andres, E. Jacobi: Messung der körperlichen Beeinträchtigung und der psychosozialen Konsequenzen bei chronischen Kreuzschmerzen. Z. Rheumatolog. 46 (1987) 25–33

Klein, W.: Die maschinelle arthroskopische Behandlung der Gonarthrose. Z. Arthroskopie 3 (1988) 109–115

Lysholm, J., J. Gillquist: Evaluation of knee ligament surgery results with special emphysis on use of a scoring scale. Amer. J. Sports Med. 10 (1982) 172

Mathis, H.: Gesamtfunktion, Sozialmedizinische Auswirkungen. In: G. Josenhans (Hrsg.): Funktionsprüfungen und Befunddokumentation des Bewegungsapparates. Thieme, Stuttgart 1968

Ranawatt, C.S., J. Insall, S. Jack: Duo-Condylar knee arthroplasty. Clin. Orthopaedics 120 (1976) 76–82

Die extrakorporale Stoßwellenbehandlung als Therapie der verzögerten knöchernen Konsolidierung und Pseudarthrosenbildung nach kniegelenksnahen Umstellungsosteotomien –
Eine Alternative zu operativen Verfahren ?

J. Haist, F. Rumler, U. Witzsch, R.A. Bürger, J. Heine

Eine typische und nicht seltene Komplikation der kniegelenksnahen Umstellungsosteotomien im Unterschenkelbereich stellt die verzögerte knöcherne Konsolidierung und Pseudarthrosenbildung dar. Im Spiegel der Literatur wird eine Häufigkeit zwischen 0,1 und 8 % angegeben (Coventry, Jenny, Kleinert, Wagner).

In der nichtoperativen, konservativen Behandlung steht der Operateur dem Dilemma der längerfristigen Ruhigstellung gegenüber mit den negativen Auswirkungen auf Knorpel, Mineralisation des Knochens und Kniegelenksbeweglichkeit.

Operative Maßnahmen bestehen in der Anfrischung des Bruchspaltes und Anlagerung einer Spongiosaplastik. Dies bedeutet für den Patienten einen erneuten operativen Eingriff mit all seinen Komplikationsmöglichkeiten und wiederum einer längeren Immobilisation. Eine ernstzunehmende Alternative scheint, aufgrund unserer ersten Erfahrungen, in Zukunft die extrakorporale Stoßwellenbehandlung der gestörten Frakturheilung darzustellen.

Patientengut und Methodik

Zwischen Januar 1991 und Januar 1992 wurden 7 Regionen bei 6 Patienten mit deutlich verzögerter knöcherner Konsolidierung bzw. Pseudarthrosebildung nach kniegelenksnaher Umstellungsosteotomie mit der Stoßwelle behandelt (Abb. 85).

In allen Fällen war die Tibia Ort der Umstellung gewesen. 4 Patienten waren entsprechend der Methode nach Coventry, 1 Patient mit Pendelosteotomie und 1 Patient mit Plattenosteotomie operiert worden (Abb. 86).

Alle Patienten waren mindestens 4 Monate in verschiedenen Gipsverbänden immobilisiert worden. 3 Patienten waren im Vorfeld bereits in Form einer Frakturspaltanfrischung und Spongiosaplastik operativ versorgt worden.

Bei keinem der Patienten bestand eine krankhafte Veränderung des Knochenstoffwechsels. Eine Infektpseudarthrose wurde laborchemisch und szintigraphisch vor Anwendung der Stoßwellen ausgeschlossen. Die Behandlung erfolgte mit dem Siemens Osteostar.

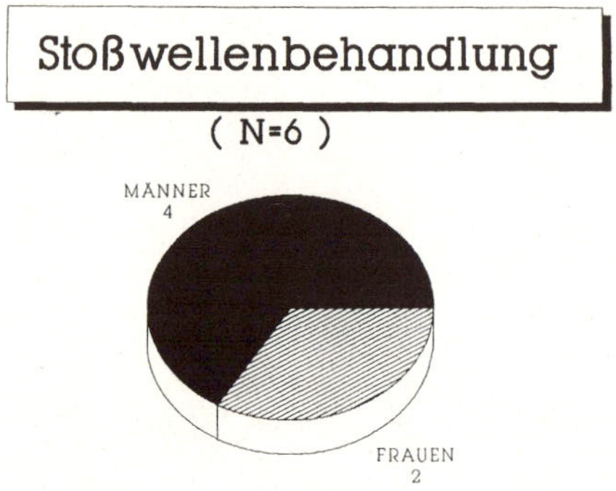

Abb. 85

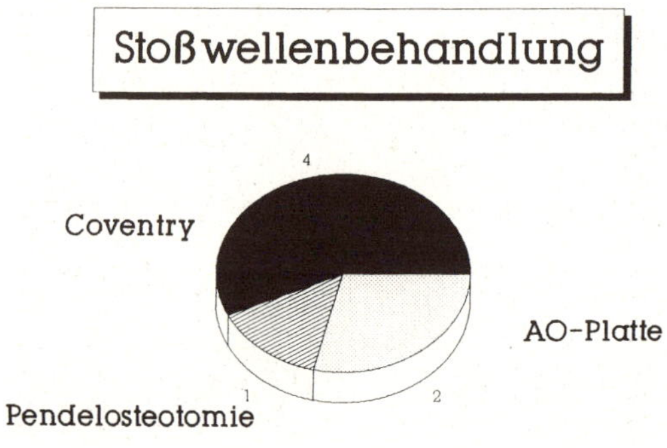

Abb. 86

5 Patienten wurden einmalig, 1 Patient zweimal behandelt.

Unter den Patienten waren 4 Männer und 2 Frauen, das Durchschnittsalter betrug 44,6 Jahre. Voraussetzung zur Anwendung der Stoßwelle war eine Analgesie, die entweder als 3 in 1 Block oder in periduraler Anästhesie durchgeführt wurde.

Alle Patienten verblieben bis zum Abklingen der Anästhesie in stationärer Behandlung. Bis zum Nachweis einer knöchernen Reaktion wurden die Patienten in unterschiedlichen Gipsverbänden immobilisiert. Die behandelten Patienten wurden 14tägig einer klinischen, radiologischen, laborchemischen und teilweise szintigraphischen und kernspintomographischen Kontrolle unterzogen. Bei allen behandelten Patienten konnte nach durchschnittlich 34 Tagen eine vollständige knöcherne Konsolidierung erzielt werden.

Kasuistik

Fall 1 35jähriger Patient, bei dem im Juni 1990 eine valgisierende Pendelosteotomie der linken Tibia durchgeführt wurde (Abb. **87**).

Im Verlauf kam es zu einer unzureichenden knöchernen Durchbauung. 4 Monate später wurde das Osteosynthesematerial entfernt, der Osteotomiespalt angefrischt und eine Spongiosaplastik durchgeführt (Abb. **88**). In der Folge konnte keine knöcherne Konsolidierung festgestellt werden. 3 Monate später wurde die Stoßwellenbehandlung durchgeführt (Abb. **89**). Innerhalb von 4 Wochen kam es zu einer weitgehenden knöchernen Konsolidierung, nach 6 Wochen konnte die Behandlung abgeschlossen werden (Abb. **90**).

Fall 2 50jährige Patientin, bei der im April 1991 eine varisierende Tibiakopfosteotomie durchgeführt wurde (Abb. **91**). Da auch nach 5 Monaten keine knöcherne Konsolidierung fest-

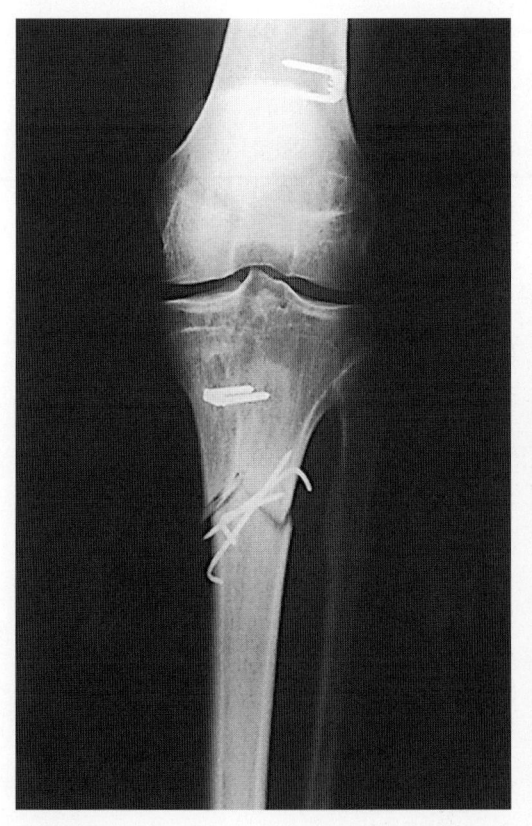

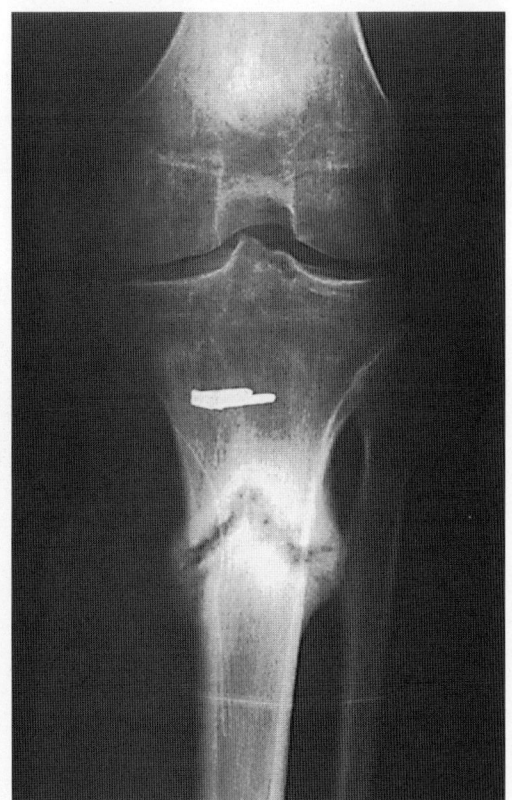

Abb. **87**

Abb. **88**

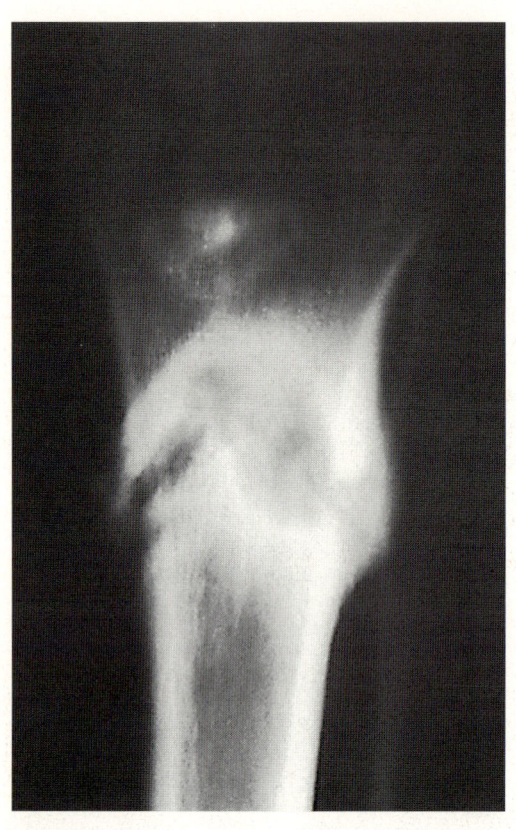

Abb. 89

gestellt werden konnte, wurde die Stoßwellenbehandlung angewendet (Abb. **92**). Nach 5 Wochen kam es zu einer deutlichen knöchernen Reaktion, 10 Wochen nach Anwendung ist die Behandlung abgeschlossen (Abb. **93** und **94**).

Diskussion

Vor dem Hintergrund der rasch fortlaufenden Entwicklung von medizinischer Wissenschaft und Technologie wird versucht, operative Behandlungsmethoden durch nichtoperative Verfahren zu ersetzen. Einen bedeutsamen Schritt stellt die extrakorporale Stoßwellenbehandlung dar.

Die extrakorporale Stoßwellenbehandlung, kurz Lithotripsie, von Nieren- und Gallensteinen ist seit Anfang der achtziger Jahre ein etabliertes Verfahren. Weltweit schätzt man die Anzahl der bislang behandelten Patienten auf über 2 Millionen (Chaussy, Grantham, Wilbert).

Innerhalb des letzten Jahrzehntes wurden drei physikalisch unterschiedliche Prinzipien zur Erzeugung von extrakorporalen Stoßwellen genutzt. Das Urprinzip beruhte auf einer Unterwasser-Funkenstreckenentladung, dem sogenannten elektrohydraulischen Prinzip.

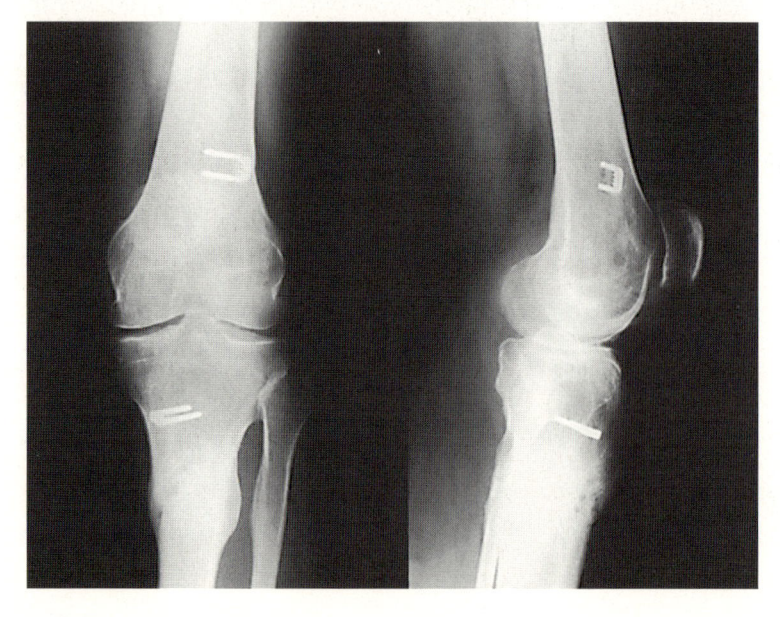

Abb. **90**

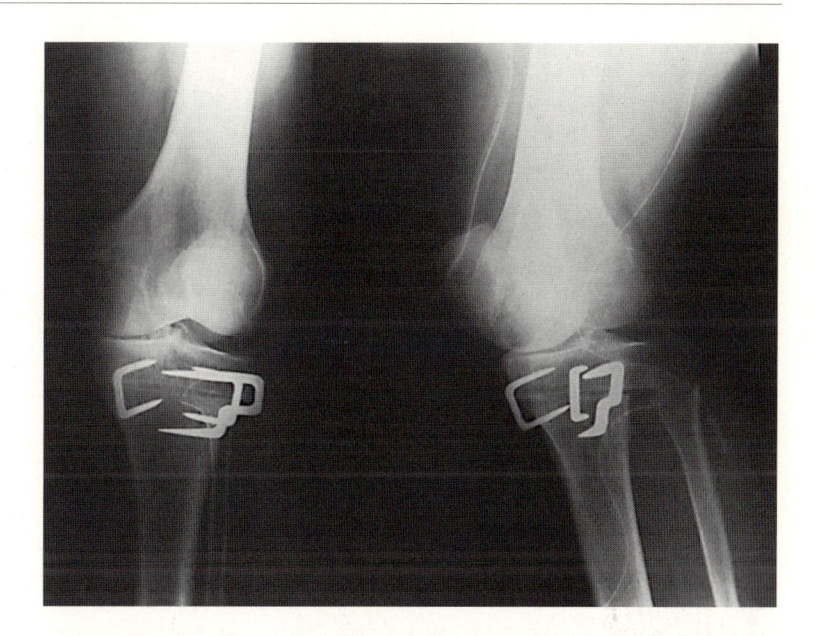

Abb. 91

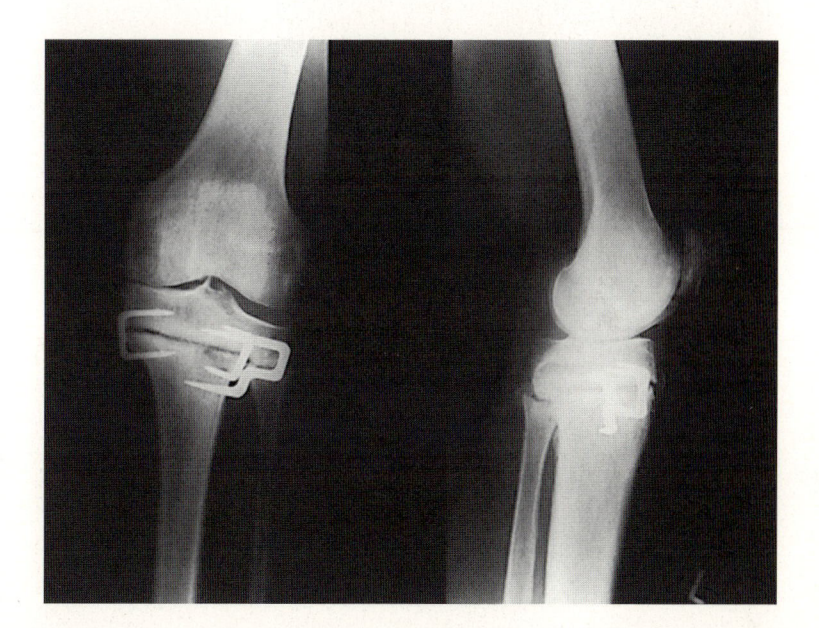

Abb. 92

In der Weiterentwicklung kamen stoßwellenerzeugende piezoelektrische Systeme mit kugelschalenförmigen Schallstrahlern zur Anwendung. Die Geräte der letzten Generation erzeugen die Stoßwellen über elektromagnetische Systeme, die durch schlagartige Auslenkung einer Metallmembran einen elektromagnetischen Feldimpuls in Bewegung setzt. Die Stoßwelle wird über eine interne Wasservorlaufstrecke des Generators fortgeleitet, mit einer akustischen Linse fokussiert und über eine flexible Membran an den Patienten angekoppelt (Ell).

Das Prinzip dieser Methode, die Zentrierung hochintensiver Stoßwellen auf ein Objekt, wird nun zur Behandlung gestörter Frakturheilungen genutzt.

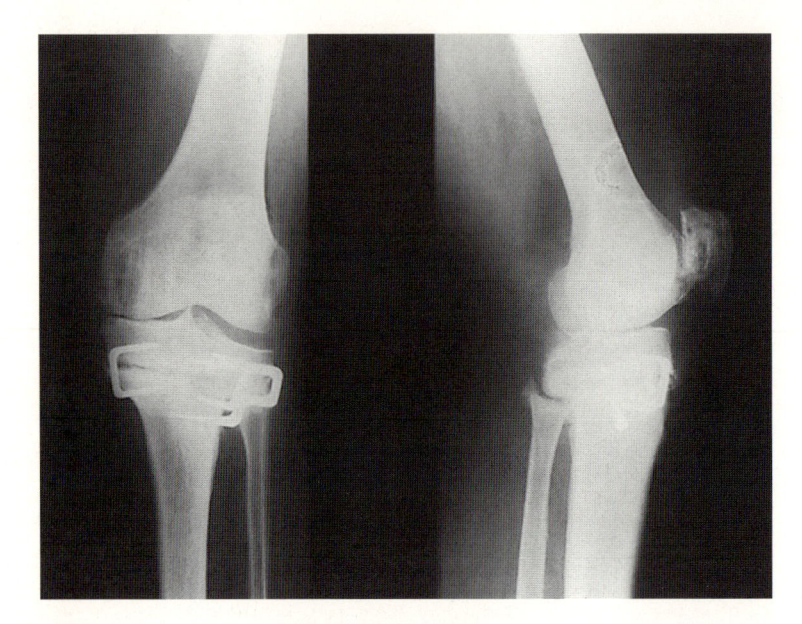

Abb. 93

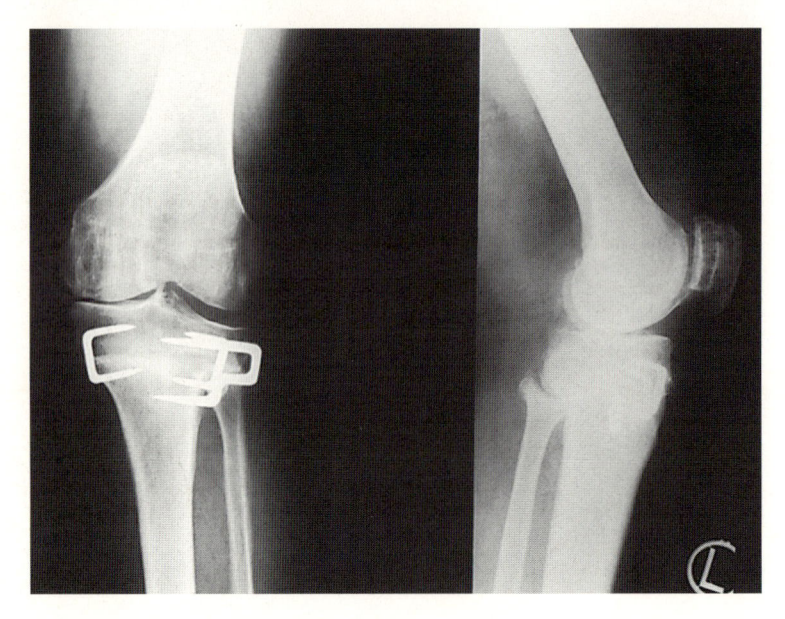

Abb. 94

Erste tierexperimentelle Arbeiten aus Bulgarien, Spanien, den Niederlanden und Deutschland zeigten, daß es bei der Anwendung der Stoßwellen an Frakturenden zu Mikrofissuren, Einblutungen und Ausbildung kleinster Kortikalis-Spongiosa-Chips kommt, zusätzlich wird eine Anregung der Osteoneogenese diskutiert (Graff, Ekkernkamp, Forriol, Haist, Johannes, Valtschanov).

Wir konnten abhängig von der Stoßimpulsintensität Unterbrechungen der Kollagenfasertextur bis hin zu kraterförmigen Spongiosadefekten nachweisen.

Nach den Arbeiten von Jäger, Wirth und Axhausen kommt es über das muskuläre Hämatom zur Immigration von Mesenchymzellen, die sich wie die direkt aus dem Knochen kommenden Zellen mit osteogener Potenz zu Osteoblasten differenzieren.

Die ersten Anwendungen wurden noch mit einem konventionellen Lithotripter, so wie er in der Nierensteinbehandlung eingesetzt wird, dem Lithostar von Siemens, durchgeführt. Problematisch waren hier vor allem die niedrige Impulsstärke sowie die nur sehr eingeschränkte Möglichkeit zur exakten Positionierung der Stoßwelle.

Seit Juli 1991 wird der Siemens Osteostar eingesetzt, der von uns in Zusammenarbeit mit der Firma Siemens entwickelt wurde. Die Vorteile des Osteostar liegen in der wesentlich höheren Stoßimpulsintensität im Vergleich mit den herkömmlichen Geräten sowie der Möglichkeit zur exakten Positionierung der Stoßwelle über einen integrierten Röntgen-C-Bogen. Nahezu alle umgestellten Patienten sind osteosynthetisch versorgt entweder mit speziellen Klammern, Spickdrähten oder Platten. Vor Anwendung der Stoßwelle auch an diesen Patienten galt es, eine Auslockerung des Osteosynthesematerials beim Einsatz der Stoßwelle auszuschließen.

Über drei verschiedene experimentelle Ansätze konnte in einer älteren von uns durchgeführten experimentellen Arbeit eine Auslockerung des Osteosynthesematerials selbst bei hochfrequenter Anwendung ausgeschlossen werden (Haist).

Das gleichzeitige Vorliegen einer Osteosynthese stellt nach den von uns durchgeführten Experimenten keine Kontraindikation zur Anwendung der Stoßwelle dar.

Wie wir bislang feststellen konnten, scheint eine Voraussetzung für eine erfolgreiche Behandlung eine intakte ossäre Potenz zu sein, wie das Versagen der Methode bei einer Patientin mit Osteogenesis imperfecta zeigte. Auch Schleberger konnte das Versagen der Methode bei einer angeborenen Tibiapseudarthrose konstatieren. Ungünstige biomechanische Verhältnisse wie pathologischer Muskel- oder Sehnenzug oder instabile Osteosynthese sollten ebenfalls vermieden werden.

Die Vorteile der Stoßwellenbehandlung gegenüber operativen Verfahren sind offensichtlich. Zum einen bleibt dem Patienten die Belastung einer operativen Behandlung erspart mit ihren bekannten Komplikationsmöglichkeiten. Zum anderen gelingt eine externe Anfrischung der Frakturenden ohne operatives Freilegen der betroffenen Region mit konsekutiver Denudierung, was wiederum eine lokale Minderdurchblutung zur Folge hat.

Unsere bisherigen Resultate mit dem Siemens Osteostar zeigen, daß mit der Stoßwellenbehandlung ein Verfahren zur Verfügung steht, mit dem in Zukunft bei der Behandlung der gestörten knöchernen Konsolidierung gearbeitet werden kann.

Ungeachtet der zum heutigen Zeitpunkt noch nicht abgeschlossenen Diskussion und experimenteller und klinischer Arbeiten um die Indikationsbreite der ESWB sollte das Prinzip dieser zweifellos schonenden und möglicherweise effektiven Behandlungsmethode zur Kenntnis genommen werden.

Gonarthrose – monokondylärer Gleitflächenersatz

Erfahrungen mit der Unikompartiment-Schlittenprothese nach Wessinghage[1]

D. Wessinghage, E. Kißlinger, L. Stucki

Bereits Ende der 60iger Jahre führten wir an der Chirurgischen Universitätsklinik Mainz die Implantation von Kniegelenksprothesen ein. Neben der achsgeführten Vollprothese nach Shiers wurden zwischen 1968 und 1973 unter relativ breiter Indikation St. Georg-Schlittenprothesen (Engelbrecht) zur Rekonstruktion zerstörter Kniegelenke verwandt. Bei einigen noch in unserer Behandlung stehenden Patienten sind hiervon immer noch etliche funktionstüchtig.

In Bad Abbach haben wir von 1/1977 – 12/1993, vorwiegend in der Allo-Pro-laminar-flow-Kabine, insgesamt 1434 Kniegelenksendoprothesen implantiert. Nach Möglichkeit versuchen wir jedoch, den Gelenkersatz zu umgehen und Kontrakturen, Fehlstellungen und andere, auch fortgeschrittene Veränderungen durch gelenkerhaltende Eingriffe: Spätsynovektomie, Débridement, Arthrolyse oder/und Umstellungsosteotomien zu behandeln. Zumindest bei jüngeren Patienten ist so ein frühzeitiger Gelenkersatz zu vermeiden oder hinauszuzögern. Bei lokalisierten Destruktionen ist durch den minimierten Gelenkflächenersatz der Schlittenprothese über deren anatomische, biomechanische und funktionelle Einpassung den Patienten besser gedient, als mit der „Globallösung" einer Totalendoprothese. Bestehen für die unikompartimentelle Schlittenprothese keine optimalen Voraussetzungen, ziehen wir die sog. Doppelschlittenprothese Typ Genesis dem Scharniergelenk vor.

Stielverankerte, (halb)gekoppelte Endoprothesen werden bei weitgehender Instabilität oder/und ausgeprägten Gelenkflächendestruktionen von Femur und Tibia bzw. von deren medialem oder/und lateralem Kompartiment verwandt. Daneben werden auch zusätzliche Fehlstellungen, wie Varus- und Valgusdeformität, durch den totalen Gelenkersatz behandelt. Unter den von uns implantierten künstlichen Kniegelenken waren über die Hälfte GSB-Prothesen, weniger als 1/10 Doppelschlitten-Prothesen (Genesis) – allerdings bei kürzerem

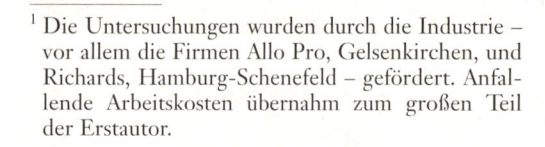

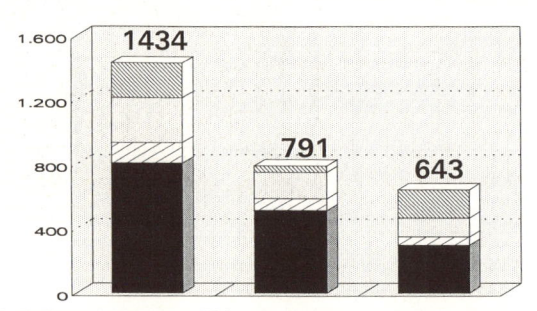

---

[1] Die Untersuchungen wurden durch die Industrie – vor allem die Firmen Allo Pro, Gelsenkirchen, und Richards, Hamburg-Schenefeld – gefördert. Anfallende Arbeitskosten übernahm zum großen Teil der Erstautor.

	Summe n	%	entzündlich n	%	deg./traum. n	%
Schl Wessinghage	217	15,1	40	5,1	177	27,5
Schl Link (-87)	281	19,6	164	20,7	117	18,2
D-Schl	127	8,9	75	9,5	52	8,1
GSB	809	56,4	512	64,7	297	46,2

Abb. 95 Anwendung von Kniegelenks-Endoprothesen in Bad Abbach: 1977–1993
a Unikompartiment-Schlitten nach Wessinghage: 5/1987 – 12/1993
b Unikompartiment-Schlitten Link: Engelbrecht (2 Modelle) u. Tönnis: 1977 – 4/1987
c Doppel-Schlitten „Genesis": 1989 – 12/1993
d GSB-Prothese: 1977 – 12/1993

Implantationszeitraum – und etwa 1/3 Unikompartiment-Schlittenprothesen. Zwischen 1/1977 und 5/1987 wurden hiervon ca. 1/5 (n = 281) nach Engelbrecht und Tönnis, ab 5/1987 – 12/193 knapp 1/6 (n = 217) Schlittenprothesen nach Wessinghage implantiert: Fast 800 Knieprothesen implantierten wir bei chronisch-entzündlichen, fast 650 bei degenerativen bzw. posttraumatischen Veränderungen (Abb. 95).

Methode

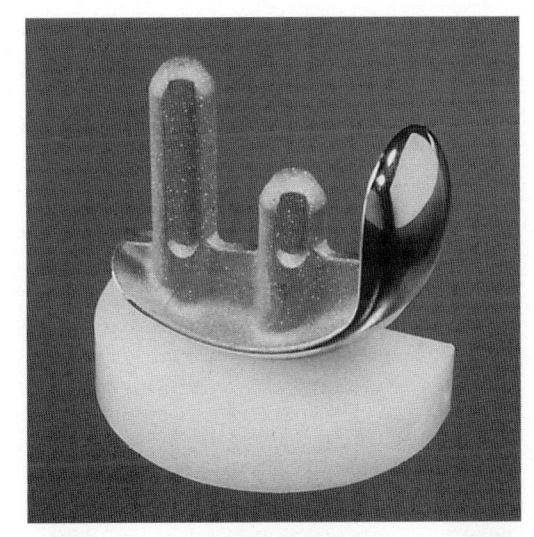

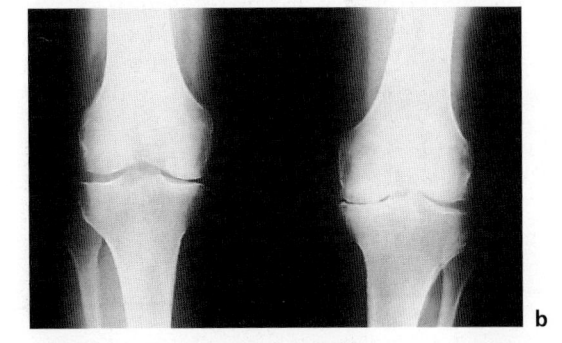

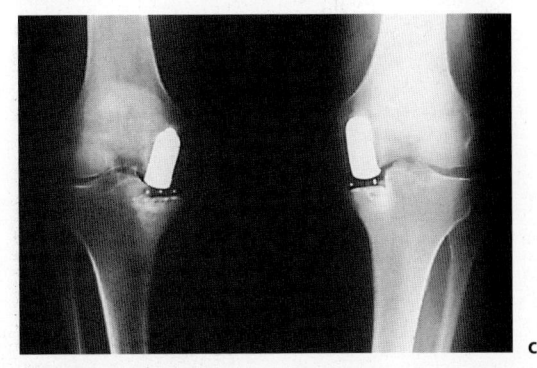

Die Unikompartiment-Schlittenprothese nach Wessinghage

Die Unikompartiment-Schlittenprothese nach Wessinghage (Abb. 96) weist gegenüber früheren Modellen – Gunston; Engelbrecht (2 Modelle), Tönnis u.a. – erhebliche Verbesserungen auf. Sie war die erste unserer in Anwendung und Entwicklung stehenden Endoprothesen, die einen **optimierten Knochen-Zement-Implantat-Verbund verwirklicht.** Dieser wird erreicht durch eine Zementkompression unter den Prothesenanteilen. Der darunterliegende Zement wird durch einen aufgeworfenen ununterbrochenen, die Endoprothese vollständig umgebenden Rand zurückgehalten, durch Druck auf die Endoprothese wird er zunächst in den Knochen, erst dann herausgepreßt und bis zur endgültigen Positionierung optimal komprimiert und damit verdichtet. Zusätzlich beauftragten wir den Hersteller, an unseren Schlittenteilen einen zirkulär umlaufenden Rand, entsprechend unseren genauen Angaben als Schneidekanten auszuarbeiten. Diese sollten nach Verfüllung der entstandenen Hohlräume zwischen Implantat und Knochen den herausgepreßten überschüssigen Zement abschneiden. Der hierdurch erreichte optimierte Verbund und die Schneidekanten sind somit spezifische Eigenschaften der Schlittenprothese nach Wessinghage (Abb. 96) und damit eigene Erfindungen, wobei wir es aufgrund unserer großen operativen Erfahrung nicht nötig hatten, die Vorstellungen Dritter zu verwerten. Die spätere Anmeldung dieser Schneidekante zum Patent erfolgte ohne unser Wissen, aber unter direkter Verwendung unserer

Abb. **96a** Unikompartiment-Schlittenprothese nach Wessinghage.
b Pat. F.G., 61 Jahre, präoperatives Röntgenbild: linkes Kniegelenk medial betonte Gonarthrose.
c Pat. wie in Abb. **96b**. Röntgenkontrolle 6 Jahre nach Implantation einer Schlittenprothese nach Wessinghage am linken Knie, rechts 2 Jahre nach Implantation bei zunehmender medial betonter Gonarthrose.

Angaben und Entwürfe und der darauf beruhenden Konstruktionszeichnungen für unseren Schlitten. Einen Zementverdichtungs- bzw. Kompressionseffekt haben wir durch die von uns ebenfalls erfundene und beschriebene besondere Gestaltung der dem Knochen zugewandten Seite des Polyethylenplateaus vornehmen lassen, die dadurch auch den von uns beanspruchten **optimierten Knochen-Zement-Implantat-Verbund** ermöglicht.

Aufgrund unserer langjährigen Erfahrungen mit zementierten Schlittenprothesen und ihren positiven Ergebnissen glauben wir, im Interesse der Patienten auf unzementierte Schlitten verzichten zu müssen. Wir selbst sind daher der Aufforderung der Herstellerfirmen, einen weitgehend identischen unzementierten Unikompartiment-Schlitten zu konstruieren, nicht nachgekommen. Dieser wurde später unter teilweiser Verwendung des Instrumentariums von N. Böhler entwickelt.

Differential-Indikation

Zunächst implantierten wir Schlittenprothesen mit breiter Indikation, vor allem auch unter der Vorstellung, jungen Rheumatikern die totale Endoprothese zu ersparen. Die in der Folgezeit auftretenden Versager zwangen uns, die Indikationen zur Unikompartiment-Schlittenprothese strenger zu stellen: d.h. bei Polyarthritikern nur in deren ausgebrannter und stabilisierter Phase nach Wessinghage. Bei bestehender Sekundärarthrose muß jedoch ein stabiler tragfähiger Knochen des anderen, nicht zu ersetzenden Kompartiments vorliegen.

Retrospektiv ergaben sich die in den Tab. 35 und 36 genannten Indikationen. Bei Fehlstellungen, insbesondere bei schwer arbeitenden noch jüngeren Männern, sehen wir seltener eine Indikation zum Schlitten, eher zu gelenknahen Umstellungsosteotomien. Die mit Abstand häufigste Indikation für den Schlitten

Tabelle 35 Unikompartiment-Schlittenprothese nach Wessinghage, Indikationen degenerativ-traumatischer Genese (5/87–12/93)

deg./traum.	Summe n	%	medial n	%	lateral n	%
Varusgonarthrose	143	80,8	143	84,6		
Valgusgonarthrose	3	1,7			3	37,5
Osteonekrose	13	7,3	12	7,1	1	12,5
posttraum. Arthrose	3	1,7	2	1,2	1	12,5
Osteoporose, Einbruch	2	1,2			2	25,0
Arthrose n. Vorop.	13	7,3	12	7,1	1	12,5
Summe	177	100,0	169	95,5	8	4,5

Tabelle 36 Unikompartiment-Schlittenprothese nach Wessinghage, Indikationen entzündlicher Genese (5/87–12/93)

entzündlich	Summe n	%	medial n	%	lateral n	%
Varusfehlstellung	16	40,0	16	66,6		
Valgusfehlstellung	14	35,0			14	87,4
Osteonekrose	8	20,0	7	29,2	1	6,3
Def. n. Vorop.	2	5,0	1	4,2	1	6,3
Summe	40	100,0	24	60,0	16	40,0

ist die Varusgonarthrose der älteren Frau. Auch eine Bandinstabilität im zerstörten Kompartiment, wie sie sich auf der von uns präoperativ routinemäßig geforderen a.-p. Röntgenaufnahme beider Kniegelenke unter Belastung darstellen läßt, ist oft noch durch Implantation einer Schlittenprothese ausgleichbar. Darüber hinausgehende Veränderungen sind eine Indikation zum Doppelschlitten, wie auch bei jüngeren Polyarthritikern mit noch zu erwartenden entzündlichen Schüben (wir bevorzugen die Genesis-Prothese).

Bei Insuffizienz von Kollateral- und Kreuzbändern mit seitlicher Aufklappbarkeit des Kniegelenks von mehr als 20° besteht nur in Ausnahmefällen eine Indikation zum Doppelschlitten, eher dürfte hier eine Totalprothese indiziert sein.

Auch bei stärker ausgeprägten Destruktionen, Instabilitäten und Fehlstellungen unterschiedlicher Genese kann oft nicht auf eine (halb)gekoppelte stielverankerte Prothese, wie z.B. die GSB-Prothese, verzichtet werden.

Patienten und Implantate

Unter den von 1/1977 – 12/1993 implantierten künstlichen Kniegelenken (n = 1434) waren insgesamt 498 Schlittenprothesen. Bis 1987 wurden 281 (19,6%) der Typen Engelbrecht (2) und Tönnis, ab 5/1987 n = 217 (15,1%) des Typs Wessinghage eingesetzt (Abb. **95**). Alle Schlittentypen wurden vorwiegend bei Frauen implantiert (Wessinghage-Schlitten: 81%). Dies liegt begründet in dem deutlich häufigeren Auftreten von Gonarthrose, Morbus Ahlbäck und chronischer Polyarthritis bei Frauen (Tab. **37** u. **38**).

Den Nachuntersuchungen liegen die zwischen 5/1987 und 12/1993 operierten 195 Patienten mit 217 Schlittenprothesen – 22 (11%) bds. – zugrunde.

Das Verhältnis von entzündlichen zu degenerativen Veränderungen betrug in bezug auf Patienten und Implantate jeweils etwa 80% : 20% (Tab. **37** u. **38**). Das Durchschnittsalter aller Patienten lag bei 68,3 (39,4 – 84,3) Jahren,

Tabelle **37**   Unikompartiment-Schlittenprothese nach Wessinghage, Patienten (5/87–12/93)

Patienten	Summe n	%	weiblich n	%	männlich n	%
deg./traum.	160	82,1	129	80,6	31	19,4
entzündlich	35	17,9	29	82,9	6	17,1
Summe	195	100,0	158	81,1	37	18,9

Tabelle **38**   Unikompartiment-Schlittenprothese nach Wessinghage, Seitenverteilung (5/87–12/93)

	Summe n	%	rechts n	%	links n	%	beidseits n	%
Patienten								
deg./traum.	160	82,1	78	48,8	65	40,6	17	10,6
entzündlich	35	17,9	18	51,4	12	34,3	5	14,3
Summe	195	100,0	96	49,2	77	39,5	22	11,3
Implantate								
deg./traum.	177	81,6	95	53,7	82	46,3		
entzündlich	40	18,4	23	57,5	17	42,5		
Summe	217	100,0	118	54,3	99	45,7		

Tabelle 39 Unikompartiment-Schlittenprothese nach Wessinghage, Implantatverteilung (5/87–12/93)

	Summe		medial		lateral	
	n	%	n	%	n	%
deg./traum.	177	81,6	169	95,5	8	4,5
entzündlich	40	18,4	24	60,0	16	40,0
Summe	217	100,0	193	88,9	24	11,1

das der Arthritiker bei 61,9 (39,4 – 76,7) Jahren, der Arthrotiker bei 69,7 (54,5 – 84,3) Jahren. Polyarthritiker werden also trotz unserer strengen Indikationsstellung wegen der bereits in jüngerem Alter auftretenden Veränderungen – etwa entsprechend Hüftendoprothesen – auch mit Schlittenprothesen um ca. 8 Jahre früher versorgt.

Sowohl bei entzündlichen (57,5 %), als auch degenerativen Veränderungen (53,7 %) war das rechte Kniegelenk gering – jedoch nicht signifikant – bevorzugt (Tab. 38). In bezug auf die Verteilung der Implantate auf mediales und laterales Kompartiment ergaben sich größere Unterschiede in den beiden Hauptgruppen „degenerativ und andere" bzw. „entzündlich".

Entsprechend der Tendenz zur Varusfehlstellung bei der Gonarthrose bestand bei dieser ein Verhältnis medial:lateral = 95,5 % : 4,5 %, bei der Gruppe der Gonitiden mit der hierbei häufigeren Valgusfehlstellung von 60 % : 40 %. Diese Verhältnisse sind also zum einem abhängig von der größeren Häufigkeit der Varusgonarthrose, zum anderen bedingt durch eine zurückhaltendere Indikationsstellung bei Polyarthritikern, bei denen die Valgusgonitis überwiegt (Tab. 39).

Implantierte Femurkufen und Tibiaplateaus wurden größenmäßig aufgeschlüsselt. Bei den Femurkufen entfiel bei uns ein Hauptanteil von 88,6 % auf die beiden mittleren von insgesamt 4 Größen des Wessinghage-Schlittens. Dies entspricht in etwa dem gesamten Verbrauch aller Anwender (84,6 %). Beide randständigen Größen wurden jeweils in einem Prozentsatz von unter 10 angewandt (Abb. 97). Bei der Tibiakomponente haben wir die drei 6 mm dicken Plateaus in 80 % der Fälle implantiert, alle Anwender dagegen nur in 46 %. 91 % aller Tibiaplateaus entfielen bei uns auf 5 Größen (alle Anwender 72 %), nur 9 % (alle Anwender 28 %) auf die restlichen 7 Größen (Abb. 98). Die Auswertung unserer eigenen Fälle hat also gezeigt, daß wir vorwiegend mit 2 (von 4)

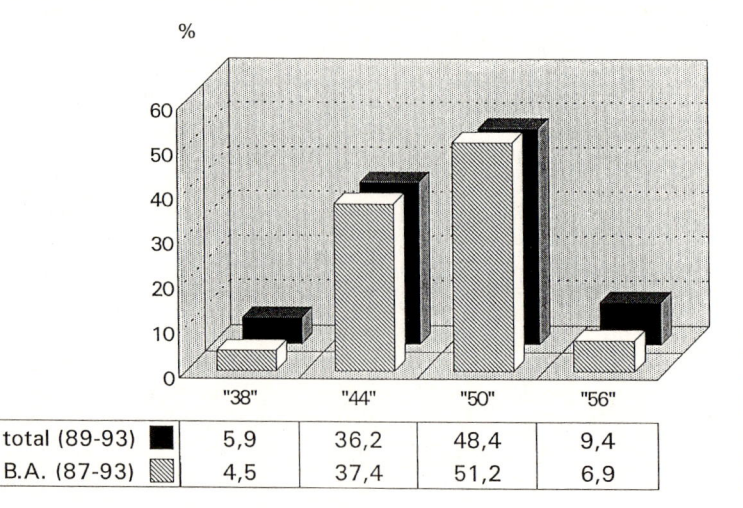

	"38"	"44"	"50"	"56"
total (89-93) ■	5,9	36,2	48,4	9,4
B.A. (87-93) ▨	4,5	37,4	51,2	6,9

Abb. 97 Unikompartiment-Schlittenprothese nach Wessinghage: Prozentuale Verteilung aller 4 Femurkufen (B.A.: Autorenklinik; total: alle Anwender).

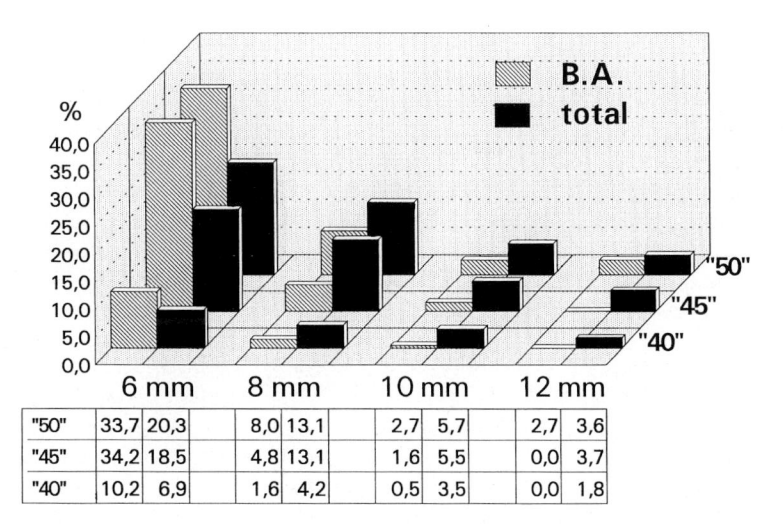

Abb. 98 Unikompartiment-Schlittenprothese nach Wessinghage: Prozentuale Verteilung der 12 Tibiaplateau-Größen (B.A.: Autorenklinik; total: alle Anwender).

	6 mm		8 mm		10 mm		12 mm	
"50"	33,7	20,3	8,0	13,1	2,7	5,7	2,7	3,6
"45"	34,2	18,5	4,8	13,1	1,6	5,5	0,0	3,7
"40"	10,2	6,9	1,6	4,2	0,5	3,5	0,0	1,8

Femurkufen und 5 (von 12) Tibiaplateaus auskommen und auf die sog. Randgrößen weitgehend verzichten können. Die Diskrepanz zu den Zahlen aller Anwender beruht u.a. auch darauf, daß bisher nur Lieferzahlen zur Verfügung stehen, die endgültige Aussagen über die implantierten Schlittenkomponenten noch nicht zulassen.

Zum anderen verwenden einige Operateure 6-mm-Plateaus mit Metal-back-Armierung eines anderen Modells. Aufgrund unserer langjährigen Erfahrungen halten wir diese Armierung nicht für notwendig. Es sollte versucht werden, Lagerhaltung und Kosten dem tatsächlichen Verbrauch anzupassen. Bei einzurichtender Operationstechnik kann auf Kufen der Größen 38 und 56 sowie auf die 3 Tibiaplateaus der Dicke 12 mm und die Plateau-Größen 40/10 mm, 45/10 mm und 40/8 mm verzichtet werden. Beim Vorliegen der Implantatzahlen aller Anwender sollte die Produktionseinstellung einzelner Größen bedacht werden.

Ergebnisse

Komplikationen

Bei 14 (6,5 %) der Patienten kam es, zum Teil auch als Folge einer Vorschädigung in höherem Alter, postoperativ zu vorübergehenden allgemein-medizinischen Komplikationen.

Hierbei standen je sechsmal eine kardiale Dekompensation und ein Harnwegsinfekt (je 2,8 %) im Vordergrund. Akut traten eine Lungenembolie und eine Pneumonie auf (je 0,5 %). Alle Komplikationen heilten unter entsprechender Therapie folgenlos aus.

Nach 17 Schlitten-Implantationen (7,8 %) kam es zu technischen, operationstechnischen und lokalen postoperativen Komplikationen. Der Materialbruch eines Prototyps der Femurkufe (herstellerbedingtes Modell mit gleichlangen Verankerungszapfen: Änderung für das Serienmodell war bereits erfolgt!) war auf die hierfür zunächst erforderlich tiefgehende Zapfenbohrung im dorsalen Kondylusanteil zurückzuführen. Ein teilweiser Kondylusabbruch mit Pseudarthrose machte einen Wechsel zur GSB-Prothese erforderlich. Beim Serienmodell der Schlittenkufe kann bei kürzerem hinterem Zapfen mit kurzer Knochenbohrung diese Komplikation nicht mehr eintreten.

Eine festsitzende Schlittenprothese mußte nach einem Jahr wegen zunehmender Instabilität bei Gonarthrose gegen eine GSB-Totalprothese ausgetauscht werden. Bei einem weiteren Polyarthritiker steht nach drei Jahren wegen totaler Instabilität bei Varusfehlstellung und Subluxation der Wechsel einer Schlittenprothese an. Die beiden letzten Fälle sind wohl auf eine zu weit gestellte Indikation zurückzuführen. Ein direkt postoperativ im Kniegelenksbereich aufgetretenes arteriovenöses Aneurysma wurde operativ saniert. Einmal wurden blokkierende kleinere freie Zementpartikel bei einer explorativen Arthroskopie entfernt. Eine partielle Lähmung des N. peronaeus bildete sich folgenlos zurück. Wegen der schmerzfreien vollen Funktion erübrigte sich in einem weiteren Fall die Therapie radiologisch nachgewiesener diskreter Ossifikationen im oberen Rezessus. Ein tiefer Frühinfekt kam nach Synovektomie mit Spül-Saug-Drainage und Antibiotika zur Abheilung. Ebenso heilten 9 oberflächliche Wundheilungsstörungen (2 davon operativ revidiert) folgenlos aus.

Nach den von 1987 – 1990 an der Orthopädischen Universitätsklinik Magdeburg erfolgten Implantationen von 157 St.-Georg-Schlitten kam es bis 8/1993 zu drei Kufenbrüchen und einer aseptischen Lockerung (Versagerrate: 2,5%). Nach der zwischen 1990 bis 8/1993 vorgenommenen Implantation von 142 Wessinghage-Schlitten trat kein Kufenbruch, nur eine Plateaulockerung auf (Versagerrate: 0,7%). Bei je einem implantatunabhängigen, tiefen Infekt bis 10/93 in beiden Gruppen bestand also eine Gesamtversagerrate von 3,2% der St.-Georg- und 1,4% der Wessinghage-Schlitten (Neumann).

Überlebenskurven-Statistik

Zur Gesamtbewertung eines Prothesensystems auf Dauer sind Studien mit Evaluation subjektiver und objektiver Parameter bei klinischer und radiologischer Untersuchung unbedingt angezeigt. Sogenannte „Überlebens"-Kurven-Statistiken bzw. -Analysen nach Kaplan u. Meier dienen globalen Vergleichen und prognostischen Aussagen. Der Fehlschlag bzw. der echte Versagensfall wird dabei häufig als Wechseloperation bei eindeutiger aseptischer Lockerung, Bruch oder Infekt u.a. einer Endoprothese definiert. Sich anbahnende, später kostenträchtige Komplikationen wie Knochenabbau und -einbruch, Lockerungen einzelner Prothesenkomponenten, ebenso Gelenkinstabilitäten, Fehlstellungen und Infektzeichen, aber auch ihre Ursachen müssen rechtzeitig erkannt, gezielt behandelt oder – wo nötig – frühzeitig ein Wechsel geplant werden.

Eine schnelle, auch schriftliche Erfassung subjektiver Kriterien ist zur weiteren Kontrolle aller Patienten erforderlich. Nicht im Röntgenbild zufällig festgestellte Saumbildungen in der direkten Prothesenumgebung, die sich über Jahre nicht verändern, sind das Kriterium für das Prothesenversagen, sondern eher der subjektiv empfundene ausgeprägte Schmerz in Verbindung mit funktioneller Beeinträchtigung, die bis zum eventuell notwendigen Wechsel weitere Kontrollen erfordern. Vor allem beschwerdefreie, auch gebesserte und damit zufriedene Patienten aus unserem großen Einzugsgebiet in In- und Ausland lehnen häufig wegen langer Anfahrtswege oder höheren Alters ab, die mit der Untersuchung verbundenen Strapazen auf sich zu nehmen. Zur weitgehend vollständigen Erfassung aller Patienten hat sich bei uns daher folgendes Vorgehen bewährt: Allen Endoprothesenträgern wird regelmäßig ein normierter Fragebogen zugeschickt oder anläßlich von ambulanten oder stationären Untersuchungen übergeben, den sie selbst bzw. mit Hilfe unserer Ärzte bzw. des Pflegepersonals, von Angehörigen, Hausarzt etc. ausfüllen. Er liefert uns vergleichbare subjektive und durch Untersuchung gewonnene objektive Aussagen über prä- und postoperative Befunde, den Verlauf und deren Einschätzung. Zeit- und Kostenaufwand entstehen, um unbekannt verzogene bzw. nichtantwortende Patienten zu kontaktieren. Bei Unvollständigkeit und etwaigen Schwierigkeiten werden zusätzlich die behandelnden Ärzte über Fragebogen brieflich oder auch telefonisch um Auskünfte sowie um die Anfertigung und Übersendung von Röntgenaufnahmen gebeten. Auffällig ist, daß Patienten über den Fragebogen, ohne Gespräch, zunehmende altersbedingte Allgemeinbeeinträchtigung und damit zur Einschränkung der Gesamtmobilisation führende Schmerzen vorwiegend den operierten Kniegelenken in der Bewertung anlasten. Dies erfordert eine genaue Differenzierung, u.U. eine Nachuntersuchung.

Diese Gesamtinformationen reichen aus, um mit Hilfe der Überlebenskurven-Analyse nach Kaplan u. Meier prognostische Aussagen über die eigenen Prothesen, auch z.B. für unterschiedliche Erkrankungs- und Altersgruppen treffen zu können. Diese Analyse erfaßt, welcher prozentuale Anteil der Implantate in zeitlichem Ablauf noch intakt und funktions-

Abb. 99 Intakte Unikompartiment-Schlittenprothesen („Überlebens"-Kurven-Analyse nach Kaplan u. Meier). W = Schlittenprothesen nach Wessinghage (n = 217); feed back-Rate 99,5 % (216 von 217); Implantation: 5/87 – 12/93; E/T = Schlittenprothesen nach Engelbrecht/Tönnis (n = 281); feed back-Rate 72 % (202 von 281); Implantation: 1977 – 4/87. Die 28 % (n = 79) bisher noch nicht erfaßte E/T-Schlitten beinhalten möglicherweise eine unbekannte Anzahl von Versagern, so daß die Gesamtversagerrate nach bis zu 10 Jahren potentiell zwischen 19,6 und 47,6 % liegt (s. worst case method nach Cox). Die Rate der potentiell erhaltenen E/T-Schlitten liegt dann zwischen 52,4 und 80,4 %. Die potentielle Gesamtversagerrate der Schlitten nach Wessinghage liegt nach bis zu 5,5 Jahren zwischen 2,5 und 3 % (Rate erhaltener Wessinghage-Schlitten: 97–97,5 %).

Abb. 100 Intakte Unikompartiment-Schlittenprothese nach Wessinghage („Überlebens"-Kurven-Analyse nach Kaplan u. Meier), aufgeschlüsselt nach degenerativen (deg.) und entzündlichen (entz.) Veränderungen

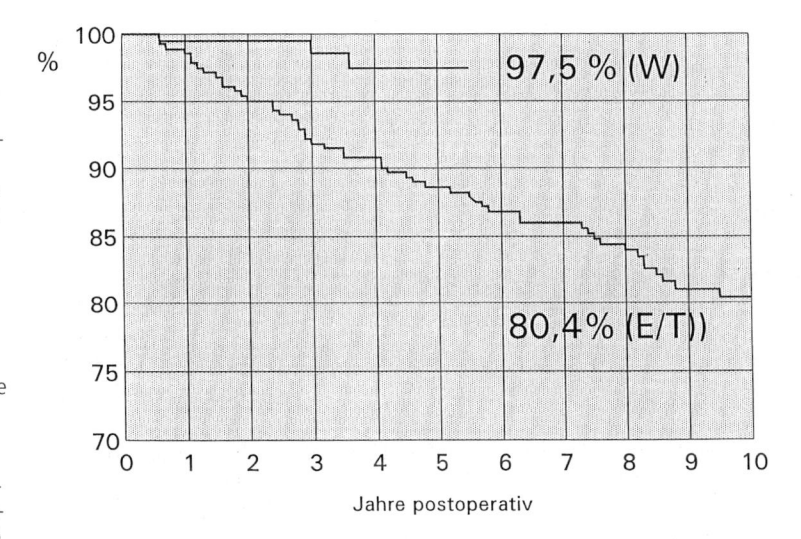

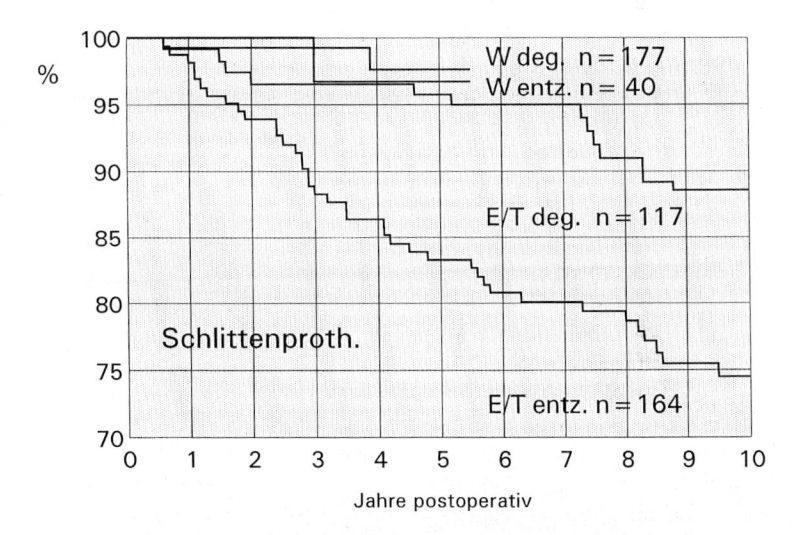

tüchtig bzw. welcher nicht mehr intakt ist. Ebenso besteht eine Vergleichsmöglichkeit mit anderen Prothesentypen, die aber alle unter identischen Kriterien erfaßt sein müssen. Die Rate der nicht erfaßten ist hier hinsichtlich Genauigkeit und Aussagekraft von entscheidender Bedeutung. Unsere Untersuchungen ergaben eine Zehnjahres-Überlebenswahrscheinlichkeit von 80,4 %, eine Fünfjahres-Überlebenswahrscheinlichkeit von ca. 88 % für die von uns bis 1987 verwandten Schlittenmodelle nach Engelbrecht/Tönnis (Abb. **99** u. **100**). Für den Wessinghage-Schlitten fand sich insgesamt eine Fünfjahres-Überlebenswahrscheinlichkeit (ab 1987) von 97,5 % (Abb. **99**). Wichtige Aussagen erhält man bei der Aufschlüsselung nach degenerativ/traumatisch und entzündlich bedingten Indikationsstellungen (Abb. **100**). Es zeigt sich, daß bei einer anfänglich sehr weit gefaßten Indikation mit häufigem Einsatz der Schlittenprothesen auch beim jüngeren Rheumatiker bei den Engelbrecht- und Tönnis-Modellen früh eine kontinuierlich zunehmende Versagensquote festzustellen ist: nach bis zu 5 Jahren: ca. 83 % (Versager: 17 %), nach bis zu 10 Jahren von unter 75 % (Versager:

25 %). Aufgrund unserer heute restriktiveren Indikationsstellung beim Polyarthritiker unterscheidet sich die Überlebenswahrscheinlichkeit in den bisher erfaßbaren Jahren mit 96,7 % bei den Indikationen entzündlich bzw. degenerativ kaum. Für die ersten 5 Jahre besteht aber insgesamt ein signifikanter Unterschied der wahrscheinlichen Überlebensquote zugunsten des Wessinghage-Schlitten gegenüber den früher eingesetzten Modellen (log rank Test).

Scores

In einer Vorstudie haben wir ab 1/1994 – 5/1994 43 Patienten mit Hilfe eines neu konzipierten Fragebogens prä- und postoperativ stationär und ambulant untersucht und die Ergebnisse auch unter Zugrundelegung von vier häufig gebrauchten Scores (HSS 1973, Freemann 1977, Hungerford 1982, Knee Soc. 1989) ausgewertet.

Hierdurch werden aktuelle Vergleiche mit den Ergebnissen anderer Autoren unter Verwendung unterschiedlicher Scores möglich. Diese Scores umfassen 3 – 9, auch unterschiedlich gewichtete Parameter, sind insgesamt aber auf 100 Punkte (bzw. 2 × 100 P.: Knee Soc. 1989) normiert. Bei allen Scores werden gute Ergebnisse in annähernd gleicher Punktzahl erreicht (Abb. **101**).

Die Verbesserung liegt bei den Scores prä- zu postoperativ zwischen 1/5 bis über 1/3. Aufgrund der nicht direkt vergleichbaren Parameter, wie auch deren Anzahl, stellt sich durch die verschiedenen Scores die Ausgangslage unterschiedlich dar. Insgesamt ergab sich aber immer eine signifikante Besserung beim Vergleich prä- und postoperativer Befunde. Die Untersuchungen werden ständig fortgesetzt.

Postoperative Bewegungsausmaße

Schließlich erfassen wir seit einigen Jahren bei jeder Nachuntersuchung von Patienten mit unterschiedlichen Hüft- und Kniegelenkseingriffen die Bewegungsausmaße nach der Neutral-0-Methode mit einer Genauigkeit von 5°. Wir erhalten so einen Vergleich der Durchschnittswerte präoperativ mit der postoperativen Entwicklung bei allen Patienten über unterschiedliche Zeiträume (3, 6, 12 Monate und länger). In Abb. **102** zeigt die Gesamtlänge der Querbalken ab Null das durchschnittliche Ausmaß der Flexion aller untersuchten Kniegelenke im angegebenen Zeitraum. Der schraffierte Anteil, ebenfalls ab Null, entspricht dem durchschnittlichen Ausmaß des Streckdefizits. Die Grafik – hier nur bezogen auf die Schlittenprothese nach Wessinghage – ist so zu deuten, daß bis zu 1/4 Jahr postoperativ eine Besserung des Streckdefizits erzielt werden kann, während die Beugung zunächst abnimmt, um später und wohl auch auf Dauer eine Tendenz zur Zunahme erkennen zu lassen. Diese Stabilisierung des Funktionsausmaßes spricht unserer Meinung nach dafür, daß die Schlittenprothese

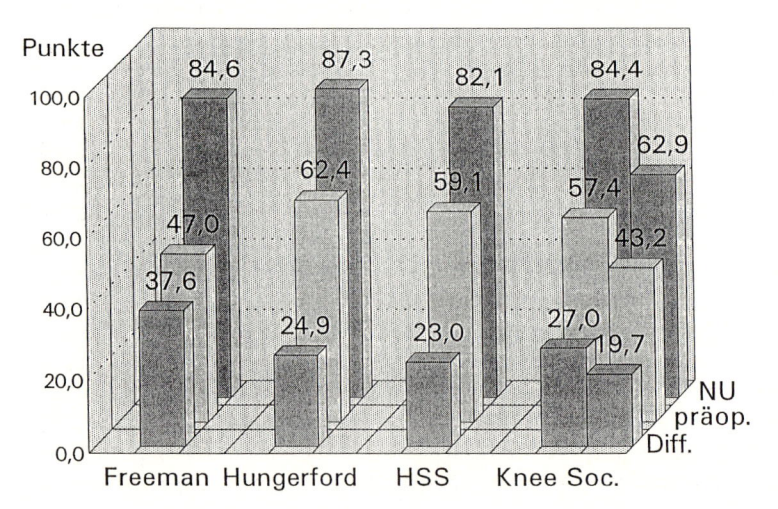

Abb. **101** Nachuntersuchungsergebnisse nach Implantation von 43 Schlittenprothesen nach Wessinghage; Vergleich von 4 unterschiedlichen auf jeweils 100 max. Punkte normierte Scores (HSS 1973, Freemann 1977, Hungerford 1982, Knee Soc. 1989); präop. = präoperativer Befund; NU = Nachuntersuchungs-Befund; Diff. = Differenz präop./NU

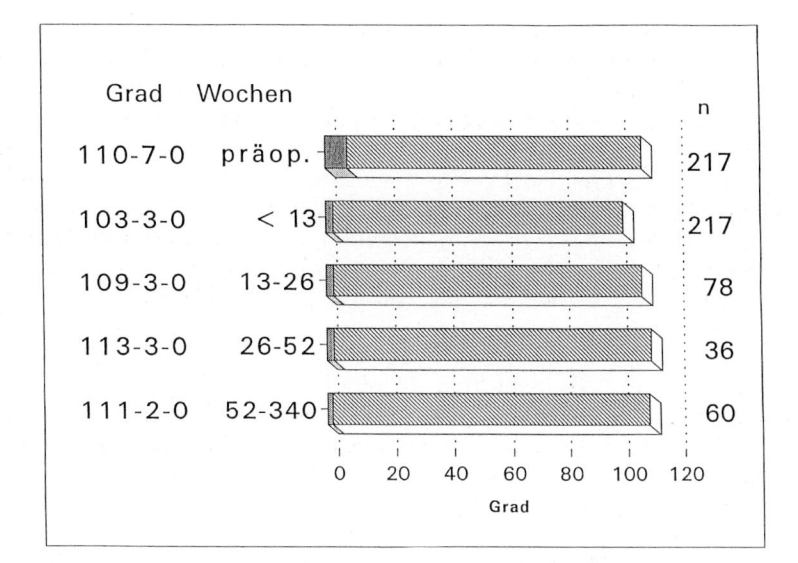

Abb. **102** Bewegungsausmaße (von bis zu) 217 Schlittenprothesen nach Wessinghage in unterschiedlichen Zeiträumen (erfaßt nach Neutral-0-Methode); Gesamtlänge des Balkens: Flexion; dunkler schraffiert: Streckdefizit.

Diskussion

Wir haben versucht, längerfristige Ergebnisse und Tendenzen der zwischen 1/1977 und 5/1987 implantierten Prothesen der Fa. Link nach Engelbrecht (2 Modelle) und Tönnis (n = 281) und Wessinghage-Schlitten ab 5/1987 auch weiter zu analysieren (Abb. **99** u. **100**). Die Tendenz der Ergebnisse nach bis zu 10 Jahren läßt den Schluß zu bzw. beinhaltet die Forderung, bei den aufgeführten Veränderungen des Organs „Kniegelenk" insbesondere auch die „Schlittenprothese" als Implantat der Wahl zu diskutieren.

Wegen ihrer optimalen Integrationsfähigkeit in Anatomie und Funktion des Kniegelenks hat sie manche Vorteile gegenüber anderen Implantaten (Doppelschlitten, stielverankerte gekoppelte Totalprothese) zumal Anatomie und Physiologie großer noch intakter Abschnitte des Kniegelenks erhalten bleiben. Arthrotiker zeigen bis zu etwa 10 Jahren fast 88 % intakte bzw. integrierte, gegenüber 12 % nicht mehr intakten Schlittenprothesen. Bei sich durch ihre anatomiegerechte Einpassung voll in den funktionellen Ablauf der Kniegelenksmechanik einpaßt und sich in seine unterschiedlichen Bewegungsphasen und -komponenten integriert.

Polyarthritikern hingegen waren nach bis zu 10 Jahren postoperativ immerhin noch 3/4 (75 %) aller Link-Prothesen intakt. Die Aussage, daß „Endoprothesen nur 10 Jahre halten", trifft also auch für Schlittenprothesen am Kniegelenk nicht zu. Trotz des häufigen Weiterbestehens der entzündlichen Aktivität der Grunderkrankung ist eine positive Tendenz der Ergebnisse erkennbar. Beim Vergleich der Prozentzahlen intakter Prothesen beider Gruppen besteht aber ein signifikanter Unterschied von bis zu 14 % zugunsten der Arthrotiker. Bei einem direkten Vergleich der noch nicht vollständigen Ergebnisse der 3 unterschiedlichen Link-Schlitten (1/77 – 5/87) waren bei Nachuntersuchungen bis zu 10 Jahre postop., 80 % intakt. Beim Wessinghage-Schlitten waren es ab 5/1987, allerdings nur bis zu 5 Jahre postop., 97 %. Innerhalb des gleichen Zeitraums zeigten die Engelbrecht/Tönnis-Schlitten eine Rate von 88 % intakter Prothesen. Der Versagerrate von 12 % (Engelbrecht/Tönnis) nach zu bis zu 5 Jahren ansteigend auf 20 % nach bis zu 10 Jahren, stehen nach bis zu 5 Jahren nur etwa 2 % Versager des Wessinghage-Schlittens gegenüber. Bisher stellt sich die Versagensrate nach bis zu 5 Jahren postop., bei den 3 Link- gegenüber den Wessinghage-Schlitten also um 6mal größer dar. Früher glaubten wir unter breiterer Indikation und unter Einbeziehung auch der jüngeren Polyarthritiker und bei lokalen Veränderungen durch den minimierten Gelenkflächenersatz auf Dauer bessere Ergebnisse als mit der Totalprothese zu erreichen. Das Fortschreiten der entzündlichen Erkrankungen limitierte jedoch diese „kleinere Lösung"; zur Vermeidung von Prothesenwechseln mußte hinsichtlich der Indikation zur Schlittenprothese bei Rheumatikern Zurückhaltung geübt und eine „größere Lösung", u.a. durch einen Doppelschlitten oder eine stielverankerte achsgeführte Prothese angestrebt werden.

Erst weitere Überlebenskurven-Analysen nach Kaplan u. Meier aller Knie-Endoprothesen (Doppelschlitten, Totalprothesen) im Vergleich, die Erfassung aller Revisionseingriffe und unterschiedlicher Scores werden uns zeigen, welche Wege in Hinsicht auf Implantatwahl bzw. ihre Differenzierungen in Zukunft einzuschlagen sind (Abb. 99 u. 100). Erkenntnisse aus diesen Erfassungen dürften auch Grundlage sein für die erst begonnene Diskussion um die Kostenentwicklung für die Endoprothetik. Auch die am 1.1.1995 eingeführte **Richtlinie 93/42 EWG des Rates vom 14.6.1993 über Medizinprodukte,** überwacht durch die Zentralstelle der Länder für Gesundheitsschutz bei Medizinprodukten (ZLG), bestimmt zukünftige Entwicklungen in heute noch nicht übersehbarem Maße.

Resumée

Unikompartiment-Schlittenprothesen – fälschlicherweise auch Monokondylar-Schlitten genannt – bieten die Möglichkeit, lokalisierte Destruktionen von Gelenkflächenanteilen des Kniegelenks über den Kompartiment-Ersatz zu rekonstruieren und damit u.a. manifeste oder drohende Fehlstellungen mit allen subjektiven und objektiven Folgen zu verhindern bzw. auszugleichen. Dies muß – wo nötig- unter der ergänzenden Aufhebung aller Kontrakturen und weiterer Beseitigung mechanischer Beeinträchtigungen des Kniegelenks, u.a. durch **zusätzliche Weichteileingriffe**, wie Synovektomie, Débridement oder Arthrolyse, erfolgen. Postoperativ bestimmt eine sofort einsetzende, intensive und gezielte Physiotherapie mit der Erziehung des Patienten zu eigenständigem Üben und Eigenmobilisation das erreichbare optimale Ergebnis. Unter richtiger Indikation, wobei die Varusgonarthrose der älteren Frau und auch andere degenerative Veränderungen die häufigsten sind, lassen sich gute Ergebnisse auch auf längere Zeit erzielen. Grundsätzlich sind Unikompartiment-Schlittenprothesen in der Lage, sich in die Anatomie und den funktionellen Ablauf der Kniegelenksbewegungen zu integrieren bzw. integriert zu werden. Bisher ließen sich bei ständigen Kontrolluntersuchungen unserer Patienten Nachweise bzw. Anhalte dafür gewinnen, daß unsere Schlittenprothese, insbesondere aufgrund eines **optimierten Knochen-Zement-Implantat-Verbundes**, auch auf Dauer noch günstigere Ergebnisse zu bringen vermag als andere Modelle. Diese Resultate bestärken uns auch in der Fortsetzung der aufgenommenen Entwicklungsarbeit zur Optimierung anderer Verbundsysteme, u.a. mit verbessertem Polyethylen bzw. Knochenzementen und mit neuen – inzwischen bereits eingeführten – PE-Pfannen[2]. Bald werden auch Schäfte für den Hüftgelenkersatz und ein völlig neues Modularsystem für austauschbare Uni- und Bikompartiment-Schlitten sowie gekoppelte stielverankerte Kniegelenksprothesen noch besser den von uns angestrebten **optimierten Knochen-Zement-Implantat-Verbund** verwirklichen.

Wir sind der Überzeugung, daß u.a. auf diese Weise die Ergebnisse der Gelenk-Endoprothetik im Interesse der Patienten, aber auch der Gemeinschaft der Versicherten und der Operateure verbessert werden können. Um eine Überprüfung der Ergebnisse haben sich – teilweise auf eigene Kosten, teilweise auch mit Unterstützung der Industrie – bisher vorwiegend diese Ärzte verdient gemacht.

Von den Krankenkassen wurden bisher diese, vorwiegend auf dem Engagement von Ärzten beruhenden, Untersuchungen teilweise als pure, Gelder der Versicherten mißbrauchende „Wissenschaft" disqualifiziert. Daß sie, ähnlich der Überprüfung von Medikamenten, der Qualitätssicherung der Produkte, den Interessen und vor allem der Sicherheit der Behandelten und damit der Gemeinschaft der Versicherten dienten, war offensichtlich nicht verstanden worden. Falls die Krankenkassen,

---

[2] Fa. Endocare, Erlenstraße 4a, CH-6343 Rotkreuz.

die Öffentlichkeit und die Medien die Finanzierung der Qualitätssicherung durch die Industrie als Bestechung ablehnen, wird sich der Gesetzgeber Gedanken über die Finanzierung machen müssen. Eine Erhöhung der Preise von Medizinprodukten auf Kosten der Gemeinschaft der Versicherten ist dann aber nicht mehr auszuschließen.

Literatur

Böhler, N.: Ergebnisse der zementfreien unicondylären BÖHLER-Knieprothese; Symposium: Standortbestimmung und Trends in der Knieendoprothetik; Halle 1996

Cox, D. R.: Regression models and life-tables; J. R. Statist. Soc. B 34 (1972) 187

Engelbrecht, E.: Die Schlittenprothese, eine Teilprothese bei Zerstörung im Kniegelenk; Chirurg 42 (1971) 510

Engelbrecht, E., H. W. Buchholz: Zur Entwicklungsrichtung in der Knieendoprothetik; Krankenhausarzt 56 (1975) 511

Gschwend, N.: Die operative Behandlung der chronischen Polyarthritis; Thieme, Stuttgart 1977, 2. Aufl.

Gunston, F.: Polycentric knee arthroplasty: prosthetic simulation of normal knee movement; J. Bone Jt. Surg. 53 B (1971) 272

Hassenpflug, J., H. J. Hahne, J. Hedderich: Gedanken zur Anwendung der „Life Table Methode" in der Orthopädie; Z. Orthop. 130 (1992) 223

Jüsten, H.-P.: Differentialindikation zum Kniegelenkersatz; 36. Fortb. Tgg. Berufsverb. Ärzte f. Orthop.: Würzburg 1995

Kaplan, E. L., P. Meier: Nonparametric estimation from incomplete observation; Am. Stat. Ass. Journ. 53 (1958) 457

Kißlinger, E.: Planung und Auswertung von Langzeituntersuchungen; 36. Fortb. Tgg. Berufsverb. Ärzte f. Orthop.; Würzburg 1995

Kißlinger, E., D. Wessinghage: Der Kniegelenkersatz mit der GSB-Prothese und der partielle Kniegelenkflächenersatz nach Engelbrecht und Tönnis bei entzündlichen und degenerativen Veränderungen: Z. Rheumatol. 45 (1986) 209

Kißlinger, E., D. Wessinghage: Mittelfristige Ergebnisse mit der GSB-Kniegelenkstotalendoprothese und Schlittenprothese bei chronischen Polyarthritiden; Orthop. Praxis, Sonderausgabe (1989) 90

Kißlinger, E., D. Wessinghage: Überlegungen zum Einsatz der Überlebens-Analyse in der Medizin, dargestellt an Langzeitergebnissen von 544 vollzementierten Müller-Bogenschaft-Hüftendoprothesen; Akt. Rheumatol. 20 (1995) 239

Kißlinger, E., D. Wessinghage, G. Waertel: Die infizierte Knieendoprothese bei Patienten mit Erkrankungen des rheumatischen Formenkreises; in: Cotta, H., A. Braun (Hrsg.): Knochen- und Gelenkinfektionen; Springer, Heidelberg 1988

Kißlinger, E., D. Wessinghage, J. Zacher: Knee arthroplasty with GSB and Engelbrecht's and Tönnis' sledge prosthesis in rheumatoid arthritis and osteoarthritis;

in: Müller, W., W. Hackenbruch (Hrsg.): Surgery and arthroscopy of the knee. 2nd Congress of the European Society; Springer, Berlin-Heidelberg 1988

Kißlinger, E., D. Wessinghage, G. Waertel: Wechseloperationen nach älteren Schlittenprothesen-Modellen des Kniegelenks; Orthop. Praxis. Sonderausgabe (1990) 39

Kißlinger, E., D. Wessinghage, H. Westerhellweg: Re-Operation nach dem Kniegelenkersatz mit Schlittenprothesen und der GSB-Totalendoprothese; Dtsch. Ges. f. Orthop. u. Traumatologie, Mitt. Bl. 3 (1988) 41

Knutson, K., St. Lewold, O. Robertsson, L. Lidgren: The Swedish knee arthroplasty register. A nation-wide study of 30,003 knees 1976–1992; Acta Orthop. Scand. 65(1994) 375

Kwasniok, P., J. Zenger, D. Wessinghage: Erfahrungen mit der Unicompartment-Schlittenprothese nach WESSINGHAGE; 41. Jahrestag. Nordd. Orthop.; Köln 1992

Malchau H., P. Herberts, L. Ahnfeld, O. Jonell: Prognosis of total hip replacement. Results from the National Register of revised failures 1979–1990 in Sweden. A ten year follow-up of 92,675 THR; Exhibition 61st Meeting AAOS; San Francisco 1993

Neumann, H.-W.: Wessinghage-Schlittenprothese; Internationales Symposium Klinikum Großhadern: Knieendoprothetik; München 1993

Neumann, H.-W.: Wechseloperationen bei aseptisch gelockerten Knieendoprothesen; Symposium: Standortbestimmung und Trends in der Knieendoprothetik; Halle 1996

Rimkus, F., J. Hofmann, G. Schwetlick: Schlittenprothesen Typ „St. Georg" – Typ: WESSINGHAGE – ein Vergleich zweier unikondylärer Implantatsysteme; 44. Jahrestag. Nordd. Orthop.: Magdeburg 1995

Röttger, J., K. Heinert: Die Knieendoprothesensysteme St. Georg (Schlitten- und Scharnierprinzip); Z. Orthop. 124 (1984) 818

Tönnis, D.: Eine abgeänderte Schlittenprothese für den Aufsitz auf Kortikalisflächen; Z. Orthop. 117 (1979) 833

Waertel, G., D. Wessinghage, E. Kißlinger: Autologous and homologous bone grafts in fixation of knee-joint prostheses; in: Müller, W., W. Hackenbruch (Hrsg.): Surgery and arthroscopy of the knee; 2nd Congress of the European Society; Springer, Berlin-Heidelberg 1988

Wessinghage, D.: Implantatversagen von Endoprothesen der unteren Extremität – Hüftgelenk; in: Wirth, C. J. (Hrsg.): Rheumaorthopädie – untere Extremität; Springer, Berlin-Heidelberg-New York 1995

Wessinghage, D.: Der Gelenkflächen-Teilersatz des Kniegelenks durch eine verbesserte Schlittenprothese nach WESSINGHAGE, I. u. II. Teil; Akt. Rheumatol. 15 (1990) 190; 16 (1991) 73

Wessinghage, D.: Erste Erfahrungen mit der unikondylären Kniegelenk-Gleitflächenprothese Modell WESSINGHAGE; Orthop. Praxis, Sonderausgabe (1990) 17

Wessinghage, D.: Ergebnisse der WESSINGHAGE-Schlittenprothese, Symposium: Standortbestimmung und Trends in der Knieendoprothetik; Halle 1996

Wessinghage, D.: Monocondylärer versus bicondylärer Kniegelenkersatz – Differentialindikation; 1. Deutsch-Österr.-Schweiz. Orthopädie-Kongreß, München, 1993

Oxford-Unicondylar-Prothese

G. Lang

Die Oxford-Knieprothese ist eine Uni-compartimental-Prothese mit einem mobilen Meniskus. Es handelt sich um eine zementierte Prothese. Die Mobilität des Meniskus soll die Scherkräfte besonders auf dem Tibiaplateau verringern und soll so eine Lockerung verhüten mit jedoch guter physiologischer Beweglichkeit.

Die Operationstechnik ist relativ einfach und erlaubt, durch Versuchsprothesen (verschiedene Meniskusgrößen) den optimalen Durchmesser des zu implantierenden Meniskus zu finden.

Unsere Erfahrung ist kurz. Wir haben nur 36 Fälle eingesetzt seit 1988. Unsere Indikationen sind strikt unikondyläre Zerstörungen mit Erhaltung des vorderen Kreuzbandes, am besten bei einem Knie ohne zu große Instabilität und das am besten vorher nicht operiert wurde. In 2 Fällen sind wir diesen Indikationen nicht gefolgt und haben 2 Meniskusluxationen gesehen. Eine wurde wieder operiert mit einem Auswechseln des Meniskus (ein Meniskus mit größerem Durchmesser wurde eingesetzt). Im anderen Falle ist eine Subluxation des Meniskus eingetreten, jedoch mit progressiver Zerstörung des lateralen Femorotibialgelenkes, was sehr wahrscheinlich in der nächsten Zeit zu einer Totalendoprothese führen wird. Das sind die einzigen Komplikationen, die wir in diesen 36 Fällen gesehen haben.

Zusammenfassend sind unsere Indikationen dieser Unikondylar-Prothese Typ Oxford:

Patienten über 65 Jahre mit unikompartimentaler Zerstörung und Erhaltung des vorderen Kreuzbandes.

Ergebnisse des uni- und bikondylären Gleitflächenersatzes des Kniegelenkes mit der Zimmer-Endoprothese

E. Schmitt, J. Heisel, Th. Siebel

Bei der Gonarthrose mit Bewegungs- und Belastungsschmerzen und Funktionsbehinderung kommen *operative Maßnahmen* erst in Betracht bei Versagen einer konservativen Therapie. Vorrangig muß hier zunächst geprüft werden, ob ein *gelenkerhaltender* Eingriff im Sinne einer sogenannten Gelenktoilette (Meniskektomie, Randwulstabtragung, partielle oder subtotale Synovektomie) oder aber noch eine kniegelenksnahe Umstellungsosteotomie (infrakondylär/suprakondylär) bei Vorliegen einer überwiegend hemilateralen Gonarthrose infolge statischem Achsenfehler (Genu varum, Genu valgum) möglich ist. Kommen gelenkerhaltende Eingriffe nicht mehr in Frage, oder haben diese bereits versagt, kommt bei entsprechendem klinischen Beschwerdebild ein *endoprothetischer Ersatz* des Kniegelenkes in Frage. Die anfänglich entwickelten Scharnierprothesen mit starrer Achse, die im Femurschaft und im Tibiaschaft zementverankert wurden, führten wegen der biomechanisch ungünstigen Hebelarme und gehäuften Infektionen oft zum Versagen, wobei wegen der bei der Implantation der Prothese notwendigen Knochenresektion in den meisten Fällen eine Austauschoperation nicht mehr möglich war und der Rückzug auf die *Kniegelenksarthrodese* angetreten werden mußte.

Wegen dieser Probleme wurden dann Anfang der 70er Jahre sogenannte *Schlittenprothesen* entwickelt, die praktisch einen Oberflächenersatz darstellen, keine größeren Knochenresektionen erforderlich machen und zudem auch die Möglichkeit bieten, eine unicondyläre prothetische Versorgung vorzunehmen bei vorwiegend hemilateraler Gonarthrose, wobei in gewissen Grenzen auch eine Achsenkorrektur durch Wahl eines entsprechend hohen Tibiaplateaus möglich ist. Allerdings ist die Anwendbarkeit der Schlittenprothese begrenzt, deswegen im allgemeinen die Indikation gestellt wird, wenn leichtere Gelenkzerstörungen vorliegen, der präoperative Achsenfehler unter 20° liegt und die präoperative Bewegungseinschränkung noch nicht sehr ausgeprägt ist.

Die Kniebeugung sollte hierbei mindestens noch 80° betragen, das Streckdefizit sollte nicht über 20° liegen. Außerdem sollte zur Gewährung einer Gangstabilität der Knie-Band-Apparat ausreichend fest sein.

Tabelle **40** Kasuistik Schlittenprothese 1976 – 1990 (n = 109)

Alter- und Geschlechtsverteilung:	Frauen 84 Männer 25	15–83 J (Ø 67,1 J) 38–81 J (Ø 62,9 J)	
Prothesenmodelle und Seitverteilung:	Zimmer: (n = 104)	44 medial 4 lateral 56 bilateral	
	Grundei-Thomas rechts 61 links 48	5 davon 9 beidseits	
Präoperative Diagnosen:	Idiopathische Gonarthrose	79	(72,5%)
	PCP	20	(18,3%)
	posttraumat. Gonarthrose	5	(4,6%)
	postinfektiöse Gonarthrose	4	(3,7%)
	Osteochondrosis dissecans	1	(0,9%)
	Gesamt	109	(100,0%)

Kasuistik

Unter Beachtung der eben genannten Kriterien haben wir an der Orthopädischen Universitätsklinik in Homburg von *1976 bis 1990 insgesamt 109 Kniegelenke bei 100 Patienten mit Schlittenprothesen versorgt*. Es handelt sich hierbei um 84 Frauen und 25 Männer.

Das *Operationsalter* lag bei den Frauen zwischen 15 und 83 Jahren, durchschnittlich bei 67,1 Jahren und den Männern zwischen 38 und 81 Jahren, durchschnittlich 62,9 Jahren (Tab. **40**).

Bezüglich der *Seitverteilung* war die rechte Seite mit 61 Fällen gegenüber links mit 48 Fällen bevorzugt, insgesamt wurden 9 Patienten an beiden Knieen operiert.

Bezüglich des *Prothesenmodells* erfolgte 104mal die Implantation einer Zimmer-Schlittenprothese und zwar 44mal medial, 4mal lateral und 56mal bilateral, sowie in 5 Fällen die Implantation des Modells Grundei-Thomas.

Von den 109 Fällen waren 35 *voroperiert*, und zwar waren 14 Patienten meniskektomiert, bei 11 Patienten wurde vorher schon eine totale Synovektomie durchgeführt, in 8 Fällen hatte eine kniegelenksnahe Umstellungsosteotomie versagt und in 2 Fällen erfolgte vor Implantation die Osteosynthese einer Tibiakopffraktur.

Bei der *Indikationsstellung* handelte es sich in der Hauptsache um idiopathische Gonarthrosen mit 79 Fällen, 20mal lag eine primär chronische Polyarthritis, 5mal eine posttraumatische Gonarthrose, 4mal ein postinfektiöser Zustand und 1mal eine ausgedehnte Osteochondrosis dissecans zugrunde (Tab. **40**).

An *intraoperativen Komplikationen* ist eine laterale Femurkondylen-Abrißfraktur zu erwähnen, die nach sofortiger osteosynthetischer Versorgung folgenlos ausheilte. Außerdem erfolgte 2mal eine Fehlimplantation des Schlittens. Gefäß-Nerven-Läsionen waren nicht aufgetreten (Tab. **41**).

Bei den *postoperativen Komplikationen* standen in 15 Fällen erhebliche Gelenkeinsteifungen im Vordergrund, wobei bei 14 Patienten eine Narkosemobilisierung und in einem Fall

Tabelle **41**   Intra- und postoperative Komplikationen

Intraoperativ:	Fehlimplantation	2	(1,8%)
	laterale Kondylenfraktur	1	(0,9%)
	Gefäß-Nerven-Läsion	0	(–)
			(2,7%)
Postoperativ:	Gelenkeinsteifung	15	(13.8%)
	– Narkosemobilisierung	14	
	– offene Arthrolyse	1	
	Oberschenkelfraktur bei Narkosemobilisierung	1	(0,9%)
	Beckenvenenthrombose	1	(0,9%)
	Oberfl. Wundrandnekrose	3	(2,8%)
	Tiefe Infektion, op. Revision	6	(5,5%)
	– keine Antibiotikaprophylaxe:	4	(8,7%) Infekte (n = 46)
	– mit Antibiotikaprophylaxe	2	(3,2%) Infekte (n = 63)
Revisionsoperationen (n = 11)			
	Prothesenwechsel	6	(5,5%)
	Wechsel des Tibiaplateaus	4	
	bilateral	1	
	unilateral	3	
	Wechsel des medialen Schlittens	1	
	Austausch gegen Scharnierprothese	1	
	Arthrodesen	5	(5,0%)
	Revisionsoperationen in unserer Klinik	11	(10,5%)

eine blutige Arthrolyse durchgeführt werden mußte. Bei der *Narkose-Mobilisierung* kam es bei einem Patienten zu einer suprakondylären Femurfraktur. Eine Becken-Venen-Thrombose war in einem Falle zu verzeichnen.

Postoperative Wundheilungsstörungen traten bei 9 Patienten auf. Es handelte sich hier in 3 Fällen um eine oberflächliche Wundrandnekrose, welche jedoch unter entsprechender lokaler Behandlung zur komplikationslosen Abheilung gelangte. Bei 6 Fällen trat eine *tiefe Infektion* auf, welche eine operative Revision mit Instillation einer Spül-Saug-Drainage erforderlich machte. Hierbei ließ sich das Implantat in 2 Fällen erhalten. Bei 4 Patienten war jedoch der Infekt nicht zu beherrschen, so daß der Prothesenausbau und der Rückzug auf die Kniegelenksarthrodese mit Fixateur externe erfolgen mußte.

Die ersten 46 Schlitten-Implantationen erfolgten noch ohne *Antibiotika-Prophylaxe*. Hier stellten sich 4 tiefe Infektionen ein. Die übrigen 63 Implantationen wurden unter perioperativer Antibiotika-Prophylaxe durchgeführt. Es ergaben sich hier nur 2 (3,2%) tiefe Infektionen gegenüber 4 (8,7%) bei Prothesenimplantation ohne Antibiotika-Prophylaxe.

Im weiteren postoperativen Verlauf kam es bei unseren Patienten gut zu insgesamt *6 aseptischen Prothesenlockerungen*, wobei 2 komplette Wechsel durchgeführt wurden, und zwar in einem Falle wurde nochmals eine Schlittenprothese implantiert, im zweten Falle erfolgte Wechsel gegen eine Scharnierprothese. Bei den restlichen 4 Lockerungen handelte es sich um eine Lockerung des Tibiaplateaus. 3mal erfolgte hier ein unilateraler Wechsel, 1mal ein bilateraler Plateauwechsel. In einem Falle mußte gleichzeitig eine Patellektomie ausgeführt werden (Tab. **41**).

Ergebnisse

Die Ergebnis-Auswertung erfolgte anhand der *Krankenunterlagen* sowie auf Grund eines *ausführlichen Fragebogens*, welcher an 79 Patienten verschickt wurde. Die bei uns nachoperierten 11 Patienten (Arthrodese, Prothesenwechsel) wurden nicht in die Untersuchung mit einbezogen, ebenso auch nicht die 19 inzwischen verstorbenen Patienten.

Von den 79 angeschriebenen Patienten waren lediglich 32 (40,5%) *auswertbar*, so haben 19 Patienten (24,1%) nicht auf unseren Untersuchungsbogen geantwortet, auch nicht bei der zweiten Befragung. 7 Patienten waren unbekannt verzogen und 14 weitere inzwischen verstorben. 4 Patienten (5,1%) gaben an, daß sie inzwischen alio loco sich einer weiteren

Tabelle **42** Auswertung der Fragebögen

79 implantierte Prothesen bei 70 befragten Patienten, davon			
auswertbar		32 Fälle	(40,5%)
nicht auswertbar		3 Fälle	(3,8%)
nicht beantwortet		19 Fälle	(24,1%)
Arthrodese/Wechsel alio loco		4 Fälle	(5,1%)
unbekannt verzogen		7 Fälle	(8,9%)
verstorben		14 Fälle	(17,7%)
		79 Fälle	(100,0%)
Standdauer der Schlittenprothese			
Männer:	8	6,2 – 13,7 J	(Ø 9,7 J)
Frauen:	24	2,1 – 14,9 J	(Ø 8,6 J)
Gesamt:	32	2,1 – 14,9 J	(Ø 9,1 J)
Altersstruktur der befragten Patienten			
Männer	8	45 – 91 J	(Ø 70,1 J)
Frauen	24	49 – 86 J	(Ø 73,9 J)
Gesamt:	32	45 – 91 J	(Ø 72,8 J)

Operation unterzogen haben und zwar wurde 2mal ein Wechsel und 2mal eine Arthrodese durchgeführt. *Somit konnten also insgesamt 32 Fälle mit noch intakter Schlittenprothese ohne Zweitoperation ausgewertet werden* (Tab. **42**).

Bei diesen 32 Fällen handelt es sich um 8 Männer mit einem *Durchschnittsalter* von 70,1 Jahren und um 24 Frauen mit einem Durchschnittsalter von 73,9 Jahren.

Die *Standzeit der implantierten Schlittenprothese* betrug bei den Männern zwischen 6,2 bis 13,7 Jahren durchschnittlich 9,7 Jahre und bei den Frauen zwischen 2,1 bis 14,9 Jahre durchschnittlich 8,6 Jahre. Auf die Frage, ob sie sich nochmals dieser Operation unterziehen würden, antworteten 26 (81,0%) mit ja, lediglich 6 (19,0%) würden sich dieser Operation nicht mehr unterziehen. Es handelt sich hierbei um Patienten mit präoperativ bestehender hochgradiger Gonarthrose und starker Bewegungseinschränkung mit Bandlaxität.

Bei der *subjektiven Beurteilung* des Operationsergebnisses gaben 29 (90,6%) der Patienten an, daß sie beschwerdefrei, bzw. erheblich beschwerdegebessert seien, 2 gaben eine unveränderte Beschwerdesymptomatik und ein Patient stärkere Beschwerden als präoperativ an. Bezüglich der *Gelenkfunktion* berichteten 25 Patienten (78,1%) über eine deutliche Zunahme der Beweglichkeit nach der Operation, 3 gaben eine unveränderte Beweglichkeit und 4 eine weitere Einschränkung der Beweglichkeit postoperativ an. 9 Patienten (28,1%) gaben ein sogenanntes Fremdkörpergefühl im

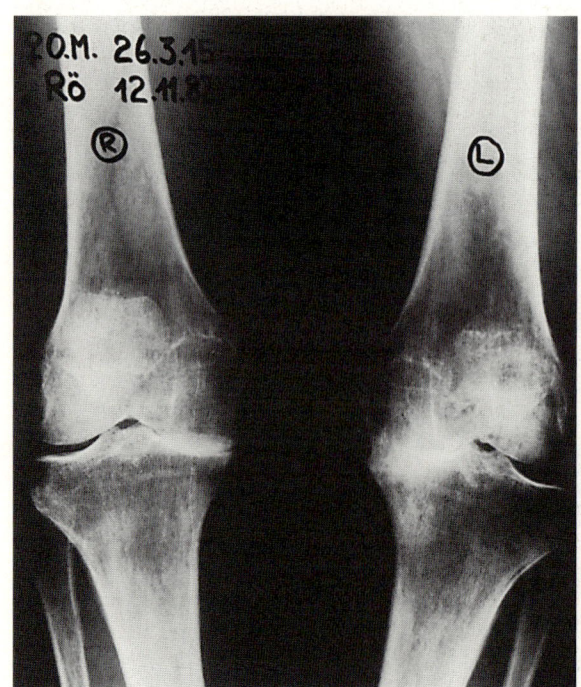

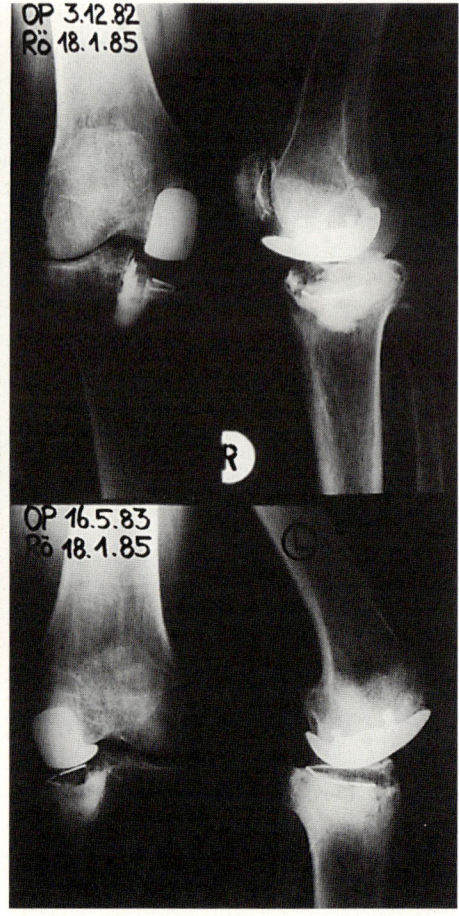

Abb. **103** Patientin O. M., 67 Jahre: Fortgeschrittene mediale Kniegelenksarthrose beidseits bei Genu varum mit starkem subjektiven Beschwerdebild (linke Bildhälfte). Die Patientin konnte nur noch mit 2 Unterarmgehstützen laufen. Durch die Implantation eines medialen Schlittens konnte jeweils die Kniegelenksachse korrigiert werden. Die Patientin hatte postoperativ keine wesentlichen Beschwerden mehr und benutzte für längere Gehstrecken nur noch einen Gehstock. Bei einer Nachuntersuchung (rechte Bildhälfte) zeigten sich keinerlei Lockerungszeichen der Prothese.

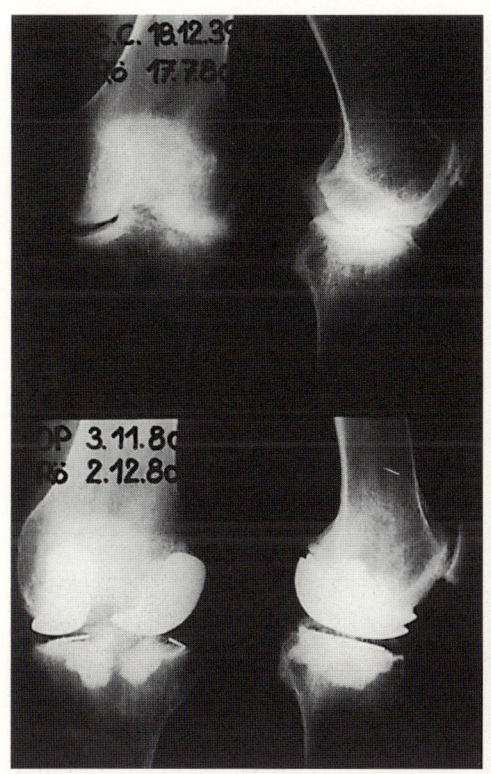

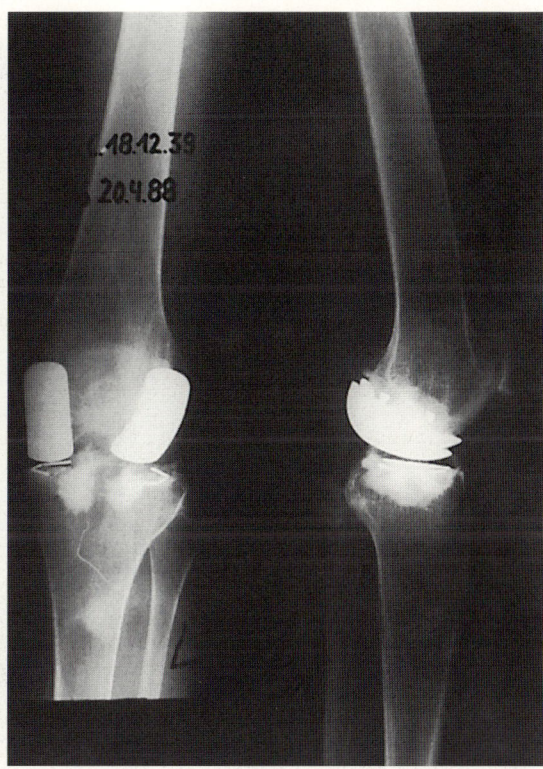

Abb. 104 Patient S.C., 36 Jahre: Fortgeschrittene destruierende Gonarthrose beidseits bei PCP mit Belastungsfähigkeit beider Beine (Patientin saß im Rollstuhl). Außerdem bestand ein Zustand nach beidseitigem Hüftgelenksersatz. Es erfolgte beidseits die Implantation einer bilateralen Schlittenprothese. Bei einer Nachuntersuchung 8 Jahre (**a**) bzw. 11 Jahre (Abb. **b**) nach Implantation des bikondylären Schlittens ergab sich sowohl klinisch als auch röntgenologisch ein gutes Ergebnis. Die Patientin gab keine wesentlichen Beschwerden mehr im Bereich beider Kniegelenke an, die Beugung war beidseitig bis über 90° durchführbar.

Kniegelenk an. Über eine *Instabilität* im Kniegelenksbereich klagten 3 Patienten.

14 Patienten kamen ohne *Gehhilfe* aus, 14 benutzten eine Stockhilfe und 4 benutzten Unterarmgehstützen. Die *schmerzfreie Gehstrecke* sowie die Zahl der ohne Beschwerden zu bewältigenden Treppenstufen hatte sich zum Zeitpunkt der Befragung gegenüber dem präoperativen Befund deutlich vergrößert. 12 Patienten (38,0%) gaben an, daß sie gelegentlich noch Schmerzmittel einnähmen, 20 Patienten (30,0%) verneinten die Einnahme von Schmerzmitteln. Präoperativ nahmen 19 (59%) der Patienten ständig Schmerzmittel ein, 18 Patienten (41,0%) nur gelegentlich oder gar nicht (Tab. **43**, Abb. **103 – 106**).

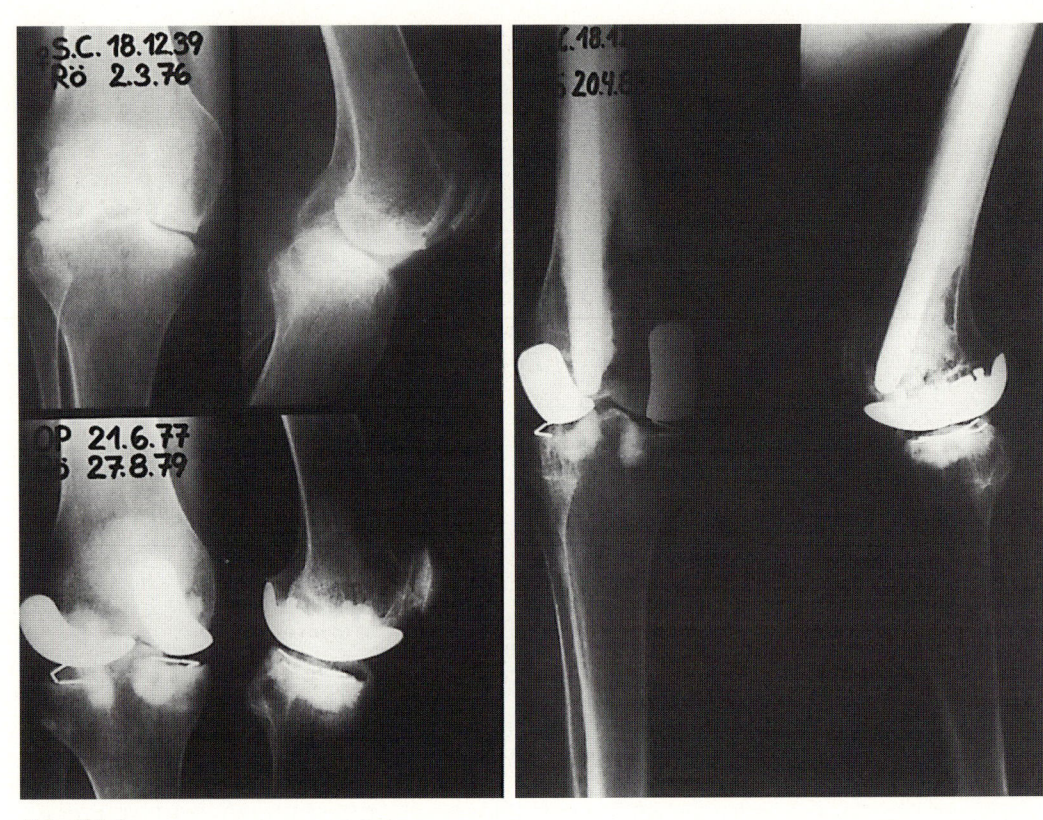

152 Ergebnisse des uni- und bikondylären Gleitflächenersatzes des Kniegelenkes

Abb. **104 b**

Tabelle **43** Subjektive Beurteilung (n = 32)

Schmerz:	beschwerdefrei bzw. unwesentliche Beschwerden	29	(90,6%)
	unverändert	2	(6,3%)
	stärker als präoperativ	1	(3,1%)
		32	(100,0%)
Funktion:	besser	25	(78,1%)
	unverändert	3	(9,4%)
	schlechter	4	(12,5%)
		32	(100,0%)
Gehhilfe:	keine	14	(43,7%)
	Stockhilfe	14	(43,7%)
	Unterarmgehstütze	4	(12,6%)
		32	(100,0%)

26 (81,3%) Patienten würden sich nochmals operieren lassen, 6 (8,7%) würden den Eingriff nicht mehr durchführen lassen.

Ergebnisse 153

Altersstruktur
befragte Patienten

	40-50	50-60	60-70	70-80	80-90	90-100
gesamt	2	1	7	12	7	1
Frauen	1	1	4	9	7	0
Männer	1	0	3	3	0	1

n = 30 Patienten

Gehstrecke
befragte Patienten

Vor OP / Nach OP:
- < 100 M: 16 / 8
- < 1 kM: 14 / 11
- 1-10 kM: 1 / 12
- > 10 kM: 2 / 1

n = 32 Impl. Prothesen

Treppenstufen
befragte Patienten

Vor OP / Nach OP:
- keine: 9 / 4
- 1-5: 8 / 3
- 5-10: 7 / 6
- 10-20: 4 / 8
- > 20: 4 / 11

n = 32 Impl. Prothesen

Gehhilfen
befragte Patienten

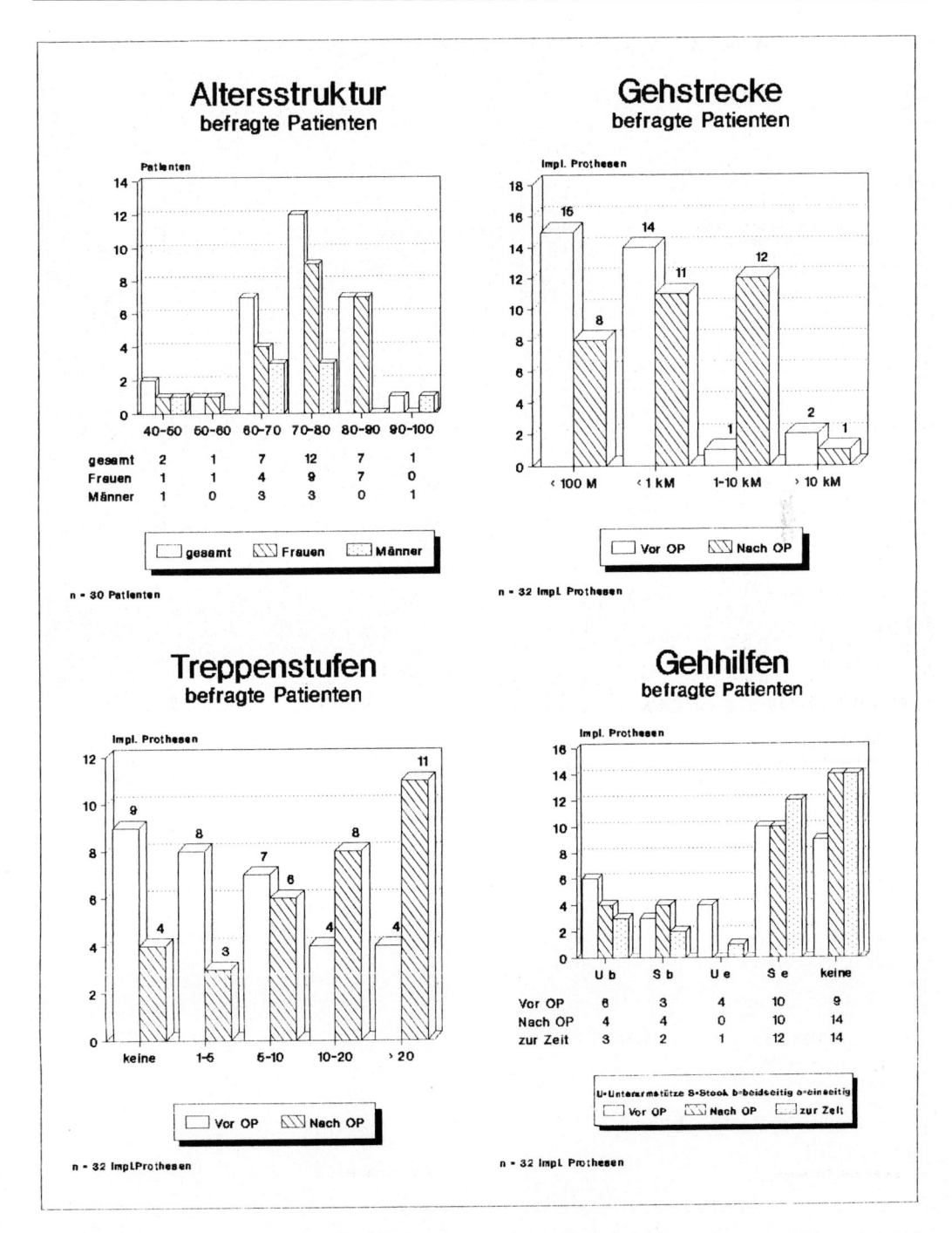

	U b	S b	U e	S e	keine
Vor OP	6	3	4	10	9
Nach OP	4	4	0	10	14
zur Zeit	3	2	1	12	14

U=Unterarmstütze S=Stock b=beidseitig e=einseitig

n = 32 Impl. Prothesen

Abb. **105** Graphische Auswertung der Altersstruktur, Gehstrecke, Ersteigen von Treppenstufen und Gehhilfen bei Patienten mit implantierter Schlittenprothese auf Grund einer Fragebogenerhebung.

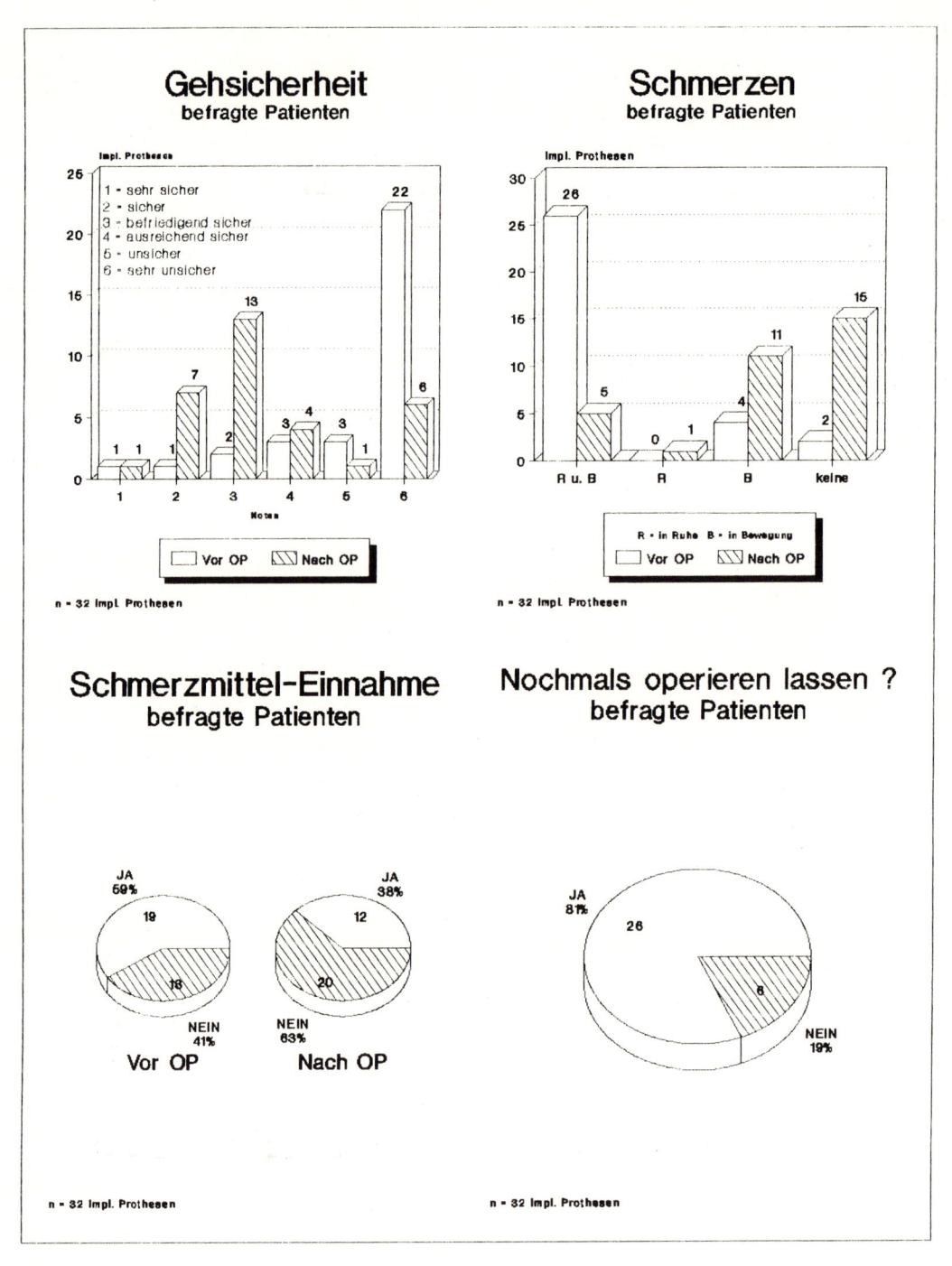

154 Ergebnisse des uni- und bikondylären Gleitflächenersatzes des Kniegelenkes

Abb. **106** Graphische Darstellung der Gehsicherheit und des Schmerzbildes der Patienten mit implantierter Schlittenprothese auf Grund einer Fragebogenaktion.

Schlußbemerkung

Die Implantation einer Schlittenprothese beinhaltet einen wesentlich kleineren knöchernen Eingriff, als er bei der Implantation der heute gebräuchlichen Vollprothesen (mit Achse, achslos, zementiert, zementfrei) erforderlich ist. Es ist nur eine *geringe Knochenresektion* notwendig, so daß im Falle eines aseptischen Versagens der Schlittenprothese durch Lockerung in den meisten Fällen noch der *Rückzug auf eine Vollprothese* möglich ist und nur in seltenen Fällen im Gegensatz zum Versagen einer Vollprothese eine Arthrodese erforderlich macht. Zudem besteht bei der Schlittenprothese die Möglichkeit des *unicondylären Gelenkersatzes* sowie die Korrektur kleinerer Achsenfehler, wobei jedoch bei größeren statischen Achsenabweichungen wenn möglich dem gelenkerhaltenden Eingriff der kniegelenksnahen Umstellungsosteotomie mit oder ohne Gelenktoilette der Vorzug zu geben ist. Ein wesentliches Problem bei unserem Patientengut war anfänglich die *Frühinfektion*, welche jedoch durch die Einführung der perioperativen Antibiotika-Prophylaxe und Operation unter Reinluftbedingungen deutlich zurückgedrängt werden konnte.

Unsere *Verlaufsbeobachtungen* anhand von 32 Fällen mit einer Standdauer der Prothese von fast einem Jahrzehnt zeigen durchaus befriedigende Ergebnisse, so daß wir der Auffassung sind, – wenngleich auch die Anwendung der Schlittenprothese in den letzten Jahren abgenommen hat – daß die Schlittenprothese bei *richtiger Indikationsstellung* auch heute noch nicht ihre Berechtigung verloren hat.

Persönliche Erfahrungen mit dem unikondylären Gleitflächenersatz nach Stulberg

L. Rabenseifner, W. Stutz, B. Schweigert

Die unikondyläre Alloarthroplastik des Kniegelenkes, sei sie medial oder lateral, wird heute kontrovers diskutiert.

Langzeituntersuchungen von Barrett u. Mitarb. (1987), Goodfellow u. Mitarb. (1987), Insall u. Aglietti (1980), Kennedy u. White (1988), Scott u. Santor (1981), Stulberg u. Mitarb. (1988), Sullivan u. Mitarb. (1988) und anderen beweisen jedoch den Nutzen dieser Operationstechnik bei richtiger Indikationsstellung. Neben der Selektion der Patienten ist das Prothesendesign und die richtige Operationstechnik wichtig für das Gelingen der Alloarthroplastik.

Patientenauswahl

Der Idealfall für die unikondyläre Prothese ist älter als 60 Jahre, leichter als 70 kg und kein Schwerarbeiter. Präoperativ sollte ein nur geringer Ruheschmerz vorhanden sein, da dieser immer ein Hinweis für eine allgemeine Synovialitis darstellt.

Ideale Kandidaten haben ein Bewegungsausmaß von 90°, mit einem Streckdefizit von 5° oder kleiner.

Die Deformität im a.-p. Strahlengang sollte 15° nicht überschreiten, wobei eine Valgusfehlstellung von 15° und eine Varusfehlstellung von 10° tolerabel ist.

Die Deformität muß passiv ausgleichbar sein bis zur Normalstellung.

Intraoperative Auswahlkriterien

Die endgültige Entscheidung zur uni- oder bikondylären Prothese muß nach Inspektion des intraoperativen Befundes getroffen werden. Kleine Knorpelarrosionen im kontralateralen Kompartement bzw. im retropatellaren Gleitlager stellen keine Kontraindikation für die unikondyläre Schlittenprothese dar, wenn sie nicht mit einer klinischen Symptomatik einhergehen.

Liegt jedoch im lasttragenden Anteil des kontralateralen Kompartements oder retropatellar subchondraler Knochen frei, besteht eine eindeutige Kontraindikation. Beide Kreuzbänder sollten intakt sein. Nach Weichteilrelease sollte die Deformität passiv voll ausgleichbar sein bis zur Neutralstellung. Patienten mit rheumatoider Arthritis sind keine Kandidaten für die Versorgung mit einer unikondylären Prothese. Patienten mit einer Chondrokalzinose stellen wegen der schlechten Knorpelqualität eine relative Kontraindikation für die unikondyläre Schlittenprothese dar.

Operative Technik

Eine detaillierte Beschreibung der Operationstechnik wurde von Stulberg u. Mitarb. (1988) gegeben. Es soll hier nur auf Besonderheiten aufmerksam gemacht werden.

Bevor die einzelnen Komponenten plaziert werden, müssen periphere und vor allem interkondyläre Osteophyten entfernt werden. Die Plazierung des femoralen Anteils erfolgt genau im Zentrum des Femurkondylus senkrecht zur mechanischen Achse. Dies ist nur durch die Benutzung von Spezialinstrumentarium möglich. Die femorale Komponente muß so groß gewählt werden, daß die gesamte gewichtstragende Fläche des Femurs überdeckt ist. Gleichzeitig darf jedoch die Patellagleitfläche nicht durch das Implantat gestört werden. Die Dicke der posterioren Resektion muß der Implantatdicke entsprechen – in der Regel 8 mm -, um zu starke Spannung bei maximaler Beugung zu vermeiden.

Die tibiale Komponente muß so plaziert werden, daß die Gelenkfläche parallel zur femoralen Komponente bei maximaler Extension steht. Die Resektionsfläche tibial ist 90° zur Längsachse der Tibia gerichtet und fällt nach dorsal um 10° ab.

Diese exakten reproduzierbaren Schnitte sowie die Implantation genau in die mechanische Achse sind praktisch nur mit einem speziellen Instrumentarium – wie sie beim Stulberg-Schlitten angeboten wird – zu erreichen.

Resultate

55 Patienten wurden nachuntersucht, 27 linke und 28 rechte Kniegelenke. Alle Patienten waren Arthrotiker. 11 Patienten waren voroperiert mit 6 offenen Meniskektomien, 3 arthroskopischen Debridements und 2 hohen Tibiakopfosteotomien. Jeder Patient wurde 6 Monate nach Operation und dann jährlich bis zur Endbeurteilung untersucht. Die Endbeurteilung erfolgte 4,5 – 6 Jahre nach Operation. Es konnten 44 Frauen und 11 Männer mit einem Durchschnittsalter von 66 Jahren (52–84 Jahre) nachuntersucht werden.

Die Nachuntersuchung erfolgte nach einem Knie-Score, der von Insall u. Aglietti 1980 beschrieben wurde. Nach diesem Score werden 50 Punkte für Schmerz und 50 Punkte für Funktion, Alignement und Deformität vergeben. Es wurde als sehr gut 90–100 Punkte bewertet, als gut 80–89 Punkte, befriedigend 70–79 Punkte und als schlechtes Ergebnis 69 Punkte oder schlechter. Von 55 Kniegelenken wurden in unserer Untersuchung 33 als sehr gut, 17 als gut bewertet. 4 Kniegelenke wurden als befriedigend und 1 als schlecht eingestuft. Somit sind nach 5,5 Jahren 92 % als sehr gut und gut zu bewerten. Das erste schlechte Ergebnis war bei einem Patienten mit postoperativer Beinvenenthrombose zu verzeichnen, dessen schlechte Beweglichkeit auf die mangelnde Nachbehandlung zurückzuführen ist.

Tabelle **44** Nachuntersuchungsergebnisse von 55 Kniegelenken nach unikondylärem Gleitflächenersatz nach Stulberg

Nachuntersuchung:	33 Kniegelenke	sehr gut
	17 Kniegelenke	gut
	1 Kniegelenk	schlecht
92 % sehr gut und gut nach 5,5 Jahren		

Zusammenfassung

Zusammenfassend kann gesagt werden, daß die unikondyläre Schlittenprothese bei richtiger Indikationsstellung und Selektion des Krankengutes auch heute durchaus noch ihre Berechtigung hat.

Die normale Kinematik des Kniegelenkes ist durch Erhalt des vorderen und hinteren Kreuzbandes erhalten, das patellofemorale Gleitlager wird nicht tangiert. Schlechte Resultate sind dann zu erwarten, wenn die Indikationsstellung zur unikondylären Versorgung überzogen wird.

Literatur

Barrett, W.P., R.D. Scott: Revision of failed unicondylar arthroplasty. J. Bone Jt Surg. 69A (1987) 1328

Goodfellow, J.W., S.B. Tibrewal, M.A. Shermann, J.J. O'Connor: Unicompartmental Oxford meniscal knee arthroplasty 2 (1987) 1

Insall, J.N., P. Aglietti: A five to seven year follow-up of unicondylar arthroplasty. J. Bone Jt Surg. 62A (1980) 1329

Kennedy, W.R., R.P. White: Unicompartmental arthroplasty of the knee: postoperative alignment and its influence on overall results. Clin. Orthop. 221 (1988) 278

Scott, R.D., R.F. Santor: Unicondylar unicompartmental replacement for osteoarthritis of the knee. J. Bone Jt Surg. 63A (1981) 536

Stulberg, S.D., B. Stulberg, T. Bauer, M. Manley: Four year follow-up of a porous coated unicompartmental total knee replacement: correlation with animal model. Trans. AAOS (1988)

Sullivan, P., J. Hugus, R. Jonston: Long term follow-up of unicompartmental knee arthroplasty. Trans. AAOS (1988)

Mittelfristige Ergebnisse des monokondylären Gleitflächenersatzes

A. Richter, G. A. Fuchs, S. Penner

Jedes aus den morphologisch unterschiedlichen Gewebestrukturen aufgebaute Kniegelenk hat – entsprechend der anatomischen Variationsbreite – eine individuelle Biomechanik. Daraus resultiert bei der alloarthroplastischen Behandlung fortgeschrittener Kniegelenkserkrankungen der ebenfalls individuelle Versorgungsbedarf zerstörter Gelenkstrukturen mit entsprechenden (ausgewählten) Implantatvarianten.

Wie die statistischen Analysen zeigen, hat die sogenannte „Schlittenprothese" auch bei uns ihren festen Platz im Therapieplan der Gonarthrose. Aufgrund der guten Erfahrungen zeigt sich sogar ein steigender Einsatz dieses Verfahrens (Abb. **107**).

Die Tatsache, daß in den etwa zwei Dekaden des monokondylären Gleitflächenersatzes nicht nur lobende Töne zu hören waren, liegt nicht an der Mangelhaftigkeit dieses operativen Prinzipes, sondern an der fehlerhaften Übertragung bei der technischen Durchführung und besonders bei der Indikationsstellung.

Die positiven Analysen der 20jährigen Ergebnisse (Christensen 1991, Kozin u. Scott 1989, Laurencin u. Mitarb. 1991, Rand u. Istrup 1991, Rougraff u. Mitarb 1991, Stockley u. Mitarb. 1990) lassen die Voraussetzungen eines erfolgreichen monokondylären Gleitflächenersatzes klar erkennen: Nicht die ausschließliche Beschränkung der Destruktion auf **ein** Kompartement stellt die wichtigste Voraussetzung dar, sondern die Summation aller biomechanisch relevanten Veränderungen, wie Relokation der mechanischen Achse, Wiederherstellung der physiologischen Bandführung und der Stabilität etc. (Christensen 1991).

Bei diesem Eingriff handelt es sich nicht „nur" um eine Erneuerung der Gleitflächen. Nach Dugdale u. Mitarb. (1992) verlagert sich die mechanische Achse in Höhe des Kniegelenkspaltes um 3 bis 4 mm bei einer eingradigen Änderung des tibiofemoralen Winkels (Abb. **108**).

Diese Änderungen der Biomechanik des nicht operierten Kompartements erlauben eine gewisse Erweiterung der Indikation. Auch in unserem Krankengut kam die optimale, ausschließlich monokompartementale Destruktion nur bei weniger als 1/3 der Fälle vor, aber bei 90% der Fälle waren die Ergebnisse trotzdem

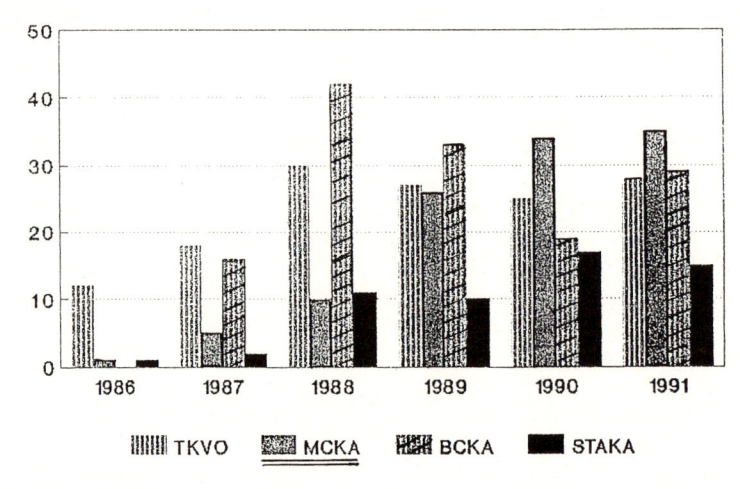

Abb. **107** Die Entwicklung der operativen Gonarthrosebehandlung in der Orthopädischen Klinik in Bayreuth 1986.
TKUO: Tibiakopf-Osteotomie
BCKA: bikondyläre Arthroplastik
MCKA: monokondyläre Kniearthroplastik
STAKA: Starrachsen-Kniearthroplastik

KLINIKUM BAYREUTH

1. Keine Aufopferung der Kreuzbänder
2. minimale Knochenresektion
3. keine Bluttransfusion erforderlich
4. kurze Operationsdauer
5. einfaches Operationsinstrumentarium

Eigene Ergebnisse

Von 1986 bis 1991 wurden 89 sogenannte St.-Georg-II-Knieschlittenprothesen implantiert. Die Autoren besitzen eine mehr als 10jährige Erfahrung mit diesem Modell.

Die **Indikation** zur medialen Knieschlittenprothese wurde vorwiegend bei degenerativer Varusgonarthrose und bei Morbus Ahlbäck gestellt (Tab. 45).

Tabelle **45** MCAA Systemspezifische Komplikationen 6.86 – 6.91 (N = 89)

• Tuberositas tibiae Ausriß	1
• mediale Tibiakopffraktur	1
• Peronäusläsion	1

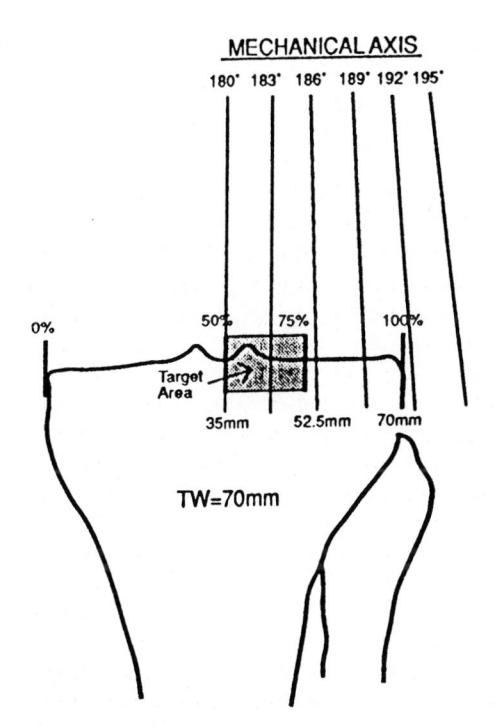

Abb. **108** Die Verlagerung der Belastung in Abhängigkeit von der mechanischen Achse (nach Dugdale et al. 1992).

sehr gut bis gut. Wir beschränken die Indikation zu monokondylären Arthroplastiken auf die Fälle, bei denen zu erwarten ist, daß

1. postoperativ das Zentrum des Kniegelenkes in die Nähe der Maquet-Linie fallen wird,
2. die Funktion der kollateralen Bänder und des hinteren Kreuzbandes wieder hergestellt oder erhalten werden können und
3. eine ausreichende Patienten-Compliance in der nicht ganz einfachen Nachbehandlung besteht.

Ein nur mäßiger retropatellarer Knorpelschaden oder mediale Facettendestruktion und Knorpelveränderungen außerhalb der Belastungszone des lateralen Kompartementes stellen keine Kontraindikation dar.

Wir können vorwegnehmen, daß wir aufgrund unserer Erfahrungen und in unseren Rahmenbedingungen dem monokondylären Gleitflächenersatz eine wichtige Rolle beimessen. Die wichtigsten Vorteile dieser Alloarthroplastik sind die folgenden:

In einem Fall wurde bei rheumatisch-entzündlichem Prozeß und bei einem Patienten als Revision einer auswärtig implantierten Prothese die Reoperation durchgeführt.

Sieben laterale Knieschlittenprothesen wurden in posttraumatischen Fällen oder bei schwerer Achsenfehlstellung der unteren Extremität als Folge einer angeborenen Hüftdysplasie eingesetzt.

Die präoperative Planung und die postoperative Beurteilung der Achsenverhältnisse erfolgte aufgrund der Angaben von Hsu u. Mitarb. (1990). Entsprechend den Empfehlungen von Dugdale u. Mitarb. (1992), wurden für die Planung und Beurteilung des Kniegelenkes lange Aufnahmen im Einbeinstand verwendet. Ganzbeinaufnahmen wurden nur ausnahmsweise angefertigt.

Die retrospektive Auswertung der Röntgenbilder zeigte, daß die gewünschten 0 bis 5° valgus der tibiofemoralen Achse bei 78 % der Patienten erreicht wurden. Zwei Kniegelenke mit Valgusfehlstellung blieben leicht unterkorrigiert nach der Alloarthroplastik des lateralen Kompartements.

Die **Risikofaktoren, die zur falschen Achsenkorrektur** führten, waren die folgenden:

1. Torsionsfehler der Extremität (vor allem der Unterschenkel),
2. Valgusachse der Femurrolle,
3. gleichzeitige Lockerung des lateralen Kollateralbandes und des hinteren Kreuzbandes.

Bei gleichzeitiger Laxität sowohl der Kollateralbänder als auch des hinteren Kreuzbandes kann offensichtlich das Bestreben nach einer exakten Bandführung (die intraoperativ exakter beurteilt werden kann als bei der präoperativen Ausmessung) zur Wahl eines „entsprechend" höheren Plateaus führen, was aber zu einer Überkorrektur der mechanischen Achse führt.

Dieses Phänomen bei Kniegelenken mit Bandlaxität stellt zweifellos einen der wichtigsten, nicht kompensierbaren Nachteile des monokondylären Gleitflächenersatzes dar. Eine leicht vermehrte Neigung des Tibiaplateaus nach lateral verringert in diesen Fällen die laterale Translokation des Tibiakopfes bei Belastung (Abb. **109**).

Die 89 St.-Georg-II-Knieschlittenprothesen wurden bei 85 Patienten implantiert (63 Männer, 22 Frauen). Das Durchschnittsalter betrug 71,7 Jahre (zwischen 52 und 83 Jahren).

Die **Nachuntersuchung erfolgte** im Durchschnitt 2,7 Jahre postoperativ. 56 Patienten, also ca. 2/3, konnten von den Autoren persönlich untersucht werden. 29 Patienten konnten nur telefonisch befragt werden. 2 Patienten waren verstorben.

In der 2- bis 5jährigen postoperativen Beobachtungszeit war eine Revisionsoperation nach eigener Primäroperation in diesem Krankengut nicht erforderlich. 86% der Patienten waren mit dem Operationsergebnis zufrieden oder sehr zufrieden. Diese Patienten geben als wichtigsten Gewinn das Nachlassen der Schmerzen an, obwohl 43% Schmerzen beim Treppensteigen haben. Unverändert blieben die Schmerzen nur bei der Revisionsoperation.

Radiologisch fanden sich bei 1/3 der Patienten (37 Implantate) ein hypodenser Saum, dünner als 1 mm, in der Richtung der Hauptbelastung der Knochen-Zement-Grenze nach 2 bis 3 Jahren (Abb. **110**).

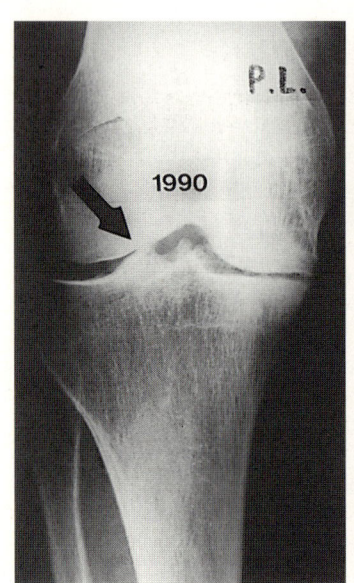

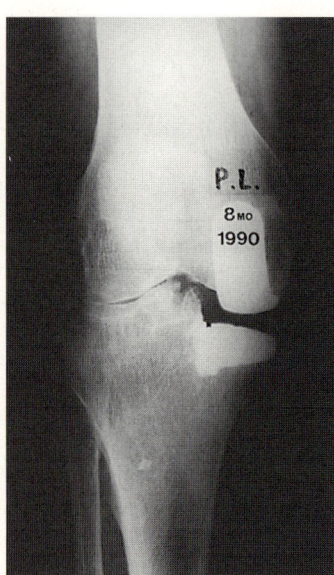

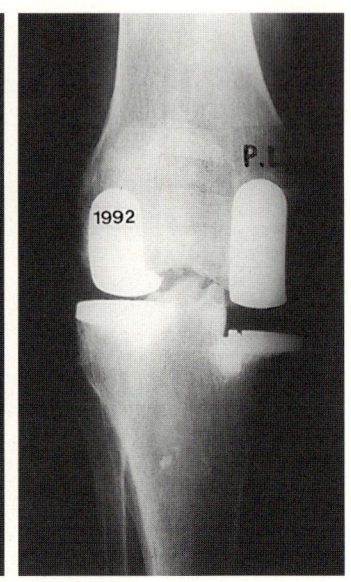

Abb. **109a** präoperativ: laterale Subluxation des Tibiakopfes bei Bandlaxität.
b rasche Entwicklung einer lateralen Gonarthrose nach Versorgung des medialen Kompartements mit Schlittenprothese.
c der Zustand nach zusätzlicher Implantation einer lateralen Schlittenprothese.

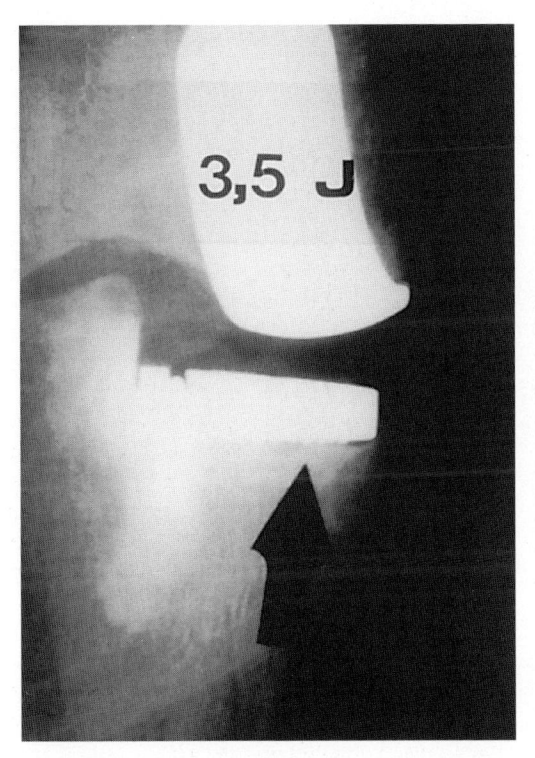

Abb. 110 Knochenresorption in der Hauptbelastungszone. Seit 2 Jahren unverändert.

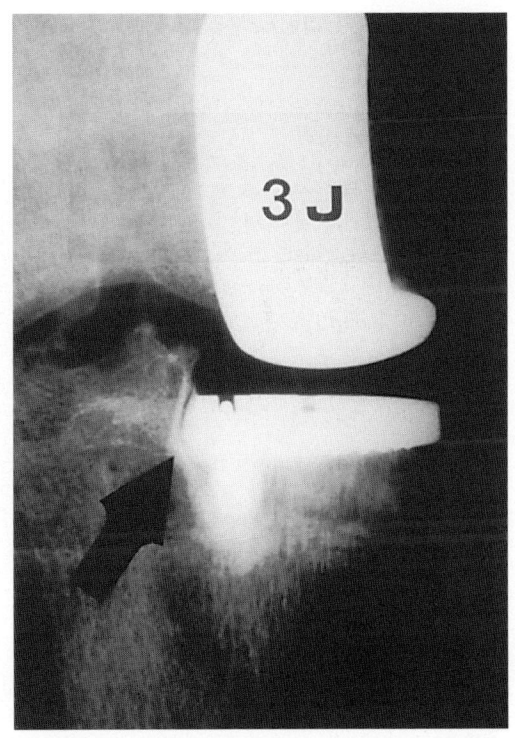

Abb. 111 6 Monate nach der Implantation aufgetretene, seither unveränderte Knochenresortion in der weniger belasteten Kontaktfläche zur Eminentia intercondylica.

Früher und häufiger treten Aufhellungen in den weniger belasteten Kontaktbereichen der Eminentia intercondylica auf (Abb. 111).

Die beschriebenen radiologischen Veränderungen korrelieren mit der subjektiven Beurteilung und mit der Funktion des Kniegelenkes nicht. Auch die Neigung des Tibiaplateaus in der sagittalen Ebene zeigte mit dem Operationsergebnis keine Korrelation. Es wurde – unter Berücksichtigung der präoperativ wahrgenommenen Spannungsverhältnisse – eine eher neutrale Stellung des Tibiplateaus angestrebt, aber sowohl etwas vermehrt nach ventral oder nach dorsal abfallende Plateaus zeigen gute Ergebnisse (Abb. 112).

Systemspezifische perioperative Komplikationen sind in drei Fällen aufgetreten (3,4 %):

Ein Eminentiaausriß und eine mediale Tibiakopffraktur wurden mit Schraubenosteosynthese neutralisiert. Beide Patienten sind mit dem Operationsergebnis zufrieden.

Einmal war es zu einer temporären Peronäusläsion gekommen. Drei Patienten bedurften einer Narkosemobilisierung, und einmal mußte ein steriler Erguß abpunktiert werden. Damit liegt die Höhe der operationsspezifischen Komplikationen um 8,5 % (Tab. 45).

Wir haben eine relativ hohe Zahl (15 %) der **unspezifischen Komplikationen** (Tab. 45). Diese Tatsache ist vielleicht auf den hohen Anteil älterer Patienten zurückzuführen, bei denen die Absicht, den Eingriff möglichst klein zu halten, eine erhebliche Rolle spielt.

Übergewicht (60 % der Patienten) erwies sich als kein wesentlicher Risikofaktor, weder in der spezifischen, noch in der unspezifischen Komplikationsgruppe. Eine an Lungenembolie verstorbene Patientin war ausgesprochen schlank und ohne prädisponierende Faktoren.

Zwei Patienten aus diesem Krankengut wurden am anderen Kniegelenk mit Trikompartement-Gelenkflächenersatz versorgt. Einer

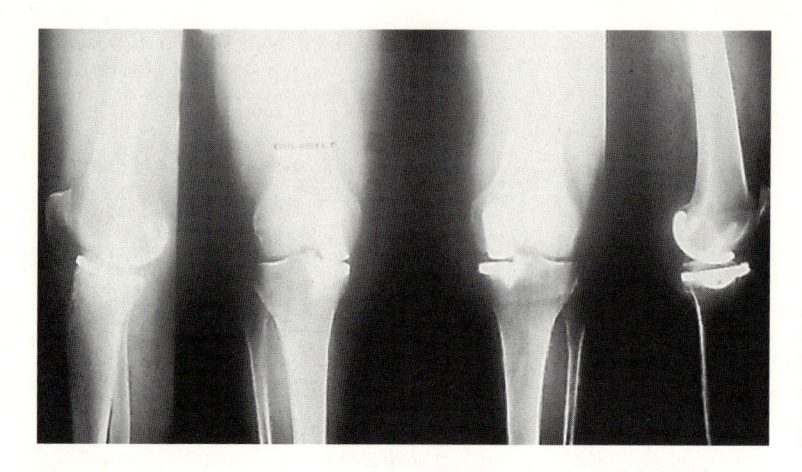

Abb. **112** Unterschiedliche Neigung der Tibiaplateaus an beiden Kniegelenken derselben Patientin – subjektiv gleich gutes Ergebnis.

konnte zwischen den beiden Endoprothesen keinen Unterschied feststellen, der andere beurteilte die Schlittenprothese als etwas besser.

Zwei Patienten wurden Jahre vor der Implantation der Knieschlittenprothese am anderen Kniegelenk osteotomiert. Beide beurteilten die monokondyläre Arthroplastik als das bessere Verfahren wegen der schnelleren Rekonvaleszenz, Schmerzlosigkeit sowie der Dauerhaftigkeit der Beschwerdebesserung.

Zusammenfassend stellen wir fest, daß der monokondyläre Gleitflächenersatz bei korrekter Indikationsstellung und Operationstechnik ein günstiges Gewinn-Risiko-Verhältnis aufweist und damit einen unverzichtbaren Platz in der individualisierten Versorgung, vor allem der älteren Gonarthrose-Patienten einnimmt.

Literatur

Christensen, N.O.: Unicompartmental Prosthesis for Gonarthrosis. Clin. Orthop. 273 (1991) 165

Dugdale, T.W. et al.: Praeoperative Planning for High Tibial Osteotomy. Clin. Orthop. 274 (1992) 248

Hsu, R.W.W. et al.: Normal Axial Alignment of the Lower Extremity and Load-Bearing Distribution at the Knee. Clin. Orthop. 255 (1990) 215

Insall, J., P. Aglietti: A Five to Seven-Year Follow-up of Unicondylar Arthroplasty. J. Bone Jt Surg. 62A (1980) 1329

Kozin, S.C., R. Scott: Current Concepts Review, Unicompartmental Arthroplasty. J. Bone Jt Surg. 71A (1989) 145

Laskin, R.S.: Unicompartmental Tibiofemoral Resurfacing Arthroplasty. J. Bone Jt Surg. 60A (1978) 182

Laurencin, C.T. et al.: Unicompartmental Versus Total Knee Arthroplasty in the Same Patient. Clin. Orthop. 273 (1991) 151

Maquet P.: Biomécanique de la gonarthrose. Acta Orthop. Belg. 38: Suppl. I (1972) 33–54

Rand, J.A., D.M. Istrup: Survivorship Analysis of Total Knee Arthroplasty. J. Bone Jt Surg. 73A (1991) 397

Rougraff, B.T. et al.: A Comparsion of Tricompartmental and Unicompartmental Arthroplasty for the Treatment of Gonarthrosis. Clin. Orthop. 273 (1991) 157

Stockley, I. et al.: Bicondylar St. Georg Sledge Knee Arthroplasty. Clin. Orthop. 255 (1990) 228

Ergebnisse des unikondylären Kniegelenkersatzes 1985 bis 1991

N. Nguyen, M. Menge

Im Gegensatz zum Hüftgelenk stehen am Knie eine Vielzahl gelenkerhaltender und gelenkersetzender operativer Verfahren zur Verfügung, so daß eine der Klinik entsprechende abgestufte Therapie zur Verfügung steht. Dabei bleiben, wiederum im Gegensatz zum Hüftgelenk, gangbare Rückzugsmöglichkeiten offen. Unter den operativen Verfahren zur Behandlung der Kniegelenksarthrose stellt der unikondyläre Ersatz bei entsprechender Indikation ein erprobtes Verfahren dar. Wir haben bereits 1987 unsere guten Ergebnisse nach unikondylärem Kniegelenkersatz mitgeteilt (Bowmann u. Coventry 1978).

Die Ergebnisse eines jeden Verfahrens sind, wie allgemein bekannt, wesentlich von der Indikation abhängig. Gute Ergebnisse verführen jedoch auf der anderen Seite zur Ausweitung der Indikation und, wenn die Methode überfordert wird, zwangsläufig zu einer Verschlechterung der Resultate. Wir haben dieses Problem in den vergangenen Jahren erlebt und möchten daher unsere Erfahrungen aus den Fehlschlägen des unikondylären Kniegelenkersatzes aus 7 Jahren mitteilen.

In unserer Abteilung haben wir zwischen 1985 und 1991 760 Kniegelenksendoprothesen implantiert, davon 290 primäre unikondyläre Implantate vom Typ Marmor Modular. 261 Implantationen erfolgten medial, nur 29 lateral. Das Durchschnittsalter der Patienten betrug 69 Jahre, die Laufzeit im Mittel 3,6 Jahre.

Von unseren eigenen 290 Primärimplantationen mußten wir 29 Prothesen revidieren, davon 24 mediale und 5 laterale. Zusätzlich wurden 7 Revisionen auswärts implantierter Schlittenprothesen durchgeführt. Bei der Auswertung der eigenen Fehlschläge standen knapp 8 % Übergänge einer ursprünglich unikondylären Arthrose zur Panarthrose des Kniegelenkes im Vordergrund. Dagegen war die Anzahl der Plateaulockerungen mit 1,4 % gering. Lockerungen der femoralen Prothesen haben wir bisher nicht gesehen. Die Ursache der Lockerung war nicht immer eindeutig zu ermitteln. Zum einen können Zementierfehler, etwa bei gleichzeitiger Zementierung von tibialer und femoraler Prothese, zum anderen auch eine unzureichende Festigkeit des Knochens bei chronischer Polyarthritis mit nachfolgendem Einsinken des Plateaus vermutet werden. Schäden am Kunststoffteil der Prothese waren häufiger anzutreffen; u.a. Ablösen des Polyäthyleneinsatzes aus der Metallunterlage.

In 2 eigenen Fällen führten Infektionen zur Revision, einmal als Spätinfektion und einmal wurde intraoperativ bereits ein verdächtiges Sekret vorgefunden und trotzdem eine Prothese implantiert. Beide Fälle sind inzwischen arthrodesiert worden.

Auffällig war, daß bei dem hier überblickten Kollektiv die Revsionsquote bei medialen Schlittenprothesen mit 9 % deutlich halb so hoch war wie bei lateralem unikondylärem Ersatz (18,5 %).

Wir haben die Konsequenzen aus den gescheiterten unikondylären Versorgungen bereits gezogen: Seit 3 Jahren wird die anfangs noch sehr weite Indikation zur Schlittenprothese wieder deutlich enger gestellt. Wie sie ersehen können, betrug vor 1988 der Anteil unikondylärer Kniegelenksprothesen fast 53 %, zur Zeit jedoch nur noch 22,4 %.

Ein unikondylärer Kniegelenkersatz wird bei uns nur noch dann durchgeführt, wenn entweder die Lebenserwartung noch sehr hoch ist und langfristig Rückzugswege offen gehalten werden müssen oder aber wenn bei alten Patienten ein begrenzter unikondylärer Schaden vorliegt. In beiden Fällen steht das Verfahren in Konkurrenz zur Osteotomie. Die Entscheidung zum Implantat wird von der Klinik und von der Akzeptanz durch den Patienten bestimmt. Weitere Vorbedingungen sind die durch die Prothese mögliche Stabilisierung des Gelenkes, eine intakte Knochenstruktur und das Fehlen extremer Übergewichtigkeit.

Als Kontraindikationen gelten entsprechend der Befall mehrerer Kompartimente bzw., soweit erkennbar, die progrediente Panarthrose und eine Komplexinstabilität. So stellt bei uns der arthrotische Verlust des vorderen Kreuzbandes eine Kontraindikation für die unikondyläre Kniegelenksendoprothese dar. Auch eine schlechte Knochenqualität, wie z.B. bei chronischer Polyarthritis, bei ausgeprägter Osteoporose oder nach vorangegangener Dystrophie, schließt den unikondylären Gelenkersatz aus. Weiterhin wird die laterale Schlittenprothese wegen der deutlich erhöhten Lockerungsrate nur als Ausnahme unter Abwägen der Risiken und der möglichen Alternativen angewendet.

Wir glauben, daß unter strenger Beachtung der Indikationen der unikondyläre Kniegelenkersatz weiterhin ein wertvolles klinisches Instrument bleibt. Weiterentwicklungen der unikondylären Endoprothesen sind daher notwendig, um Materialprobleme, die immer noch bestehen, zu minimieren.

Literatur

Bowmann, P., M.B. Coventry: Upper Tibial Osteotomy: Long Term Results in the Non-Rheumathoid Varus Knee. J. Bone Jt. Surg. 60B (1978) 437

Eilers, V.E., E.C. McElfresh, D.T. Armstrong: Unicompartimental Total Knee Arthroplasty. Orthop. Transactions 8 (1984) 398

Fraser, W.: Review of the Marmor Hemiarthroplasty of the Knee. J.Bone Jt Surg. 61B (1979) 382

Groteklaes, M.: Klinische Ergebnisse nach Implantation von Kniegelenks-Schlittenprothesen. Inaugural-Diss., Bonn 1985

Insall, J., P. Aglietti: A Five to Seven-Year Follow-Up of Unicondylar Arthroplasty. J. Bone Jt Surg. 62A (1980) 1329

Jones, W.T., R.S. Bryan, L.F.A. Peterson, D.M. Ilstrup: Unicompartmental Knee Arthroplasty Using Polycentric and Geometric Hemicomponents J. Bone Jt Surg. 53A (1981) 947

Kettelkamp, D.B.: Tibial Osteotomy for Unicompartimental Osteoarthritis. In: R.E. Leach, F.T. Hoaglund, E.J. Riseborough (Hrsg.): Controversies in Orthopaedic Surgery. Saunders, London 1982

Laskin, R.S.: Unicompartimental Tibiofemoral Resurfacing Arthroplasty. J. Bone Jt Surg. 60A (1978) 182

Marmor, L.R.: Marmor Mudular Knee in Unicompartimental Disease. J. Bone Jt Surg. 61A (1979) 347

Marmor, L.R.: Unicompartimental Knee Arthroplasty in Degenerative Arthritis. In: R.E. Leach, F.T.Hoaglund, E.J. Riseborough (Hrsg.): Controversies in Orthopaedic Surgery. Saunders, London 1982

Matthews, L.S., S.A. Goldstein, T.A. Malvitz, B. Katz, H. Kaufer: Proximal Tibial Osteotomy: How Long Does It Delays Total Knee Arthroplasty? Orthop. Transactions 8 (1984) 376

Neupert, R.: Korrekturosteotomien als langfristige Alternative zur Endoprothetik bei schweren Gonarthrosen. Z. Orthop. 117 (1979) 440

Scott, R.D., R.F. Santore: Unicondylar Unicompartimental Replacement for Osteoarthritis of the Knee. J. Bone Jt Surg. 63A (1981) 536

Vainionpää, S., E. Laike, P. Kirves, P. Tinsanon: Tibial Osteotomy für Osteoarthritis of the Knee. J. Bone Jt Surg. 63A (1981) 938

Wagner, W.: Nichtendoprothetische Operationsverfahren bei der Arthrosis deformans des Kniegelenkes. Inaugural-Diss., Bonn 1976

Der unikondyläre Gelenkflächenersatz zur Behandlung der Varus-/Valgusgonarthrose. 2- bis 15-Jahresergebnisse

P. Breyer, F. Süssenbach, O. Oest

Seit 1975 verwenden wir zum unikondylären Gelenkflächenersatz das von Marmor konzipierte modulare Schlittensystem der Firma Richards.

Die Indikation zur Schlittenprothese sehen wir bei im Regelfall über 55jährigen Patienten mit erheblichem unikondylärem Verschleiß, wobei der retropatellare Knorpel sowie das nicht zu operierende Kompartiment einen maximal zweitgradigen Knorpelschaden bei weitgehend intaktem Meniskus aufweisen darf. Die Kollateralbandstrukturen sollten bei Achsabweichungen der unteren Extremität im Kniegelenk einen genügenden Korrekturausgleich erlauben, so daß eine physiologische Valgusstellung postoperativ resultieren kann.

Im Zeitraum 1975 bis Dezember 1987 implantierten wir 406 unikondyläre Schlittenprothesen nach der kombinierten Inlay-Onlay-Technik bei 356 Patienten.

In 371 Fällen führten wir einen medialen, in 35 Fällen einen lateralen Gelenkflächenersatz durch.

Trotz exakter Nachforschung konnten bei der Kontrolluntersuchung 1990 aufgrund des hohen Durchschnittsalters nur 257 Patienten erreicht werden. 99 Patienten waren bereits ohne weitere Operation verstorben. 58 Patienten konnten nicht erreicht werden.

Bei den nachuntersuchten Patienten fand sich ein durchschnittlicher Follow-up von 6,3 Jahren. Bei 41 Patienten lag die Operation mehr als 10 Jahre zurück.

Bei 22 der 257 nachuntersuchten Patienten wurde während des Untersuchungszeitraumes eine Folgeoperation im Bereich des Knies notwendig. Hierbei handelte es sich entweder um eine Einstellung des betreffenden Kniegelenkes zur Arthrodese, eine Komplettierung zu einem bikondylären Gelenkflächenersatz, einem Tibiaplateauwechsel oder dem Wechsel auf eine Totalprothese. Es ergab sich somit ein Gesamtkollektiv von 235 nachuntersuchten Patienten mit noch ursprünglich implantierter Prothese.

Bei der zusammenfassenden Befundauswertung benutzen wir einen Score, der neben Schmerz und Gehleistung auch den Bewegungsumfang und die subjektive Bewertung durch den Patienten berücksichtigt.

Die Gesamtbeurteilung unter Zugrundelegung der Zielkriterien ergab folgende Ergebnisse:

Bei 224 Patienten zeigte sich ein befriedigendes bis sehr gutes Ergebnis. In 11 Fällen fand sich ein unbefriedigendes Dauerergebnis, in 22 Fällen wurde eine weitere operative Intervention notwendig.

In allen Fällen mit unbefriedigendem Dauerergebnis (10 mediale, 1 laterales Implantat) konnte röntgenologisch eine deutliche Retropatellararthrose diagnostiziert werden.

Bei 9 Patienten fand sich ergänzend eine drittgradige Arthrose der nichtoperierten Gelenkhälfte mit zweifach positiver Kollateralbandinstabilität.

Eine Prothesenlockerung war in dieser Gruppe nicht zu verifizieren. Ein Patient erkrankte nach Prothesenimplantation an einer aggressiven chronischen Polyarthritis mit zunehmender Destruktion auch anderer Gelenke. Auffallend erschien, daß 7 der 11 Patienten mit unbefriedigend einzustufendem Ergebnis ein Übergewicht von mehr als 20 % aufwiesen, das möglicherweise eine beschleunigte Zunahme der Arthrose bedingte.

An Folgeeingriffen waren erforderlich:

10 Fälle – Implantation einer Totalprothese,
5 Fälle – mediale oder laterale Ergänzung,
4 Fälle – Tibiaplateauwechsel wegen Lockerung,
3 Fälle – Einstellung des operierten Kniegelenkes zur Arthrodese.

Mit Blick auf das Gesamtergebnis steht mit der Modularschlittenprothese ein Implantat zur Verfügung, mit dem sich sehr gute Langzeitergebnisse beim unikondylären Gelenkflächenverschleiß erzielen lassen. Es ist insbesondere ein Verfahren, das dem heutigen Wunsch der Patienten nach einer zügigen Funktionswiederherstellung und Belastbarkeit des Kniegelenkes gerecht wird.

Die Analyse der unbefriedigenden Ergebnisse zeigt die ungünstigeren Voraussetzungen für ein positives Langzeitergebnis bei chronischer Polyarthritis, Übergewicht oder unkorrekter Einstellung der Beinachse. Mit Wertung der Ergebnisse kommt u. E. eine besondere Bedeutung der Wahl der Tibiaplateauhöhe zur Erzielung einer möglichst physiologischen Beinachse zu.

Um diesem operativen Anspruch gerecht zu werden, ist eine präoperative Überprüfung der Kollateralbandstrukturen von wesentlicher Bedeutung.

Bei zunehmender Arthrose des Nachbarkompartimentes oder Lockerung des Implantates erwies sich der Wechsel auf eine Totalprothese bedingt durch das günstige Prothesendesign und den dadurch nur sehr geringen knöchernen Substanzdefekt als meist unproblematisch. Signifikante Differenzen hinsichtlich der Haltbarkeit eines medialen oder lateralen Gelenkflächenersatzes haben sich nicht ergeben.

Indikation, Grenzen und Technik der medialen Schlittenprothese

H. Eckhardt

Die mediale Schlittenprothese kann zur Behandlung der medialen Gonarthrose eingesetzt werden, wobei die ausschließlich mediale Gonarthrose natürlich den Idealfall darstellt.

Worauf ist zu achten: Der mediale Gelenkspalt muß sich im Stehen (Belastungsaufnahmen) vollständig schließen. Die Größe der Randwülste spielt keine Rolle. Auch die Patellararthrose hat in der Regel eine ebenfalls untergeordnete Bedeutung. Sie stellt keine Gegenindikation dar, da sie erstaunlich wenig Beschwerden verursacht.

Die laterale Gelenkfläche dagegen sollte weitgehend arthrosefrei sein.

Die Fehlstellung muß sorgfältig beachtet werden. In der Regel besteht bei einer medialen Gonarthrose auch eine Varus-Fehlstellung. Diese darf auf keinen Fall 15° überschreiten. Bei Varusstellung muß der mediale Gelenkspalt deutlich aufklappbar sein, da wir sonst gezwungen sind, Bandstabilität zu opfern, um eine achskorrigierende Prothesendicke einbauen zu können. Eine zusätzliche korrigierende Osteotomie andererseits kommt wegen der völlig unterschiedlichen Nachbehandlungen nicht in Frage.

Bei Valgusstellung kommt dagegen eine isolierte mediale Gonarthrose so gut wie nicht vor.

Beugekontrakturen müssen berücksichtigt werden, 10–15° sind die Grenze. Sie lassen sich schlecht beheben, es sei denn, sie sind nur durch Osteophyten oder Meniskopathien verursacht worden.

Die **Arthritis rheumatica** stellt keine Kontraindikation dar. Wir müssen sie jedoch mit einer sorgfältigen Synovektomie kombinieren. Häufig ist dabei jedoch auch die laterale Gelenkhälfte betroffen. Dann ist natürlich ein gesamter Gelenkflächenersatz indiziert.

Die **Osteochondritis dissecans** oder mediale partielle Knochen-Knorpel-Nekrosen sind dagegen ideale Fälle, vorausgesetzt, die Defekte sind nicht zu groß.

Die **Osteoporose** kann in der Regel unberücksichtigt bleiben. Genauso wenig wie Gelenkflächen bei der Osteoporose einbrechen, brechen Kondylen auch nicht unter der Prothese ein, vorausgesetzt, die Prothese wird auf der Kortikalis verankert.

Wir haben zahlreiche Fälle, die bei massiver Osteoporose eine Schlittenendoprothese 10–15 Jahre lang bestens und klaglos getragen haben.

Streckkontrakturen, verbunden mit medialer Gonarthrose sind durch eine mediale Schlittenprothese schwer zu therapieren.

Die Funktion wird durch die Gelenktoilette meist nur vorübergehend, sogar oft nur im Operationssaal verbessert, ausgenommen natürlich die nur schmerzhaften Kontrakturen, die noch nicht mit Kapsel/Band-Schrumpfungen einhergegangen sind.

Ein Wort zum Operationsalter:

Nur in Ausnahmefällen implantieren wir bei unter 60jährigen. Bei diesen setzen wir alles daran, gelenkerhaltend zu operieren. Umstellungsosteotomien, Gelenktoiletten, Knochen-Knorpel-Transplantationen, physikalische Therapie sind die Register, die wir hier ziehen müssen.

Oberhalb des 60. Lebensjahres geben wir den Schlittenendoprothesen jedoch zunehmend den Vorzug.

Die **Grenzen** der medialen Schlittenendoprothese sind damit auch schon abgesteckt.

Ich will sie noch einmal kurz aufzählen:

- Varus-Fehlstellung von mehr als 15°
- Beugekontraktur von mehr als 15°
- Streckkontraktur von 45° und weniger
- Arthrose, auch der lateralen Gelenkfläche
- und last not least gröbere Bandinstabilitäten.
- Bei diesen würde ich lieber zu einer gekoppelten Endoprothese greifen, als eine Bandrekonstruktion und Schlittenprothese zu versuchen.
- Infektionen

Technik

Wir wählen als Hautschnitt gerne den hockeyschlägerförmigen Schnitt, der medial-parapatellar verläuft, dort leicht nach lateral über den Vastus medialis zieht.

Unter der Haut wird die Faszie des Vastus lateralis so weit wie möglich erhalten und der Muskel mit der Faszie aus seinem Bett herausgelöst. Der Faszienschnitt wird nach distal in die Gelenkkapsel parapatellar heruntergezogen bis zur medialen Begrenzung der Tuberositas tibiae.

Corpus Hoffa und Synovia werden möglichst erhalten und mit der Gelenkkapsel nach lateral bis zur Höhe der Seitenbandes geklappt. Der mediale Meniskus wird reseziert. Die Übersicht über die mediale Gelenkhälfte ist jetzt ausgezeichnet, besonders wenn zuzsätzlich die Patella durch einen Hohmann-Hebel nach lateral verschoben wird.

Die Präparation der Kondylen muß natürlich die Prothesenform und Verankerungselemente berücksichtigen.

Form

Wählen Sie keine Prothese, die eine Resektion der Femurkortikalis erfordert. Die Kortikalis ist das Fundament Ihrer Prothese. Darunter ist oft nur weiche Spongiosa, die einbricht wie morsches Holz.

Die Tibiagelenkfläche muß sparsam reseziert werden, in a.-p. Richtung betrachtet horizontal, in seitlicher Betrachtung muß die Schnittfläche um etwa 5° nach dorsal abfallen, da sonst die Beugung leicht behindert wird.

Sparsam muß reseziert werden, da auch an der Tibia nur die Kortikalis hält, und zwar besonders in Gelenkflächennähe. Das Plateau muß so groß gewählt werden, daß es rundum auf der Kortikalis aufliegt und diese möglichst nicht überragt.

In den letzten Jahren benutzten wir vorwiegend metallarmierte Plateaus. Wir hatten aber auch mit den reinen Polyäthylen-Plateaus keine schlechten Erfahrungen.

Die Prothesendicke muß so gewählt werden, daß die Beinachse ausgeglichen wird und daß die Streckung nicht behindert wird.

Das Knie muß nach der Implantation locker und leicht in die Streckstellung fallen können. Osteophyten unter dem medialen Seitenband müssen sorgfältig entfernt werden. Sie behindern oft die Streckung und verursachen Schmerzen. Das gleiche gilt natürlich für ventrale Osteophyten am Kreuzbandhöcker, die ein Streckhindernis darstellen können.

Sehr häufig wird das **Foramen intercondylicum** durch Osteophyten zugemauert. Eine sorgfältige Foraminotomie zum Schutz des vorderen Kreuzbandes ist dann erforderlich.

Die Patella wird von Osteophyten befreit und ihr Lauf bei der Beugung kontrolliert. Sie darf beim Tiefertreten nicht durch die Schlittenkufe behindert werden!

Das ist sorgfältig bei der Präparation des Femurkondylus zu beachten:

Die Kufe muß stufenlos in den Kondylus eingearbeitet werden.

Die **Nachbehandlung** ist einfach – wir lassen den Patienten 3 Monate entlasten und gleichzeitig fleißig üben. Schweres Heben und dynamische Belastungen untersagen wir dem Patienten für immer. Radfahren, Schwimmen, Bergtouren u.ä. sind erlaubt und erwünscht.

Versagensursache unikondylärer Schlittenprothesen

J.G. Fitzek, B. Barden

Die Indikationsbreite unikondylärer Schlittenendoprothesen erscheint aufgrund kritischer Stimmen aus dem amerikanischen Schrifttum sowie konkurrierender Verfahren in Form der Umstellungsosteotomie und des bikondylären Oberflächenersatzes eingeschränkt. U.a. angesichts des zunehmenden Kostendrucks und kommender Fallpauschalen stellt sich neuerlich die Frage nach dem Stellenwert dieses Implantates.

Problemstellung

Anhand einer retrospektiven Studie wurde der Frage nachgegangen, welche Ursachen zum Versagen der Schlittenendoprothese geführt haben, die in der Orthopädischen Universitätsklinik Essen im Zeitraum von 1975 bis 1990 uni- oder bilateral implantiert wurden (Abb. 113 – 115).

Die Auswertung erfolgte unter Beiziehung der klinischen und röntgenologischen präoperativen Befunde, der makroskopischen Beschreibung des Operationssitus zum Zeitpunkt der Implantation sowie der entsprechenden Parameter anläßlich der Revisionsoperation.

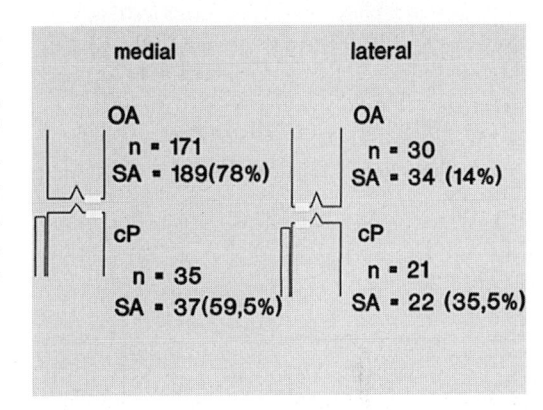

Abb. **114**

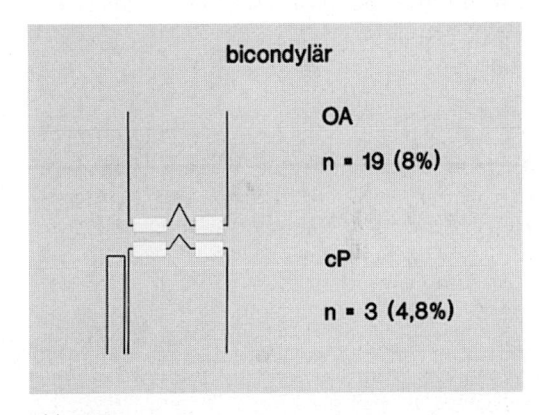

Abb. **115**

Implantierte Schlitten-Endoprothesen 1975 - 1990

Pat. n = 279   Kniegel. SA = 304
OA n = 220 (64,1 J.)   SA = 242
cP n = 59 (53,8 J.)   SA = 62

OA weibl. : männl. 4 : 1
cP weibl. : männl. 10 : 1

Abb. **113**

Resultate der Auswertung

Die Analyse von 65 Revisionsoperationen – der Ersteingriff erfolgte bis auf wenige Ausnahmen in unserem Haus – zeigt, daß tiefe Infektionen eine untergeordnete Rolle spielen, mechanisches Versagen bei Arthroseknien erhöht, aber bei der chronischen Polyarthritis den führenden Grund darstellt (Abb. 116).

170 Versagensursache unikondylärer Schlittenprothesen

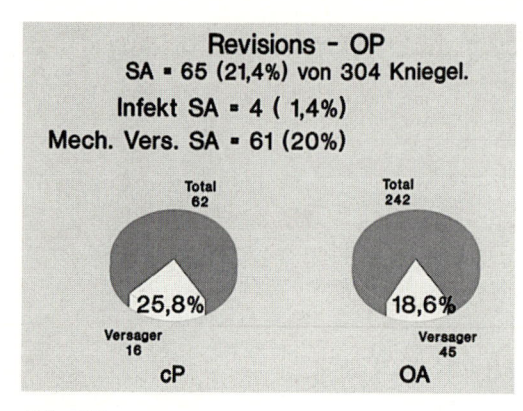

Revisions - OP
SA = 65 (21,4%) von 304 Kniegel.
Infekt SA = 4 (1,4%)
Mech. Vers. SA = 61 (20%)

Total 62 — 25,8% — Versager 16 — cP
Total 242 — 18,6% — Versager 45 — OA

Abb. 116

Versagensursachen
cP SA = 16

	medial n = 7	bicond. n = 2	lateral n = 7
Lockerung	4		4
Arthr. contralat.	3	1x / 2x	3
Instabil.	3	2	3
[Infekt]		[1]	

Abb. 118

Versagensursachen
OA SA = 45

	medial n = 27	bicond. n = 14	lateral n = 4
Lockerung	12 — 7x	7	1
Arthr. contralat.	17	4x	2
Instabil.	7 — 4x	11	1 — 1x
Arthr. retropat.	2		1
[Infekt]	[2]	[1]	

Abb. 117

Versagensursachen
OA SA = 45 von 242 Kniegel.

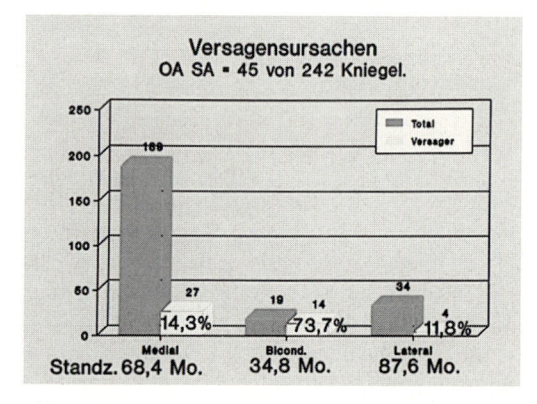

189 — 14,3% — Medial Standz. 68,4 Mo.
27 — 19 — 73,7% — Bicond. 34,8 Mo.
14 — 34 — 4 — 11,8% — Lateral 87,6 Mo.

Abb. 119

Die differenzierte Betrachtung deckt die Hauptursachen des Versagens als Implantatlokkerung, in der Regel plateauseitig, kontralaterale Arthroseentwicklung und ligamentäre Instabilität auf, teilweise auch in Kombination vorliegend. Diese Befunde gelten prinzipiell gleichermaßen für Arthrose – wie Arthritisknie. CP-spezifisch sind rezidivierende Synoviten mit zunehmender ligamentärer Instabilität sowie fortschreitende knöcherne Destruktionen bis hin zur Nekrose der nicht ersetzten Femurkondyle (Abb. 117 u. 118).

Erschreckend mutet die relativ kurze Standzeit der Implantate an, wobei eine schlechtere Prognose für polyarthritische Kniegelenke abzuleiten ist, eine katastrophale für bilateral operierte (Abb. 119 u. 120).

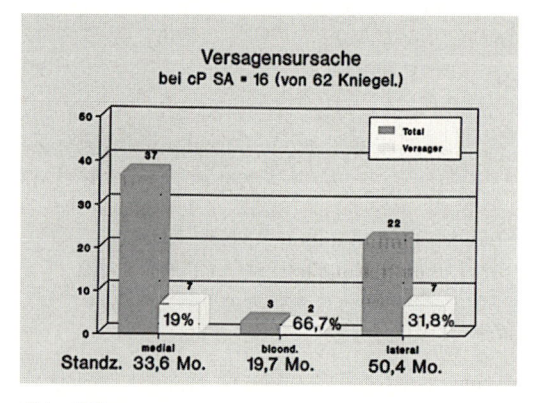

Versagensursache bei cP SA = 16 (von 62 Kniegel.)

37 — 7 — 19% — medial Standz. 33,6 Mo.
3 — 2 — 66,7% — bicond. 19,7 Mo.
22 — 7 — 31,8% — lateral 50,4 Mo.

Abb. 120

Analyse der versagensinduzierenden Risikofaktoren

Legt man die in der Literatur genannten strengen Inidikationskriterien für die Implantation unikondylärer Schlittenprothesen zugrunde, stellt sich bei der Analyse der präoperativen Befunde heraus, daß gegen diese Empfehlung relativ häufig verstoßen wurde. Der Indikationseinschränkung „Retropatellararthrose", präoperativ bei 60 % der Kniegelenke beobachtet, kommt angesichts der nur in zwei Fällen für die Revision bestimmenden Versagensursache ein geringer Stellenwert zu.

Bedeutsamer wirken sich zum Operationszeitpunkt bestehende – auch geringgradige – Arthrosen des nicht ersetzten Kompartimentes, ligamentäre Insuffizienzen, vornehmlich des vorderen Kreuzbandes sowie kontrakte Achsabweichungen, die mehr als 10° betragen, aus (Abb. 121).

Darüber hinaus ließ sich auf den postoperativen Röntgenbildern in einem hohen Prozentsatz eine von der Idealpositionierung abweichende Lage des Tibiaplateaus nachweisen, in der Regel randständig bzw. nach ventral abfallend. Demgegenüber treten zuweit nach ventral oder dorsal implantierte Schlittenkufen in der Häufigkeit weit zurück mit insgesamt 7,8 %. Überkorrekturen im Bestreben, im ersetzten Kompartiment ligamentäre Stabilität herzustellen, wirken sich durch die Entwicklung kontralateraler Arthrosen und ligamentärer Dysbalancen bis hin zur Subluxation schon nach einem kurzen Zeitraum fatal aus (Abb. 122 u. 123).

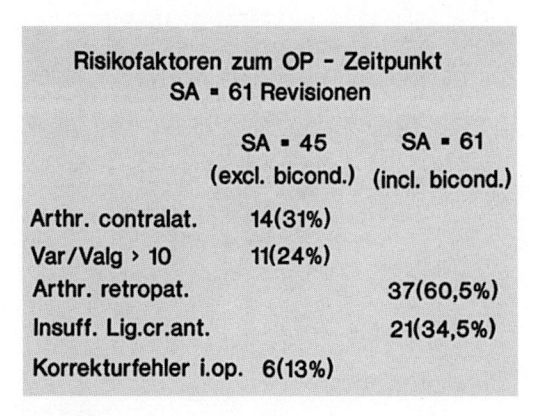

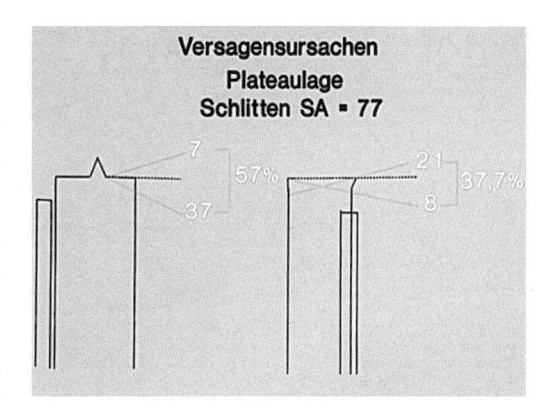

Abb. **122**

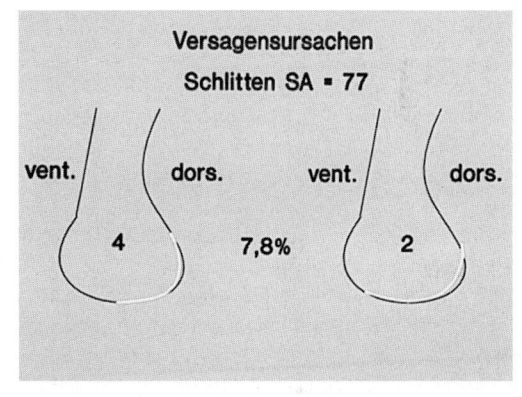

Abb. **123**

Schließlich ergaben sich noch Hinweise, daß Versagensquellen auch im Implantat selbst zu finden sind:

Bei dem von uns in diesem Zeitraum nahezu ausschließlich verwendeten Modell Typ Marmor, wird das Polyäthylenplateau in der Inlaytechnik innerhalb der corticalen Begrenzung des Tibiakopfes implantiert. Aus dem Bestreben, die tragfähige Subchondralschicht zu erhalten, resultierte bei der Erstimplantation die Verwendung der niedrigsten Komponente mit 6 mm Höhe in gut 30 % der Fälle. Überproportional häufig waren die 6-mm-Plateaus aber bei den Explantaten vertreten, wobei ausgeprägter Abrieb, Lockerung und Deformierung durch Walkarbeit festzustellen waren (Abb. 124 u. 125).

Risikofaktoren zum OP - Zeitpunkt SA = 61 Revisionen		
	SA = 45 (excl. bicond.)	SA = 61 (incl. bicond.)
Arthr. contralat.	14(31%)	
Var/Valg > 10	11(24%)	
Arthr. retropat.		37(60,5%)
Insuff. Lig.cr.ant.		21(34,5%)
Korrekturfehler i.op.	6(13%)	

Abb. **121**

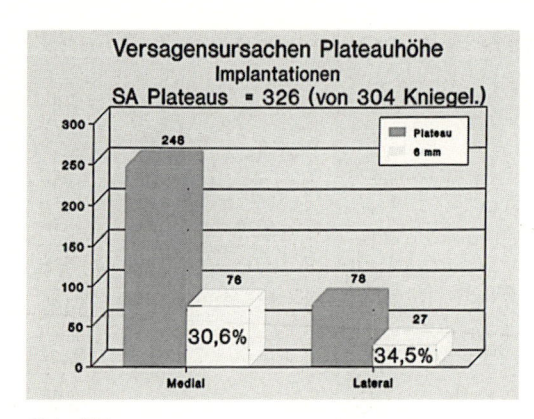

Abb. 124

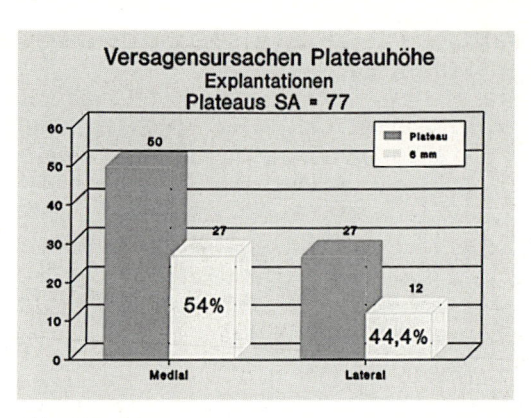

Abb. 125

Schlußfolgerungen

Die unikondyläre Schlittenprothese ist nicht ein nur einfach zu handhabender Juniorpartner der Oberflächenersatzsysteme Typ Total condylar, sondern ein eigenständiges System. Abweichungen von indikatorischen Richtlinien, relativ geringe Fehler in der Implantationstechnik und Auswahl der Implantate werden, wie die Analyse zeigt, offensichtlich noch weniger toleriert, als von den anderen konkurrierenden Verfahren bekannt. Ein primär oder sekundär bilateraler Einsatz erscheint daher nicht mehr gerechtfertigt. Ein medial oder lateral seitenbetontes Versagen kann aus der vorliegenden Dokumentation für das Arthroseknie nicht abgelesen werden, wohingegen ein Versagen der lateralen Schlittenprothese bei CP häufiger, allerdings nach längerer Standzeit festzustellen war.

Angesichts des zum Teil massiven Polyäthylenabriebs, auch nach kurzer Laufzeit, sollte bei auch unikondylären Systemen einem mobilen Meniskallager mit kongruenter Lauffläche der Vorzug gegeben werden. Zur Vermeidung der häufig beobachteten technischen Implantationsfehler ist der Einsatz eines adäquaten Resektionsinstrumentariums zu fordern.

Anhang: Charakteristische Versagensverläufe unikondylärer Schlittenprothesen

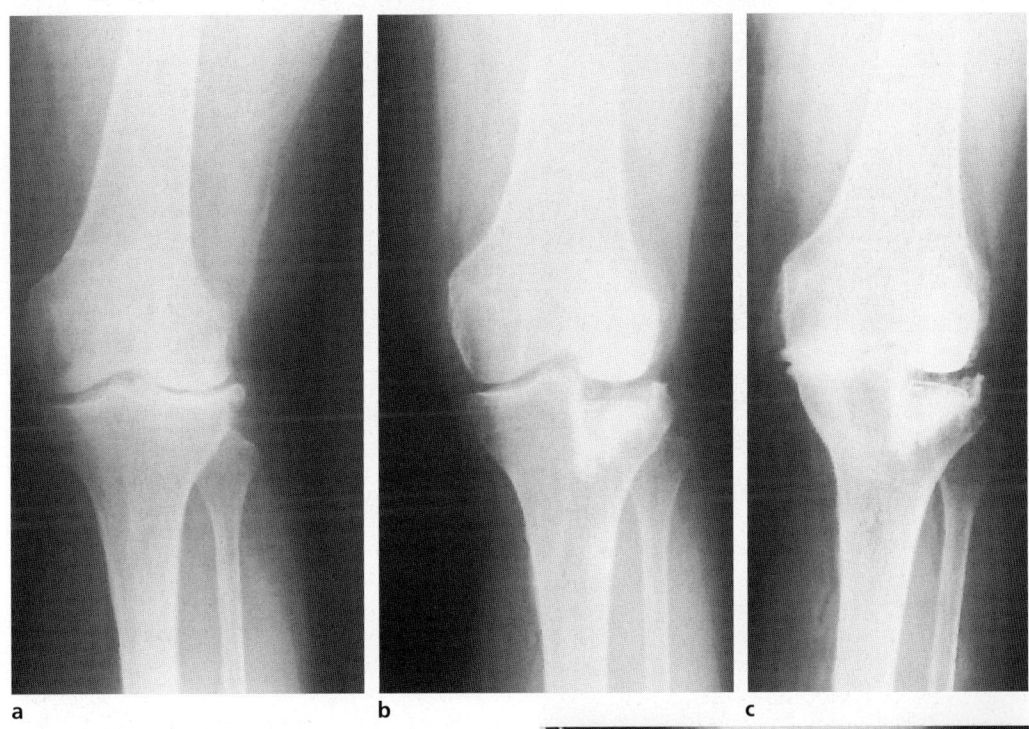

Abb. **126 a–c** Dekompensation einer exakt implantierten lateralen Schlittenendoprothese durch kontralaterale Arthroseentwicklung innerhalb von 7 Jahren.

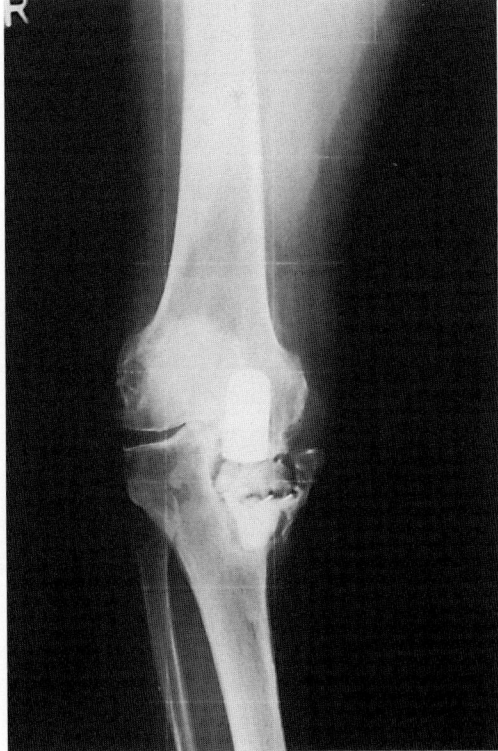

Abb. **127** Atraumatische Meißelfraktur des medialen Tibiakopfes 3 Jahre nach Implantation einer medialen Schlittenendoprothese, bedingt durch zu tiefe Exkochleation des Implantatlagers (Plateauhöhe 15 mm).

174 Versagensursache unikondylärer Schlittenprothesen

1979   1981

1984   1987
Abb. **128**

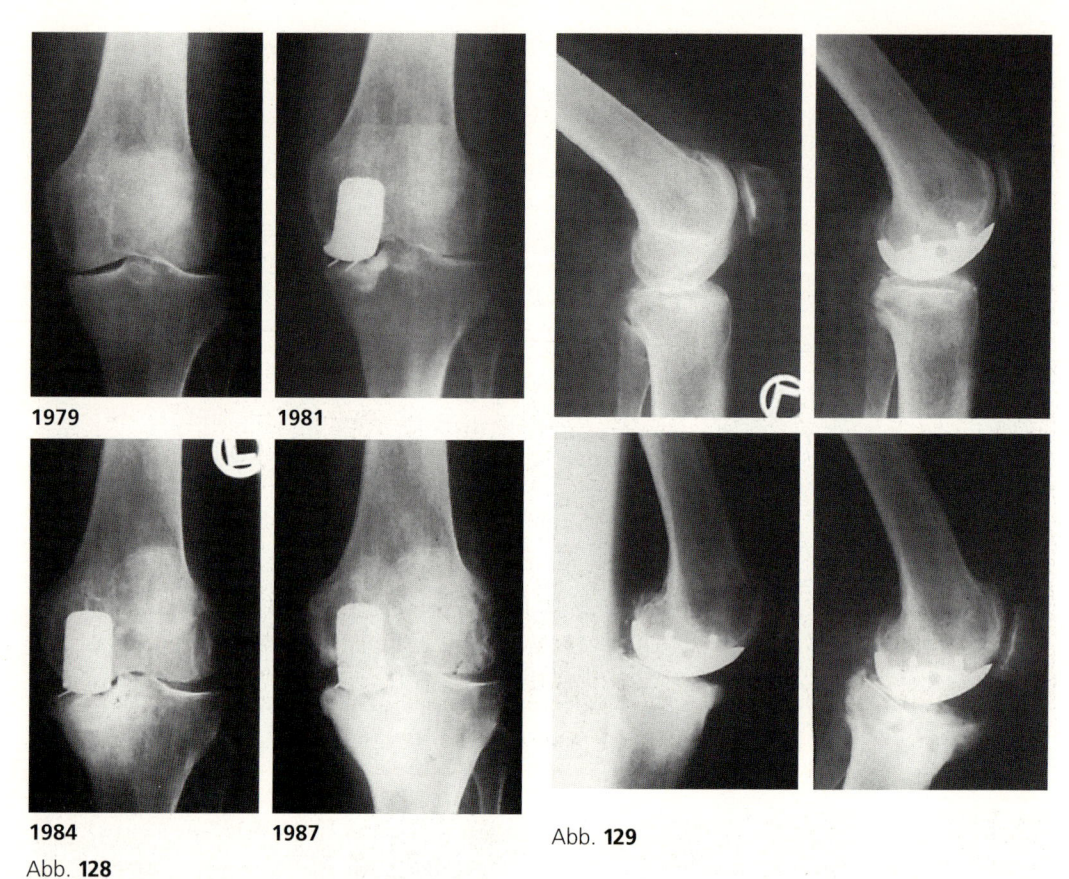

Abb. **129**

Abb. **128** u. **129** Gegenteiliger Verlauf zu Abb. **127**: Zunehmende Kondensierung des medialen Tibiakopfes, ventrales Einsinken des 6 mm hohen Tibiaplateaus (Verlauf 1979/1981/1984/1987).

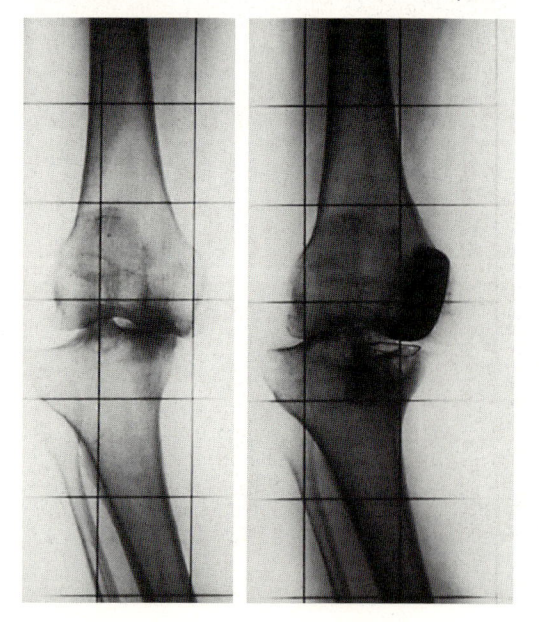

Abb. **130** Gegenindikationen: Subluxation des Tibiakopfes, kontrakte Varusfehlstellung von deutlich mehr als 15°, vordere Kreuzbandinsuffizienz. Reoperation nach 1 1/2 Jahren erforderlich.

Anhang: Charakteristische Versagensverläufe unikondylärer Schlittenprothesen

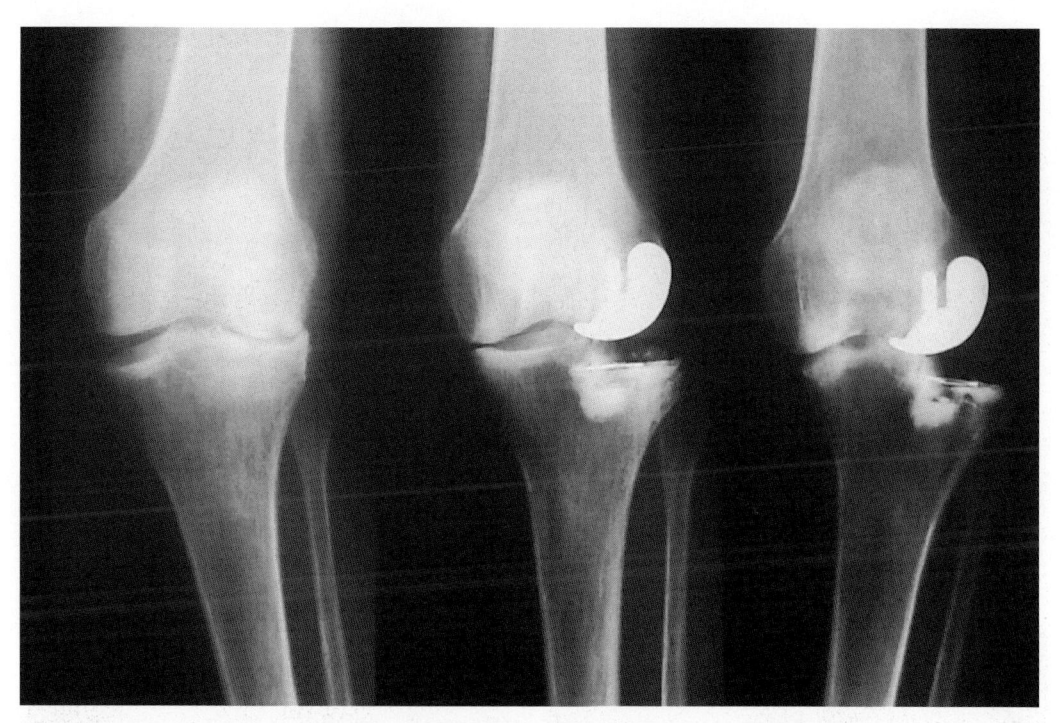

Abb. **131** Deutliche Überkorrektur einer Valgusfehlstellung bei CP, laxer Bandapparat. Dekompenstation nach 1 1/2 Jahren durch Subluxation des Tibiakopfes und kontralaterale Arthroseentwicklung.

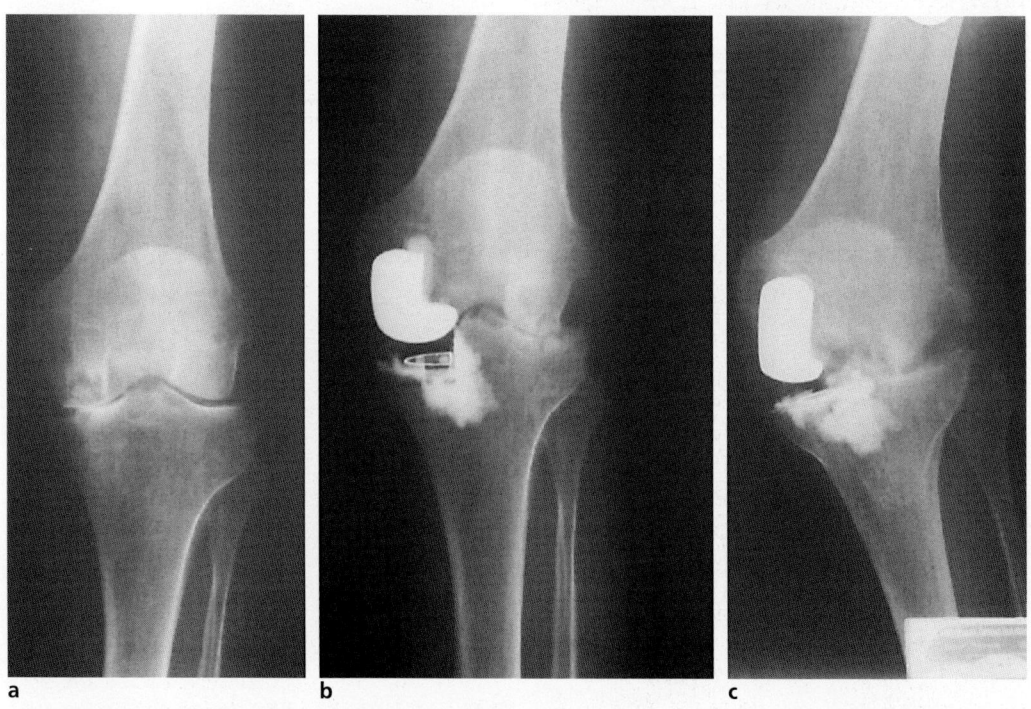

a b c

Abb. **132 a–d** Synovektomie mit Ersatz des medialen Kompartimentes bei CP. Nekrose des lateralen Kondylus mit zunehmender Valgusfehlstellung im 3-Jahres-Verlauf.

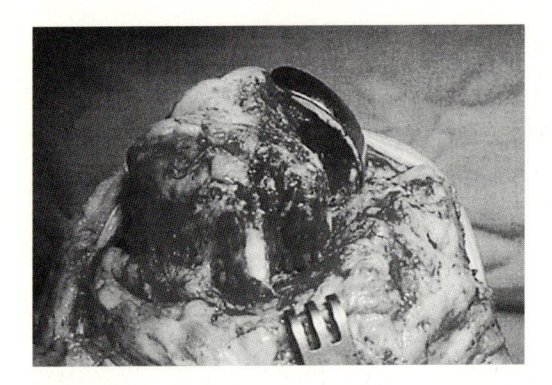

176 Versagensursache unikondylärer Schlittenprothesen

Abb. **132 d** Der Operationssitus zeigt die ausgedehnte Osteolyse auch des medialen Femurkondylus unterhalb der Schlittenkufe.

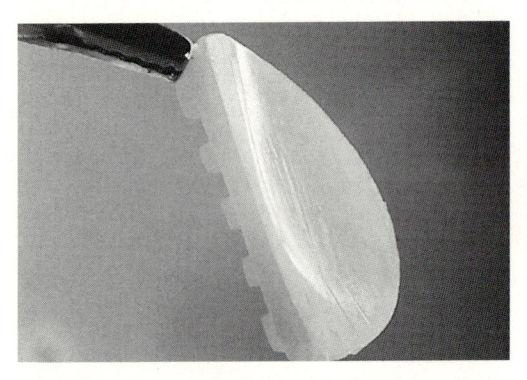

Abb. **133** Gleichmäßiger, muldenförmiger Abrieb nach 7jähriger Laufzeit, Verwringung des nur 6 mm hohen Plateaus durch Walkarbeit.

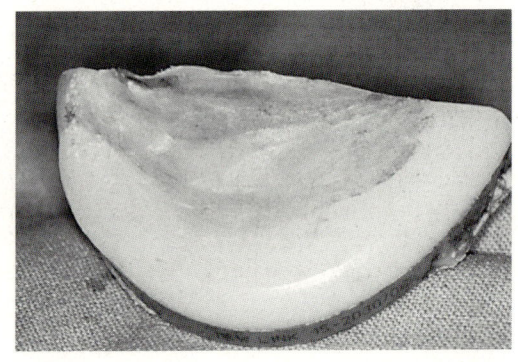

Abb. **134** Massive Delamination nach 11 Monaten Laufzeit, bedingt durch Kantenauflauf der Schlittenkufe.

Ursachen für Austauschoperationen nach Implantation von Unikompartement-Schlittenprothesen – Folgerungen zur Differentialindikation des Kniegelenkersatzes

G. Waertel, J. Zenger, D. Wessinghage

An der I. Orthopädischen Klinik des BRK-Rheumazentrums Bad Abbach/Regensburg wurden von 1/1977 bis 12/1990 insgesamt 396 Unikompartement-Schlittenprothesen implantiert. 41 der Implantate (nach Engelbrecht u. Tönnis) mußten durch eine Totalendoprothese ausgetauscht werden. Retrospektiv wurden folgende Ursachen für die Reoperation festgestellt:

Fortschreitende Destruktion bei c.P.	12
Überkorrektur der Beinachse	10
Vorbestehende Destruktion bzw. Instabilität	7
Plateaueinbruch	7
Destruktion des gegenseitigen Kompartements bei Arthrose	5

Bei Rheumatikern mußten 20 % der medialen und 15 % der lateralen Schlittenprothesen gewechselt werden, wobei 2/3 der Wechseloperationen innerhalb der ersten vier Jahre nach Primäroperation erforderlich wurden. Häufigste Ursache dieser Eingriffe waren vorbestehende Gelenkinstabilitäten und postoperativ aufgetretene Destruktionen des nicht ersetzten Kompartements. Diese wurden in Kauf genommen, um insbesondere jungen Rheumatikern eine Totalendoprothese zu ersparen. Aufgrund dieser Erfahrungen haben wir die Indikation eingeschränkt und versorgen solche Patienten mit Doppelschlitten-Prothesen.

Bei Arthrosen mußten ca. 12 % der lateralen und lediglich 2 % der medialen Schlittenprothesen gewechselt werden. Aufgrund unserer Untersuchungen können folgende Empfehlungen zur Indikationsstellung gegeben werden:

Das gegenseitige Kompartement sollte bei ausreichend erhaltener Bandführung des Gelenkes einwandfrei erhalten sein.

Obwohl bei Rheumatikern mit einer krankheitsbedingten Destruktion des gegenseitigen Gelenkanteiles gerechnet werden muß, erscheint uns die generelle Verwendung von Totalendoprothesen bei chronischen Polyarthritiden nicht gerechtfertigt.

Die Varusgonarthrose ist als die günstigste Indikation zum Unikompartement-Gelenkflächenersatz anzusehen.

Bei Patienten jenseits des 65. Lebensjahres halten wir die Versorgung mit einer Schlittenprothese für günstiger als eine valgisierende Tibiakopfosteotomie, insbesondere wegen schnellerer postoperativer Mobilisationsmöglichkeit.

Literatur

Röttger, J., K. Heinert: Die Knieendoprothesensysteme St. Georg (Schlitten- und Scharnierprinzip) – Beobachtungen und Ergebnisse nach 10 Jahren Erfahrung mit über 3700 Operationen. Z. Orthop. 122 (1984) 818–826

Röttger, J., K. Heinert: Beobachtungen und Ergebnisse nach 10 Jahren Implantation von Kniegelenksendoprothesen-Systemen Modell „St. Georg". Orthop. Praxis 20 (1987) 487–500

Swank, M., S. D. Stulberg, J. Jiganti: The Natural History of Unicompartmental Arthroplasty – An Eight-Year Follow-Up Study With Survivorship Analysis. Clin. Orthop. 286 (1993) 130–142

Trepte, C. T., W. Puhl: Revisionseingriffe bei aseptisch und septisch gelockerten Knieendoprothesen. Z. Orthop. 127 (1989) 315–321

Waertel, G., E. Kißlinger, D. Wessinghage: Komplikationen nach Kniegelenkersatz und ihre Behandlung durch Prothesenwechsel, Akt. Rheumatol. 16 (1991) 83–89

Wessinghage, D.: Der Gelenkflächen-Teilersatz des Kniegelenks durch eine verbesserte Schlittenprothese nach Wessinghage. I. Teil. Akt. Rheumatol. 15 (1990) 190–194

Wessinghage, D.: Der Gelenkflächen-Teilersatz des Kniegelenks durch eine verbesserte Schlittenprothese nach Wessinghage. II. Teil. Akt. Rheumatol. 16 (1991) 73–77

Gonarthrose – bikondylärer Gleitflächenersatz

Technisches Konzept und Ergebnisse der LCS-Knieendoprothese

J.G. Fitzek, B. Barden

Konstruktions- und Funktionsprinzip der LCS-Knieendoprothese

Das 1975 von Buechel und Pappas entwickelte LCS-(Low-contact-stress-)Kniegelenk zeichnet sich gegenüber anderen Modellen vom Typ Oberflächenersatz konstruktionell durch zwei Besonderheiten aus: Die Polyäthylenlaufflächen weisen zum einen eine hohe Kongruenz gegenüber den Femurkondylen auf, zum anderen sind sie in der tibialen wie patellaren Metallkomponente beweglich angeordnet (Abb. **136**).

Dieses für alle Versionen (Erhalt beider bzw. nur des hinteren bzw. nach Resektion beider Kreuzbänder) und für alle artikulierenden Flächen geltende Funktionsprinzip bezieht seine rationale Begründung aus der Beobachtung, daß ein erhöhter Polyäthylenabrieb bei Punkt-Linien- oder sphärischem Linienkontakt resultiert. Pappas u. Mitarb. (1986). konnten experimentell nachweisen, daß die kritische Belastungsgrenze für das handelsübliche Polyäthylen, die mit 10 MPa angegeben wird, nur von Modellen mit Flächenkontakt unter-, von allen anderen aber deutlich überschritten wird. Die permanente Überschreitung dieses Wertes läßt einen eindrucksvollen Mechanismus ablaufen: Der Wechsel des maximalen Punktkontakts (peak von Mises stress) mit radiär von diesem Punkt ausgehenden Zugspannungen, die im Bewegungsablauf die gesamte artikulierende Fläche der Kontaktpartner betreffen, ruft kleinste Einrisse dicht unterhalb der Polyäthylenoberfläche (cracks) hervor und führt schließlich im Langzeitverlauf zum Konfluieren dieser Cracks und damit zu Aufbrüchen (pit formation) (Abb. **137a – d**).

Die Vermeidung dieses gefürchteten Mechanismus des Polyäthylenabriebs gelingt durch eine erhöhte Kongruenz der Gelenkpartner und damit erniedrigter Flächenpressung. Der Vorteil würde allerdings erkauft durch eine verstärkte Übertragung der Reibungskräfte auf die tibiale Prothesenverankerung und durch eine Zwangsführung der erhal-

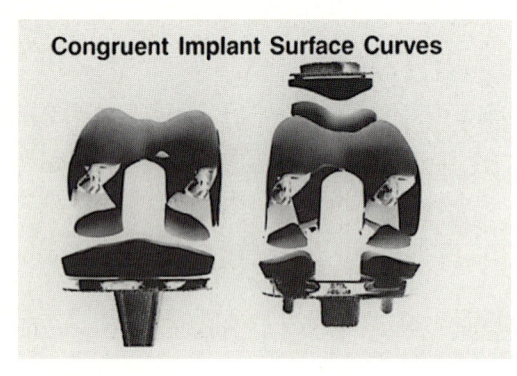

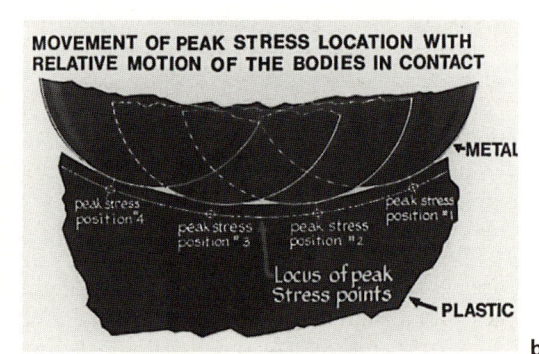

Abb. **136**

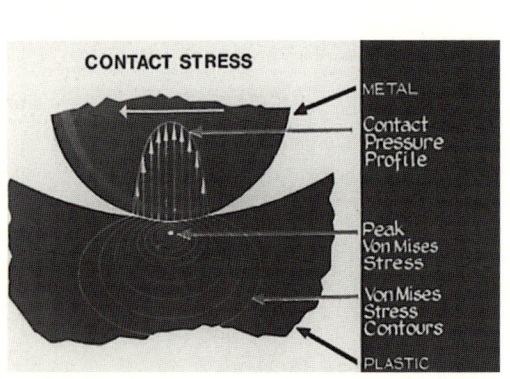

Abb. **137a – b**

Abb. **137c**

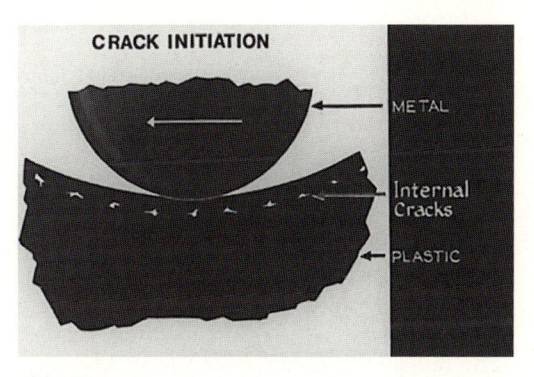

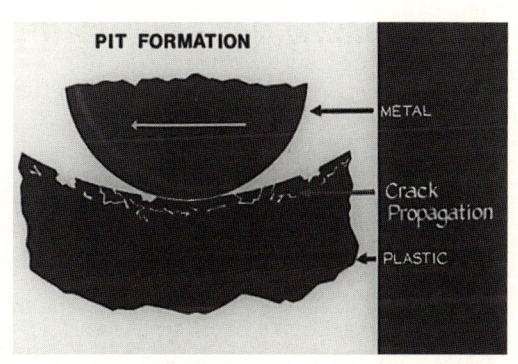

Abb. **137d**

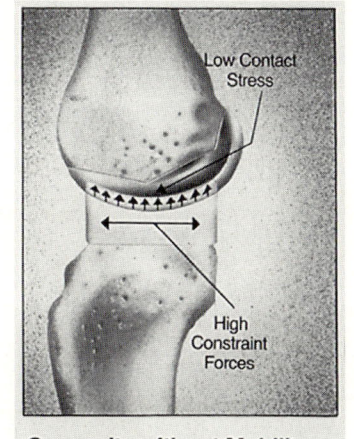

Abb. **138a – b** Congruity without Mobility

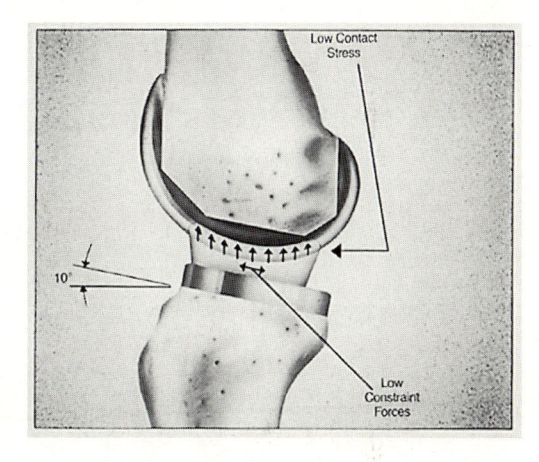

tenen Band-stabilisatoren (constraint-forces) (Abb. **138a – b**).

Erst die Beweglichkeit der Meniskallager, wie im LCS-Knie verwirklicht, eliminiert dieses zweite grundsätzliche Problem der Oberflächenersatzimplantate. Weitergehende Untersuchungen haben gezeigt, daß im patellaren Gleitlager die Belastungsspitzen für das Polyäthylen noch ausgeprägter sind als femur-tibial. Daraus abgeleitet ist beim LCS-Knie auch diese Gelenkkomponente kongruent und beweglich ausgelegt.

Das LCS-Knie nimmt in einem von Engelbrecht 1985 nach Konstruktionsprinzipien aufgestellten Funktionsschema den Platz eines non-constraint-systems mit Erhalt der 6 Freiheitsgrade ein, die das physiologische Kniegelenk auszeichnet (Schlepckow 1992) (Abb. **139**).

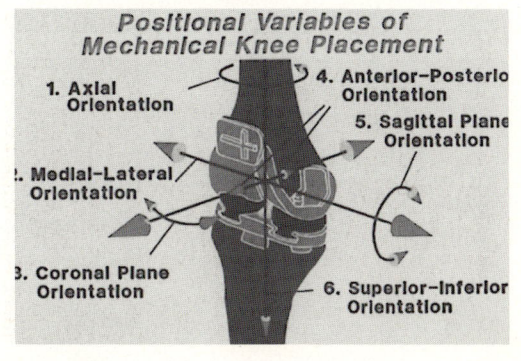

Abb. **139**

Eigene Erfahrungen

Die LCS-Knieprothese wurde in der orthopädischen Universitäts-klinik Essen Ende 1988 in Ergänzung zu vorhandenen unikondylären und achsgekoppelten Systemen eingeführt. Bis Ende 1991 erfolgten 150 Implantationen, weit überwiegend zementfrei, wobei mit einer Ausnahme nur Versionen mit hinterem Kreuzbandbehalt und Rotatingplattform zum Einsatz kamen (Abb. **140**).

Das Verhältnis von Polyarthritis- zu Arthrosepatienten beträgt etwa 1/3 zu 2/3, der Altersgipfel liegt in der 7. und 8. Lebensdekade (Abb. **141**).

Voroperationen wiesen knapp 30% der Kniegelenke auf, was einen gewissen Teil der nachstehend aufgeführten peri- und postoperativen Komplikationen erklärt. Auffällig hoch ist der Anteil der Zusatzeingriffe, die mit der Implantation verbunden sind: Ein ausgedehnter Weichteilrelease zum Alignement der Bandstrukturen wurde in 75% der Fälle vorgenommen, gefolgt von parapatellarem Release (ca. 43%), Spongiosaplastiken zur Auffüllung von knöchernen Defekten (knapp 37%) und einer temporären Ablösung der Tuberositas tibiae (29%) zur besseren Exposition des Situs (obligat bei Valgusfehlstellungen und Revisionseingriffen). In einigen Fällen waren plastische Bandrekonstruktionen erforderlich.

Komplikationen

Intraoperative Komplikationen wurden in Form von Tibiakopffissuren/-frakturen in 9 Fällen registriert, die 6mal osteosynthetisch versorgt werden mußten, sowie in Form einer Patellafraktur (gesamt 6,7%). Erschreckend hoch mutet die Summe der revisionsbedürftigen postoperativen Komplikationen mit 9,3% an (Abb. **142**).

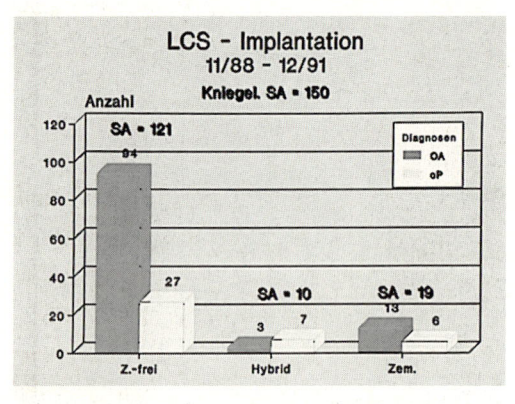

Abb. **140**

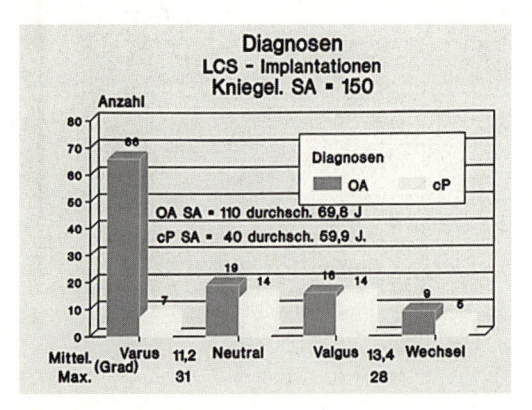

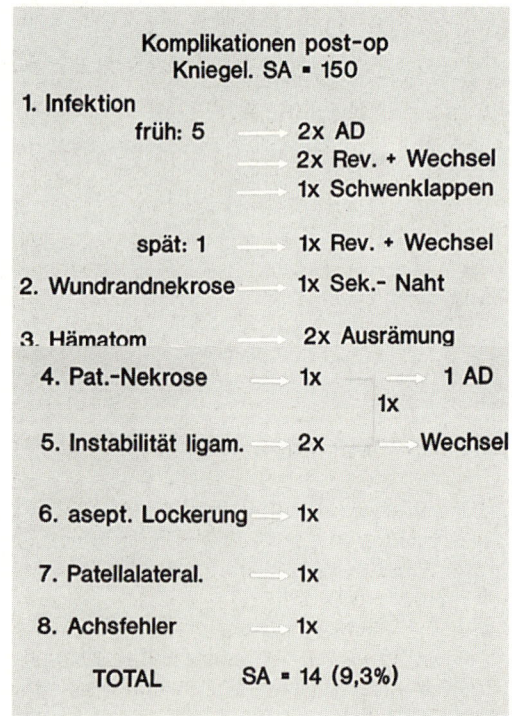

Abb. **141**

Abb. **142**

Hier subsumieren sich verschiedene Ursachen, die teils bedingt sind durch den relativ hohen Prozentsatz der Voroperationen, teils aber auch, wie eine hausinterne Statistik belegt, iatrogen.

Nachuntersuchungsergebnisse

Die erste Serie von Nachuntersuchungen schließt 64 von 77 Kniegelenken ein, die zwischen November 88 und Dezember 90 bei 62 von 74 Patienten implantiert wurden, mit einer mittleren Nachbeobachtungszeit von 17,8 Monaten (12–38 Monate). Unter Zugrundelegung des New-Jersey-Scores sind für Arthrose- wie Polyarthritispatienten ca. 85 % gute und exzellente Verläufe zu registrieren, ca. 6 % befriedigende und 7 % resp. 8 % schlechte. Hierin sind bereits includiert die Patienten, die sich wegen postoperativer Komplikationen einer Revision unterziehen mußten oder ligamentäre Instabilitäten aufwiesen (Abb. **143**).

NU LCS - Implantation 11/88 - 12/90 Kniegel. SA = 64			
	OA SA = 49(76,6%)	cP SA = 15(23,4%)	
Excell	17	(34,7%)	4 (26,6%)
Good	25	(51%)	9 (60%)
Fair	3	(6,1%)	1 (6,7%)
Poor	4	(8,2%)	1 (6,7%)

Abb. **143**

Kritische Beurteilung

Aufgrund der konstruktionsbedingten Vorzüge des Implantates ist schon in der Frühphase der Nachbeobachtung mit einem hohen Prozentsatz knöcherner Integrationen der zementfreien Implantate zu rechnen (Abb. **144 – 147**).

Diese Erwartungen haben nicht getrogen, lediglich eine – zu klein gewählte und nur spongiös aufgesetzte – tibiale Komponente mußte wegen einer aseptischen Lockerung ausgetauscht werden. Dislokationen der mobilen Menisken haben wir nicht beobachtet.

Die komplikationsfrei implantierten Kniegelenke wiesen eine gute Funktion, die Patienten einen hohen Zufriedenheitsgrad auf.

Unbefriedigend ist die hohe Rate der peri- und postoperativen Komplikationen, die im wesentlichen aus mangelnder Erfahrung in der Operationstechnik, speziell der Behandlung der ligamentären Strukturen resultiert. Vorausgegangene Eingriffe, zum Teil nach Empyemen, lange Operationsdauer und in der Anfangszeit fehlende perioperative Antibiotiakumprophylaxe ließen in der ersten Serie von 150 Implantationen die Rate der Revisionseingriffe wegen tiefer Infektion auf 4 % ansteigen.

Hingegen hatten die intraoperativ gesetzten Fissuren/Frakturen am Tibiakopf keinen negativen Einfluß auf den weiteren Verlauf. Auch

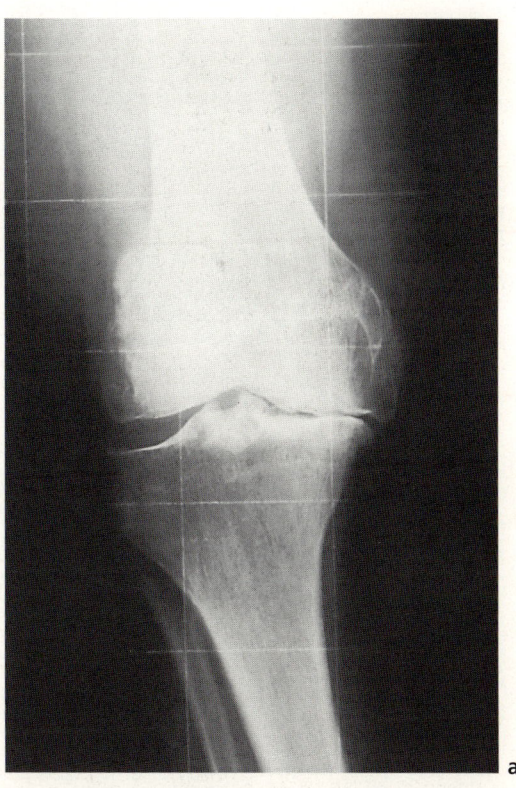

Abb. **144a – b** Varusgonarthrose bei einer 79jährigen Patientin. 4 Monate postoperativ ist die knöcherne Integration bereits vollzogen, 19 Monate postoperativ zeichnet sich eine deutliche trabekuläre Ausrichtung entsprechend der Lastanleitung ab.

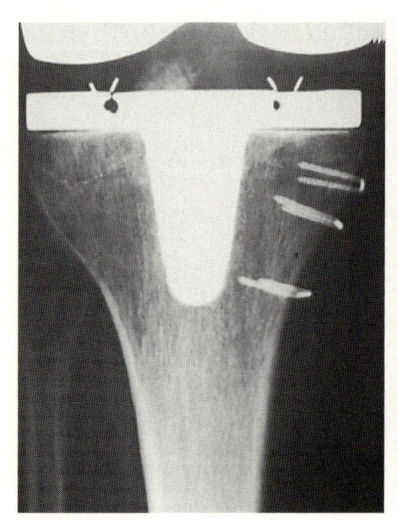

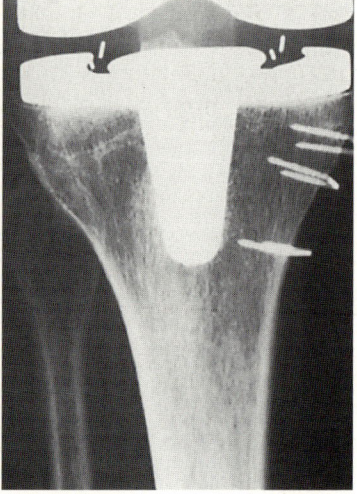

184 Technisches Konzept und Ergebnisse der LCS-Knieendoprothese

Abb. **144b**

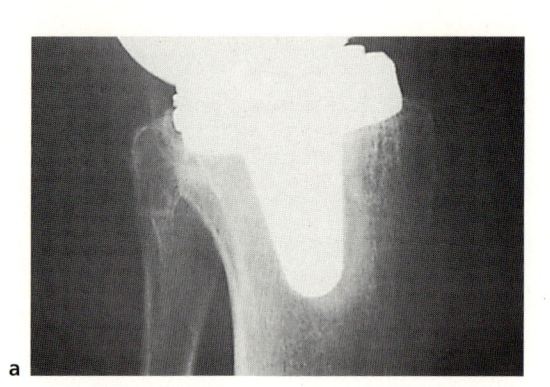

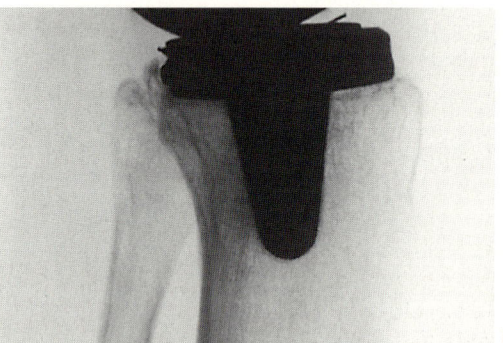

Abb. **145a – b** Charakteristische Ausrichtung der Spongiosatrabekel am dorsalen Tibiakopf in Richtung auf den Prothesenzapfen innerhalb von 11 Monaten.

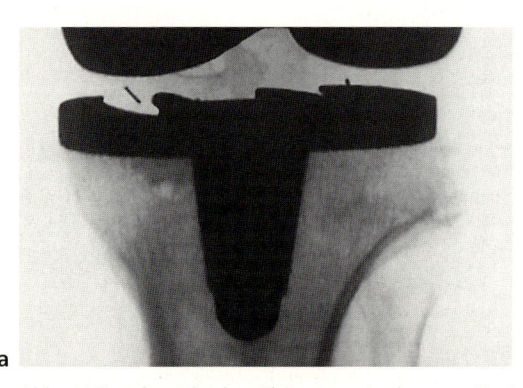

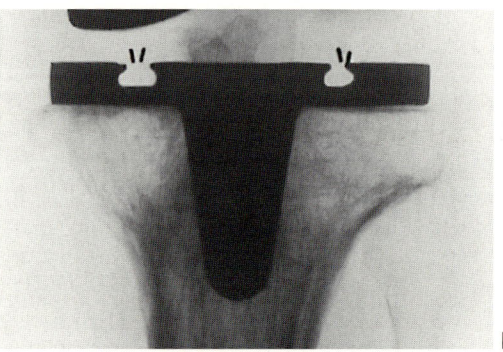

Abb. **146a – b** Gleiches Phänomen in der a.-p. Projektion innerhalb von 9 Monaten nach Wechsel einer medialen Schlittenendoprothese.

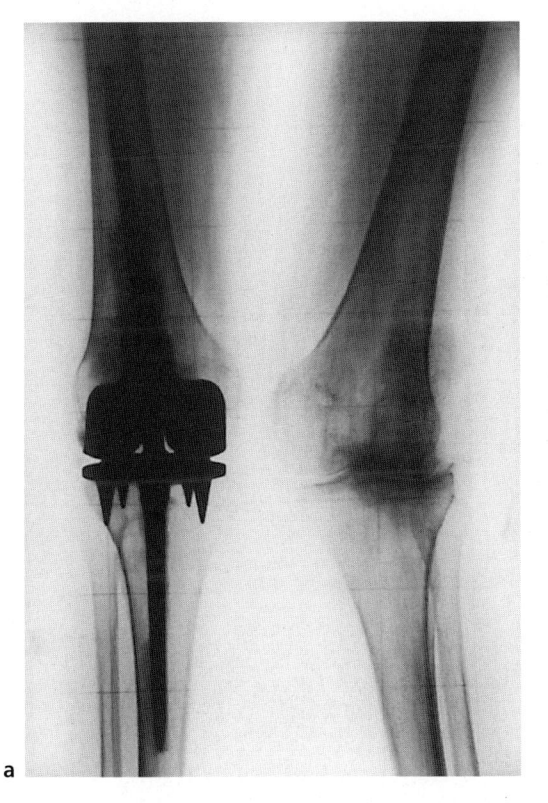

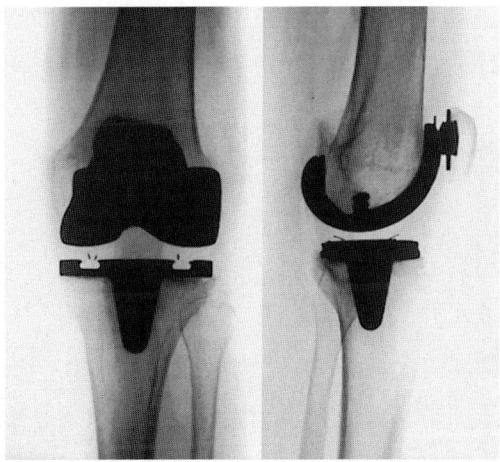

Abb. **147a – b** Erhebliche Valgusfehlstellung und Osteoporose bei C.P. Knöcherne Integration und trabekulärer Umbau im Tibiakopf 12 Monate postoperativ.

das Problem der ligamentären Dysbalance von 6 oder mehr Grad in der Streßprovokation – in der Regel verursacht durch einen unterdimensionierten Release auf der Konkavseite der Fehlstellung – in Höhe von 12 %, bezogen auf die ersten 64 nachuntersuchten Kniegelenke, ließ sich durch zunehmende Erfahrung drastisch minimieren. Das hat im weiteren Verlauf zu einer erheblichen Indikationserweiterung zu Lasten gekoppelter Totalprothesen geführt sowohl bei Primär- wie Revisionseingriffen.

Resümee

Nach Durchlaufen der „Learning curve", mit zunehmendem Verständnis für die Technik des Weichteilrelease, der Beachtung eines identischen Streck- und Beugespaltes sowie Justierung der Gelenklinie, ließen sich auch in unserem Patientengut schlechte Frühergebnisse drastisch reduzieren. Aseptische Implantatlockerungen und Probleme des patellaren Gleitlagers betrafen Einzelfälle, ein Versagen der Meniskallager durch Luxation, Bruch oder Abrieb haben wir bislang nicht beobachtet. Aufgrund der Konstruktionsmerkmale der LCS-Knieprothese sind daher sehr gute Langzeitresultate zu erwarten.

Literatur

Buechel, F.F., M.J. Pappas: Floating center prosthesis joint. US.-Patent 3 (1975) 916, 451

Buechel, F.F., J.M. Pappas: New Jersey Low Contact Stress. Knee Replacement System (Ten-year Evaluation of Meniscal Bearings). Orthop. Clin. N. Amer. 147 (1989) 20

Buechel, F.F., R..A. Risa, M.J. Pappas: A Metal-Backed, Rotating-Bearing Patellar Prosthesis to Lower Contact Stress. Clin. Orthop. 34 (1989) 248

Buechel, F.F., M.J. Pappas: Long-Term Survivorship Analysis of Cruciate-Sparing Versus Cruciate-Sacrificing Knee Prosthesis Using Meniscal Bearings. Clin. Orthop. 260 (11/1990) 164

Nieder, E., E. Engelbrecht, A. Keller: Totale intracondyläre Scharniergelenksendoprothese mit Rotationsmöglichkeit- „Endo"- Modell. In: R. Lechner, R. Ascherl, G. Blümel, D.S. Hungerford (Hrsg.): Kniegelenksprothetik – eine aktuelle Bestandsaufnahme. Schattauer, Stuttgart 1985

Pappas, M.J., G. Makris, F.F. Buechel: Contact Stresses in Metal Total Knee Replacements: A Theoretical und Experimental Study. Biomed. Engineer. techn. Rep. (1/1986)

Schlepckow, P.: Three-dimensional kinematics of total knee replacement systems. Arch. Orthop. Trauma Surg. 204 (1992) 11

Wright, T.M., D.L. Bartel: The problem of surface damage in polyethylene total knee components. Clin. Orthop. 67 (1986) 205

The Relationship of Polyethylene Wear to the Failure of Total Joint Replacements (Symposion). Cont. Orthopaedics 3 (1987) 15

6 Jahre Erfahrung mit der zementfrei implantierbaren Miller-Galante-Kniegelenkprothese

H. Kienapfel, P. Griss, J. Orth, G. Rauch, U. Malzer

Die klinischen Ergebnisse sowie die Überlebensanalysen einiger Knieprothesensysteme erreichen bzw. übertreffen teilweise die von Hüftendoprothesensystemen.

Andererseits gibt es für die Kniegelenk-Gleitflächenersatzprothesen nur vereinzelte Veröffentlichungen über Langzeitergebnisse (Ranawatt u. Boachie-Adjei 1988). Trotz teilweise guter Ergebnisse mit großen Scharnierprothesen (Blauth u. Hassenpflug 1990), die in zementierter Form auch heute noch implantiert werden, werden inzwischen zunehmend ungekoppelte Gleitflächenersatzprothesen implantiert. Neben der Möglichkeit einer knochensparenden Implantationstechnik erlauben diese Gelenke auch eine größere Annäherung an die physiologische Kniegelenks-Biomechanik als die starr gekoppelten Knieprothesensysteme. Ähnlich der Entwicklung der Hüftendoprothetik hat hier insbesondere die zementfreie Implantation ungekoppelter Oberflächengelenke an Bedeutung gewonnen (Rosenberg u. Mitarb. 1990, Kienapfel u. Mitarb. 1991). Galante u. Mitarb. (1971) haben hierbei bereits sehr früh mit einem neuartigen gesinterten Titandrahtgeflecht neue Wege der direkten Verankerung aufgezeigt und nach guten, tierexperimentellen Ergebnissen seit 1984 zusammen mit Miller ein 4-Komponenten-Gelenk zum zementfreien Oberflächenersatz des Kniegelenkes entwickelt sowie klinisch eingeführt. Da wir seit 1985 eigene klinische Erfahrungen mit diesem MG-Knieglenk sammeln konnten, berichten wir im folgenden über unsere 2- bis 6-Jahres-Ergebnisse mit diesem Prothesensystem.

Material und Methode

Prothese

Das Miller-Galante-Gelenk (Zimmer Corp., Warsaw, Ind., USA) ist eine Oberflächenprothese, die aus 4 Komponenten besteht: Anatomisches Femurteil (Rechts-links-Version, 5 Größen), Tibiaplateau (15 Größen), Kunstoffinlay (6 Höhen) und eine Patellarückfläche (3 Höhen). Die Prothese wird aus einer Titan-Aluminium-Vanadium-Schmiedelegierung hergestellt. Die dem Knochen zugewandten Verankerungsflächen bestehen aus einem Reintitanfasernetz, das in einem heißisostatischen Preßverfahren auf die Ti_6Al_4V-Legierung aufgesintert wird (Porengröße von 150–400 µm, bei 50 % Porosität). Am Tibiaplateau dienen 4 kurze Verankerungszapfen und 4 Titanschrauben zur Primärstabilisierung. Das Revisionsplateau besitzt 2 kurze Verankerungszapfen (für Schrauben) und einen durch Ansatzstücke verlängerbaren zentralen Stiel. Das Kunststoffinlay war ursprünglich aus Polyäthylen genutzt. Das MG-Gelenk erlaubt die Erhaltung des hinteren Kreuzbandes, so daß im Stand und beim Treppensteigen eine möglichst physiologische Stabilität gewährleistet ist (Andriacchi u. Galante 1982).

Instrumentarium und Implantationstechnik

Zur Operationsplanung ist eine a.-p. Stehganzaufnahme des zu operierenden Beines von besonderer Wichtigkeit, da der daran zu messende Winkel zwischen anatomischer und Belastungsachse des Femurs für die Einstellung des Femurresektionsinstrumentariums entscheidend ist. Die Instrumente in der neuesten Version sind sowohl am Femur als auch an der Tibia intramedullär geführt und erlauben eine exakte Sägetechnik. Nur so ist eine entsprechende Achsengenauigkeit der Prothesenimplantation und damit eine physiologische Belastung des Gelenks sowie die für die Frühmobilisation notwendige Preßfitverankerung möglich. In Abweichung von der zementfreien Originaltechnik wird in unserer Klinik das Tibiaplateau teilzementiert. Nach Vorbereitung der Tibiaresektionsfläche werden die 4 Bohrungen mit Hilfe einer Zementspritze mit flüssigem Zement gefüllt und dann das Plateau aufgesetzt. Die Titanschrauben werden im abbindenden Zement verankert. So wird die initiale Verankerung verbessert und Frühlockerungen im nicht immer festen Knochen des Tibiaplateaus sowie im Nachsetzen des Tibiateils der Prothese im Knochen zuverlässig vermieden und gleichzeitig die poröse Rückfläche des Tibiaplateaus für das ungestörte Einwachsen des Knochen erhalten.

Patientengut

Zwischen August 1985 und August 1989 wurden in unserer Klinik 116 MG-Knieendoprothesen an 107 Patienten eingesetzt und mit einem prospektiven Studienprotokoll verfolgt. Es handelt sich somit um Prothesenimplantationen, die 2–6 Jahre zurückliegen. Von den 107 Patienten verstarben 10 an Ursachen, die in keinem Zusammenhang mit der Knieendoprothesenimplantation stehen. 2 Patienten erlitten einen Frühinfekt, der in beiden Fällen in einer Arthrodese zur Ausheilung kam. Unter den verbleibenden 95 Patienten mit 104 Implantationen waren 78 Frauen und 17 Männer mit einem Durchschnittsalter von 72,8 ± 7,7 Jahren.

Kontrolluntersuchungen an diesen Patienten wurden von Anfang an prospektiv 6 Wochen, 6 Monate sowie 12 Monate nach der Implantation und danach in jährlichem Abstand vorgenommen. Bei 98 Implantationen (94 %) erfolgte der Kniegelenkersatz infolge einer degenerativen Pangonarthrose, während bei den restlichen 6 Patienten je 3 mal (2,9 %) eine rheumatoide Arthritis und eine posttraumatische Gonarthrose als Grundkrankheit vorlagen. Eine Indikation für das zementfreie Oberflächengelenk wurde nur dann gestellt, wenn eine Umstellungsosteotomie nicht mehr möglich war, ein ausreichend gutes Knochenlager aufgrund des radiologischen und intraoperativen Befundes vorgefunden werden konnte und die präoperative Achsenabweichung nicht mehr als 25° von der Norm betrug.

Von den 104 Implantationen wurden 4 (3,8 %) komplett zementiert, von den verbleibenden 100 zementfreien Implantationen wurden bei 83 % nach anfänglich vollständig zementfreier Implantationstechnik die tibiale Bohrlochteilzementierung, wie bereits beschrieben, vorgenommen. Alle Patienten erhielten über 3 Tage eine prophylaktische perioperative Antibiotikagabe in Form von Cefuroxin 3 mal 1,5 g/Tag. Die Antithromboseprophylaxe bestand aus Antithrombosestrümpfen und der Gabe von 3 mal 5000 I.E. Heparin, wobei eine individuelle Dosierung ggf. so angepaßt wurde, daß die partielle Thromboplastinzeit 60–90 s betrug.

Die postoperative Behandlung der zementfreien Implantationen bestand in der Sofortmobilisation der Patienten am Tag nach der Operation mit Unterarmstockstützen und eine 6 Wochen dauernden Entlastungsphase postoperativ. Nach Röntgenkontrolle wurde dann ab der 7 Woche bei ungestörtem Verlauf die volle Belastung erlaubt.

Radiologische Auswertung

Die radiologische Auswertung der Gelenke konzentrierte sich auf die Kriterien Prothesensitz und Veränderungen an der Grenzfläche sowie die Charakterisierung von Knochenumbauvorgängen, in Anlehnung an das Schema der Knee-Society (Ewald 1989). Hierzu wurden die Grenzflächenzonen numeriert.

Klinische Auswertung

Zur klinischen Auswertung wurde ein Untersuchungsschema benutzt, das in erweiterter Form den Empfehlungen der Knie-Society (Insall u. Mitarb. 1988) entspricht. Hierbei konnten jeweils maximal 100 Punkte für den Bereich Schmerz (maximal 50 Punkte), Stabilität (maximal 25 Punkte) und Bewegungsumfang (maximal 25 Punkte) und für den Bereich Funktion, bestehend aus Gehstrecke (maximal 50 Punkte) und Fähigkeit zum Treppensteigen (maximal 50 Punkte vergeben werden.

Histomorphometrische Auswertung

Die bei den Revisionsoperationen gewonnenen Implantate wurden nach Formalinfixierung und Einbettung in Methylmetacrylat zu seriellen unentkalkten Knochenschliffen weiterverarbeitet. Nach Anfärbung mit Toluidinblau wurden diese Explantate qualitativ-histomorphometrisch in einer bereits früher beschriebenen Technik (Kienapfel u. Mitarb. 1990) ausgewertet.

Statistische Auswertung

Da für die demographischen, klinischen und radiologischen Variablen nicht immer Normalverteilungen vorlagen, wurden zur statistischen Analyse grundsätzlich nur verteilungsfreie Testverfahren angewandt. Zur Überprüfung der Unterschiede zwischen prä- und postoperativen Ergebnissen wurde der Wilcoxon-Test genutzt. Von den Patienten mit bilateraler Implantation wurden randomisiert nur die Daten von einer Seite berücksichtigt. Als abhängige Variablen wurden die postoperativen Gesamtpunktezahlen für den Bereich Schmerzen, Bewegungsumfang und Stabilität und für den Bereich Gehstrecke und Treppensteigen sowie für das Auftreten von Grenzflächenlysesäumen mit den unabhängigen Variablen Geschlecht, Alter (bis 65 Jahre bzw. über 65 Jahre), zementfrei ohne/mit Tibiaschraubenlochzementierung sowie Tibiaplateaugleitfläche mit/ohne karbonfaserverstärktem Polyäthylen verglichen.

Ergebnisse

Von den ursprünglich 116 Implantationen mußten 6 Prothesen (5,2%) revidiert werden. Hierbei handelt es sich in 2 Fällen um Frühinfekte sowie um einen Spätinfekt. Der eine Frühinfekt (Staphylococcus aureus, Proteus mirabilis) trat bei einer 60jährigen Patientin mit einer seit 20 Jahren bekannten seropositiven rheumatoiden Polyarthritis auf. Bei dem zweiten Frühinfekt (Staphylococcus aureus) handelt es sich um eine 59jährige Patientin mit Pangonarthrose. In beiden Fälle wurde die Prothese entfernt und eine Arthrodese durchgeführt. Der Spätinfekt (Staphylococcus epidermidis) ereignete sich bei einer 71jährigen Patientin mit Pangonarthrose. Nachdem die Prothese zunächst entfernt und eine Lokalsanierung mit Spül-Saug-Drainage und systemischer Antibiotikagabe für 6 Wochen durchgeführt wurde, konnte das Revisionsmodell der MG-Prothese zementiert reimplantiert werden. Bei den 3 verbleibenden Revisionsfällen handelt es sich 2mal um Materialermüdungsbrüche der Zapfenverankerung am Patellaimplantat (70jährige bzw. 73jährige Patientin mit Pirmärdiagnose Pangonarthrose). In beiden Fällen kam es zu einem Austausch mit einem zementierten, reinen Polyäthylen-Patellaersatz (ohne metal-backing) aus dem Insall-Knieprothesensystem (Zimmer Corp., Warsaw, Ind., USA). Im letzten Fall dieser Gruppe kam es zunächst 1 Jahr postoperativ zu einer aseptischen Lockerung des primär komplett zementierten Tibiaplateaus. Dieses wurde durch ein zementfreies Tibiaplateau ersetzt. 1 Jahr später kam es zu einem Ermüdungsbruch des ausgewechselten zementfreien Tibiaplateaus. Bei der zweiten Revisionsoperation wurde das Prothesensystem vollständig gegen ein Rotationsscharniergelenk (Endo-Modell, Waldemar Link, Hamburg) ausgetauscht.

Die radiologische Auswertung zeigte folgende Ergebnisse: Sichere Lockerungszeichen fanden sich bei einer der 100 zementfrei implantierten Komponenten und bei einer der 4 zementierten Tibiaplateaus. Alle übrigen zementfrei implantierten Prothesenkomponenten konnten fest verankert klassifiziert werden (Abb. **148**).

Es fand sich allerdings ein unterschiedliches Ausmaß an Grenzflächenosteolysesäumen, die sich an der Patellakomponente und an der Tibiakomponente jeweils im peripheren Grenzflächenbereich konzentrierten, aber in ihrer Ausdehnung im seriellen Vergleich der während der postoperativen Phase angefertigten Röntgenaufnahmen stagnierten und in ihrer Weite unter 1 mm blieben.

Hypodense Grenzflächenbereiche waren häufiger peripher unter der Patella und unter der Tibia sowie am Femur unter dem Patellagleitlager zu beobachten. Trotz erheblicher präoperativer Achsenabweichungen konnte bei 89% der Patienten postoperativ eine physiologische Valgusachseneinstellung von 5–10° erreicht werden. Bei 6% resultierte eine Einstellung der Valgusachse auf 1–4%. Der Rest verteilt sich auf eine Überkorrektur im Valgussinne von mehr als 10% sowie auf eine Varusunterkorrektur von 2% (Abb. **149a**).

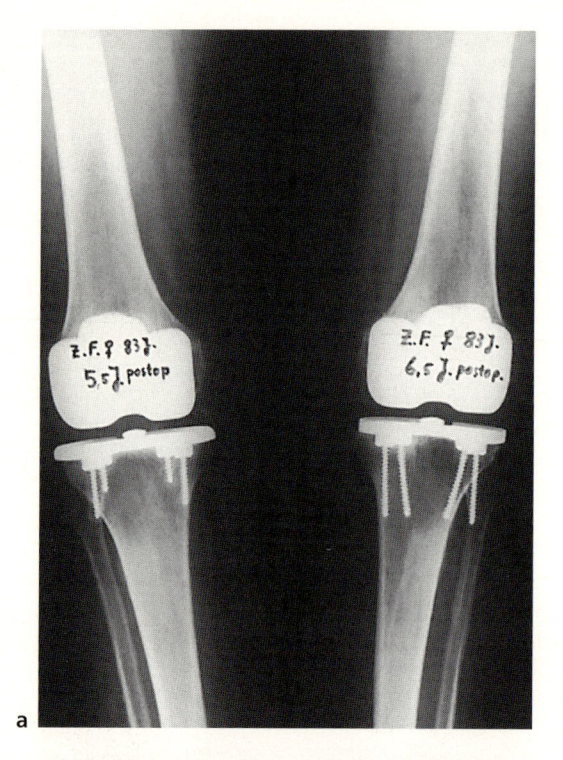

Abb. **148a – c** Postoperative Röntgenaufnahmen nach 5,5 und 6,5 Jahren bei einer 83jährigen Patientin mit medial und retropatellar betonter Gonarthrose beiderseits.

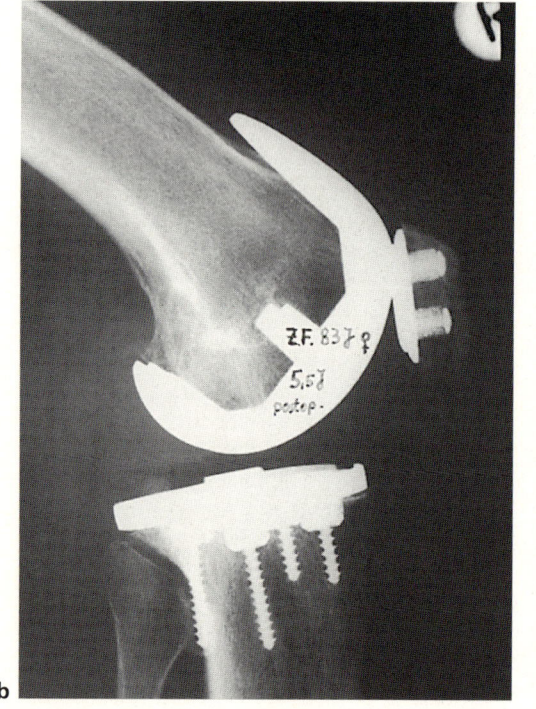

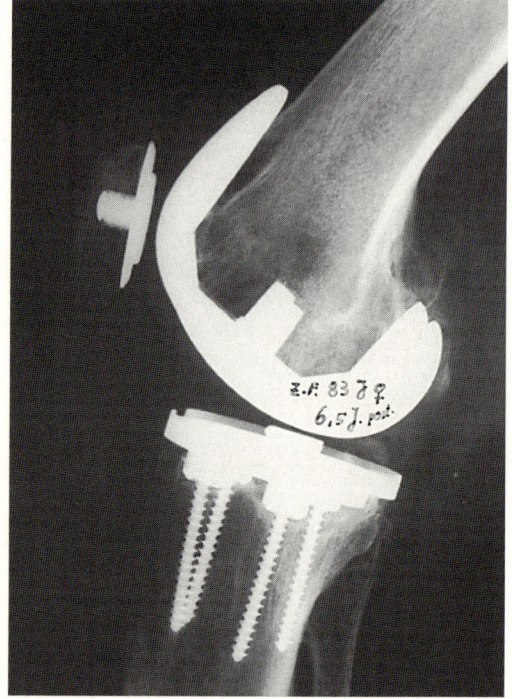

Ergebnisse

BEINACHSENSTELLUNG
Prä-/Postoperativ

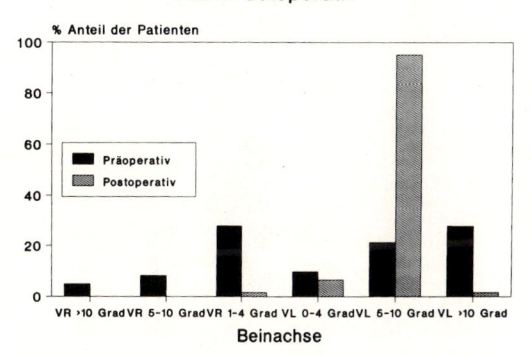

Abb. **149a**

SCHMERZEN
PRÄ/POSTOPERATIV

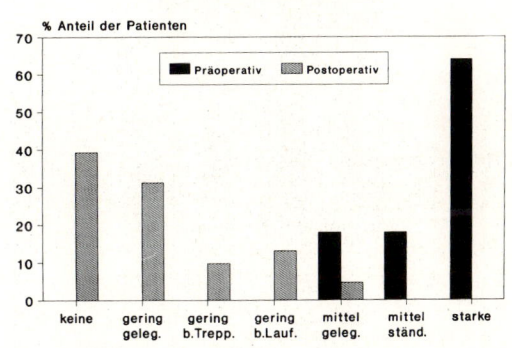

Abb. **149b**

STRECKDEFIZIT
PRÄ/POSTOPERATIV

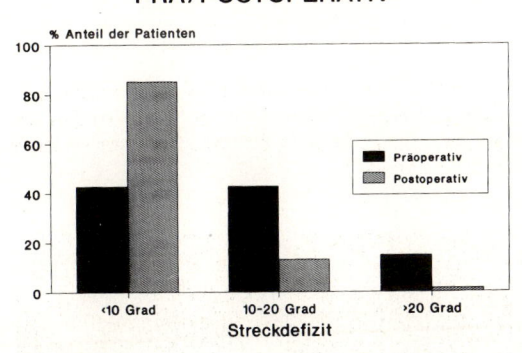

Abb. **149c**

BEUGEDEFIZIT
PRÄ/POSTOPERATIV

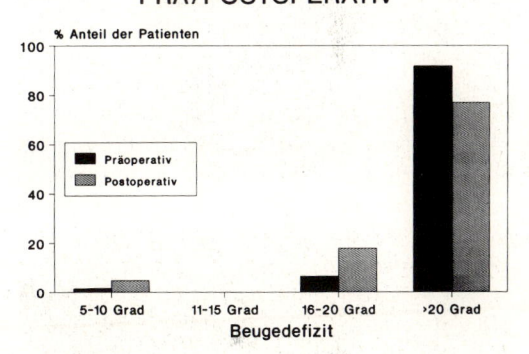

Abb. **149d**

STABILITÄT
SCHUBLADENTEST

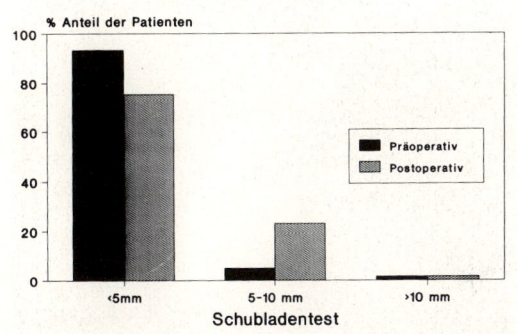

Abb. **149e**

SEITENBANDSTABILITÄT
PRÄ/POSTOPERAT. AUFKLAPPBARKEIT

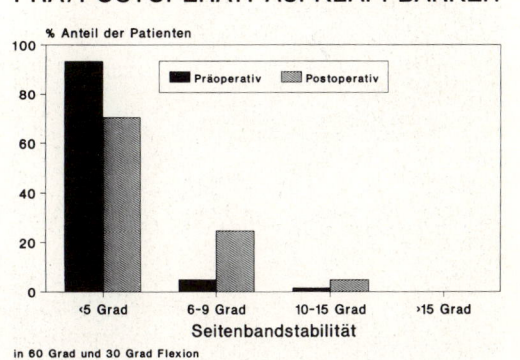

Abb. **149f**

Abb. **149a** Vergleich der prä-/postoperativen Verteilung der Beinachsenstellung. Prä-/postoperativer Vergleich des Ausmaßes von **b** Schmerzen, **c** Streckdefizit, **d** Beugedefizit, **e** Stabilität gemessen im Schubladentest (vord./hint. in 90° Flexion), **f** Stabilität gemessen in seitlicher Aufklappbarkeit (in 60° und 30° Flexion), **g** Gehstreckenfähigkeit, **h** Treppensteigen.

GEHSTRECKENFÄHIGKEIT PRÄ/POSTOPERATIV

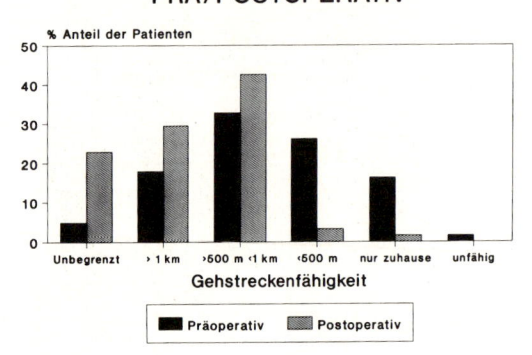

Abb. **149g**

TREPPENSTEIGEFÄHIGKEIT PRÄ/POSTOPERATIV

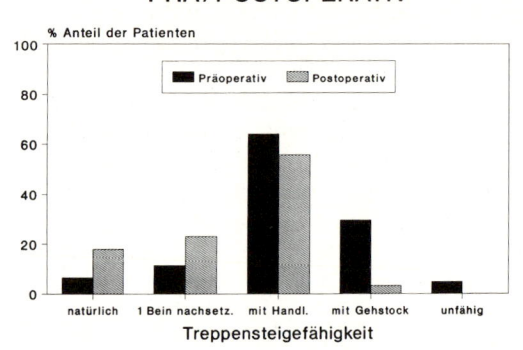

Abb. **149h**

Die klinischen Ergebnisse stellen sich folgendermaßen dar: Für den Bereich Schmerzen, Stabilität und Bewegungsumfang wurde präoperativ ein durchschnittlicher Wert von 18,9 ± 13,3 Punkte ermittelt. Postoperativ erreichten die Patienten durchschnittlich 63,2 ± 17,3 Punkte. Im Teilbereich Schmerzen zeigten 95 % Patienten eine postoperative Besserung (Abb. 149b), der durchschnittliche Bewegungsumfang der operierten Gelenke erhöhte sich von präoperativ 85° ± 19° auf positiv 100° ± 18°. In 74 % der Fälle nahm der Bewegungsumfang zu, und in jeweils 13 % der Fälle kam es zu keiner Änderung bzw. zu einer Verschlechterung des Bewegungsumfanges. Hierbei nahm das Streckdefizit mehr als das Beugedefizit ab (Abb. **149c – d**).

Der prä- bzw. postoperative Vergleich der Kniegelenksstabilität zeigte für die vordere und hintere Schublade (bei 90° Flexion) in 9 % der Fälle eine Zunahme, bei 22 % eine Abnahme und in den verbleibenden 69 % keine Änderungen. Für die Kniegelenksstabilität in der Frontalebene (seitliche Aufklappbarkeit in 30° und 60° Flexion) fand sich bei 8 % der Patienten eine Zunahme, bei 24 % eine Abnahme und bei 68 % keine Änderung (Abb. **149e – f**).

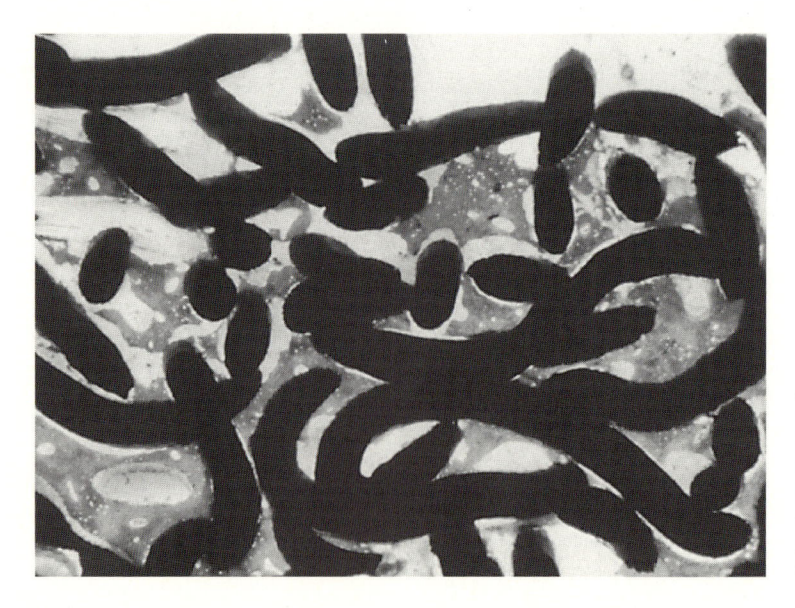

Abb. **150** Mikrophotographie eines wegen Spätinfekt explantierten Femurkomponentenanteiles mit lamellärem Knochengewebe, welches die Titanfasernetzschicht penetriert (Toluidinblau, 12fach).

Für den funktionellen Bereich, bestehend aus Gehstrecke und Fähigkeit zum Treppensteigen betrug der durchschnittliche präoperative Wert 53 ± 19 Punkte, der durchschnittliche postoperative Wert 70 ± 18 Punkte. Bei der Gehstrecke fand sich bei 68 % eine Zunahme, bei 8 % eine Abnahme und bei 24 % keine Veränderung (Abb. **149g**). Bei der Fähigkeit zum Treppensteigen fand sich bei 35 % der operierten Patienten eine Verbesserung, bei 6 % eine Verschlechterung und bei 59 % keine Veränderung (Abb. **149h**).

Die histologische Untersuchung der bei Revisionen entnommenen Implantatteile ergab folgende Befunde: Bei den Frühinfekten war im Titandrahtgeflecht noch zum großen Teil Faserknochen enthalten, während bei dem einen 7 Monate nach der Operation reoperierten Spätinfekt das Reintitangeflecht mit lamellärem Knochen gefüllt war Abb. **150**).

Bei den infizierten Komponenten fand sich in Teilbereichen der Grenzfläche massenhaft neutrophile Granulozyten sowie Makrophagen um arodierte Spongiosabälkchen im Sinne einer Abszeßbildung oder Osteomyelitis. Insgesamt fand sich ein unterschiedliches Ausmaß an Knochenein- und Knochenanwachsverhalten (Abb. **151**)

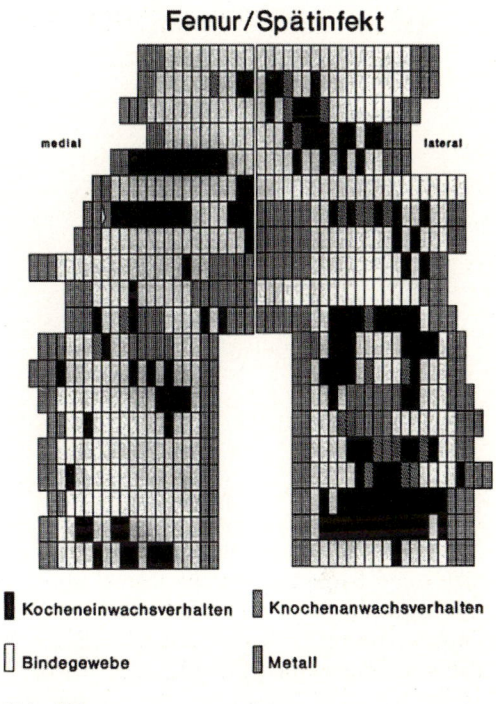

Abb. **151a**

Abb. **151** Gewebeverteilungsmuster der 3 Komponenten, die wegen eines Spätinfektes explantiert wurden. **a** Femurkomponente, **b** Tibiakomponente.

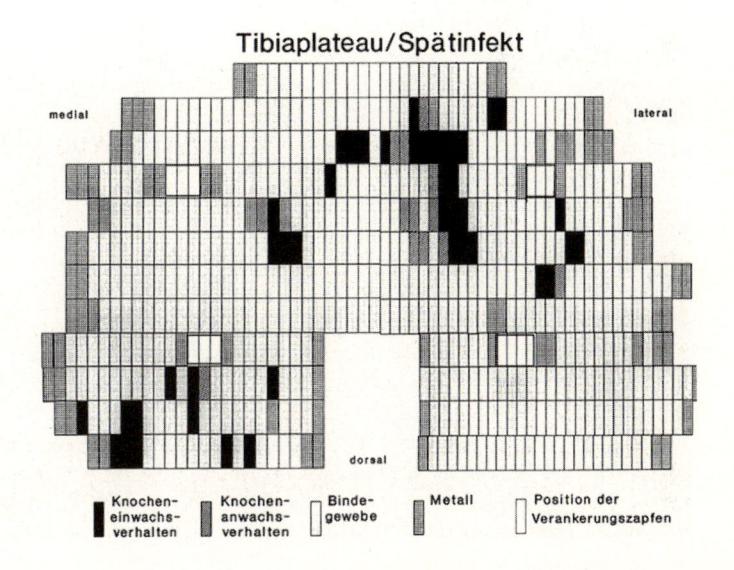

Abb. **151b**

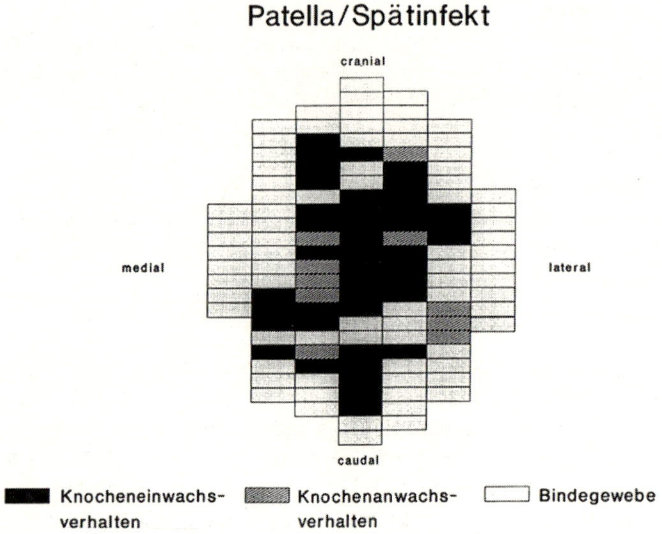

Patella/Spätinfekt

cranial

medial　　　　　　　　　　　　　lateral

caudal

■ Knocheneinwachs-
verhalten　　▓ Knochenanwachsverhalten　　□ Bindegewebe

Abb. **151 c**　Patellakomponente.

Diskussion

Im Gegensatz zu den Hüftgelenksprothesensystemen gibt es für die Knieprothesensysteme mit metallporösen Verankerungsflächen deutlich kürzere klinische Erfahrungszeiträume.

Rosenberg u. Mitarb. (1990) verglichen 140 zementierte Implantationen mit 135 zementfreien Implantationen des gleichen Prothesentyps mit einer durchschnittlichen Verweildauer von 43 bzw. 44 Monaten.

Es handelte sich hier um eine prospektive, nicht randomisierte Studie. Die Diagnosen, die zur Indikation eines Knieprothesenersatzes führten, waren jedoch vergleichbar. Unter Benutzung des gleichen Punktebewertungsschemas waren die klinisch funktionellen Ergebnisse vergleichbar mit einem leichten Vorteil für die zementfreie Implantation. Von den zementlosen Komponenten zeigten 3 Tibiaplateaus und 3 Patellakomponenten durchgehende Osteolysesäume entlang allen Grenzflächenzonen, die in ihrer Weite unter 1 mm blieben und im zeitlichen Verlauf keine Zunahme zeigten. Unter den zementierten Komponenten fanden sich keine durchgehenden Osteolysesäume. Bei den zementfreien Implantationen waren 6 Revisionen (5 %) notwendig, hiervon 2 wegen einer avaskulären Lockerung des Tibiaplateaus, 2 wegen eines tiefen Infektes, eine wegen eines Materialbruches an der femoralen Komponente und eine wegen existierender Knieschmerzen unklarer Genese.

Unter den zementierten Implantationen waren 8 Revisionen (6 %) notwendig. In 3 Fällen handelte es sich um chronische Schmerzen unklarer Genese, in 2 Fällen um postoperative, tiefe Wundnekrosen, in 2 Fällen um eine nicht mehr tolerierbare Kniegelenksinstabilität und in dem verbleibenden Fall um einen Spätinfekt. Ebert u. Mitarb. (1989) verglichen 43 in zementierter Version eingebrachte Prothesen vom Typ PCA (Howmedia, Rutherford, NJ, USA) mit 78 in nicht-zementierter Form eingebrachten Prothesen des gleichen Typs bei der Primärdiagnose einer rheumatoiden Arthritis mit einer Verweildauer von 4–8 Jahren. Bei diesen Untersuchungen waren die klinischen Ergebnisse für die nicht-zementierten Implantationen etwas besser als für die zementierten Implantationen. Die Komplikationen in der zementierten Gruppe bestanden aus einer patellaren und einer tibialen avaskulären Komponentenlockerung. Demgegenüber fanden sich in der nicht-zementierten Gruppe jeweils 2 avaskuläre Lockerungen der patellaren und der tibialen Komponente.

Im Gegensatz zu den Untersuchungsergebnissen von Rosenberg und Ebert fanden Rorabeck u. Boachie-Adjei (1988) in einem Vergleich von 100 zementierten Kinematic-II-

Kniegelenksprothesen (Howmedica, Rutherford, NJ, USA) mit 50 nicht-zementierten metallporösen PCA Kniegelenksprothesen nach 2 Jahren klinisch schlechtere Resultate für die nicht-zementierte PCA Version.

Dodd u. Mitarb. (1990) verglichen 18 paarweise bilaterale Implantationen mit der PCA Prothese (auf der einen Seite zementiert, auf der anderen Seite unzementiert) mit einer durchschnittlichen Implantatverweildauer von 5 Jahren für beide Implantationsformen. Die funktionell klinische Auswertung der Ergebnisse erbrachte keine Unterschiede zwischen der zementierten und unzementierten Implantationsform. Auch das radiologische Erscheinungsbild, insbesondere die Verteilung von Osteolysesäumen, zeigte keine Unterschiede. Bei den nicht-zementierten Implantationen kam es zu einer avaskulären Patellakomponentenlockerung, bei den zementierten Implantaten kam es zu einer avaskulären Tibiaplateaukomponentenlockerung. Auch die subjektive Beurteilung der Patienten zeigte keine Unterschiede.

Hofmann u. Mitarb. (1991) berichten über 104 Implantate mit dem „natural-knee" (Intermedics, Austin, Texas, USA) bei einem Patientenkollektiv mit einem Durchschnittsalter von 71 Jahren und einer durchschnittlichen Implantatverweildauer von 31 Monaten. Nur bei 5 Patienten fanden sich zonale Osteolysesäume, und es kam zu keinen aseptischen Lokkerungen.

Zusammenfassend kann für die klinischen Erfahrungen bei der Knieprothesenimplantation festgestellt werden, daß die bisherigen Ergebnisse insgesamt zufriedenstellend sind, und soweit dies anhand von Vergleichsstudien beurteilbar ist, bestehen bisher keine Unterschiede zu den Ergebnissen mit der zementierten Implantationsform von Gleitflächenersatz-Prothesen.

In der hier vorgestellten eigenen Untersuchung zeigte sich eine signifikante Verbesserung des Schmerzzustandes (p< 0,01), des Bewegungsumfanges (p< 0,01) und der Geh- und Treppensteigefähigkeit im prä-/postoperativen Vergleich. Der kritische Literaturvergleich zeigt, daß die MG-Kniegelenksprothese mittelfristig sehr gute klinische und radiologische Ergebnisse ermöglicht. Es fanden sich statistisch keine Korrelationen zwischen den postoperativen Gesamtpunktzahlen für den Bereich Schmerzen, Bewegungsumfang und Stabilität und für den Bereich Gehstrecke und Treppensteigen sowie für das Auftreten von Grenzflächenlysesäumen einerseits und den Variablen Geschlecht, Alter (bis 65 Jahre/über 65 Jahre), zementfrei ohne/mit Tibiaschraubenlochzementierung sowie Tibiaplateaugleitfläche mit/ohne karbonfaserverstärktem Polyäthylen andererseits. Ein entscheidender Faktor für den Langzeiterfolg der Knieendoprothese ist die dauerhafte Verankerungsfestigkeit. In unserer Studie fanden sich für die zementfreien Implantationen weder sichere noch mögliche röntgenologische Implantatlockerungszeichen drei bis fünf Jahre postoperativ. Alle Revisionen ließen sich entweder auf einen Infekt oder auf ein Materialversagen zurückführen. Das Vorkommen von peripheren Osteolysesäumen am Tibiaplateau sowie an den Patellarändern läßt vermuten, daß dort kein ausreichendes Knocheneinwachsen zustande gekommen ist. In vivo röntgenstereophotogrammetrische (Ryd u. Mitarb. 1991), biomechanische experimentelle Arbeiten (Walker u. Mitarb. 1990) sowie einige finite Elementanalysen (Andriacchi u. Mitarb. 1988) haben gezeigt, daß das Design und die Fixationstechnik einen direkten Einfluß auf die Primärstabilität sowie auf das elastische Grenzflächenverhalten der Prothese und damit auf das Knocheneinwachsverhalten haben. In Übereinstimmung hierzu zeigte eine größere Explantatanalyse (Kienapfel u. Mitarb. 1990) sowie eine tierexperimentelle Arbeit (Turner u. Mitarb. 1989), daß das Knocheneinwachsen in die Tibiaplateaus hauptsächlich auf den Bereich der Verankerungszapfen sowie auf den Bereich zwischen den Verankerungszapfen konzentriert ist.

Der Materialbruch an der Patellazapfenverankerung ist ursächlich mit der Unterdimensionierung der Zapfenseele verbunden und wurde auch für andere zementfreie metal-backed Patellaersatzdesigns beschrieben. Inzwischen wurden diese Zapfenseelen verstärkt. Bei dem in unserem Kollektiv beobachteten Tibiaplateaubruch handelt es sich nach Materialanalyse um einen Dauerschwingbruch, dessen Ursache in mangelnder Verankerungstechnik nach vorher zementierter Endoprothesenimplantation gesucht werden muß und unseres Erachtens nicht dem Design anzulasten ist.

Die Verwendung von Titanschmiedelegierung in Kombination mit Polyäthylen als Gleitoberfläche ist nicht unumstritten. Beispielsweise liegen inzwischen klinische Arbeiten (Rorabeck u. Boachie-Adjei 1988, Rosenberg u. Mitarb. 1990) und Explantatanalysen (Kienapfel u. Mitarb. 1991) vor, die im Hüftbereich über schlechte Ergebnisse im Hinblick auf das Verschleißverhalten von Titan-Aluminium-Vanadium-Kugeln mit Polyäthylenpfannen hinweisen. In einem Kniesimulatorversuch unter Benutzung des karbonfaserverstärkten Polyäthylens zeigten die CrCoMb- und TiN-Femurkomponenten gegenüber den unbehandelten Ti_6Al_4V-Femurkomponenten eine bessere Verschleißfestigkeit (Williams u. Mitarb. 1986). Bei unseren Revisionsfällen war immer das Titanfemurteil mit kohlefaserverstärktem Polyäthylen kombiniert.

Bei der Revision fanden sich klinisch Schwärzungen des Gewebes in unterschiedlichem Ausmaß. Auch histologisch fanden sich neben geringen Titanabriebpartikeln vorwiegend Kohlefaserfragmente, um die mäßige Fremdkörperreaktionen zu sehen waren.

Katastrophale Abriebsituationen, wie sie für Titankugeln gegen Polyäthylen im Hüftgelenk beschrieben sind, haben wir bisher bei keinem unserer klinischen Fälle beobachtet. Es mag dies auch damit zusammenhängen, daß die Miller-Galante-Knieprothese mit dem vorhandenen intramedullären Instrumentarium exakt eingesetzt werden kann.

Fehlimplantationen ad axim oder ad rotationem haben wir praktisch nicht beobachtet, könnten aber auch am Kniegelenk für unerwünschte Titanabriebsituationen verantwortlich werden. Es ist daher gerade bei diesem Gelenk die exakte Implantation von besonderer Wichtigkeit. Zusätzliche Oberflächenhärtungstechniken für die Titanlegierungsgleitflächen durch Nitridbeschichtung oder Ionenimplantation zeigten in in vitro Untersuchungen eine bessere Verschleißfestigkeit (Dodd u. Mitarb. 1990). Letzteres Verfahren wird seit November 1989 auch bei der Herstellung der Femurkomponente der MG-Prothese angewandt und muß zukünftig auf seine tribologischen in vivo Eigenschaften im Vergleich zu anderen Gleitpaarungen kritisch verfolgt werden.

Die von uns seit Dezember 1991 genutzte Weiterentwicklung der MG-Prothese, die MG-II-Prothese, unterscheidet sich im wesentlichen in der Artikulations- und Verankerungsgeometrie der Patellakomponente sowie in der Möglichkeit, 6,5-mm-Spongiosaschrauben für die Tibiaplateauverankerung zu nutzen. Hierbei soll das geänderte Patelladesign über einen gleichmäßiger verteilten Flächenanpreßdruck im femoropatellaren Gleitlager eine verringerte Scherkrafteinwirkung an der Verankerungsfläche bewirken. Der Gebrauch der Spongiosaschrauben, die in einer Neigung bis zu 10° eingebracht werden können, dient zur Erhöhung der Primärfixation des Tibiaplateaus.

Insgesamt zeigen unsere jetzt sechsjährigen Erfahrungen mit der Miller-Galante-Kniegelenksprothese in dem von uns beschriebenen Implantationsmodus sehr zufriedenstel-lende mittelfristige klinische Erfolgsergebnisse, eine endgültige Beurteilung bleibt aber den Langzeitergebnissen vorbehalten.

Literatur

Andriacchi, T.P., J.O. Galante: (1982) Influence of total knee replacement design on walking and stair climbing. J. Bone Jt Surg. (A) 64: 1328

Andriacchi, T.P., A.B. Strickland, D.R. Summer: (1988) Mechanical factors influencing ingrowth into the tibia component of total knee replacement. Computational methods in bioengineering. BED. 9: 13–144

Blauth, W., J. Hassenpflug: (1990) Are unconstrained components essential in total knee arthroplasty? Long-term results of the Blauth knee prosthesis. Clin. Orthop. 258:86–94

Crowninshield, R., H. Price, J. Parr, L. Gilbertson, J. Lower, R. Shetty: (1991) Hardness, abrasion resistance and particulate release from metallic implant surfaces. Trans ORS 16:91

Dodd, C.A.F., D.S. Hungerford, K.A. Krackow: (1990) Total knee arthroplasty fixation. Clin. Orthop. 260:66–70

Ebert, F.R., K.A. Krackow, D.A. Lennox, D.S. Hungerford: (1989) A 4 to 8 year follow-up cemented versus uncemented arthroplasty in rheumatoid patients. Trans AAOS 56th Annual Meeting, Las Vegas, Nevada, pp 169

Ewald, F.C.: (1989) The knee society total knee arthroplasty roentgenographic evaluation and scoring system. Clin. Orthop. 248:9–12

Galante, J., W. Rostoker, R. Lueck, R.D. Ray: (1971) Sintered fiber metal composites as a basis for attachement of implants in bone. J. Bone Jt Surg. 53:101–114

Hofmann, A.A., R.W.B. Wyatt, W. Beck, J. Alpert: (1991) Cementless total knee arthroplasty in patients over 65 years old Clin. Orthop. 271:28–34

Insall, J.N., L.D. Dorr, R.D. Scott, W.N. Scott: (1988) Rational of the knee society clinical rating system. Clin. Orthop. 248:13–14

Jacobs, J.J., R.M. Urban, H. Kienapfel, D.R. Sumner, T. Glant, J.O. Galante: (1990) Particulate associated endosteal osteolysis in titanium based alloy cementless total jip

Kienapfel, H., D.R. Sumner, J.J. Jacobs, T.M. Turner, R.M. Urban, J.O. Galante: (1990) A quantitative topographic evaluation of bone ingrowth in tibial components removed from human patients. In: G. Heimke, U. Solzesz, A.J.C. Lee (eds): Clinical implant materials-advances in biomaterials vol 9. Elsevier, Amsterdam, pp 415–420

Kienapfel, H., J. Martell, A. Rosenberg, J.O. Galante: (1991) Two to five year results with the cementless Gustilo-kyle and BIAS total hip arthroplasty. Arch Orthop. Trauma Surg. 110:179–186

Kienapfel, H., P. Griss, J. Orth, K. Roloff, U. Malzer: (1991) 2–5 Jahresergebnisse mit der zementfrei einsetzbaren Kniegelenksprothese vom Typ Miller-Galante. Orthopädie 20:189–196

Peterson, D.C., B.M. Hillberry, D.A. Heck: (1988) Component wear of total knee prosthesis using Ti-6A1–4V, titanium nitride coated Ti-6A1–4Vm and cobaldchromium-molybdenum femoral compoents. J. Biomed Mater Res. 22:887–903

Ranawatt, C.S., O.B. Boachie-Adjei: (1988) Survivorship analysis and results of total condylar knee arthroplasty. Clin. Orthop. 226:6–13

Rorabeck, C.S., O.B. Boachie-Adjei: (1988) The cemented kinematic-II and the noncemented porous-coated anatomic prosthesis for total knee replacement. J. Bone Jt Surg. 70A:483

Rosenberg, A.G., R.M. Bardon, J.O. Galante: (1990) Cemented ingrowth fixation of the Miller-Galante prosthesis. Clinical an roentgenographic comparison after 3–6 year follw up studies Clin. Orthop. 260:71–79

Ryd, L., S.T. Larsen, A. Stenström L. Carlsson, P. Herberts, G. Selvik: (1991) The staility of tibial components in the postoperative phase. Trans ORS 16:559

Turner, T.M., R.M. Urban, D.R. Sumner, A.K. Skipor, J.O. Galante: (1989) Bone ingrowth into the tibial component of a canine total condylar knee replacement prosthesis. J. Orthop. Res. 7:893–901

Walker, P.S., H.P. Hsu, R.A. Zimmermann: (1990) A comparative study of uncemented tibial components. J. Arthroplasty 5:245–253

Williams, J.M., R.A. Buchanan, E.D. Rigney: (1986) Improvement in wear performance of surgical Ti-6A1–4V alloy by ion implantation of nitrogen or carbon. In: Hochman RF (ed) Ion plating and implantation: applications ot materials. Metal Park, ASM 141–150

Der bikondyläre Gleitflächenersatz vom Typ Miller-Galante I: Zementierte, teilzementierte oder zementfreie Verankerung

G.A. Fuchs, A. Richter, D. Kerschbaumer, Ch. Dorsch

Problemstellung

Die Entwicklung der Knieendoprothetik weist in den letzten 10 Jahren – trotz individueller Form- und Verankerungsmodifikationen – wesentliche gemeinsame Charakteristika auf: zunehmend identische Implantatformen, insbesondere der femoralen Komponente, vergleichbare Materialeigenschaften und einen zunehmenden Trend zur zementfreien Verankerung mit Ausnahme des Patellaersatzes. Im allgemeinen wird bevorzugt der Gleitflächenersatz als Operation mit geringgradiger Destruktionseigenschaft gewählt. Anlaß zu teils kontroverser Diskussion bieten Mitteilungen über verankerungsbedingte Komplikationen sowohl der patellaren als auch der tibialen Komponente (Kienapfel u. Mitarb. 1991, Rosenberg u. Mitarb. 1988). Der Gleitflächenersatz vom Typ Miller-Galante bietet durch sein Verankerungsspektrum, von totaler über Teilzementierung (Hybrid-Verankerung) zu total zementfreier Implantation ein hohes Maß an individueller Anpassung an die jeweiligen biologischen und morphologisch-anatomischen Besonderheiten. Anhand der mittlerweile 6jährigen Erfahrung und Nachuntersuchungsergebnisse zwischen 2 und 5 Jahren sollte die Frage des günstigsten Verankerungsprinzipes auch bei unterschiedlichen klinischen Voraussetzungen (Osteoporose) analysiert werden.

Material und Methode

Von 1986 – 1991 wurden in der Orthopädischen Klinik Bayreuth insgesamt 269 Knieendoprothesen implantiert. Davon waren 49 Totalendoprothesen vom Typ GSB und Link-Rotationsgelenk, 86 monokondyläre Knieschlittenimplantate (Typ St. Georg) und 134 bikondyläre Gleitflächenersatzprothesen, sowohl vom Typ Insall-Burstein als auch vom Typ Miller-Galante (Tab. **46**).

Tabelle **46** Knieendoprothesen Orthop. Klinik Bayreuth 1986 - 1991 n = 269

Monokondyläre Knieschlitten	86
Bikondylärer Gleitflächenersatz	134
Totale Knieendoprothese (GSB, Link-Rot.)	49

Nachuntersucht wurden 76 bikondyläre Gleitflächenersatzprothesen, die sich in 18 ausschließlich zementierte Implantate vom Typ Insall-Burstein, in die „Hybrid"- (n=3) bzw. die Zementversion des Miller-Galante-Systems (n=5) und in 50 zementfreie Miller-Galante-Endoprothesen aufgliedern, wobei seit 1989 das Patella-Inlay und die Haltezapfen der tibialen Komponente von Anfang an grundsätzlich zementiert worden sind (Tab. 47).

Die 76 Kniegelenke wurden bei 72 Patienten implantiert. Die durchschnittliche Nachuntersuchungszeit betrug 2,3 Jahre, das Durchschnittsalter 71 Jahre, das Verhältnis Frauen:Männer lag bei 3:1. die Auswertung der restlichen 47 Miller-Galante-Endoprothesen wird aus Gründen der zeitlichen Aussagekraft einer späteren Analyse vorbehalten. Die Auswertung der 2- bis 5-Jahres-Ergebnisse wurde anhand eines modifizierten, die subjektiv klinischen wie auch die röntgenologischen Befunde berücksichtigenden COMESA-Scores (Wien) vorgenommen und EDV-gestützt ausgewertet.

Tabelle **47** Bikondyläre Gleitflächenersatzprothesen 1986 – 1991 n = 134

	zementfrei	teilzement. (Hybrid)	totalzement.
Typ Miller-Galante	94	4	7
Typ Insall-Burstein	–	–	29
Nachuntersucht: (n-76)			
Typ Miller-Galante	50	3	5
Typ Insall-Burstein	–	–	18

Ergebnisse

Von den 76 implantierten Gleitflächenersatzendoprothesen vom Typ Miller-Galante I mußten 2 Revisionsoperationen nach Ablauf von 2 bzw. 4 Monaten vorgenommen werden. Einmal handelte es sich um eine traumatische Lokkerung nach Sturz eines PCP-Patienten, zum anderen um eine extreme kombinierte Bandlockerung mit ventraler Subluxation des Tibiakopfes, nach einer Fehlimplantation des Tibiaplateaus (Rotationsfehler). Im ersten Fall wurde das Revisionsmodell vom Typ Miller-Galante, im zweiten Fall eine totale Knieglenksendoprothese vom Typ Link-Rotation im Austausch implantiert. Beide Patienten sind nach der zweiten Operation beschwerdefrei geblieben. Als weitere Komplikationen traten 2 Patellafrakturen, 2 Patella-"clunc-Phänome", 2 temporäre Fibularisparesen und 3 thrombembolische Komplikationen ohne wesentliche Folgen auf. Als weitere wesentliche, möglicherweise implantatspezifische Komplikation trat in 5 Fällen eine ventrale bzw. kombinierte Bandinstabilität (++) auf. Die Gesamtkomplikationsrate betrug unter Berücksichtigung aller, auch allgemeinmedizinischer Komplikationen, 21 %, die operationsspezifischen Folgen lagen bei 6,5 %. Im übrigen sind die Untersuchungsergebnisse unter Berücksichtigung aller Auswertungskriterien bei 83 % mit sehr gut bis gut, in 14 % befriedigend und in 3 % als schlecht zu bezeichnen, wobei eine charakteristische Zuordnung der aufgetretenen Komplikationen zu der jeweiligen Verankerungsform nicht sicher vorgenommen werden kann.

Im Vordergrund der *klinischen Ergebnisse* steht die eindrucksvolle Beschwerdebesserung von seiten der präoperativ-persistierenden Belastungs- und Ruheschmerzen, und zwar in 92 %.

Die funktionelle Auswertung ergibt in 76 %, also rund 3/4 der Patienten, eine Zunahme der Bewegungsfähigkeit von präoperativ 79° auf postoperativ 96°, nach einer durchschnittlichen Nachuntersuchungszeit von 2,3 Jahren. Hierbei geht die prozentuale Bewegungszunahme stärker zugunsten der Streckfähigkeit als der Beugefähigkeit.

Bei 5 Patienten (rund 3,5 %) muß eine deutlich verstärkte, bedenkliche vordere Instabilität bzw. eine kombinierte Bandinstabilität (+++) in Kauf genommen werden. Davon wurde in einem Fall die Reoperation mit Implantation einer totalen Knieendoprothese erforderlich, in einem weiteren Fall lehnte die Patientin eine Reoperation wegen relativ geringer Beschwerden ab. In 12 % der nachuntersuchten Patienten bestand eine *relative* Instabilität mit einer vorderen Schublade unter 1 cm. Die Seitenbandstabilität war 7mal (ca. 5 %) beeinträchtigt (++), ohne daß erneute operative Maßnahmen sinnvoll oder notwendig erschienen. Bei der Beurteilung der Gehstrecke und des Treppensteigens ist eine rund 30 %ige Verbesserung der präoperativen Leistung festzustellen, wobei ein Großteil der Patienten zwar mit dem Gesamtergebnis zufrieden war, aber über das Ausmaß von Einzelleistungen (Schuhe binden, Strümpfe anziehen, aus der Hocke aufstehen etc.) teilweise enttäuschte Angaben machten (Mulitmorbidität, Polyarthrose!).

Radiologische Auswertung

Die radiologische Auswertung wurde anhand von konventionellen Röntgenaufnahmen im belasteten Zustand – als Langaufnahmen – vorgenommen. Zusätzlich wurden Patella-Defilee-Aufnahmen in 30°-, 60°- und 90°-Technik zur Beurteilung der Verankerung des Patella-Inlays und zur Frage der Zentrierung in der femoralen Gleitbahn angefertigt (Abb. **152** u. **153**).

Implantatbrüche konnten in keinem der nachuntersuchten Fälle festgestellt werden. Bedenkliche Lockerungszeichen traten in 2 Fällen an der Grenzfläche zwischen Patella und Gleitflächenersatz auf. In ca. 10 % ließen sich nach über 2 Jahren, vorwiegend medial, weniger auch an der lateralen Tibiaplateaugrenze, Osteolysesäume in einer Breite von weniger als 1 mm und einer Länge von unter 1 cm feststellen (Abb. **154**).

Dies besteht in Übereinstimmung mit anderweitigen Mitteilungen in der Literatur (Ewald 1989, Kienapfel u. Mitarb. 1991, Knahr u. Mitarb. 1990, Rosenberg u. Mitarb. 1990). In keinem der nachuntersuchten Fälle konnte man Osteolysesäume, Appositionssäume o.ä. auffällige Röntgenzeichen im Bereich der Hal-

200 Der bikondyläre Gleitflächenersatz vom Typ Miller-Galante I

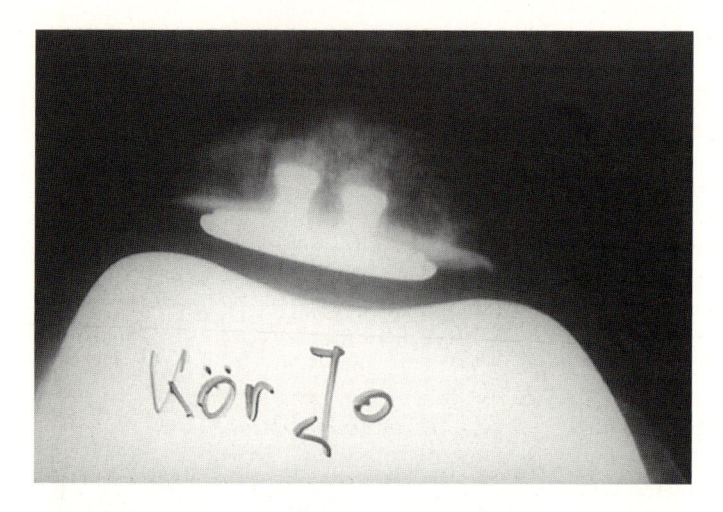

Abb. **152** Axiale Patella-Aufnahmen nach Implantation einer Dreikomponenten-Gleitflächenendoprothese (Miller-Galante): zementloses Polyäthylen-Inlay mit metal back (Titanfasern).

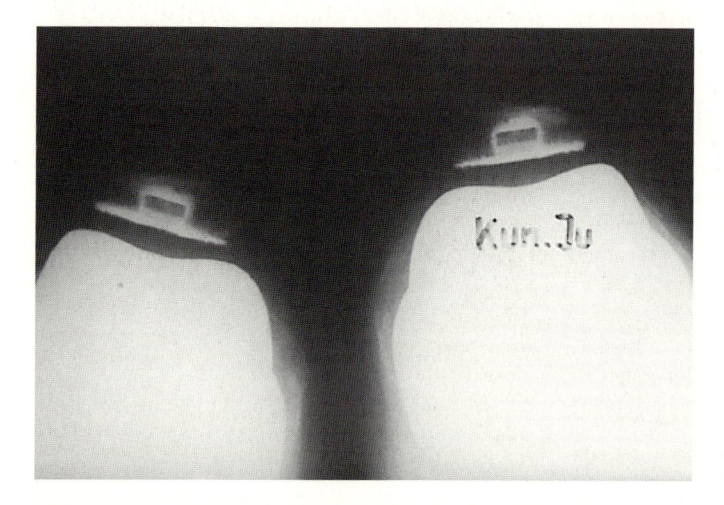

Abb. **153** Zementierte Version mit reinem Polyäthylen.

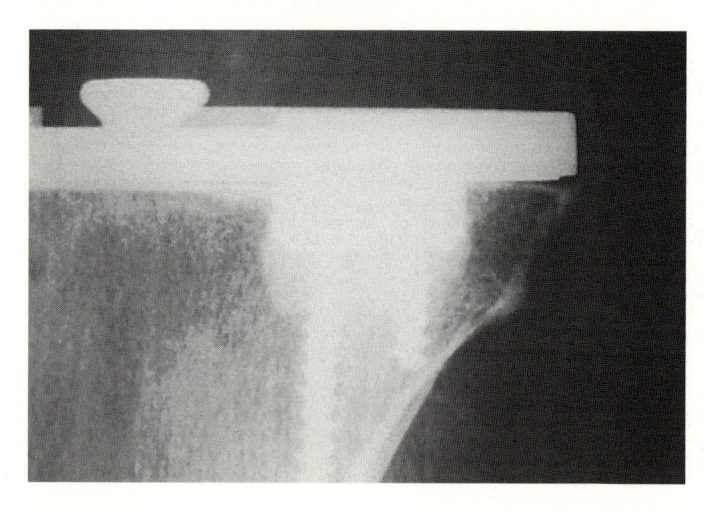

Abb. **154** Typische Saumbildung am lateralen Tibiaplateau nach einem Beobachtungszeitraum von 2 Jahren.

tezapfen, die in der Regel zementiert waren, erkennen.

Dies trifft ebenfalls für die kürzlich beschriebene Osteolysezone hinter der femoralen Komponente zu, die – wenn überhaupt – in unserem Patientengut jedenfalls keine Bedeutung zu haben scheint (Mintzer u. Mitarb. 1990). Auch Schraubenlockerungen ließen sich nicht nachweisen. Die ausschließlich unauffällige Zement-Knochen-Grenze bei der Dübelverankerung des Tibiaplateaus spricht für die Vorteile dieser Verankerungstechnik, wobei grundsätzlich von einer zementfreien Implantation ausgegangen werden kann (Abb. **156**).

Was die Achsenverhältnisse betrifft, so wurde in 3 Fällen durch nicht ganz korrekte Resektion des Tibiaplateaus eine verstärkte Varusachse hervorgerufen, die im Ausmaß von 2 bis 3° im Beobachtungszeitraum keine objektivierbare klinische Konsequenzen aufwies. Alle übrigen Fälle befanden sich von den Achsverhältnissen her im physiologischen Bereich, zwischen 3 und 8° Valgus, was u.E. auf das exakte, intramedulläre Instrumentarium und die entsprechenden Resektionslehren zurückzuführen ist.

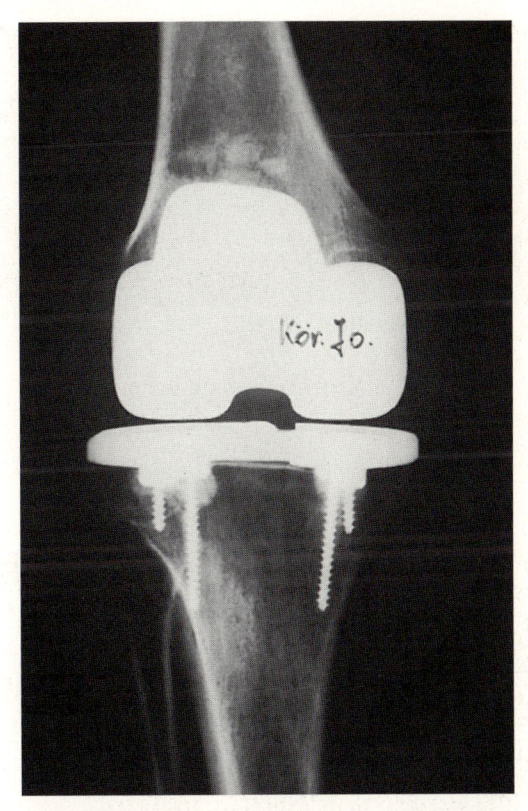

Abb. **155** Seltene Saumbildung zwischen Haltezapfen des Tibiaplateaus bei sonst unauffälliger Zement-Knochen-Grenze.

Diskussion

Über klinische Spätergebnisse von zementfrei implantierten Knieendoprothesen, insbesondere Gleitflächenersatzendoprothesen, liegen nur spärliche Angaben in der Literatur vor.

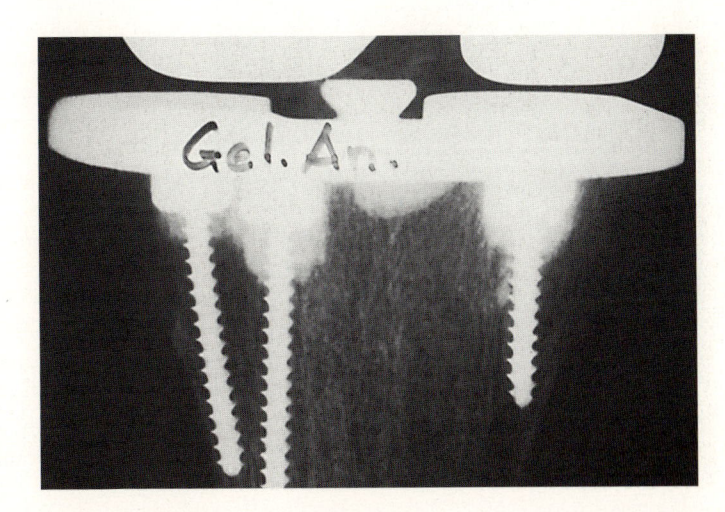

Abb. **156** Charakteristische, dübelartige Zementfixation der Haltezapfen des ansonsten zementfrei implantierten Tibiaplateaus. Hier zusätzliche Plombage einer medianen Knochenzyste mit PMMA-Knochenzement.

Beim Ergebnisvergleich von Knieendoprothesen-Nachuntersuchungen muß aufgrund der unterschiedlichen Verankerungstechnik und der speziellen biomechanischen Faktoren (Tribologie, Mechanik) sorgfältig unterschieden werden. Dies um so mehr, als Erfahrungen zementfreier Gleitflächenersatzendoprothesen derzeit höchstens mittelfristig vorliegen (Fuchs 1991, Hungerford u. Krackow 1985, Hungerford u. Mitarb. 1989, Joseph u. Kaufmann 1990, Kienapfel u. Mitarb. 1991, Landon u. Mitarb. 1986). Bei dem von uns gewählten Modell zur zementfreien Implantation handelt es sich um eine aus einer Titan-Schmiedelegierung hergestellte 3-Komponenten-Gleitflächenendoprothese (TKE) vom Typ Miller-Galante (Ti_6Al_4V), wobei die ursprüngliche Verankerungsfläche aller 3 Komponenten aus einem aufgesinterten porösen Rein-Titan-Fasernetz besteht.

Die Porengröße bewegt sich zwischen 150–400 µm bei 50 % Porosität. Hierfür lagen bereits Erfahrungen aus der Hüftendoprothetik vor (Harris 1971). Wegen der speziellen biomechanischen Problematik des Tibiaplateaus ist dies mit 4 Verankerungszapfen und Titanschrauben versehen, um eine sichere Primärfixation zu erreichen. Wegen der auch von Primärautoren (Rosenberg u. Mitarb. 1988, 1990) berichteten, relativ hohen Lockerungsraten des Patella-Inlays mit metal-back haben wir uns seit 1989 zur ausschließlichen Zementierung eines reinen Polyäthylen-Inlays entschlossen.

Die Zementversion des Miller-Galante-Systems ist auf der Verankerungsseite mit PMMA vorbeschichtet und entbehrt einer zusätzlichen Schraubenfixation des Tibiaplateaus. Schließlich steht für ausgewählte Fälle mit extremer Veränderung des Knochengewebes (Osteoporose etc.) eine dritte Version, ein Revisionsmodell mit variabel aufschraubbarem, verlängerungsfähigen Tibiaverankerungszapfen, ausschließlich zur Zementierung, zur Verfügung (Austauschoperationen; Abb. **157**).

Bei der Zementiertechnik wurden nicht nur die Kriterien der Vakuumzubereitung des Knochenzementes, sondern auch die Erfahrungen der Vorkompression mit einer speziellen Zementkompressionspistole genutzt. Zusätzlich wurde im implantatnahen spongiösen Knochenbereich durch Einbringen einer Hohlseelenschraube und eines Vakuumpumpsystems eine Verbesserung der Zementintrusion in das spongiöse Gitterwerk des Knochengewebes erreicht (Abb. **158**).

Im Hinblick auf die verschiedenen Verankerungsmöglichkeiten des Miller-Galante-Systems haben wir bei der Wahl der Gleitflächenersatzprothese – nach anfänglichen Erfahrungen mit dem ausschließlich zu zementierenden Insall-Burstein-System – ersterem den Vorzug gegeben. Die Indikation zur Zementapplikation wird in relativ geringem Ausmaß, und auch nur bei extremen Konsistenzverhältnissen des Knochengewebes, gestellt. Ansonsten wurden – auch bei Rheumatikern (rund 15 %) – grundsätzlich die Endoprothesen mit der modifizierten Zapfenverankerung des Tibiaplateaus zementfrei implantiert.

Über Erfahrungen zementierter Gleitflächenersatzprothesen möge hier auf die einschlägige Literatur verwiesen werden. Dort wurden Erfolgsraten von 56–94 % nach 8 bzw.

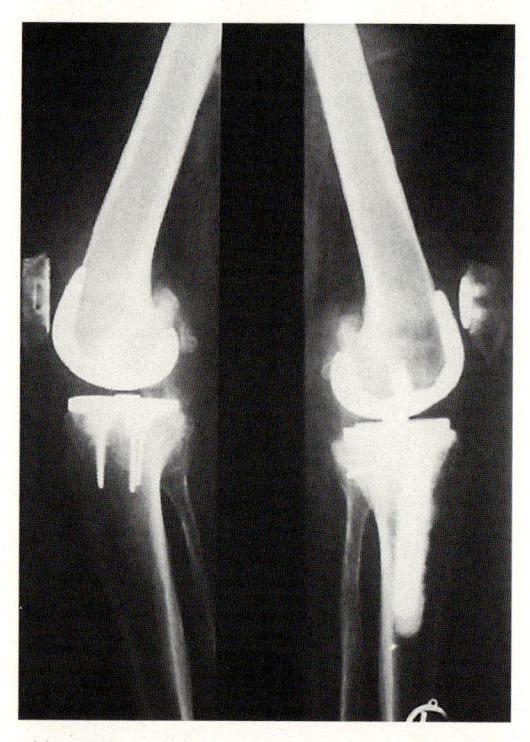

Abb. **157** 68jähriger PCP-Patient: Nach traumatischer Lockerung (Sturz) Austauschoperation mit MG-Revisionsmodell.

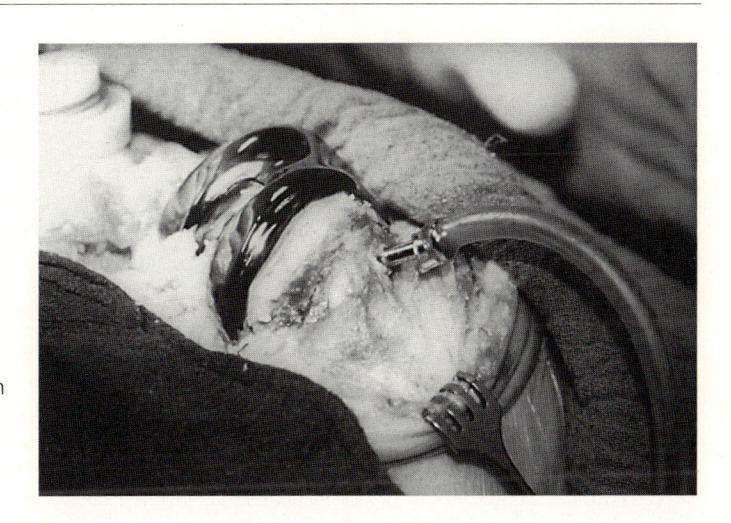

Abb. 158 Spezielle Zementiertechnik für totale und „Hybrid"-Zementierung mittels kurzfristigem intraossären Unterdruck (Sog) mit nachweislich günstigerem Intrusionsverhalten des Knochenzementes.

10 Jahren angegeben. Bei zementfreien Systemen sind die Beobachtungsraten wesentlich kürzer. Für die PCA-Endoprothese haben Hungerford u. Krackow 1985 allerdings als 2-Jahres-Ergebnisse über 90 % und Knahr u. Mitarbeiter 1990 beim gleichen Endoprothesentyp und 4-Jahres-Ergebnissen in 72 % über gute Ergebnisse berichtet. Kienapfel u. Mitarb. führten 1991 eine prospektive Untersuchung bei 64 Miller-Galante-Gelenken an 59 Patienten zwischen 2 und 5 Jahren durch. Sie berichteten in diesem Zeitraum über eine signifikante Verbesserung der funktionellen und klinischen Ausgangsbefunde, ohne radiologische Lockerungszeichen, bei einer durchschnittlichen Beobachtungszeit von 38 Monaten, außer einem gelockerten, zementierten Implantat.

Die Ergebnisse unserer Untersuchungen sind mit denen von Kienapfel u. Mitarb. bzw. Joseph u. Kaufmann (1990) u.a. vergleichbar, wobei der Anteil rheumatischer Patienten in unserem Patientengut deutlich höher ist (15 %). Bei der Analyse der Komplikationsrate steht eindeutig die Patella im Vordergrund, wie dies bereits auch anderweitig mitgeteilt worden ist (Rosenberg u. Mitarb. 1988, 1990).

Insgesamt lassen sich unsere Ergebnisse in diejenige der bisherigen Literatur gut eingliedern. Allerdings kann ein signifikanter Unterschied zwischen zementierter und zementfreier Verankerung bislang nicht festgestellt werden, wie dies ebenfalls anderweitig bei mittelfristigen Beobachtungen angegeben wurde (Dodd u. Mitarb. 1990, Rand 1991, Rosenberg u. Mitarb. 1989, 1990). Den beiden Revisionsoperationen (Austauschoperationen) lagen jeweils eine zementierte und eine zementfreie Primärverankerung zugrunde. In beiden Fällen lag der Grund für die erforderliche Austauschoperation jedoch nicht in der Implantatverankerung, sondern in der Fehlimplantation bei der Erstoperation bzw. in einer traumatischen Genese.

Aufgrund unserer mittelfristigen Ergebnisse können wir differential-therapeutisch keine spezifischen Vor- und Nachteile der jeweiligen Verankerungsmodifikation ableiten. Dies spricht allerdings, nicht zuletzt aus Gründen der Erfahrung mit Spätergebnissen zementierter Implantate (Hüftendoprothetik) dafür, daß die zementfreie Implantation durchaus auch im mittelfristigen Beobachtungszeitraum der Zementverankerung vorzuziehen ist. Es kann davon ausgegangen werden, daß im Rahmen von Langzeitbeobachtungen die Überlegenheit der zementfreien Implantationstechnik, wie auch die „Hybrid"-Modifikation, gegenüber der total zementierten Verankerung zunehmen wird (Kraay u. Mitarb. 1991).

Literatur

Dodd, C.A., D.S. Hungerford, K.A. Krackow: Total knee arthroplasty fixation. Comparison of the early results of paired cemented vs. uncemented porous coated anatomic knee prosthesis. Clin. Orthop. 260 (1990) 66

Ewald, F.C.: The knee society total knie arthroplasty roentgenographic evaluation and scoring system. Clin. Orthop. 248 (1989) 9

Fuchs, G.A.: Differenzierte Verankerungstechnik und Implantatwahl beim Gleitflächenersatz des Knieglenkes. Ref. 77 DGOT, Sept. 1991 Hamburg/Mittteilungsbl. DGOT Nr. 3, 21 Jg. 216

Harris, W.H.: A new total hip. Clin. Orthop. 81 (1971) 105

Hungerford, D.S, K.A. Krackow: Total joint arthroplasty of the knee. Clin. Orthop. 191 (1985) 23

Hungerford, D.S., K.A. Krackow, R.V. Kenna: Cementless total knee replacement in patients 50 years old and under. Orthop. Clin. North Am. 20 (1989) 131

Joseph, J., E.E. Kaufmann: Preliminary results of Miller-Galante uncemented total knee arthroplasty. Orthopaedics 13 (1990) 511

Kienapfel, H., P. Griss, J. Orth, K. Roloff, U. Malzer: Zwei- bis Fünfjahresergebnisse mit der zementfrei einsetzbaren Kniegelenksprothese vom Typ Miller-Galante. Orthopäde 20 (1991) 189

Knahr, K., M. Salzer, W. Schmidt: A radiological analysis of uncemented PCA tibial implants with a follow up period of 4–7 years. J. Arthroplasty 5 (1990) 131

Kraay, M.J., S.A. Mayers, V.M. Goldberg, H.E. Figgie, P.H. Conroy: „Hybrid" total knee arthroplasty with the Miller-Galante prothesis. Clin. Orthop. 272 (1991) 32

Landon, G.C., J.O. Galante, M.M. Maley: Noncemented total knee arthroplasty. Clin. Orthop. 205 (1986) 49

Mintzer, C.M., D.D. Robertson, S. Rackemann, F.C. Ewald, R.D Scott, M. Spector: Bone loss in the distal anterior femur after total knee arthroplasty. Clin. Orthop. 260 (1990) 135

Rand, J.A.: Cement or cementless fixation in total knee arthroplasty. Clin. Orthop. 273 (1991) 52

Rosenberg, A.G., T.P. Andiracchi, R. Barden, J.O. Galante: Patella component failure in cementless knee arthroplasty. Clin. Orthop. 236 (1988) 106

Rosenberg, A.G., R. Barden, J.O. Galante: A comparison of cemented and cementless fixation with the Miller-Galante total knee arthroplasty. Orthop. Clin. North Am. 20 (1989) 97

Rosenberg, A.G., R.M. Barden, J.O. Galante: Cemented and ingrowth fixation of the Miller-Galante-prothesis. Clinical and roentgenographic comparison after 3–6 follow up studies. Clin. Orthop. 260 (1990) 71

Früh- und mittelfristige Ergebnisse der achslosen Tricon-Kniegelenksprothese

J. Heisel, T. Siebel, E. Schmitt, H.-J. Hesselschwerdt

Die Nachahmung des komplizierten Bewegungsablaufes des Kniegelenkes durch eine Endoprothese mit im Zuge der Beugebewegung nach dorsal wandernder Gelenkachse im Sinne eines Gleitverschiebemechanismus erscheint durch die neuere Generation der *Oberflächenalloarthroplastiken* am besten gelöst. Der Verzicht auf lange Hebelarme, wie bei den früheren „Scharnierprothesen" gegeben, entlastet das Knochenlager bei aufkommenden Scherkräften und mindert so die Verankerungsproblematik. Voraussetzung für die Verwendung derartiger Endoprothesenmodelle ist ein weitgehend erhaltener und ausreichend stabiler kollateraler Kapsel-Band-Apparat. Darüber hinaus sollte kein schwerwiegender Achsenfehler (über 20°) sowie ein ausreichender präoperativer Bewegungsumfang (zumindest 60°) ohne schwerwiegende Beugekontraktur des Kniegelenkes (unter 20°) bestehen.

Die bikondyläre *Tricon-Kniegelenksprothese* mit einteiligen Femur-, Tibiakopf- und Patellagleitflächenkomponenten (Abb. **159**) hat die bikondyläre Schlittenalloarthroplastik mit 2 getrennten medialen und lateralen Gelenkanteilen heutzutage weitgehend abgelöst. Bei ersterer stehen zementfreie Modelle mit oberflächenvergrößerten, metallisch-porösen Auflageflächen zur Reduktion des lokalen Knochendruckes zur Verfügung. Die Primärstabilität der Implantate im spongiösen Knochen wird durch zapfenartige, ebenfalls oberflächenvergrößerte Polyäthylennuten gesichert. Für Patienten mit höherem Operationsalter und hier meist gegebener osteoporotischer Knochenstruktur stehen zementierbare Implantate zur Verfügung.

Die *Kondylenkomponente* aus rostfreiem Stahl wird in 4 Größen (small, medium, medium-large, large) geliefert. Das einteilige *Tibiaplateau* aus Polyäthylen mit Metallarmierung im Bereich der Knochenkontaktflächen existiert ebenfalls in 4 verschiedenen Größen und auch 3 unterschiedlichen Plateauhöhen.

Die exakte intraoperative Anpassung an die jeweilige anatomische Situation erfolgt durch spezielle Schablonen. Bei der zementfreien Alloarthroplastik gibt es lediglich eine Implan-

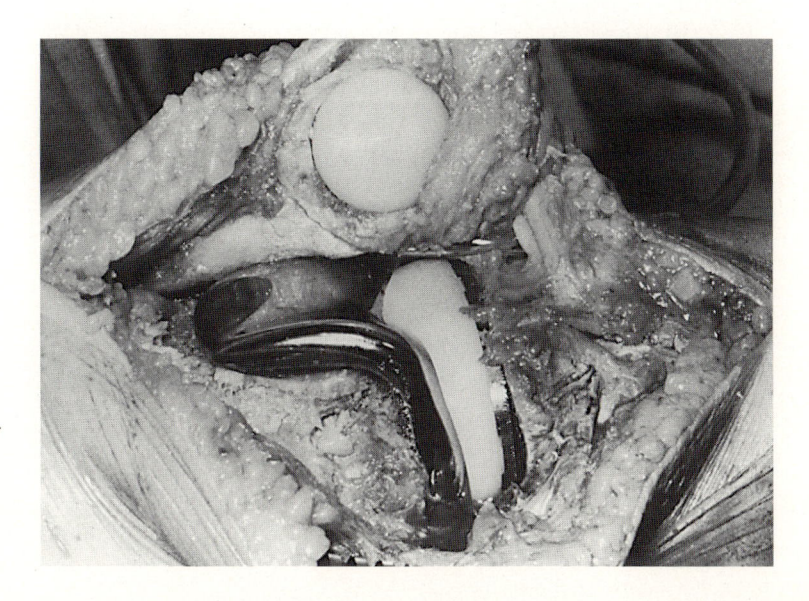

Abb. **159** Intraoperativer Situs nach Implantation der dreiteiligen zementfreien Tricon-Gleitachsen-Endoprothese des Kniegelenkes.

tatgröße des *Kniescheibengleitlagers* aus Polyäthylen, bei dem zementierten Modell 3. Zur Überprüfung der Gelenkstabilität und auch der Bewegungsfunktion sollte vor dem endgültigen Einbau des Kunstgelenkes ein intraoperativer Probelauf erfolgen. Aufgrund eines meist kontrakten lateralen Reservestreckapparates bei der oft primär bestehenden Varusfehlstellung wird in vielen Fällen zur Verbesserung des postoperativen Bewegungsspiels der Kniescheibe eine großzügige laterale Retinakulumdiszision erforderlich. Das vordere Kreuzband muß grundsätzlich reseziert werden, das hintere kann jedoch nahezu immer erhalten werden. Zur Reduktion der Entzündungsaktivität, hier vor allem bei Erkrankungen des rheumatischen Formenkreises, führen wir meist eine großzügige Synovektomie durch; hier ist dann vor Wundschluß ein Eröffnen der Blutleere mit sorgfältiger Blutstillung zur Verhinderung einer postoperativen Hämatombildung notwendig.

Die *Indikation* zur Anwendung der Tricon-Kniegelenksendoprothese ist grundsätzlich bei fortgeschrittenen bi- und trikompartimentären Gonarthrosen mit Beteiligung des medialen und lateralen Femorotibialgelenkes sowie Femoropatellargelenkes gegeben, z.B. bei posttraumatischen bzw. rheumatischen Panarthrosen. Lediglich bei monokondylären Destruktionen (z.B. bei Genu varum bzw. Morbus Ahlbäck) greifen wir noch auf monokondyläre Schlitten-Endoprothesen zurück. Bei erheblich instabilen Gelenken, ausgeprägten Beinachsenfehlern sowie hochgradiger Funktionsminderung bevorzugen wir Kniegelenks-"Vollendoprothesen" mit intramedullärer Implantatverankerung.

Kasuistik

Von 1986 bis Oktober 1991 wurden an der Orthopädischen Universitätsklinik Homburg/Saar bei 79 Patienten insgesamt *86 achslose Tricon-Kniegelenksendoprothesen* implantiert. Hierbei handelte es sich um 19 Männer und 60 Frauen. Die Seitenverteilung war in etwa ausgeglichen, das durchschnittliche Operationsalter errechnete sich auf 67,3 Jahre (Tab. **47**; Abb. **160**).

Tabelle **47** Kasuistik (1986 – 10/1991) Gesamtimplantation 86 Prothese (79 Patienten)

Geschlechtsverteilung	(n = 79)
Männer	19
Frauen	60
Seitenverteilung	(n = 79)
rechtsseitig	37
linksseitig	35
bilateral (zweiseitig)	7
Durchschnittliches Operationsalter 67,3 Jahre (26 – 84 J.)	

Operationsalter - Endoprothesenmodell

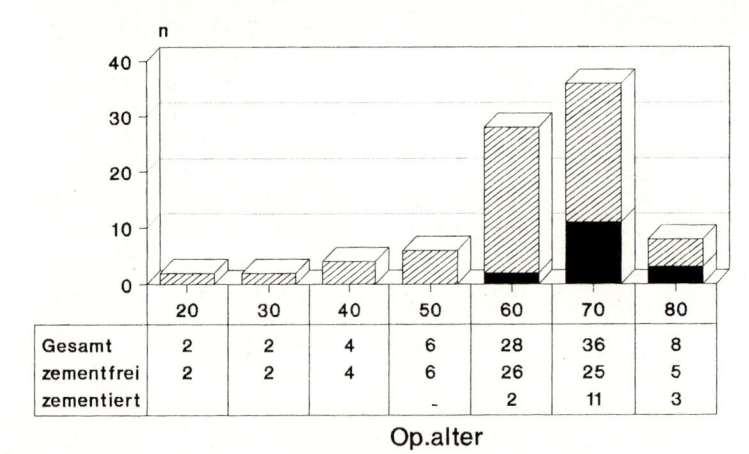

Op.alter	20	30	40	50	60	70	80
Gesamt	2	2	4	6	28	36	8
zementfrei	2	2	4	6	26	25	5
zementiert	-	-	-	-	2	11	3

■ zementiert ▨ zementfrei

Abb. **160** Altersverteilung unseres Krankengutes (n=86 operative Eingriffe).

Bei der *präoperativen Diagnose* stand die „idiopathische" Destruktion (meist mit Beinachsenfehler) im Vordergrund. 9mal lag eine posttraumatische, 13mal eine rheumatische sowie 3mal eine postinfektiöse Gonarthrose vor. Insgesamt 30 Patienten waren am homolateralen Kniegelenk voroperiert; hier handelte es sich meist um Synovektomien und Meniskektomien bzw. um Schienbeinkopfkorrekturosteotomien, 3mal wurde eine Realloarthroplastik bei aseptischem Versagen einer mono- oder bikondylären Schlitten-Endoprothese durchgeführt (Tab. 48).

Tabelle 48 Präoperative Diagnose (n = 86)

„Idiopathische" Destruktion	59
Posttraumatische Gonarthrose	11
Rheumatische Gonarthrose	13
Postinfektiöse Destruktion	3
Voroperationen am homolateralen Kniegelenk (n = 30 Pat.)	
Synovektomien	15
Meniskektomien	12
Bänderraffung/-plastik	3
Korrekturosteotomien	17
Osteosynthesen	5
Schlittenendoprothesen	3

Insgesamt wurden 70 zementfreie sowie 16 (teil-)zementierte Endoprothesen implantiert. An intraoperativen Zusatzmaßnahmen sind vor allem die laterale Retinakulumdiszision (26 Fälle) zur Verbesserung der Patellagleitmechanik bei kontraktem lateralem Reservestreckapparat anzuführen (Tab. 49).

Tabelle 49 Zementierte Alloplastiken (n = 16)

Femur/Tibia/Patella	7
Femur/Tibia	1
Femur	1
Tibia	5
Tibia/Patella	1
Patella	1
Zusätzliche intraoperative Maßnahmen (n = 86)	
Laterale Retinakulumdiszision	26
Innenbandraffung	7
Auffüllung von Knochendefekten	5

Der durchschnittliche stationäre Aufenthalt lag bei 22,8 Tagen. An wesentlichen postoperativen Komplikationen sind 13 oberflächliche Wundheilungsstörungen anzuführen, 2mal wurde hier eine Sekundärnaht erforderlich. 5mal kam es trotz systemischer peri- und postoperativer Antibiotikaprophylaxe (über 3 Tage) zur Ausbildung einer tiefen Wundinfektion, die in 4 Fällen den Prothesenausbau mit Fixateur-externe-Arthrodese erforderlich machte. Einmal heilte die tiefe Infektion nach lokaler Revision mit Instillation einer Spül-Saug-Drainage aus. 3mal war postoperativ eine Narkosemobilisierung des operierten Gelenkes notwendig (Tab. 50).

Tabelle 50 Postoperative Komplikationen (n = 86)

Oberflächliche Wundheilungsstörung		13
– konservative Behandlung	11	
– Sekundärnaht	2	
Tiefe Wundinfektion		5
– Prothesenausbau/Arthrodese	4	
– Abheilung nach Revision	1	
Patellaluxation		1
– Tuberositasverlagerung	1	
Beinvenenthrombose		2
Lungenembolie		–
Peroneusparese (temporär)		2
Gelenkeinsteifung (Narkosemob.)		3

Behandlungsergebnisse

Insgesamt 76 Patienten wurden teils mit Fragebogen, teils telefonisch zum Behandlungsergebnis befragt. 68 dieser Patienten waren weitgehend schmerzfrei, nur 8 gaben Belastungsbeschwerden an.

Subjektiv wurde das postoperative Ergebnis von den meisten Patienten mit gut beurteilt. 71 Patienten konnten schließlich klinisch und röntgenologisch nachuntersucht werden, der durchschnittliche postoperative Beobachtungszeitraum lag bei über einem Jahr. Bezüglich der Kniebeugung wurde ein mittlerer Wert von 91° ermittelt, welche nur geringfügig ungünstiger lag als der präoperative Ausgangsbefund. Ein zuvor bestehendes Streckdefizit von im Durchschnittt 17,5° konnte auf ein postoperatives Ausmaß von 8° gebessert werden (Abb. **161**).

	10	20	30	40
postop.	55	10	6	
präop.	17	27	16	10

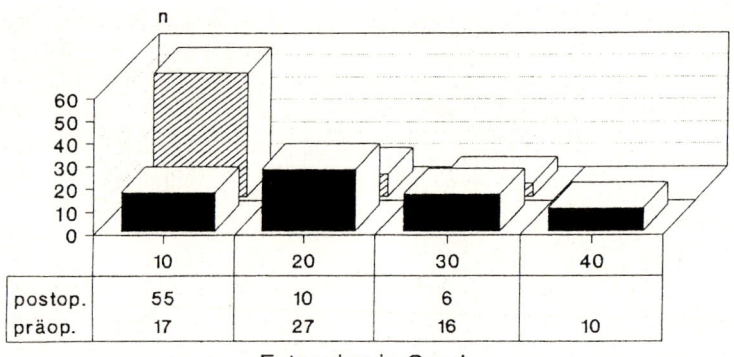

Extension in Grad

■ präop. ▨ postop.

Durchschn. präop. 17,5 ; postop. 8,2

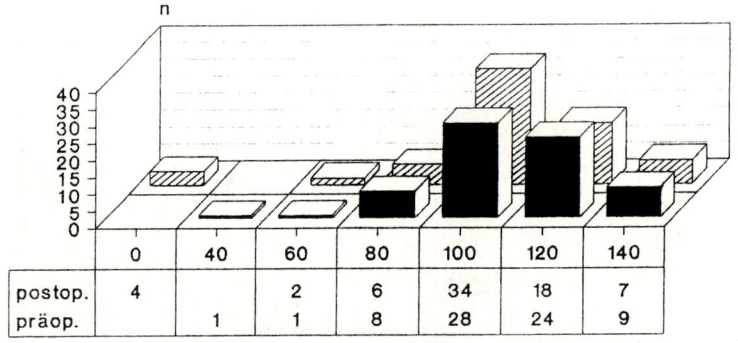

	0	40	60	80	100	120	140
postop.	4		2	6	34	18	7
präop.		1	1	8	28	24	9

Flexion in Grad

■ präop. ▨ postop.

Durchschn. präop. 98,0 ; postop. 91,1

Abb. **161** Intraindividueller Vergleich der Kniegelenksbeweglichkeit präoperativ sowie nach Implantation der Alloarthroplastik.

Während präoperativ Achsenfehler von 20° Varus bis zu 37° Valgus bestanden, lag der postoperative Wert lediglich zwischen 5° Varus und 16° Valgus. 38 Patienten waren in der Lage, sich ohne Gehstock im wesentlichen schmerzfrei fortzubewegen; 15 Patienten waren auf einen Gehstock, 16 Patienten, hier meist mit Erkrankungen des rheumatischen Formenkreises, auf eine Unterarmgehstütze, 7 sogar auf 2 Unterarmgehstützen angewiesen (Tab. **51**).

Tabelle **51** Gehhilfen

	präop. (n = 86)	postop. (n = 76)
Keine	35	38
1 Handstock	26	15
2 Handstöcke	4	–
1 Gehstütze	4	16
2 Gehstützen	13	7
Rollstuhl	4	–

Behandlungsergebnisse **209**

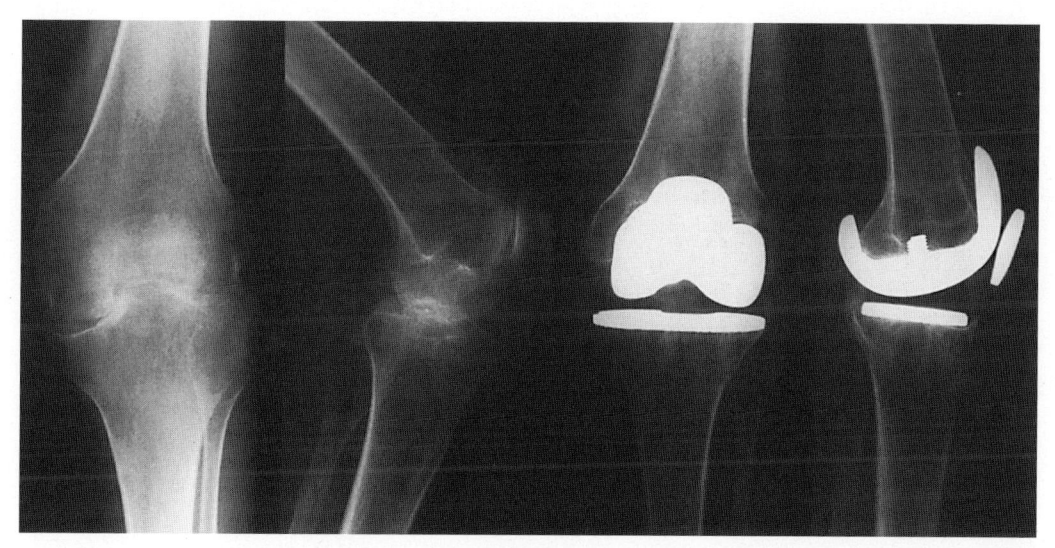

Abb. **162** Röntgenfallbeispiel einer jungen Frau mit chronischer Polyarthritis, hier hochgradiger entzündlicher Destruktion des linken Kniegelenkes (linker Bildanteil). Gute Gelenkführung nach Implantation einer zementfreien Tricon-Kniegelenksalloarthroplastik.

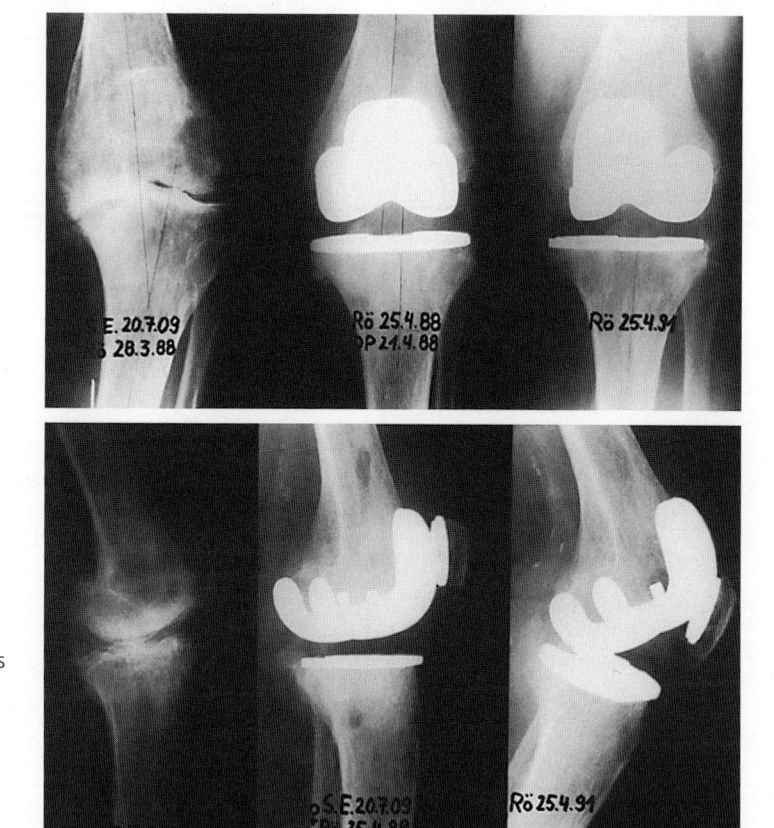

Abb. **163** Röntgenologisches Fallbeispiel Sch. E., w. geb. 1909, schwerstgradige Gonarthrose links mit Varusfehlstellung. Gutes röntgenologisches Ergebnis 3 Jahre postoperativ nach Implantation einer zementfreien Tricon-Endoprothese.

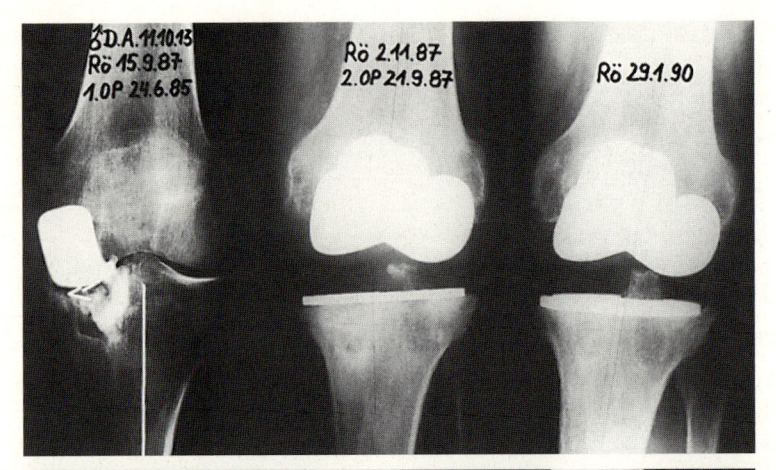

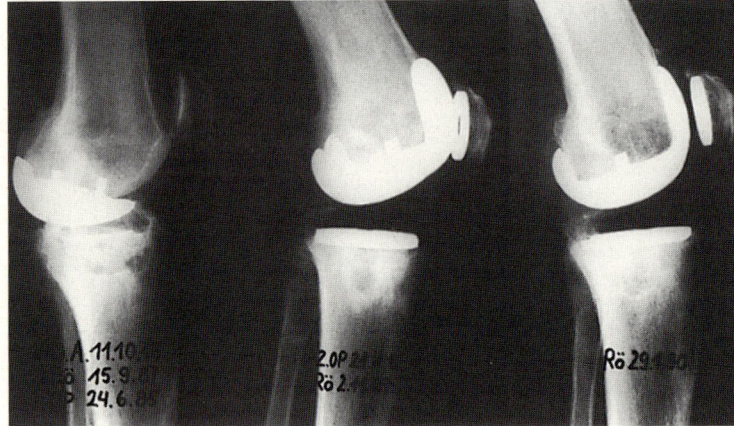

Abb. 164 Röntgenologisches Fallbeispiel D.A., m. geb. 1913, aseptische Auflockerung einer zementierten medialen Schlittenendoprothese linkes Kniegelenk (Erstoperation 1985). Bei der Austauschoperation 1987 wurde eine Gleitachsenprothese vom Typ Tricon implantiert, intraoperativ war eine umfangreiche autologe Knochenplastik erforderlich. 2,5 Jahre postoperativ gutes röntgeno-logisches Ergebnis mit fester Integration der zementfreien Endoprothese.

Die röntgenologische Nachuntersuchung belegte in jedem der Fälle bei dem allerdings nur kurzen Beobachtungszeitraum eine feste Integration der zementfreien Implantate ohne Hinweis auf aseptische Auslockerung. Auch die zementierten Komponenten wiesen keinerlei Lockerungszeichen auf.

Schlußfolgerungen

Im Gegensatz zur Hüftalloarthroplastik erscheint die Entwicklung des endoprothetischen Kniegelenkersatzes zur dauerhaften Lösung hochschmerzhafter Gelenkdestruktionen noch nicht so weit fortgeschritten, was umfangreiche Nachuntersuchungen der letzten Jahre belegen. Die Einführung verschleißfesterer Biomaterialien, vor allem aber die Verbesserung der Biomechanik durch Oberflächenvergrößerung der Implantate, Verzicht auf lange Hebelarme sowie eine Knochenzementverankerung und auch Standardisierung der Operationstechnik konnten die ehemals strenge Indikationsstellung zum Einbau einer Knieendoprothese weitgehend lockern. Für die korrekte Wahl der Implantate sollten das biologische Alter des Patienten, die exakte Lokalisation des degenerativen Gelenkaufbrauches, die Stabilität des Kapsel-Band-Apparates sowie das Ausmaß der Beinachsenabweichung mit in die Überlegungen einbezogen werden. Selbstverständlich stellt eine floride bzw. erst kürzlich zurückliegende Kniegelenksinfektion grundsätzlich eine strenge Kontraindikation dar. Aufgrund des aufscheinenden Langzeitversagens mit mangelnder Dauerschwingfestigkeit des PMMA-Knochenzementes sollten die zementierten Prothesenmodelle auf Patienten mit höherem Lebensalter begrenzt werden. Noch nicht endgültig gelöst ist das nicht ausreichende Langzeitabriebverhalten des als alloarthroplastischer Gleitpartner am häufigsten verwendeten Biomaterials Polyäthylen.

Die Behandlungsalternative der operativen Versteifung des Kniegelenkes wird in erster Linie nur noch bei infektbedingter Gelenkdestruktion gestellt, bei aseptischen Zuständen vor allem bei Patienten in noch jüngeren Lebensalter und nur dann, wenn das homolaterale Hüft- bzw. das kontralaterale Kniegelenk keine Funktionsbehinderungen zeigen. Grundsätzlich sollte im Zweifelsfall einem gelenkerhaltenden Vorgehen im Sinne einer kniegelenksnahen Umstellungsosteotomie im Vergleich zur „endgültigen" operativen Behandlungsstrategie eines künstlichen Gelenkersatzes der Vorzug gegeben werden. Der alloplastische Oberflächenersatz des Kniegelenkes als weitergehende Maßnahme erlaubt, bei einem aufscheinenden aseptischen Versagen, immer noch eine ausreichend gute Rückzugsmöglichkeit auf „Vollendoprothesen", aber auch bei Komplikationen einer tiefen Infektion aufgrund der nur spärlichen Knochenresektion zur Arthrodese.

Die vorliegenden kurz- bis mittelfristigen Ergebnisse unseres Krankengutes zeigen zufriedenstellende Ergebnisse bezüglich der implantierten achslosen Tricon-Kniegelenksprothesen. Uns wichtige flankierende Maßnahmen stellen die prä- und postoperative systemische Antibiotikaprophylaxe dar, weiterhin das Operieren unter Reinraumbedingungen, eine intensive postoperative Thrombosenprophylaxe sowie eine früh einsetzende funktionelle Nachbehandlung.

Literatur

Heisel, J.: Prophylaktischer Antiobiotikaeinsatz bei orthopädischen Eingriffen. Krankenhausarzt 57 (1984) 317

Heisel, J., B. Schwarz, H. Mittelmeier: Mittelfristige Ergebnisse der Kniegelenksalloarthroplastik. SÄB 37 (1984) 20

Heisel, J., B. Schwarz: Kniearthrodese – Knieendoprothese. Differentialtherapeutische Gesichtspunkte. Orth. Prax. 22 (1986) 372

Heisel, J., B. Schwarz: Mittelfristige Ergebnisse nach plastischem Kniegelenkersatz mit der Schlittenprothese. Orth. Prax. 23 (1987) 120

Schmittt, E., J. Heisel: Die operative Behandlung der Gonarthrose. SÄB 41 (1988) 521

Der APS-Kniegelenkersatz
Erfahrungen in 7 Jahren

P. Zenz, W. Schwägerl

Seit 1985 gelangt ein Kniegelenkersatz an unserem Hause zur Anwendung, der zur zementfreien wie auch zur zementierten Implantation geeignet ist. Bis 1992 haben wir insgesamt 573 Gelenke implantiert.

Die zementlose Fixation erfolgt bei diesem Prothesentyp über ein Spreizdübelsystem an allen drei Implantatteilen. Die verwendeten Materialien sind Reintitan am Tibiaplateau, der Patella und den Dübellamellen. Diese werden von titanbeschichteten Polyäthylenzapfen aufgespreizt (Beschichtung durch molekulares Reintitan; Chirulen).

Der Femuranteil besteht an der dem Knochen anliegenden Seite aus Titannitrid.

Im folgenden werden die Ergebnisse der ersten 85 zementfrei implantierten Gelenke behandelt.

Anfang dieses Jahres haben wir 54 Gelenke klinisch und radiologisch mit einem Nachuntersuchungsintervall von 5 bis 7 Jahren kontrolliert, 11mal war es inzwischen zu einem Fehlschlag gekommen. Bei den 8 verstorbenen und den 12 zuletzt nicht mehr kontrollierten Patienten lagen uns Aufzeichnungen früherer klinisch-radiologischer Kontrollen vor, so daß sich ein mittleres Nachuntersuchungsintervall von 58 Monaten ergibt. Das durch-schnittliche Alter zur Operation war 65 Jahre (42–86), die Primärdiagnose Arthrose in 58 (68 %), PcP in 27 (32 %) Fällen.

Ergebnisse

Die Bewertung der klinischen Ergebnisse erfolgte nach dem Score der amerikanischen Knee Society, der als einziger getrennt die Funktion des Gelenkes und die Funktion des Patienten mit jeweils 100 Punkten bewertet.

Im Mittelpunkt war die Funktion des Gelenkes mit 82 Punkten gut, die Patientenfunktion mit 75 Punkten befriedigend. Die mittlere Punktebewertung entsprechend der Einzelkriterien der Kniefunktion entnehmen Sie Abb. **165 – 168**, für die Patientenfunktion Abb. **169**, wobei die leeren Balken die maximal zu erreichende Punktezahl, die schraffierten Balken das durchschnittlich erreichte Ergebnis anzeigen.

Die mittlere Flexion blieb prä- und postoperativ nahezu gleich groß, präoperative Beugekontrakturen konnten von im Mittel 14° auf

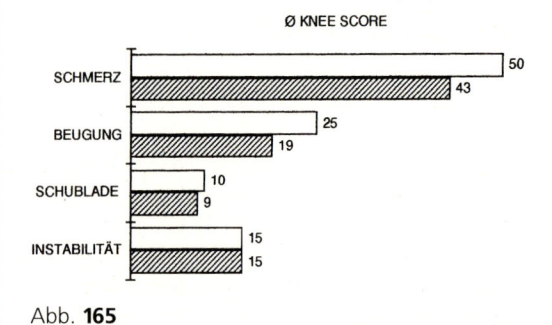

Tabelle **52**

Implantationen gesamt 1985 – 1991 n = 573	
zementfrei	257
zementiert	281
Hybride	35
Zementfreie Implantationen 1985 – 03/1987 n = 85	
Männer	21
Frauen	64
rechts	47
links	38
beidseitig	5
Nachuntersuchung 1992 n = 85	
verstorben	8
nicht erschienen	12
frühere Kontrolle	20
Fehlschlag	11
kontrolliert	54

Ø KNEE SCORE

SCHMERZ 50 / 43
BEUGUNG 25 / 19
SCHUBLADE 10 / 9
INSTABILITÄT 15 / 15

Abb. **165**

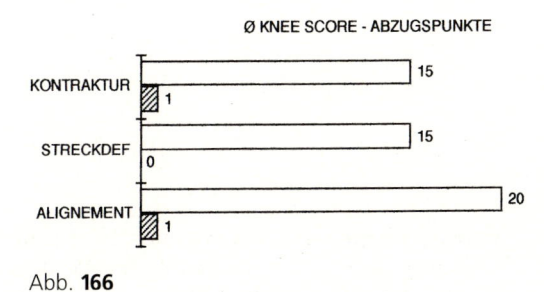

Ergebnisse

Abb. **166**

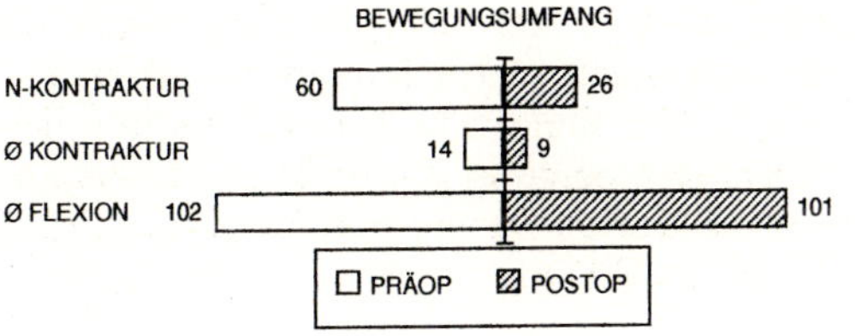

Abb. **167**

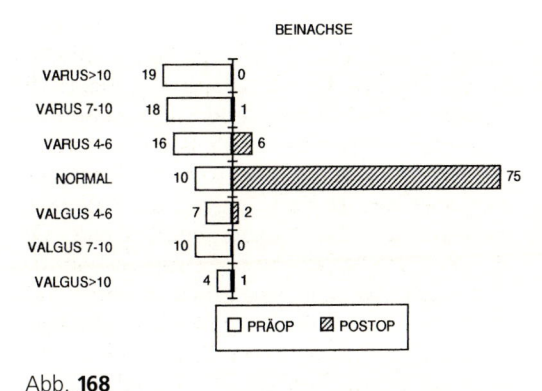

Abb. **168**

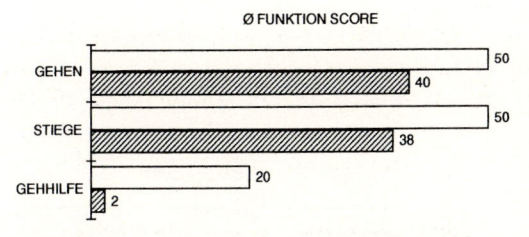

Abb. **169**

9° reduziert werden, was eine deutliche Verbesserung des Bewegungsumfanges ergab (Abb. **167**).

Die Korrektur varischer und valgischer Deformitäten konnte zufriedenstellend erreicht werden, nur zwei Patienten hatten postoperativ eine Restfehlstellung größer als 6° (Abb. **168**).

Die Ursache für das schlechtere funktionelle Ergebnis liegt einerseits in der Tatsache, daß ein Drittel der Patienten an PcP litt, so daß doch 22 Patienten in der Kategorie 3 nach Charnley (multipler Gelenkbefall, generell schlechte Mobilität) lagen, andererseits in einer Reihe von patellären Schmerzen, die zu einer schlechten Bewertung beim Stiegensteigen führten (Abb. **169**).

Die radiologische Auswertung haben wir anhand bildwandlergezielter Aufnahmen gemacht, da nur so das Interface zwischen Knochen und Implantatoberfläche einsehbar und die knöcherne Integration beurteilbar ist. Die Grade der knöchernen Einheilung haben wir nach einem eigenen Schema, entsprechend fünf Gruppen, beurteilt:

Gruppe I – kein Saum
Gruppe II – Saum ≤ 1 mm < 50 %
Gruppe III – Saum ≤ 1 mm ≤ 2 mm < 50 %
Gruppe IV – Saum ≤ 2 mm > 50 %
Gruppe V – Implantat verkippt

Entsprechend diesem Schema konnten wir am Femur eine feste Integration (Gruppe I und II) in 97 % und an der Tibia in 88 % der Fälle beobachten (Tab. **53**).

Tabelle **53**

Radiologie Femur n = 74	Radiologie Tibia n = 74
Gruppe I 54 (73 %)	Gruppe I 37 (50 %)
Gruppe II 18 (24 %)	Gruppe II 28 (38 %)
72 (97 %)	**65 (88 %)**
Gruppe III 1 (1,4 %)	Gruppe III 7 (9,5 %)
Gruppe IV 0 (0 %)	Gruppe IV 2 (2,7 %)
Gruppe V 0 (0 %)	Gruppe V 0 (0 %)

Säume um die Verankerungsdübel stellen per se kein Lockerungskriterium dar, sondern treten entweder innerhalb des ersten postoperativen Jahres im Rahmen des Nachsinkvorganges der Prothese auf oder sind Ausdruck eines Fremdkörpergranulationsgewebes, welches sich reaktiv durch den Kontakt mit dem Polyäthylen des Spreizdübels bildet (Tab. **54**).

Tabelle 54

Saum-Dübel – Tibia		Bruch-Dübel – Tibia	
1 Dübel	11	1 Dübel	9
2 Dübel	12	2 Dübel	5
3 Dübel	10	3 Dübel	0

Dübelbrüche traten im Rahmen von aseptischen Lockerungen und nach Lageveränderungen des Tibiaplateaus im Rahmen des Nachsinkvorganges auf.

Patella

In 81 von 85 Fällen wurde die Patella zementfrei implantiert, wobei mit einer Ausnahme immer das kleine, 23 mm im Durchmesser große Implantat zur Anwendung kam. Inzwischen waren sechs Reoperationen wegen Luxation (3), Lockerung (1), und Fraktur (2) erforderlich. Die Kontrolle der übrigen 64 Implantate zeigte einen hohen Prozentsatz an Lockerungen (15,6%), Verkippen und Lateralisationen. Während radiologisch gelockertere Patellaimplantate klinisch kaum Beschwerden machten, führen verkippte, lateralisierte Kniescheiben meist zu einem schmerzhaften Impingement. Aufgrund der ungünstigen Druck- und Hebelverhältnisse bei Anwendung des kleinen Implantates wird dieses nun nicht mehr verwendet.

Tabelle 55

Patella Radiologie	n = 64
Fest	52
suspekt	2
locker	10

Patella Radiologie	n = 64
Verkippen	15
Impingement	16
Sublux	12

Patella Reoperationen	n = 6
Wechsel	1
Entfernung	2
Rezentrierung	3

Die Überlebenskurve haben wir als kumulative Erfolgsrate in der von Tew u. Waugh angegebenen Weise errechnet. Als Fehlschlag wurden die aseptische Lockerung und der Infekt gewertet.

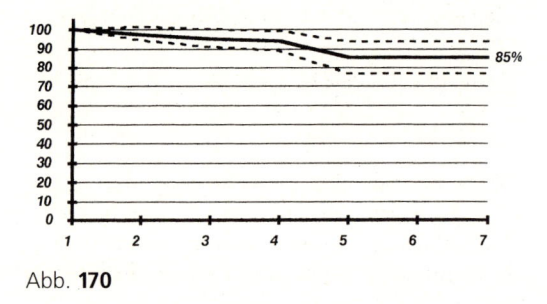

Abb. 170

Tabelle 56

Intervall	Fehl-schläge	Ent-fernung	Beginnen-des Intervall	Risiko-verhältnis	Intervall	Wahrschein-lichkeit eines Fehlschlags	Wahrschein-lichkeit des Erfolgs	Gesamt-erfolg %
0<1	2	1	85	84,50	0<1	0,02	0,98	100,00
1<2	2	1	82	81,50	1<2	0,02	0,98	97,63
2<3	1	9	79	74,50	2<3	0,01	0,99	95,24
3<4	6	9	69	64,50	3<4	0,09	0,91	93,96
4<5	0	21	54	43,50	4<5	0,00	1,00	85,22
5<6	0	21	33	22,50	5<6	0,00	1,00	85,22
6<7	0	12	12	6,00	6<7	0,00	1,00	85,22

Tabelle **57**

Aseptische Lockerung	n = 8 (9,4 %)
Wechsel Tibiaplateau	4
Wechsel GSB	1
Radiologische Lockerung	3
Infekt	n = 3 (3,5 %)
Arthrodese	2
Wechsel GSB	1

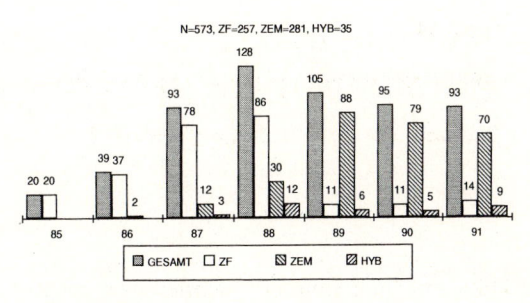

Abb. **171**

Die Fehlschlagrate aller bis Ende 1992 implantierter Gelenke war mit 19 Lockerungen bzw. Infekte von 537 gering (3,3 %). Hervorheben möchten wir, daß es nur in der zementfreien Gruppe zu solchen Komplikationen gekommen war.

Tabelle **58**

Fehlschläge			
Alle Gelenke	n = 573	19	(3,3 %)
Zement. Hybride	n = 316	0	(0,0 %)
Zementfrei	n = 257	19	(7,4 %)
Zementfrei bis 03/87	n = 85	11	(12,9 %)

Die hohe Zahl der Fehlschläge in den ersten Jahren erklärt sich dadurch, daß wir in dieser Zeit nahezu alle Implantationen ohne Zement durchgeführt haben, also auch in Fällen mit sehr schlechter Knochenqualität. Diese sehr rigorose Indikationsstellung zur zementfreien Technik hat sich durch die gewonnenen Erfahrungen in den folgenden Jahren deutlich gewandelt.

Fehlschlagursachen

- fehlerhaftes Alignement
- Fehllage des Implantates
- unterdimensioniertes Tibiaplateau
- ligamentäre Imbalance
- Polyäthylen der Spreizdübel
- mangelhafte Knochenqualität

Die Analyse der Fehlschläge hat gezeigt, daß vor allem zu kleine Implantate, varische Implantatlage und schlechte Bandbalance in Kombination mit schlechter Knochenqualität aseptische Lockerungen begünstigen.

Durch folgende Veränderungen werden wir die Ergebnisse mit der zementfreien APS Knieprothese in Zukunft doch entscheidend verbessern können:

- Verbesserung der Operationstechnik
- Vermehrung der Implantatgrößen
- exakte Weichteiltechnik
- neues Dübelsystem aus Reintitan
- enge Indikationsstellung

Erfahrungen mit der PCA-Gleitflächenprothese beim arthrotischen und arthritischen Kniegelenk seit 1983 (5- bis 8-Jahres-Ergebnisse)

C. Holland

Nachdem wir in den Jahren von 1978 bis 1982 mit 41 Grundei-Thomas-Lübeck-Kniegelenken, bestehend aus einer zementierten Metallkondyle und 2 zementierten anatomisch geformten Polyäthyleninlays als Ersatz der tibialen Gelenkfläche und einem zementierten Polyäthylen-Patellarückflächeninlay wegen der hohen Rate von Auslockerungen besonders der medialen Tibiakopfimplantate unbefriedigende Ergebnisse erzielten, gleichzeitig aber seit 1975 mit dem totalen Gelenkersatz nach Blauth sehr gute dauerhafte Ergebnisse (Beteiligung an der prospektiven Feldstudie, s. Blauth u. Hassenpflug 1990), blieben wir auch mit dem PCA-Knie insgesamt zurückhaltend.

Wir verwenden es seit März 1983 und implantierten bis Ende letzten Jahres insgesamt 78 PCA-Knieprothesen. Zu diesem Zeitpunkt hatten wir aber bereits 375 Knievollprothesen nach Blauth eingesetzt. Bereits aus dieser Gegenüberstellung wird deutlich, daß wir in der Indikation zur PCA-Prothese zurückhaltend waren.

Wir verwendeten das PCA-Knie bei jüngeren Patienten mit relativ geringen Achsabweichungen und Beugekontrakturen und relativ gut erhaltenem Bandapparat, allerdings nie in Konkurrenz zu einer Korrekturosteotomie. Wenn uns diese noch machbar erschien, zogen wir sie bisher in jedem Fall dem Gelenkersatz vor.

Über die ersten 25 Kniegelenke, operiert von 1983 bis 1986, wird in diesem Beitrag berichtet. Alle sind aktuell kontrolliert. Bis auf einen Fall wurden alle Implantate zementfrei eingebracht. Es handelt sich um 23 Patienten, 5 männlichen und 18 weiblichen Geschlechtes im Alter von 52–74 Jahren, Durchschnittsalter 62 Jahre.

Die Ausgangsdiagnose war in 21 Fällen eine Gonarthrose, 4mal eine chronische Polyarthritis. An Voroperationen hatte es 3mal eine Schienbeinkopfosteotomie nach Coventry, eine Synovialektomie, eine Patella-Osteosynthese und eine Cheilotomie gegeben.

Zum Zeitpunkt der Nachuntersuchung befanden sich noch 20 PCA-Prothesen in situ. 3 Patienten waren verstorben, alle hatten subjektiv bis zum Ableben keine Probleme mit dem prothetisch versorgten Knie. Bei 2 Patienten war ein Wechsel in eine Totalprothese nach Blauth erfolgt. Die Nachuntersuchungszeit beträgt 58–104 Monate, durchschnittlich 6 Jahre und 8 Monate. Die präoperative Kniegelenk-Beweglichkeit lag, gemessen nach Neutral-Null bei 103/9/0°, postoperativ bei der Nachuntersuchung bei 108/1/0°.

Alle Daten werden erfaßt im Rahmen einer einfachen prospektiven Studie. Die Tab. **59** und **60** enthalten Angaben zum Problem Schmerz und zur Gehstrecke.

Prinzipiell sind diese Daten kaum interessant, weil sie sich in allen großen Kollektiven fast zum Verwechseln ähnlich sind bezüglich des Schmerzrückganges, der Verbesserung der Beweglichkeit, besonders in der Beseitigung der Beugekontraktur und in der möglichen Gehstrecke.

Tabelle **59** Klinik: Schmerz

		Op.	NU
kein	= 0	–	11
leicht	= 1	–	10
mäßig	= 2	11	3
stark	= 3	14	1

Tabelle **60** Klinik: Gehstrecke

	präop.	postop.
unbegrenzt	4	20
bis 1000 m	19	5
nur zuhause	1	–
nicht gehfähig	1	–

Wir hatten wenig Komplikationen. Unter allen von uns bis Ende 1991 eingesetzten 143 Gleitflächenprothesen (verschiedene Prothesentypen einschließlich unilateraler Schlittenprothesen) gab es keinen Gelenkinfekt. Bei den 25 PCA-Gelenken, über die ich hier berichte, mußten wir 1mal als Frühkomplikation eine gelockerte Tuberositas refixieren und 1mal später eine mediale Bandraffung durchführen.

Entscheidend ist die Überlebensdauer der Prothese ohne Lockerungszeichen oder Fehlschlag durch Polyäthylenaufbruch. 21 Kniegelenke sind ohne Lockerungszeichen, bei 2 Gelenken erfolgte ein Wechsel, 1 Fall mit einer Lockerung, subjektiv beschwerdefrei, gehört zu den verstorbenen Patienten, einem Patienten mit einer Lockerung ist der Wechsel dringend angeraten worden. 4 Lockerungen bei 25 Implantaten entsprechen einer Rate von 16 % (Tab. 61).

Alle Lockerungen spielten oder spielen sich in unserem Material am Tibiaimplantat ab und beginnen mit Veränderungen im medialen Tibiakopfbereich, die gleiche Erfahrung, allerdings ungleich häufiger und rascher, hatten wir schon mit den GTL-Kniegelenken gemacht. Moran u. Mitarb. (1991) beobachteten 19 % Fehlschläge in einem größeren Kollektiv mit ähnlicher Nachuntersuchungszeit, alle wegen der tibialen Komponente. Jani u. Mitarb. (1989) sind trotz einer m. E. relativ hohen Komplikationsrate bei dieser Prothese geblieben, sie hatten Patella- und Tibiaimplantat-Probleme. Auch im Material von Salzer u. Mitarb. (1991) traten die Komplikationen tibial auf. Hungerford hat allerdings wesentlich bessere Ergebnisse, die Komplikationsrate liegt

Tabelle **61**   Gesamtübersicht

Kniegelenke ohne Lockerungszeichen:	21
gewechselt in Blauth-Prothese:	2
Lockerung, verstorben:	1
Lockerung, Wechsel erforderlich:	1
	N = 25

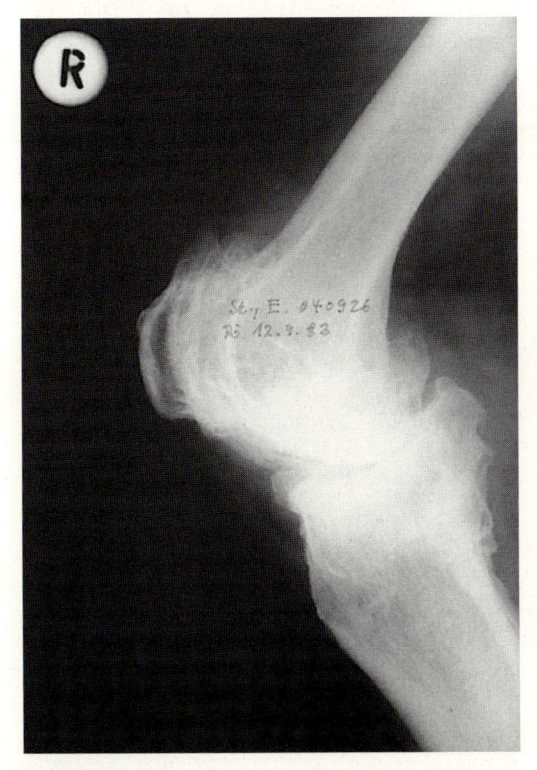

Abb. **172a**

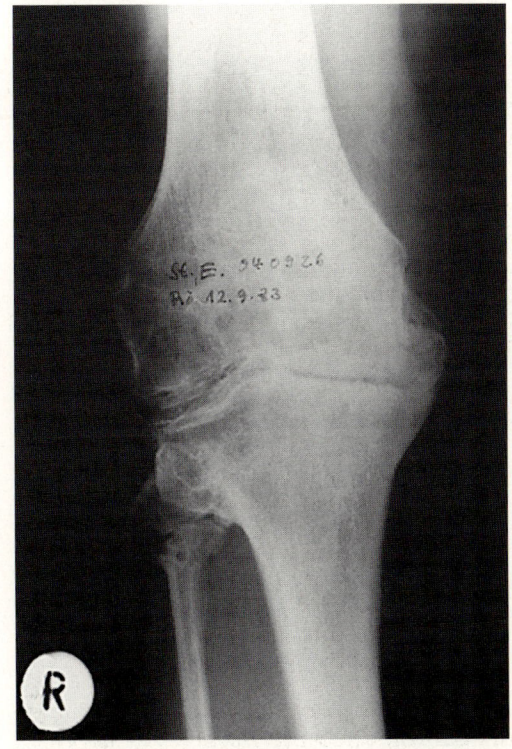

Abb. **172b**

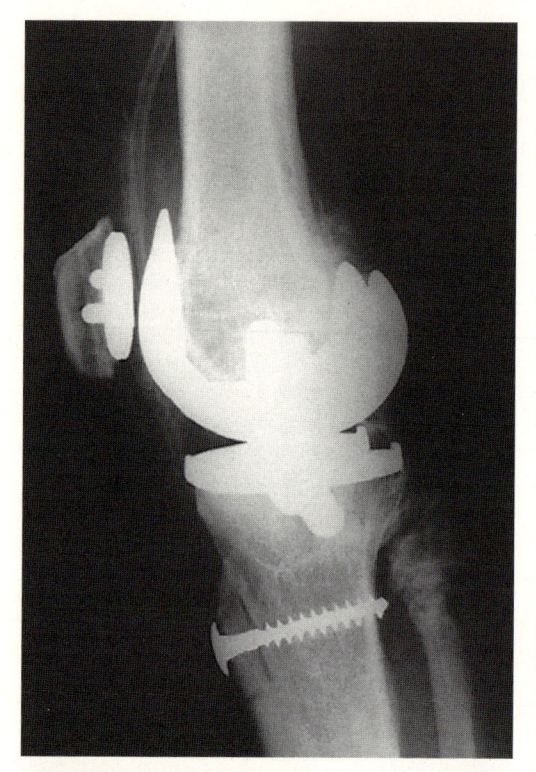

218 Erfahrungen mit der PCA-Gleitflächenprothese beim Kniegelenk

Abb. **172c**

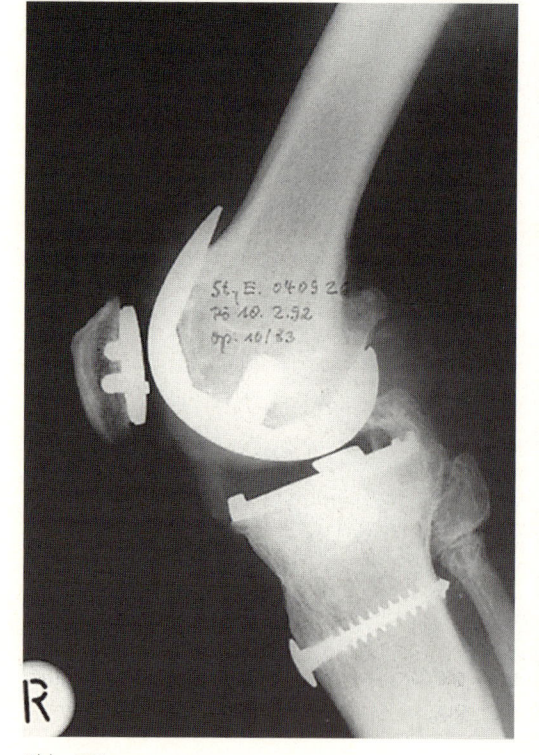

Abb. **172d**

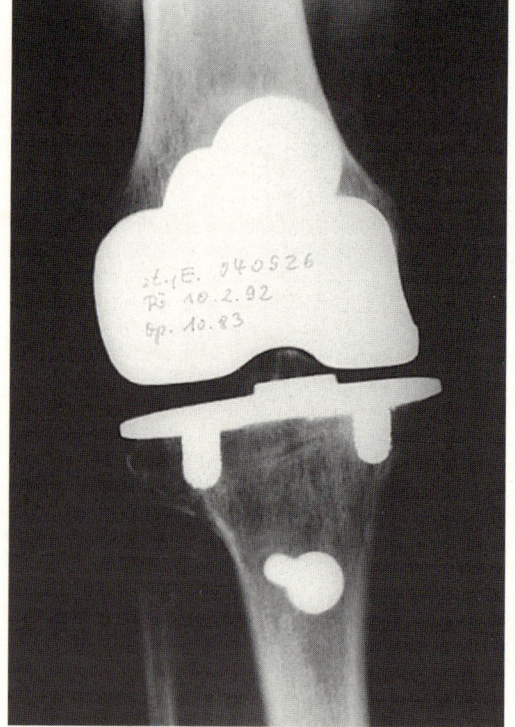

Abb. **172e**

Abb. **172f**

deutlich unter 5 % (persönliche Mitteilung und Angaben auf Vorträgen in der Bundesrepublik – insbesondere 5. Knie-Symposium am 3.11.89 in Remscheid). Von Vertretern einiger Konkurrenzmodelle wird die PCA-Prothese vor allem wegen der zu geringen Kontaktflächen zwischen Kondylen und tibialer Gelenkfläche angegriffen, weil es dadurch zu einer zu hohen Polyäthylen-Belastung komme. Das 7-mm-Plateau ist deshalb schon verlassen worden, und seit kurzem bietet der deutsche Vertreiber auch einen tibialen Ersatz mit höherer Kongruenz an unter der Bezeichnung „conform".

Die sorgfältige Auswertung der Röntgenverlaufsserien ermöglicht viele interessante Detailbeobachtungen.

In vielen Fällen entwickeln sich füßchenförmige Trabekelstrukturen, die fächerförmig von den Kondylenzapfen ausgehen, während der ventral davor liegende Bereich eine ausgeprägte Kalksalzminderung zeigen kann. Auch von den Patellazäpfchen gehen oft solche Strukturen aus.

Die Abbildungen **172a – f** zeigen die Röntgenaufnahmen einer bei der Operation 57 Jahre alten Frau mit einer ausgeprägten Arthrose und dem Zustand nach vorangehender valgisierender Schienbeinkopfosteotomie präoperativ, unmittelbar postoperativ und 9 Jahre später. Es ist eine unveränderte Implantatlage vorhanden, die Patientin ist frei von Beschwerden und sie kann ihr Kniegelenk bis 95° beugen.

Knöcherne Anbauten, die das hintere obere Ende der Kondylenprothese überragen, werden heute grundsätzlich entfernt, damit die Beugung nicht behindert ist.

Die Abbildungen **173a – d** zeigen die Aufnahmen eines zum Operationszeitpunkt 58 Jahre alten Mannes, bei dem sich nach einer Patella-Osteosynthese eine arthritisch wirkende Arthrose entwickelt hatte. An der Implantation gibt es unmittelbar postoperativ nichts zu bemängeln (auch 1 Jahr später war noch alles unauffällig). Der Patient kam erst durch unsere Aufforderung zur Nachuntersuchung, jetzt besteht ein ausgeprägtes Genu varum und der Wechsel wurde dringend angeraten.

Die Abbildungen **174a – c** zeigen einen Implantatfehler: Bei der zum Operationszeitpunkt 60 Jahre alten Patientin wurde das Schienbeinkopfimplantat nicht korrekt auf die mediale und vordere Kortikalis gelegt. 6 Jahre

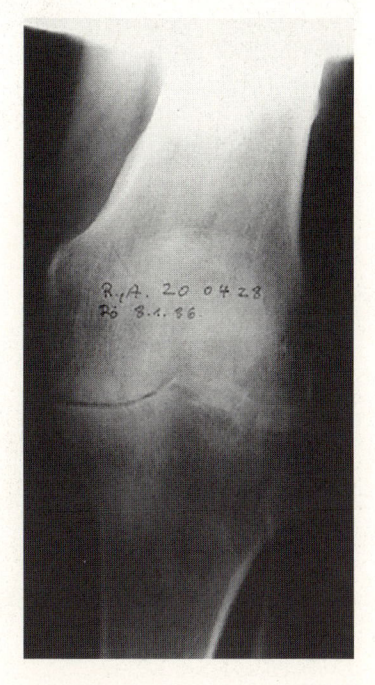

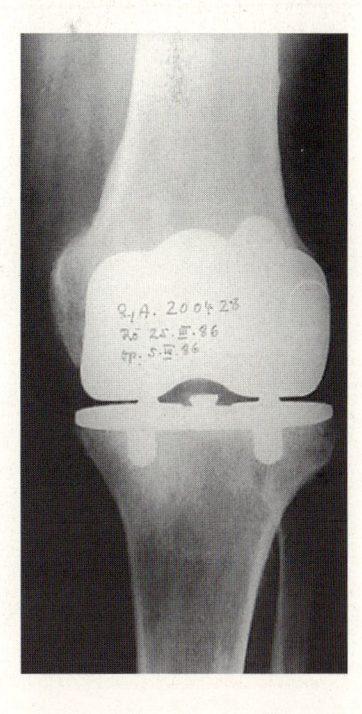

Abb. **173a**

Abb. **173b**

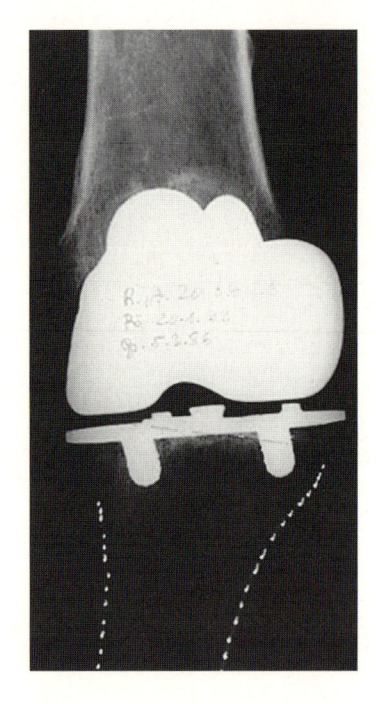

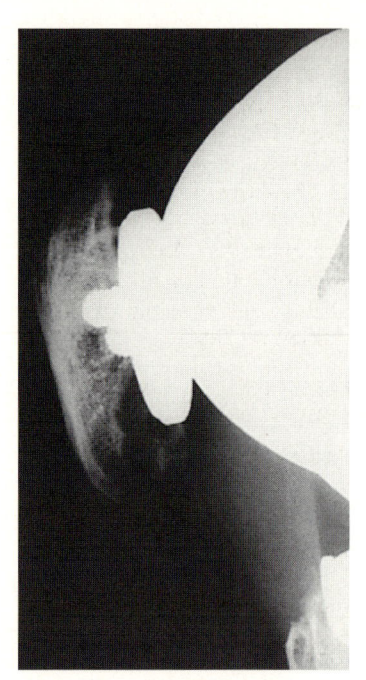

220 Erfahrungen mit der PCA-Gleitflächenprothese beim Kniegelenk

Abb. **173c**

Abb. **173d**

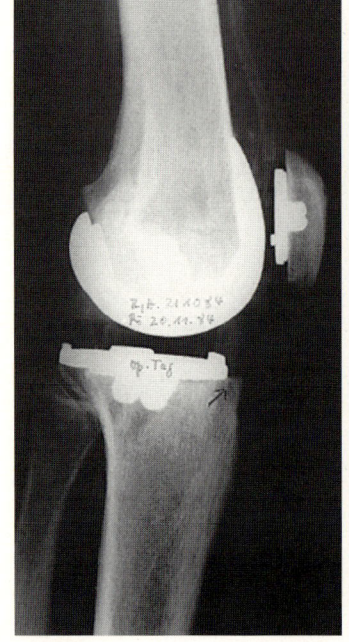

Abb. **174a**

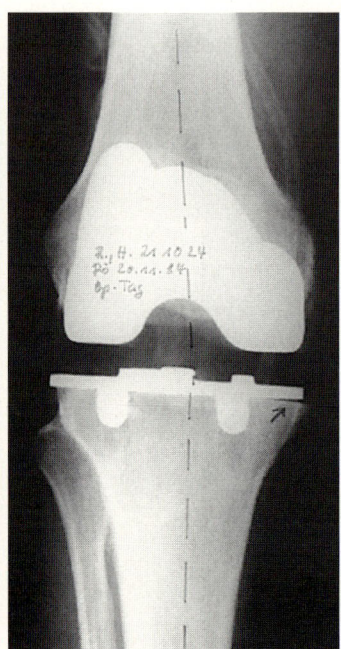

Abb. **174b**

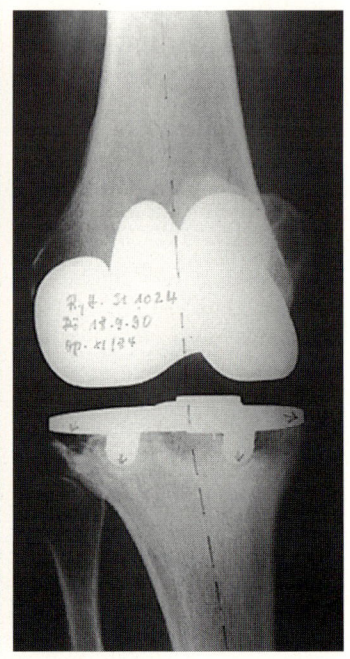

Abb. **174c**

später sind erhebliche Lockerungszeichen zu erkennen mit Lysesäumen, die sich auch an der Patella zeigten, wo die Zapfen beim Prothesenwechsel (in eine Blauth-Prothese) noch fest mit dem umgebenden Knochen verwachsen waren.

Die in der Abb. **174** unter dem Tibiaimplantat liegenden Metallkügelchen haben wir bei vielen Implantaten in den Anfangsjahren gefunden, es handelte sich um einen konstruktiven Anfertigungsfehler, der beseitigt werden konnte.

Zusammenfassung

Drei der vier beobachteten Lockerungen wiesen auch implantationstechnische Fehler auf. Sofern man diese aus der Gesamtzahl herausrechnet, verblieben mittelfristig nur 4 % Lockerungen. Betonen möchte ich, daß wegen der auch bei anderen Modellen beobachteten Komplikationen bei zementfrei eingebrachten Tibiakopfimplantaten wir dieses nun sehr viel häufiger wieder zementieren, außerdem werden die dünnen Polyäthylen-Auflagen nicht mehr verwandt.

Literatur

Blauth, W., J. Hassenpflug: Are unconstrained components essential in total knee arthroplasty? Clin. Orthop. 258 (1990) 86–94

Hungerford, D.S., R.V. Kenna, K.A. Krackow: The porouscoated anatomic total knee. Orthop. Clinics NA 13 (1982) 103–122

Hungerford, D.S., K.A Krackow, D.W. Lennox: Heutige Kenntnisse und Zukunftsperspektiven der zementlosen Endoprothetik. Orthopäde 16 (1987) 220–224

Jenny, H., E. Morscher, J. Stuermer: Die Arthroplastik mit dem PCA-Kniegelenk" (Porous coated anatomic) Z. Orthop.124 (1986) 205–217

Krackow, K.A.: The technique of total knee arthroplasty. Mosley, St. Louis 1990

Moran, C.G., I.M. Pinder, T.A Lees, M.J. Midwinter: Survivorship analysis of the uncemented porous-coated anatomic knee replacement. J. Bone Jt Surg. 73A (1991) 848–857

Salzer, M., K. Knahr, W. Schmidt, E. Wurm: Verlaufsanalysen von zementfrei implantierten PCA-Knieendoprothesen mit einer Nachbeobachtung von 5–8 Jahren. Z. Orthop. 129 (1991) 230–239

Scheller, G., L. Jani, M. Krumbein: Komplikationen der PCA-Kniegelenksendoprothese – Eine mittelfristige Auswertung. Vortrag DGOT-Kongress Zürich (1989)

Klinische Ergebnisse nach PFC-Oberflächenersatz

L. Rabenseifner, W. Stutz

Zwischen 1982 und 1984 wurde das PFC-Kniegelenk entwickelt und erstmals 1984 implantiert. Primär war das PFC-Kniegelenk für Fälle vorgesehen, bei denen das hintere Kreuzband erhalten werden kann (Abb. **175**).

Für die Versorgung schwerer Varus- bzw. Valgusdeformitäten, instabiler Kniegelenke sowie Revisionsfälle steht jetzt das PFC-Modular-Kniesystem zur Verfügung (Abb. **176**), das bei der Resektion des hinteren Kreuzbandes uns die Möglichkeit gibt, den femoralen Anteil mit zwei verschiedenen Tibiaeinsätzen zu kombinieren, die Stabilität im Varus- und Valgussinne sowie anterior/posterior garantieren. Gleichzeitig ist es möglich, sowohl die femorale als auch tibiale Komponente mit unterschiedlich langen Stems zu versehen, was vor allem bei Revisionsfällen von Vorteil ist. Schwere Knochendestruktionen können durch Anbringen von „wedges" an die tibiale und femorale Komponente belastungsstabil versorgt werden. Bei Rheumapatienten mit eingeschränkter Entlastungsmöglichkeit ein entscheidender Vorteil.

So steht uns heute mit dem PFC-Knie und dem PFC-Modular-Kniegelenk ein System zur Verfügung, das es uns ermöglicht, alle Problemknie einschließlich der Revisionsfälle mit einem System zu behandeln. Erhaltung des hinteren Kreuzbandes ist ebenso möglich wie

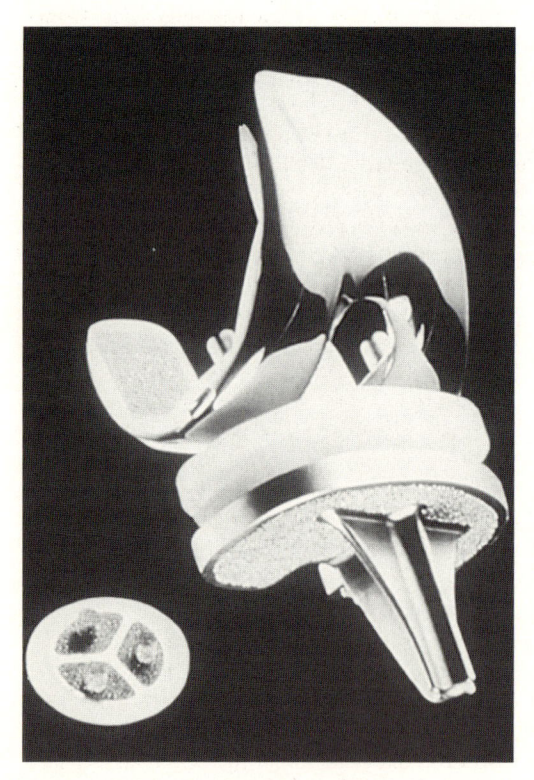

Abb. **175** Press-Fit-condylar-Oberflächenersatz-Implantate.

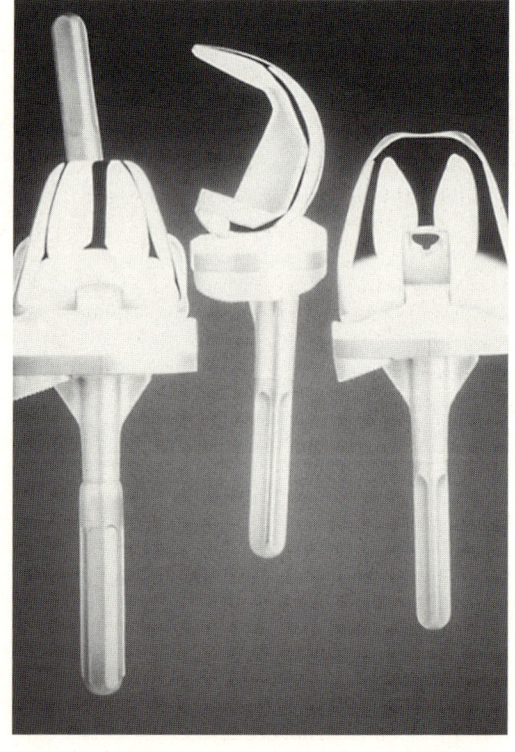

Abb. **176** Ansicht des PFC-Modular-Kniesystems.

dessen Resektion beim modularen System. Die klinischen Langzeitergebnisse bei Resektion des hinteren Kreuzbandes sind denen bei Erhaltung ebenbürtig, trotz der theoretischen Vorteile, die für die Erhaltung sprechen (Mikhail 1991).

Prothesengeometrie

Femorale Komponente

Die femoralen Kondylen haben einen leicht gekrümmten Radius in der koronaren Ebene, um Bewegungen im Varus- und Valgussinne aufzufangen, ohne daß Kontakt des Tibiaplateaus mit den Seiten der femoralen Komponente eintritt. In der sagittalen Ebene ist der Krümmungsradius so gestaltet, daß die normalen Rotationszentren des Knies simuliert werden.

Die femorale Komponente liegt für links und rechts in jeweils 4 Größen vor, wobei der distale Knochenschnitt für alle Größen gleich ist. Somit ist es möglich, ohne große Probleme intraoperativ von der größeren zur kleineren Femurkomponete zu wechseln.

Die Form der Trochlea garantiert ein gutes Gleiten der Patella im künstlichen Patellagleitlager.

Die Dicke des anterioren, posterioren und distalen Anteils der Femurkomponente ist 8 mm und garantiert einen geringen Knochenverlust.

Die femorale Komponente ist so gestaltet, daß alle Femurgrößen mit allen Tibiagrößen kongruent sind. Die Kombination mit allen Tibiainlays – hinteres Kreuzband erhalten bzw. ersetzen – ist ebenfalls gegeben. Auch die Kombination mit allen drei Patellagrößen ist möglich (Scott u. Mitarb. 1989).

Tibiale Komponente

Die tibiale Komponente ist anatomisch so gestaltet, daß bei 4 verschiedenen Größen eine möglichst breite Auflagefläche besteht.

Nach Entfernung randständiger Osteophyten sollte die tibiale Komponente die Kortikalis vor allem medial überdecken. Ein Überhang – vor allem medial und ventral – muß jedoch vermieden werden.

Der zentrale Kiel ist so konstruiert, daß Valgus-Varus-Streß, Rotationsbelastungen und anterior-posteriore Belastungen aufgefangen werden.

Eine Oberflächenvergrößerung im Bereich des Kiels erfolgt nicht, um bei einer eventuellen Revision hier einen besseren Wechsel der Komponente vornehmen zu können.

Die Tibiainlays, die in verschiedenen Dicken von 8–20 mm vorliegen, werden in den Metallteil eingerastet.

Patellare Komponente

Die PFC-Patellakomponente hat ein ovales Design (Sombrero), um eine optimale Bedeckung der Patella zu gewährleisten.

Die artikulierende Fläche der Plastikpatella ist jedoch symmetrisch. So können selbst bei fehlerhaftem Einsetzen der Patella retropatellare Probleme vermieden werden.

Die zentrale Konvexität der Polyäthylenpatella artikuliert bei Streckung mit der Konkavität der trochlearen Rinne der femoralen Komponente. Bei Beugung artikulieren die peripheren konkaven Flächen der Patella mit den konvex gestalteten Flächen der distalen Femurkondylen der femoralen Komponente. Damit kann die Auflagefläche der Plastikpatella zum Metall vergrößert werden, wenn bei Beugung die patellofemoralen Kräfte größer werden.

Drei periphere Füßchen werden zur Fixierung verwendet. Die Verankerung durch einen großen zentralen Fuß mit entsprechender Vorbereitung des Implantatlagers hat sich nicht bewährt, da das zentrale Verankerungsloch als „stress-riser" wirkt und postoperative Patellafrakturen gesehen wurden (Scott u. Mitarb. 1989).

Besonders hinzuweisen ist auf die Tatsache, daß zementfrei zu implantierende metal-backed Patellae sich nicht bewährt haben. Durch Abrieb des Ployäthylens kommt es zum Metall-Metall-Kontakt zwischen Patella und Femur. Die Folgen sind erhebliche metallotische Veränderungen im Kniegelenk, die häufig die Entfernung der Prothese notwendig machen.

Auf diesem histologischen Präparat sieht man Fremdkörpergranulome bei metall-backed Patella. Ein Beispiel für eine Metallose bei metal-backed Patella.

Tabelle 62 Vergleich der prä- und postoperativen Gehstrecken

	präoperative Gehstrecke	postoperative Gehstrecke
> 1000 m	6	98
> 500 m	51	17
> 100 m	30	2
< 100 m	30	0

Tabelle 63 Prä- und postoperative Schmerzintensität im Vergleich

	präopertive Schmerzen	postoperative Schmerzen
stark	115	0
mittel	2	1
gelegentlich	0	14
keine	0	102

Tabelle 64 Vergleich der prä- und postoperativen Beweglichkeit

Bewegungsausmaß	präop. Beweglichkeit	postop. Beweglichkeit
0–50°	17	1
60–90°	87	13
> 90°	13	103

Statistisch gesehen sind die retropatellaren Probleme um so häufiger, je größer die Patellakomponente ist (Bayley u. Mitarb. 1988, Felmet u. Mitarb. 1989), so daß wir praktisch immer die kleinste Polyäthylenpatella einzementieren.

Fixationsmethode

Femorale, tibiale und patellare Komponente können als Option sowohl zementiert als auch zementfrei eingesetzt werden. Über die Problematik der zementfreien Patellaimplantation wurde oben schon berichtet. Die Patella wird aus diesem Grund von uns immer zementiert.

Auch im Bereich der Tibia sind die aufzunehmenden Kräfte für das künstliche Gelenk erheblich. Eine feste Verankerung zwischen Metall und Knochen scheint uns nur in der Zementtechnik möglich. Der Hinweis auf eine einfachere Revision der zementfreien Tibiakomponente ist nicht einleuchtend, da bei Revision im tibialen Bereich der Knochenverlust bei zementfreier Technik erheblich sein kann. Die Revision einer zementierten Tibiakomponente gelingt immer und stellt operationstechnisch kein Problem dar (Bargar u. Mitarb. 1980).

Nur im Bereich des Femurs erscheint es uns berechtigt, auch die zementfreie Implantation vorzunehmen, wenn

1. keine Osteoporose vorliegt,
2. keine zystischen Veränderungen vorliegen,
3. die Knochenresektionen ganz exakt gelungen sind, so daß zwischen Metall und Knochen ein breiter Kontakt vorliegt und
4. eine ca. sechswöchige Entlastung für den Patienten möglich ist.

Klinische Ergebnisse

Die Orthopädische Klinik Offenburg besteht seit 2,5 Jahren. Wir haben in dieser Zeit insgesamt 280 Knieglenke eingesetzt.

Nachuntersucht wurden bisher 117 Kniegelenke. Das Mindestalter der nachuntersuchten Fälle betrug 46 Jahre, das Höchstalter 89 Jahre, im Mittel 73,5 Jahre. Neben 48 Polyarthritikern konnten 69 Arthrotiker nachuntersucht werden. Der Nachuntersuchungszeitraum betrug im Mittel 15,6 Monate, wobei ein Mindestzeitraum zur Operation von 12 Monaten eingehalten wurde. Im Rahmen dieser Nachuntersuchung wurden die Gehstrecke, die Schmerzen und die Beweglichkeit sowohl prä- als auch postoperativ ermittelt. Die Ergebnisse sind in den Tabellen 62–64 dargestellt.

90 % der Kniegelenke waren absolut stabil und hatten eine genügende Beweglichkeit, um normales Treppensteigen zu ermöglichen. An Komplikationen sahen wir dreimal ein Hämatom, das arthroskopisch in der frühen postoperativen Phase ausgeräumt werden mußte.

Frühinfekte, Spätinfekte, Implantatbrüche oder Lockerungen sahen wir bisher nicht.

Zusammenfassung

Metallurgie, Prothesendesign, Operationstechnik, Nachbehandlung und erste klinische Kontrollen bei PFC-Knieglenken werden dargestellt.

Die Ergebnisse bei PFC-Kniegelenksimplantationen sind sehr ermutigend, so daß bei richtiger Indikationsstellung unter Berücksichtigung einiger operativer Besonderheiten mit guten Langzeitergebnissen gerechnet werden kann.

Auf eine exakte Operationstechnik wird besonders hingewiesen.

Literatur

Bargar, W.L. et al.: Results with the constrained Total Knee Protheses in treating severely disabled patients and patients with failed total knee replacements J. Bone Jt Surg. 62 A (1980)

Bayley, J.C. et al.: Failure of the metal-backed patellar component after total knee replacement. J. Bone Jt Surg. 70 A (1988)

Felmet, G. et. al: Failure of metal-backed uncemented patellar components. Acta orthop. scand. 60 (1989)

Mikhail, W.E.: Persönliche Mitteilung (1991)

Rabenseifner, L.: Tantal und Niob als Implantatwerkstoff. Enke, Suttgart 1986

Scott, R.D., et al.: Press-fit condylar total Knee replacement. Orthop. Clin. of N. Amer. 20 (1989)

PFC-Modular-Patella-Einsatz, Universal

W.E.M. Mikhail, L. Rabenseifner, W. Stutz

Die Diskussion darüber, ob man in der Kniearthroplastik die Patellarückfläche ersetzen soll, hält an. Der Grund liegt darin, daß patellofemorale Komplikationen nach Arthroplastik auftreten, egal ob mit oder ohne Patellaersatz.

Ein Rückblick auf die Literatur liefert etwas wie eine allgemeine Ursache, nämlich:

1. Die Ausrichtung aller Prothesenkomponenten wie Femur, Tibia und Patella ist problematisch.
2. Die Wiederherstellung der optimalen Patelladimension ist ebenfalls problematisch.

Das Erreichen dieser beiden Ziele wird einen einwandfreien Lauf der Patella sicherstellen und das Auftreten von patellofemoralen Problemen reduzieren.

Die Universal-Inset-Patella will dem Operateur soviel Hilfe wie möglich geben, die beiden o.g. Forderungen zu erfüllen.

Die Aufmerksamkeit, die man der technischen Verbesserung der Implantation der femoralen und tibialen Komponenten gewidmet hat, war umfassend. Aber es ist schwieriger, im Zusammenhang mit der Patella Verbesserungen bei den Ergebnissen zu erreichen.

Operationstechnik

Die Präparation der Patella erfolgt routinemäßig nach Abschluß aller femoralen und tibialen Schnitte. Bei voll gestrecktem Knie wird die Patella nach lateral umgeklappt und mit zwei umgedrehten Tuchklammern, die oben und unten positioniert sind, gehalten (Abb. **177**).

Ventrale Weichteile werden entfernt, damit die Dicke der Patella mit der Meßlehre am medianen First gemessen werden kann.

Linien können auf beiden Seiten des vertikalen Firstes gezogen werden, um die Fläche festzulegen, die mit der oszillierenden Säge entfernt werden soll. Zwei bis vier Millimeter des Firstes werden reseziert, um den subchondralen Knochen freizulegen. Bei Revisionen oder bei Patelladeformitäten ist die Technik an die Erfordernisse der Situation anzupassen.

Die Patelladicke wird erneut überprüft.

Nun wird ein Punkt festgelegt, der entweder in der Mitte der artikulierenden Fläche oder leicht versetzt zur medialen Facette liegt. Ein 3-mm-Führungsdraht mit Gewinde wird am festgelegten Punkt in den Knochen einge-

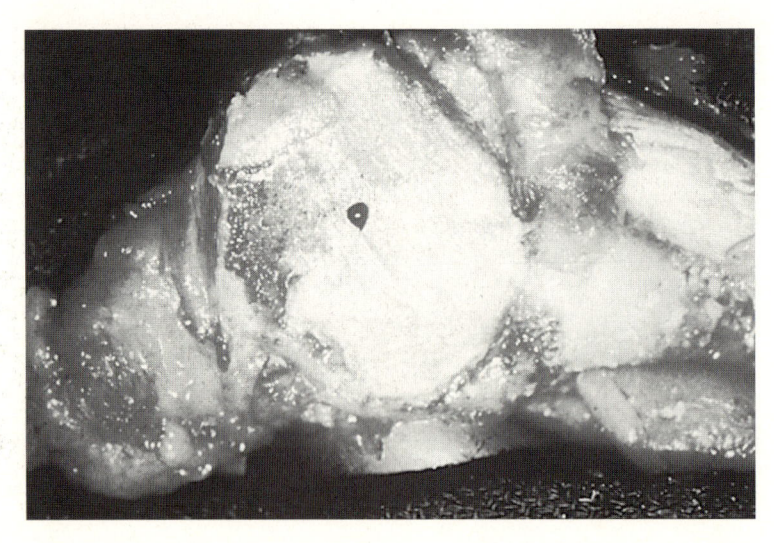

Abb. **177** Nach lateral umgeklappte Patella.

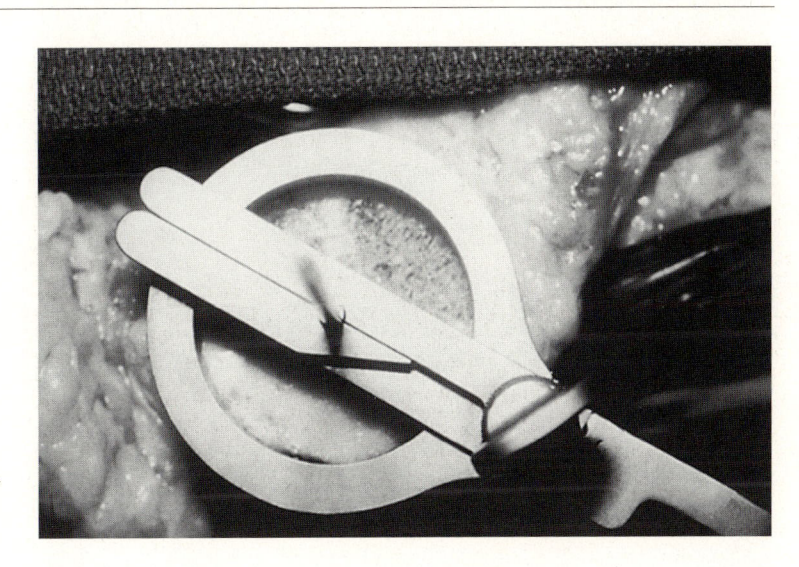

Abb. 178 Patella mit eingebrachtem Führungsdraht.

bracht, so daß er senkrecht zur resezierten Fläche steht (Abb. 178).

Die sich verjüngende Fräse mit Loch wird über den Führungsdraht zur Patella vorgeschoben.

Der äußere Rand der Fräse verhindert automatisch das Vordringen der Fräse, wenn die entsprechende Tiefe erreicht ist. Dadurch wird möglichst viel knöcherne Substanz erhalten (Abb. 179).

Das sorgfältig präparierte Patellalager ist nun angelegt. Die Ränder der Patella sind vollständig erhalten, auch am oberen und unteren Pol, wo die Knochensubstanz relativ schwach ausgebildet ist. Der Führungsdraht wird entfernt und das Patellalager mittels Pulslavage gereinigt.

Dann wird das Patella-Probeimplantat eingelegt, und die Gesamtdicke von Patella/Probeimplantat wird gemessen, um zu prüfen, ob die ursprüngliche Dimension wiederhergestellt worden ist. Das präparierte Knochenlager wird jetzt sorgfältig mit einem mit Wasserstoffsuperoxid oder Epinephrinlösung getränkten Schwamm getrocknet. Knochenzement wird manuell appliziert, wobei mit Daumendruck das Material in das Lager eingebracht wird.

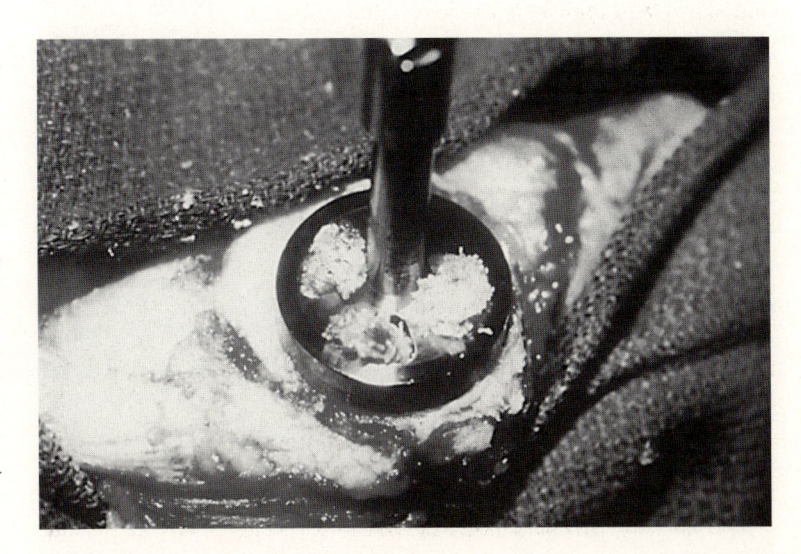

Abb. 179 Fräsen des Verankerungslochs der Patella.

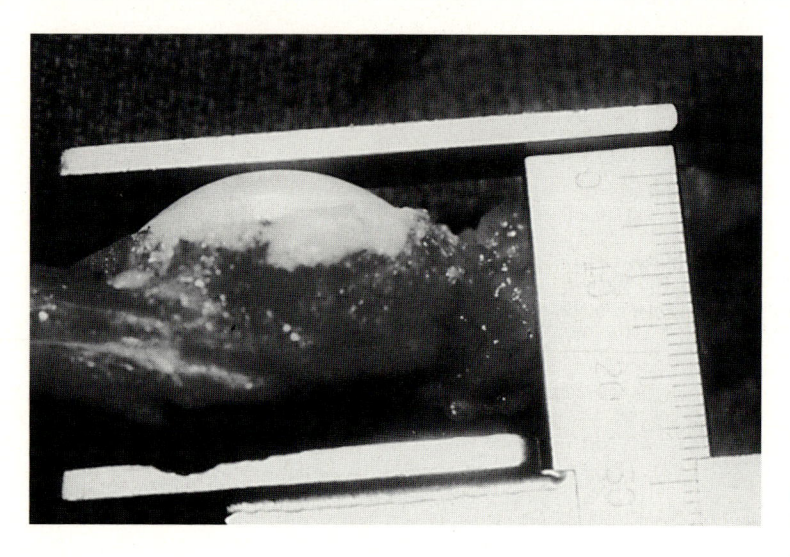

Abb. **180** Die ursprüngliche Dicke der Patella ist wieder hergestellt.

Die Wirkung des Pressens ist an den Rändern der Resektion zu erkennen, wo Austritt von Blut und Markfett sichtbar wird.

Das Patella-Implantat wird nun in das vorbereitete Lager eingelegt und mit einer Patellaklammer in Position fixiert, bis der Knochenzement ausgehärtet ist. Überstehender Zement wird mit der Kürette entfernt. Es ist darauf zu achten, die Synovialmembran um die Patella nicht zu beschädigen, wie es bei den herkömmlichen Patella-Implantaten üblich ist, wo die Resektion auf der Höhe der osteochondralen Zone erfolgt.

Die Patelladicke wird überprüft, ob diese mit der Ursprünglichen übereinstimmt (Abb. **180**).

Die abschließende Beurteilung zeigt ein korrektes Gleiten der Patella, was der Normalfall sein muß und nicht die Ausnahme. Ein laterales Release des Retinaculums wird seltener nötig sein.

In einem Nachuntersuchungszeitraum von 15 Jahren bei über 1200 Knietotalendoprothesen mit verschiedenen Patellaimplantaten kam es bei der Microlock-Metal-Back-Patella in 50 %, bei der PFC-Metal-Back-Patella in 10 % und der großen Polyäthylenpatella in 1 % zu Mißerfolgen. Bei der kleinen Polyäthylenpatella wurde in 15 Jahren keine Lockerung beobachtet.

Diese Untersuchung zeigt, daß Patellaimplantate aus Polyäthylen mit kleinflächigem Gelenkflächenersatz, wie auch die PFC-Inset-Patella, die wenigsten Komplikationen aufweisen.

Als Voraussetzung zur Erzielung dieser guten Ergebnisse bietet die Inset-Patella folgende Vorteile:

1. sparsame Knochenresektion mit Erhaltung der Peripherie, wo der Knochen relativ dünn ist,
2. einfache Wiederherstellung der ursprünglichen Patelladicke und Patellaführung,
3. einfache Operationstechnik durch einfaches Instrumentarium,
4. keine Störung der Blutversorgung der Patella.

Literatur

Briard, J.L., D.S. Hungerford: Patellafemorale Instabilität bei Totalknie-Arthroplastik, J. Arthroplasty 1989

Kumar, Kobb, Beutley: Die Patella beim Knieersatz. JBJS (BR) 1991 73 B: Supplement I

Smith, S., P. Stuart, I. Pinder: Patella ohne Rückflächenersatz bei Kniearthroplastik. J. Arthroplasty 1989

Reuben, J.D. et al.: Auswirkungen der Patelladicke auf Patellabeanspruchung nach Knieersatz. J. Arthroplasty 6 (1991)

Gonarthrose – bikondylärer Gleitflächenersatz – Knieendoprothesen

Operative Therapie der Gonarthrose in der Orthopädischen Klinik Braunschweig

D. Stock

Mit Verwunderung nahmen wir kürzlich Veröffentlichungen zur Kenntnis, die von einer höheren Komplikationsrate bei Knie- gegenüber Hüftendoprothesen berichten und die feststellen, daß die Knieendoprothese noch ein relativ seltener Eingriff sei. Knieoperationen machen bei uns 1/3 des Krankengutes aus. Bei den Endoprothesen liegt das Verhältnis Hüfte zu Knie wie 4 zu 1. Die noch bis Anfang der 80er Jahre favorisierten gelenkerhaltenden Operationen – insbesondere Gelenktoilette und Umstellungsosteotomie – haben nach wie vor ihr Anwendungsgebiet. Ihr Anteil ist aber in gleichem Maße zurückgegangen, wie der der Endoprothesen zunahm. Arthrodesen sind noch seltener geworden. Ähnliches gilt für die seinerzeit verfügbaren Gelenkimplantate:

Der Anteil der Schlittenprothesen und der gekoppelten Totalprothesen ist von 40% auf 5% gesunken. Hauptgrund für den Wandel waren die positiven Erfahrungen mit dem ungekoppelten totalen Gleitflächenersatz und die Erkenntnis, daß bei fortgeschrittener Arthrose an einem Gelenkabschnitt in der Regel bald auch die anderen Gelenkanteile befallen werden. Die Entwicklung war in anderen Kliniken wohl ähnlich. Jedenfalls kamen Anfang der 80er Jahre mehrere Implantate mit vergleichbaren Konstruktionsprinzipien auf den Markt. Wir führten 1983 das *Tricon-Knie* in der zu zementierenden Version als *Tricon-C* und 1984 das zementlose *Tricon-M-Knie* ein. Unterdessen haben wir mehr als 700 dieser Knie implantiert. Auf die Ergebnisse wird noch eingegangen. Funktionsprinzip der achslosen Knieprothese ist neben dem Gleitflächenersatz die Stabilisierung des Gelenkes mit Hilfe des natürlichen Kapsel-Band-Apparates. Das setzt exakte knöcherne Resektionen an allen Gelenkabschnitten und ein zuverlässiges Instrumentarium voraus (Abb. 181 – 183).

Wir verwenden in Femur und Tibia zu verankernde Führungsstäbe, die der Fixierung der Sägeschablonen dienen. Das Ausmaß mögli-

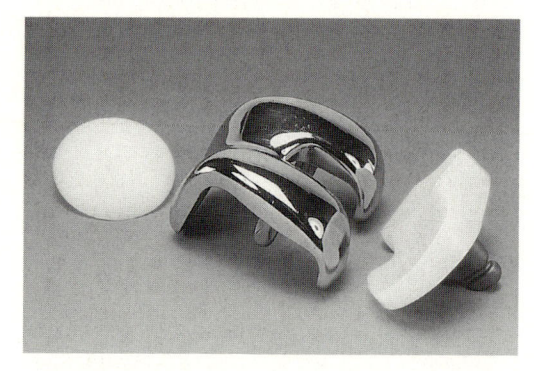

Abb. **181** Das Tricon-Knie (totaler ungekoppelter Gleitflächenersatz).

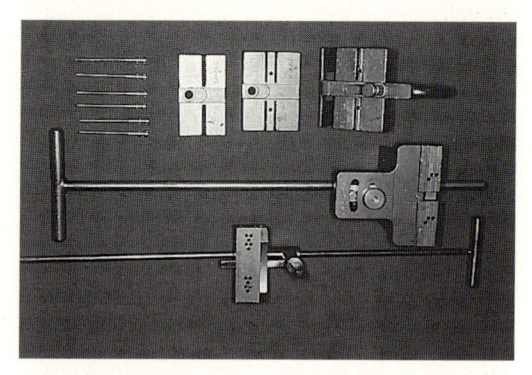

Abb. **182** Die Knochenresektionslehren mit den im Markraum von Femur und Tibia zu verankernden Führungsstäben.

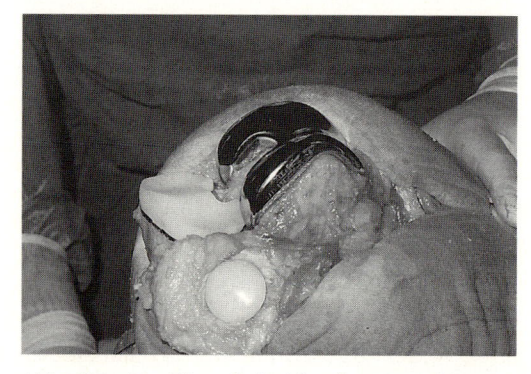

Abb. **183** Das Tricon-Knie, hier die zementlose Version, in situ.

cher Korrekturen ist wegen der Kollateralbänder begrenzt. Achsfehler bis zu 25° und Überlängen von Kollateralbändern von bis zu 1 cm lassen sich gut beherrschen. An der Patella verwenden wir einen Polyäthylenknopf. Dabei wird eine zentrale Bohrung gelegt, dann senkrecht zur Patellahauptachse gefräst und so das Implantatbett geschaffen. Aus den anfänglichen Patellaproblemen bis hin zur postoperativen Patellaluxation zogen wir Konsequenzen:

Neben der exakten Positionierung des Kniescheibenimplantates optimieren wir das Gleitverhalten wenn nötig durch Zusatzmaßnahmen: Lateral release, mediale Kapselraffung, Tuberositasversetzung, u.U. Tibiakopfosteotomie. Aber damit sind spätere Lateralisationstendenzen der Kniescheibe nicht immer ausgeschlossen. Bei immerhin 12 % sind in der postoperativen Phase spezielle krankengymnastische Manipulationen zur Dehnung der lateralen Kapsel und Tonisierung des Vastus medialis erforderlich.

Die Regelnachbehandlung besteht bei den zementierten Gelenken aus Vollbelastung und Motorschienenbehandlung ab 2. postoperativem Tag sowie begleitender Krankengymnastik. Bei den zementfreien sind wir von der anfänglichen mehrwöchigen Entlastung zugunsten einer Teilbelastung ab 2. postoperativem Tag abgegangen.

Die Palette operativer Maßnahmen bei der Gonarthrose umfaßt bei uns also unter Favorisierung des totalen Gleitflächenersatzes Gelenktoilette, suprakondyläre und Tibiakopfosteotomie, Schlittenprothese sowie Totalprothese in Form des teilgekoppelten GSB-Gelenkes.

Indikationsstellung

Gelenktoiletten und Umstellungsosteotomien führen wir bei den unter 60jährigen durch, beides nicht selten kombiniert mit einer arthroskopisch kontrollierten Gelenktoilette vor der beabsichtigten Umstellungsosteotomie. Die selten gewordenen Schlittenprothesen kommen bei den über 60jährigen zur Anwendung, wenn eine ausgeprägte monokondyläre Arthrose vorliegt und dem betreffenden die bei der Umstellungsosteotomie nötige mehrwöchige Entlastung unzumutbar ist.

Die Indikation zum GSB-Knie sehen wir beim nicht stabilisierbaren Bandapparat und einem präoperativen Bewegungsumfang, der schlechter ist als 0/20/120°. Die Indikation zum totalen, nicht gekoppelten Gleitflächenersatz stellen wir bei Patienten mit ausgeprägter Arthrose, bei denen gelenkerhaltende und versteifende Operationen nicht angebracht sind, der Kollateralbandapparat stabil oder stabilisierbar ist, ein vorhandener Achsenfehler nicht über 25° hinausgeht. Unter 60jährige aktive Patienten werden mit der zementlosen Version versorgt. Kontraindikationen für diese Implantate sehen wir in einer ausgeprägten Osteoporose, wenn keine sichere kortikale Implantatabstützung zu erreichen ist. Nach Knieinfekten müssen die Laborparameter trotz Provokation mehrwöchig unauffällig bleiben, und internistischerseits muß ein bestehendes Operationsrisiko beherrschbar erscheinen.

Über die Resultate mit dem nicht gekoppelten totalen Gleitflächenersatz wurde bisher vorwiegend im angloamerikanischen Schrifttum berichtet. Unterdessen liegen deutsche Mitteilungen vor. Die Resultate beim vergleichbaren, ausreichend großen Krankengut decken sich weitgehend. Eine Sammelstudie über die zementfreien *Tricon-M-Knie* aus 3 Kliniken, die unser Krankengut mit erfaßt und sich auf etwa 500 Patienten bezieht, fand nach 5 Jahren bei 83 % das subjektive Urteil „sehr gut" und „gut". Die 4 % schlechten Ergebnisse sind Lockerungen, von denen die Hälfte spätinfektionsbedingt auftraten. Wir haben unterdessen die ersten 100 1985 und 1986 mit einem zementierten *Tricon-C-Knie* versorgten Patienten überprüft. Aus Zeitgründen hier nur zum Wichtigsten:

Der implantatbezogene stationäre Aufenthalt verlief überwiegend komplikationsfrei, der Anteil allgemeiner Komplikationen liegt bei 5 %. Primäre Infekte traten nicht auf, dagegen 3 Spätinfekte. Wegen Luxationstendenz der Patella mußten 9 Patienten zusätzlich versorgt werden, wegen Bandinstabilitäten 3. Wegen eines Bewegungsdefizites von mehr als 0/20/90° wurde 7mal in der 4. postoperativen Woche narkosemobilisiert. 82 % der Patienten fallen beim *Tricon-C* in die subjektive Gruppe „sehr gut" und „gut".

76 % sind schmerz- und beschwerdefrei, entsprechend fanden wir die Beweglichkeit und

Gelenkstabilität. Die radiologische Überprüfung ergab 81 % exakte Implantationen. 12 % wiesen unvollständige Achskorrekturen oder Falschpositionierungen auf, überwiegend am Tibiakopf in Form von varischen Fehlpositionierungen. Bei 37 % fanden wir zu kleine Tibiaimplantate, das war auch bei 3 der 4 Lockerungen der Fall. 7 % zeigten patellare Fehlpositionierungen bis hin zur Subluxation der Patella nach lateral.

In diese Gruppe fallen 3 mit knöchern nicht zentral einliegendem Patellagleitflächenersatz, wodurch es 2mal zu Patellafrakturen kam.

Instabilität und Fehlposition beeinträchtigen die Implantathaltbarkeit. In diesen Fällen lagen die Operationen nicht einmal 2 Jahre zurück.

Die Ergebnisse zeigen einerseits, daß mit dem Implantat Resultate zu erreichen sind, die einem Vergleich mit Hüftimplantaten Stand halten. Andererseits verweisen die Schadensfälle aus der Anfangszeit auf die Abhängigkeit von der Operationstechnik und der Operationsindikation. Wir sehen in der Tatsache, daß das *Tricon-Knie* seit 8 Jahren im wesentlichen unverändert auf dem Markt ist, einen wesentlichen Vorteil, zumal es materialseitig zu keinen Problemen kam.

Auf die kritischen Veröffentlichungen zur Knieendoprothetik aus jüngster Zeit (Winter u. Weissleder 1991, Fuchs 1991, Schlepkow 1991) sei nur insoweit eingegangen, als wir weder die erhebliche Problematik bei der Implantation noch die relative Seltenheit, schon gar nicht die zahlreichen Komplikationen mit einer Dominanz der Sofortkomplikationen und septischen Wundheilungsstörungen bestätigen können. Nicht nur in Braunschweig hat die langjährige Erfahrung mit den Knieendoprothesen bei Patienten und außerklinisch betreuenden Ärzten dazu geführt, daß die Zahl der zu versorgenden Knie weiter steigt.

Zusammenfassung

Im Verlauf der vergangenen 7 Jahre hat sich bei uns in der Behandlung der fortgeschrittenen Gonarthrose der ungekoppelte totale Gleitflächenersatz gegenüber Schlittenprothesen und gekoppelten bzw. teilgekoppelten Implantaten durchgesetzt. Der Großteil aller zur Operation anstehenden ausgeprägten Gonarthrosen läßt sich mit diesen Implantaten gut versorgen.

Nach wie vor bleibt ein Segment für gelenkerhaltende Operationen und Schlittenprothesen, die dann erfolgreich sind, wenn die Indikationsstellung nicht überzogen wird.

Literatur

Fuchs, G.A.: Die operative Behandlung der fortgeschrittenen Gonarthrose. Arthr. u. Rheuma 11 (1991) 336–334

Laskin, R.S. u.a.: Replacement of the Knee. Springer, Berlin 1984

Puhl, W., C.T. Trepte: Indikationen und Ergebnisse achsloser Knieprothesen. Z. Orthop. 126 (1988) 361–368

Stock, D., R. Fabisiak: In Laskin, R.S.: Total knee replacement. Springer, London 1991

Schlepkow, P.: Ergebnisse der Gonarthroseoperationen bei über 75-jährigen. Z. Geriatrie 4 (1991) 338–341

Winter, T., J. Weissleder: Postoperative Probleme bei Hüft- und Knieendoprothesen – ein Vergleich. Orthop. Praxis 9 (1991) 580–584

MC zementlose, eingeschraubte totale Knie-Endoprothese

G. Lang, B. Memheld, I. Bogorin

Die MC-(Motta-Callea-)Prothese ist eine zementlose eingeschraubte Modular-Prothese, die sich auf die in den Femur- und Tibiakanal eingeschraubten Schäfte stützt. Diese Prothese gibt es in einer rechten und linken Version, um den physiologischen Valgus des Knies zu erhalten. Diese Prothese ist aus Titaniumlegat und kann als eine autostabilisierende nicht zementierte Gleitprothese angesehen werden. Die ersten klinischen Anwendungen gehen auf Januar 1978 zurück.

Der positive Punkt dieser Prothese ist die optimale Verankerung ohne Zement, und es wurden praktisch niemals Lockerungen oder Mobilisationen gesehen. Die Operationstechnik ist sicher. Die Schäfte zentrieren sich automatisch in den Medullarkanal, so daß diese Prothese auch als Revisionsprothese besonders bei Patienten mit Übergewicht oder osteoporotischem Knochen verwendet werden kann. Sie scheint jedoch nicht angebracht in Fällen mit Lateral-Instabilität.

Wir haben diese Prothese in 22 Fällen eingesetzt. 19 Fälle erlauben uns eine Übersicht, denn sie wurden alle kontrolliert. Die Indikationen, die Komplikationen lokal oder allgemein sind nicht nennenswert. Was die Folgen betrifft muß unterstrichen werden, daß in keinem Falle Lockerung auftrat und auch keine Brüche gesehen wurden. Der erste Fall hat jetzt ein Follow-up von 10 Jahren. Wir haben den PCA-100-Punkt-Score angewandt und haben 78% zufriedenstellende Resultate bekommen. Das zeigt die gute Stabilität dieser Prothese mit der Zeit.

Die Erfahrung von Callea beruht auf 360 Fällen, wovon 270 kontrolliert wurden. Die guten und sehr guten Resultate betrafen 88,4%. Die Erfahrungen von Arcq (1989) beruhen auf 140 Fällen. Er spricht von 81% sehr guten und guten Resultaten, 12% zufriedenstellend und 7% Mißerfolge.

Zusammenfassend scheint diese zementlose eingeschraubte Prothese ein neuer Weg zu sein, besonders durch die primäre Stabilität („press-fit", die man gewinnt), was die sofortige Belastung erlaubt und das scheinbar ohne sekundäre Lockerungen.

Spongiosametall zur biologischen Fixation des anatomischen S+G-Kniegelenks-Endoprothesensystems

W. Thomas

Zur Verwirklichung optimaler Resultate der Kniegelenks-Endoprothetik sind für die Endoprothesenmodellgestaltungen folgende Problemkreise zu berücksichtigen:

1. Material
2. Design
3. Fixation

Für einen dauerhaften Erfolg der Kniegelenks-Endoprothetik sind besonders die Formgestaltung der Endoprothese und ihre langfristige Fixation im Verankerungslager von Bedeutung. Was die Gestaltung betrifft, hat sich seit Einführung unseres anatomischen Kniegelenk-Endoprothesensystems im Jahr 1977 gezeigt, daß allein die Realisation anatomischer Gelenkformen physiologische Bewegungsresultate erlaubt. Ein derartig gestaltetes Endoprothesensystem ist allerdings nur dann langfristig erfolgreich, wenn die Fixation im Endoprothesenlager störungsfrei und dauerhaft funktioniert.

Aus unserer Sicht hat sich für diese Zwecke eine zementlose Fixation mit Spongiosametall-Oberflächen seit nunmehr 10 Jahren bewährt, was sich insbesondere bei Revisionseingriffen dokumentiert hat, wobei oftmals große osteolytische Defekte rekonstruiert werden müssen. Die Bedingungen für eine derartige zementlose Fixation sind:

1. Primäre mechanische Stabilität und
2. dauerhafte Fixation durch festen Knocheneinwuchs

Zur Verwirklichung dieser Bedingungen ist die Berücksichtigung biomeachanischer und struktureller Gesetzmäßigkeiten der Endoprothese notwendig. Zur Verwirklichung eines knöchernen Einwuchses in Oberflächenstrukturen der Endoprothese hat sich nach den Untersuchungen von Galante u. Mitarb. (1971) gezeigt, daß offenzellige trabekuläre Metallstrukturen (Fibermash) in der Lage sind, eine Osteoblasteninvasion und damit knöcherne Integration zu erreichen.

Hingegen wird sich bei sogenannten gedeckten Endoprothesenstrukturen fast immer ein Bindegewebs-Interface und eine Sklerosierung des Grenzknochens ausbilden.

Bezüglich der Oberflächenstrukturen müssen drei Typen unterschieden werden:

1. gedeckte Strukturen
2. mikroporische Strukturen und
3. makroporische Strukturen

Bei den gedeckten Strukturen wird im wesentlichen eine mechanische Fixation erzielt (Schraubentechnik nach Motta, Dübeltechnik nach Böhler). Den Experimenten von Galante u. Mitarb. folgend, sind porische Oberflächenstrukturen entstanden. Die Endoprothesen mit mikroporischen Oberflächenstrukturen (PCA, Miller-Galante) haben eine Porengröße bis zu 400 µm und erzielen damit mikrotrabekulären Knocheneinwuchs. Zur Verbesserung der knöchernen Stabilität mit Einwuchs normalanatomischer, gut vaskularisierter Knochentrabekel ist zur Verwirklichung makroporöser Strukturen das Spongiosametall entwickelt worden. Bezüglich der Gestaltung und der Porengröße respektiert das Spongiosametall die normalanatomischen Trabekelstrukturen des Knochens und ermöglicht damit eine normale Funktion. Es können kräftige vaskularisierte Knochentrabekel einwachsen und damit eine Fixation hervorrufen, die unbehinderte Aktivität gestattet.

Der große Vorteil liegt in der transendoprothetischen Vaskularisation des Verankerungsknochens. Spongiosametall ist eine gegossene Struktur aus Kobalt-Chrom-Molybdän einer Porengröße zwischen 500 und 2000 µm und einem Porenvolumen von 60 %.

Die Eindringtiefe der Spongiosametall-Struktur am Gesamtimplantat beträgt 3 mm (Abb. **184**).

Zur Dokumentation der biologischen Funktion dieser makroporischen Oberflächenstrukturen zur Verwirklichung eines stabilen Knochenein-wuchses steht eine Reihe von

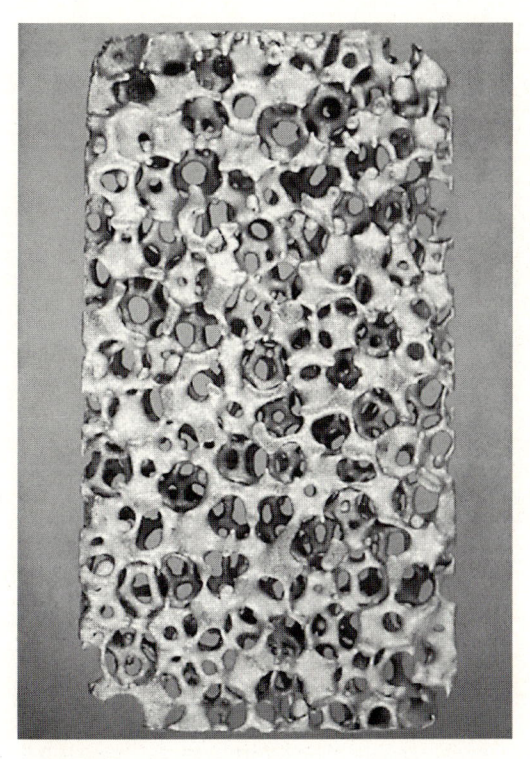

Abb. 184 Spongiosametall.

experimentellen und klinischen Dokumenten zur Verfügung unter welchen drei aus unserer Sicht besonders eindrucksvoll erscheinen:

1. Unter der Anleitung von Ascherl, Hipp und Gradinger wurden bei arthrotischen Hunden Spongiosametall-Hüftendoprothesen implantiert. Die Untersuchung zeigte einen tiefen Einwuchs vaskularisierter Knochenbälkchen mit spaltraumfreiem Kontakt des vitalen Knochens an der Metalloberfläche (Wicke-Wittenius 1992).
2. Dufek hat bei elektronenmikroskopischen Untersuchungen und Makroschnitt-Untersuchungen von explantierten Endoprothesen den dreidimensionalen Knocheneinwuchs mit spaltraumfreiem direkten Knochenkontakt auf der Metalloberfläche demonstrieren können, wobei insbesondere die zentrale Vaskularisierung der Knochenbälkchen auffallend ist (Abb. **185**).
3. Delling hat histologische Untersuchungen von infizierten Kniegelenks-Explantaten durchgeführt und auch hierbei trotz des Infektes noch direkten Knochenkontakt gezeigt, und insbesondere dokumentiert, daß spangenförmiges Knochenwachstum hinter die Metalltrabekel des Spongiosametalls möglich ist (Abb. **186**).
4. Wir konnten den festen Knocheneinwuchs in der klinischen Bewährung an explantierten Spongiosametall-Schlittenendoprothesen nachweisen, welche wegen sekundärer Kapsel-Band-Lockerung in eine verkoppelte Gleitachsendoprothese umgewandelt werden mußten. (Abb. **187**).

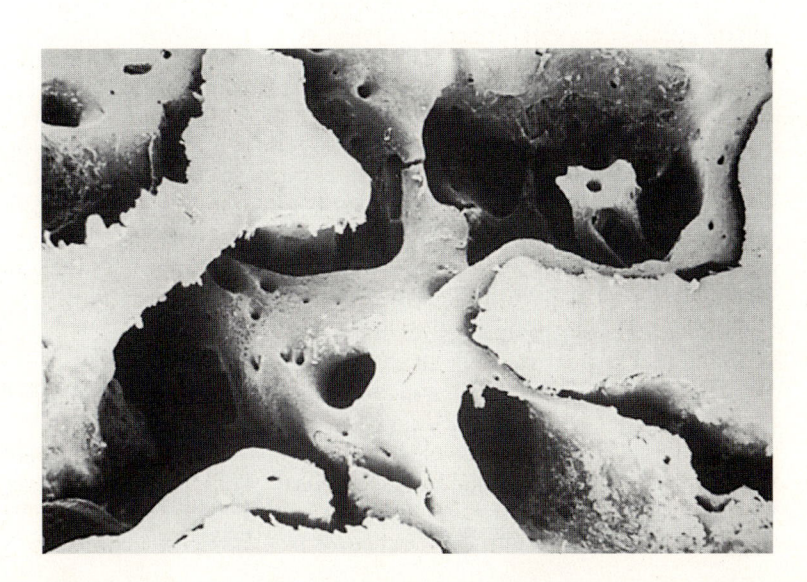

Abb. **185** 3-D-Knocheneinwuchs, beachte: zentraler Gefäßkanal.

Spongiosametall zur biologischen Fixation

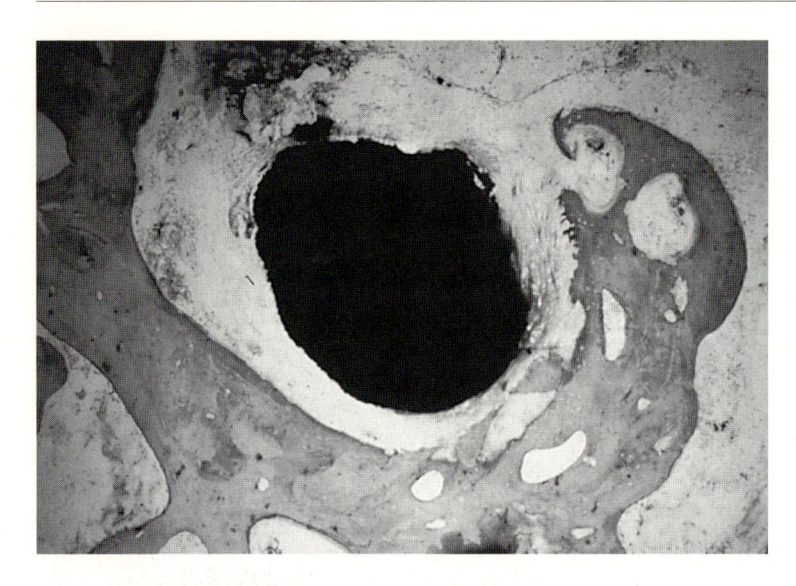

Abb. **186** Spangenförmiger Knocheneinwuchs.

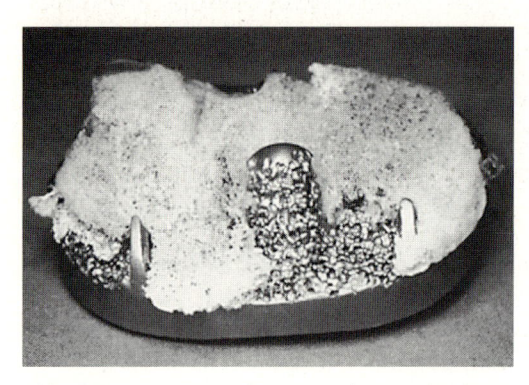

Abb. **187** Fester Knocheneinwuchs, explantiertes Tibiaplateau.

Zur Verwirklichung bestmöglicher funktioneller Resultate bei bestehender Gonarthrose muß dem Operateur ein Kniegelenks-Endoprothesensystem zur Verfügung stehen, welches entsprechend den unterschiedlichen Indikationen eine angepaßte Therapie erlaubt. Wir haben zu diesem Zweck unser Kniegelenks-Endoprothesensystem mit Spongiosametallfixierung wie folgt aufgebaut:

1. Anatomische Schlittenendoprothese für kapselbandstabile Pangonarthrosen bei Gelenkdestruktionen mit Achsabweichung bis maximal 20° und Beugekontrakturen bis maximal 20°.

2. Die teilverkoppelte Gleitachsenendoprothese zur Behandlung schwergradiger Pangonarthrosen mit hochgradiger Kapsel-Band-Instabilität und Achsabweichungen über den oben angegebenen Rahmen hinaus. Diese Gleitachsenendoprothese findet auch bei der Revisions-Endoprothetik Anwendung.

Die metallspongiösen Kniegelenkendoprothesen haben sich aus unserer Sicht insbesondere bei der Revisions-Endoprothetik bewährt. Hierbei sind einige besondere Gesichtspunkte interessant:

Eine Neuversorgung mit einer Schlittenendoprothese ist eher selten möglich, weil bei Lockerung zementierter Endoprothesen sehr häufig eine Kapsel-Band-Instabilität besteht. Ist dies nicht der Fall, so müssen bei der Revisionsimplantation einer Schlittenendoprothese sehr häufig die oftmals großen Knochendefekte mit Spongiosatransplantaten aufgefüllt werden.

Bei bestehender Kapsel-Band-Instabilität mit gelockerter Endoprothese verwenden wir die verkoppelte Spongiosametall-Gleitachsenendoprothese, welche durch ihren besonderen Gelenkmechanismus in Streckstellung komplett stabilisiert ist und mit zunehmender Beugestellung, Roll-Gleit-Bewegungen und Rotationsbewegungen zwischen Femur- und Tibiateil erlaubt. Durch die Stielfixation im Tibia- und Femurknochen ist eine exakte Position dieser Endoprothese möglich.

Besondere Situationen entstehen bei Grenzzonenfrakturen nach endoprothetischer Versorgung des Kniegelenkes. Hierbei benutzen wir für die Revisionschirurgie speziell angefertigte Endoprothesen mit längeren Stielen, welche die Fraktur überbrücken und somit eine spontane Ausheilung ermöglichen. Die Nachbehandlung kann hierbei fast immer ohne verlängerte Entlastung stattfinden.

Unser Ziel ist es, bei der Revisionschirurgie die bestehenden osteolytischen Defekte, welche durch das makrophagische Granulationsgewebe bei der Zementlockerung entstanden sind, zu rekonstruieren. Hierbei verwenden wir entweder solide Knochentransplantate, welche eingestössel werden und dann über das Pressfit-System zusammen mit der Revisionsendoprothese im knöchernen Lager eingepreßt werden. Bei größeren Defekten ist die Rekonstruktion des knöchernen Lagers durch Knochenbrei möglich, welcher wie folgt hergestellt wird:

In der Knochenmühle gemahlene Knochenchips werden mit Fibrinkleber und gentamycinhaltigem Collagenschwamm (Sulmycin-Implant) angemischt. Dieser Brei wird dann in die Knochendefekte eingefüllt, so daß eine komplett anatomische Rekonstruktion möglich wird. Die dann implantierte Kniegelenksendoprothese (Gleitachsendoprothese) ist fast immer primär stabil zu fixieren (Abb. **188**).

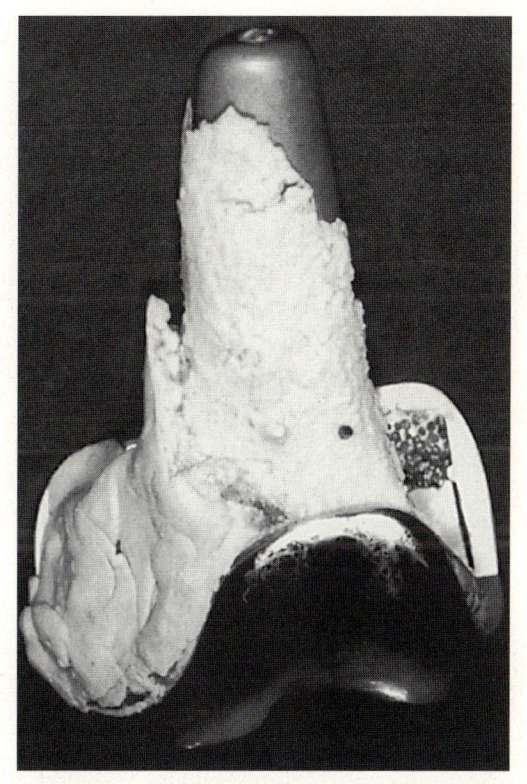

Abb. **188a** Explantat Femurteil. Frakturierter Femur-kondylus mit Zement. Aufgebaut – Lockerung.

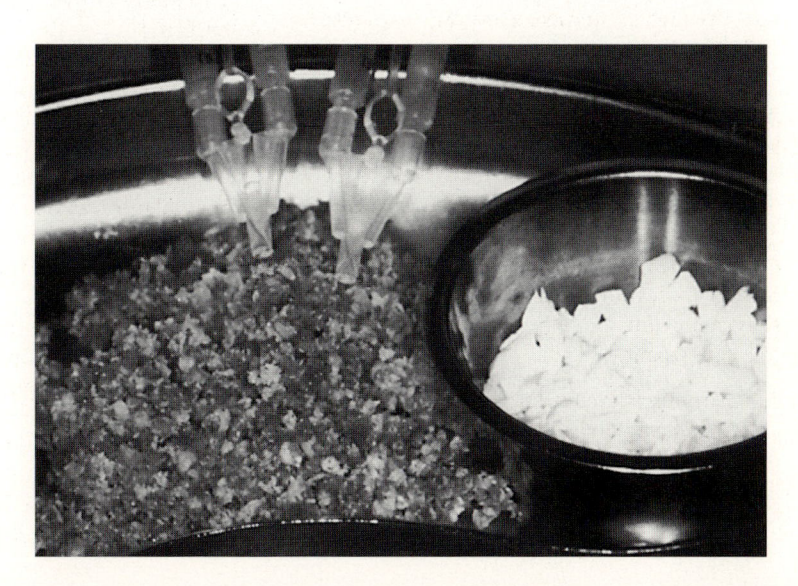

Abb. **188b** Spongiosachips + Fibrinkleber + Sulmycin-Implant.

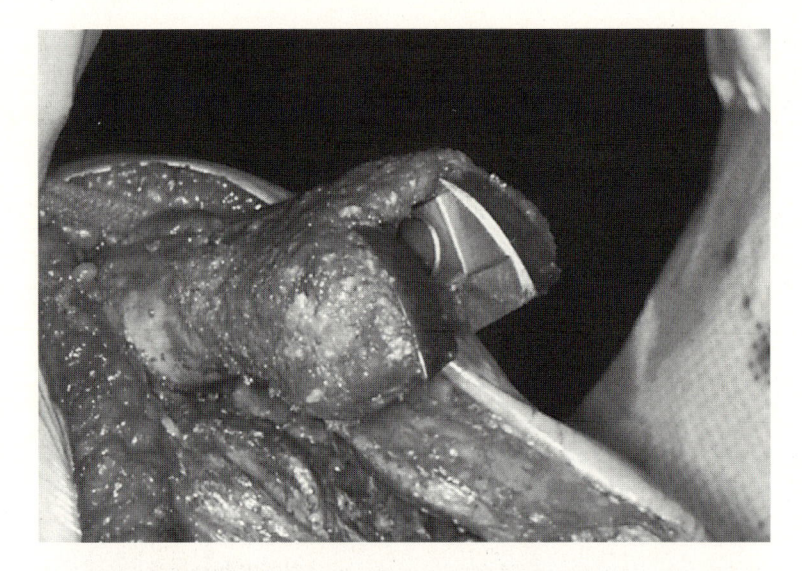

Abb. **188c** Rekonstruierter Femurkondylus mit Spongiosametallendoprothese.

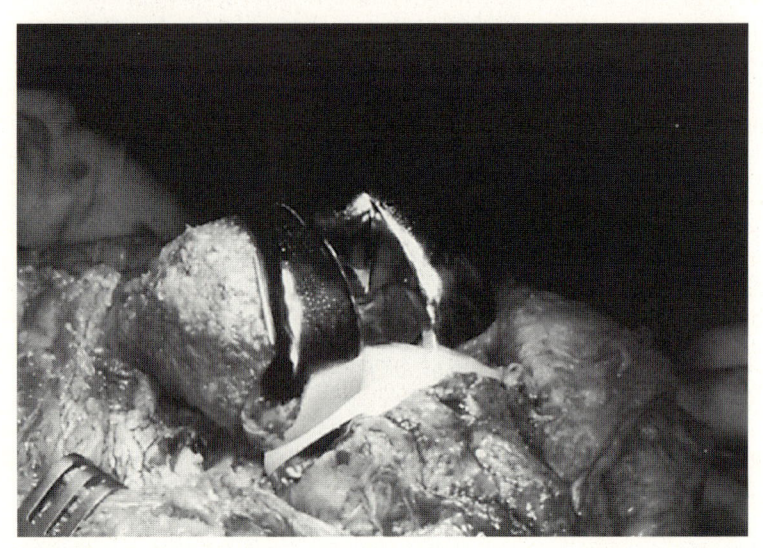

Abb. **188d** Endoprothese nach Verkoppelung in situ.

Revisionstechnik mit Spongiosabrei

Kasuistik

Zur Dokuumentation von mittelfristigen Ergebnissen haben wir die zwischen 1983 und 1988 durchgeführten Kniegelenksrevisionsoperationen nachuntersucht. Es handelt sich um 29 Endoprothesen bei 29 Patienten. Alle Patienten wurden nachuntersucht, der Nachuntersuchungszeitraum liegt zwischen 4 und 9 Jahren (Durchschnitt 6,6 Jahre). Es ergaben sich folgende Daten:

Alter:		
weiblich	51–86 Jahre	(Durchschnitt 68 Jahre)
männlich	39–71 Jahre	(Durchschnitt 50 Jahre)

Geschlecht:		
weiblich	15	(51,7 %)
männlich	14	(48,3 %)

Seite:		
rechts	10	links 19
aseptische Lockerung	26	(89,7 %)
traumatische Lockerung	3	(10,3 %)

Endoprothesentyp:	
Gleitachsendoprothese	19
Schlittenendoprothese	10

Es wurden folgende Endoprothesentypen explantiert:

Zementversionen:	
monokondylärer Schlitten	12
doppelter monokondylärer Schlitten	8
Toknepp (Endomodell)	4
Schlittenendo S+G	3
Gleitachsendo S+G	2

24 Fälle (82,7 %) erfuhren ihren ersten Endoprothesenwechsel, 5 Kniegelenke (17,3 %) ihren zweiten Endoprothesenwechsel. Die präoperative Implantat-Liegedauer betrug 1 bis 13 Jahre (Durchschnitt 5,3 Jahre).

24 Kniegelenke (82,7 %) zeigten bei der Nachuntersuchung eine Beugemöglichkeit über 90°, die Mehrzahl der Fälle zeigte eine komplette Streckfähigkeit (0° – 14,5°). Bei acht Patienten bestand eine leichte Beugekontraktur von 10° und nur ein Kniegelenk eine Kontraktur von 15°.

15 Patienten klagten über leichte Anlaufbeschwerden, 12 Patienten hatten einen Schmerz nach längerer Belastung. Freies Treppensteigen war schmerzfrei bei 14 Patienten möglich, bei 8 Patienten ergab sich ein Patellaschmerz, 5 Patienten benötigten eine Hilfe beim Treppensteigen (Geländer). Die durchschnittliche Gehstrecke betrug 75 Minuten.

Es waren folgende Komplikationen zu beklagen:

Thrombose	3
vorübergehende Wunddehiszenz	3
temporäre Fistel	1
Fersendekubitus	2

In einem Fall war es zwei Jahre postoperativ zu einer traumatischen Grenzzonenfraktur mit aseptischer Lockerung der Implantate gekommen. In diesem Fall mußte eine Nachrevision mit Spezialendoprothese durchgeführt werden.

Periartikuläre Ossifikationen spielten bei der Revisionsknieendoprothetik keine Rolle. Der Punkte-Score nach einem modifizierten Merle-d'Aubigne-Schema ergab folgende Verteilung:

18 Punkte-2	(6,8 %)	15 Punkte-3	(10,5 %)
17 Punkte-9	(31,0 %)	14 Punkte-5	(17,2 %)
16 Punkte-3	(10,5 %)	13 Punkte-2	(6,8 %)
sehr gut 14	(48,3 %)	gut 10	(34,5 %)

12 Punkte-2	(6,9 %)	9 Punkte-0	
11 Punkte-2	(6,9 %)	8 Punkte-0	
10 Punkte-0		7 Punkte-1	(3,4 %)
befriedigend 4	(13,8 %)	schlecht 1	(3,4 %)

Entsprechend diesen auch mittelfristig sehr guten Ergebnissen bei der Revisionsendoprothetik des Kniegelenkes haben wir im gleichen Zeitraum von 1983 bis 1988 320 primäre Kniegelenksendoprothesen diesen Typs mit exzellenten Ergebnissen implantiert. Das S+G-Kniegelenksendoprothesen-System mit der anatomischen Schlittenprothese und der teilverkoppelten Gleitachsenendoprothese zeichnet sich durch folgende Charakteristik aus:

- Anatomische Gelenkformen zur Verwirklichung funktioneller Bewegungsresultate
- Endoprothesen-System bestehend aus Schlittenendoprothese und teilverkoppelter Gleitachsendoprothese zur Behandlungsmöglichkeit aller Kniegelenksdestruktionen einschließlich Revisionsproblemen
- Spongiosametall-Oberflächenstrukturen zur Realisation dauerstabiler biologischer fixation im Verankerungslager

Wir konnten mit diesem System nachweisen, daß Kniegelenksendoprothetik auch in schwierigen Fällen gute Resultate mit dauerstabiler Endoprothesenfixation erbringen kann, wenn man dem Knochen eine Struktur zur Fixierung anbietet, welche seine anatomische Gesetzmäßigkeit respektiert.

Literatur

Galante, J., W. Rostocker, R. Lueck, R.D. Ray: „Sintered Fiber Metal Composites as a Basis of Attechment of Implants to Bone". J. Bone Jt Surg. 53 A (1971) 101–114

Dufek, Delling, Wicke – S. Wittenius: „Experimentelle Untersuchungen zum zementfreien Hüftgelenkersatz beim Hund unter besonderer Berücksichtigung der Spongiosametalloberfläche". Diss., Technische Universität München 1992

Thomas, W.:"Besondere Indikationen zum Gelenkflächenersatz an Kniegelenken jüngerer Patienten unter Verwendung der anatomischen GT-Schlittenendoprothese Lübeck". Orthop. Prax. 15 (1979) 995–998

Unsere Erfahrung mit dem MC-Kniegelenk

K. Diehl, U. Becker

Nach den Kriterien der Koppelung ist das *MC-Kniegelenk* zwischen den ungekoppelten und den starr gekoppelten Kniegelenksystemen einzuordnen (Abb. **189**).

Die Komponenten des MC-Kniegelenkes bestehen aus:

1. dem Oberschenkelteil,
2. dem Tibiateil,
3. der retropatellaren Gleitfläche,
4. der selektiven Teilkoppelung (Abb. **190**).

Die *Oberschenkelkomponente* hat die Form zweier parallel angeordneter Kufen, welche sich nach vorne zu einem Schild verbinden. Sie stellen die Facies patellaris des Oberschenkels dar. Nach hinten biegen sich die Kufen in immer kleiner werdende Radien, ähnlich den natürlichen Oberschenkelrollen.

Die *Tibiakopfkomponente* besteht aus einem Metallträger und einem Inlay aus Polyäthylen. Der Metallteil besitzt eine auf der Tibiaosteotomie aufliegende Platte. Der Metallteil der Tibiakomponente steht in mehreren Größen zur vollkommenen Überdeckung der Tibiaosteotomiefläche zur Verfügung. Als eigentliche *Artikulationsfläche* zum Oberschenkel hin wird intraoperativ ein *Polyäthyleneinsatz* eingefügt.

Zum Ausgleich von Seitenbandlockerungen stehen hierbei Einsätze mit verschiedenen Höhen zur Verfügung. Die Einsenkungen für die Kufen des Oberschenkelteiles in diesem P.E.-Einsatz sind so gefräst, daß bei voller *Streckung* ein stabiler *Formschluß* erreicht wird. Beim Beugen ist jedoch auch ein Gleiten und Drehen beider Komponenten gegeneinander möglich. Das MC-Gelenk ist so konstruiert, daß der Kraftfluß bei der Belastung des Gelenkes ausschließlich zwischen den Kufen der Oberschenkelkomponente und dem Gleitlager der Tibiakomponente verläuft. Oberschenkel und Tibiakomponente sind in ihren Materialstärken so abgestimmt, daß bei sicherer Dauerhaltbarkeit die Knochenresektionen von knienahem Oberschenkel und Tibiakopf so *gering* wie möglich gehalten werden können.

Die *Verankerung* besteht einerseits aus den großflächigen *Auflagen* von Oberschenkel- und Tibiateilen, andererseits aus *Kurzstielen*. Ihre Flügelform führt zu einer großflächigen Verhaftung in der metaphysären Spongiosa, schont jedoch beim Einsetzen deren *spongiöses Volumen* erheblich. Bei der zementfreien Version ist durch Verlängerung der Flügel die intramedulläre Verankerung etwas stärker betont.

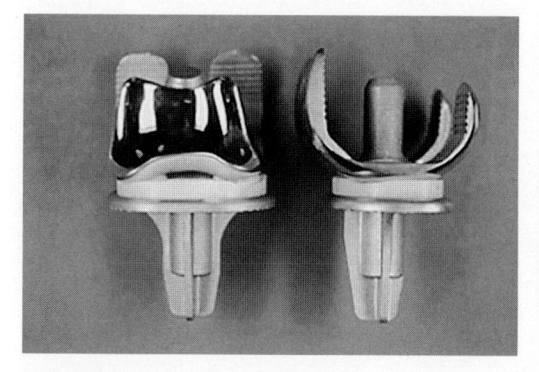

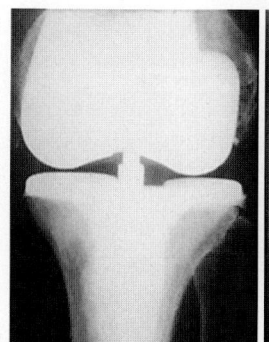

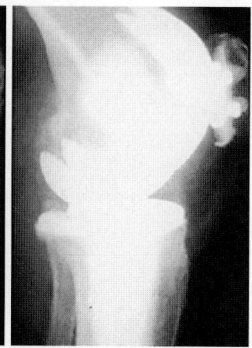

Abb. **189** Das MC-Kniegelenk in der Chrom-Kobalt-Version a.-p. und seitlich (**a**) sowie das dazugehörige Röntgenbild nach Implantation (**b**).

242 Unsere Erfahrung mit dem MC-Kniegelenk

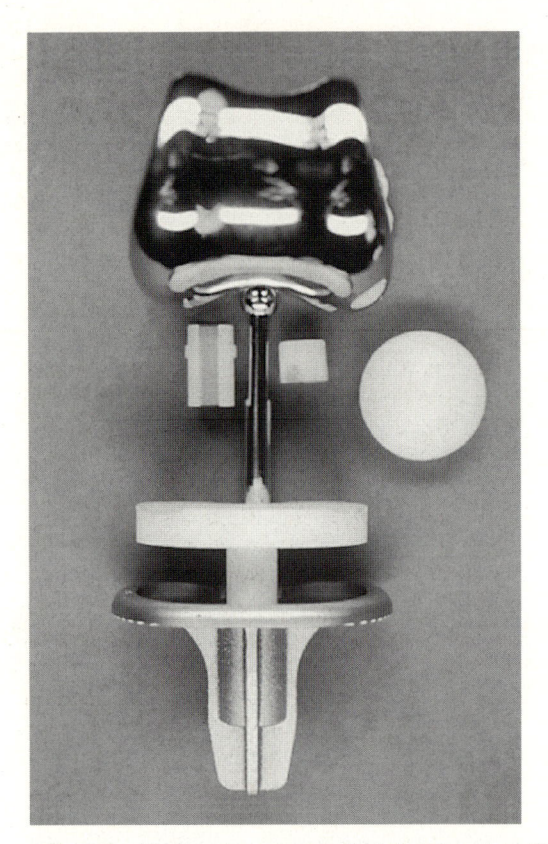

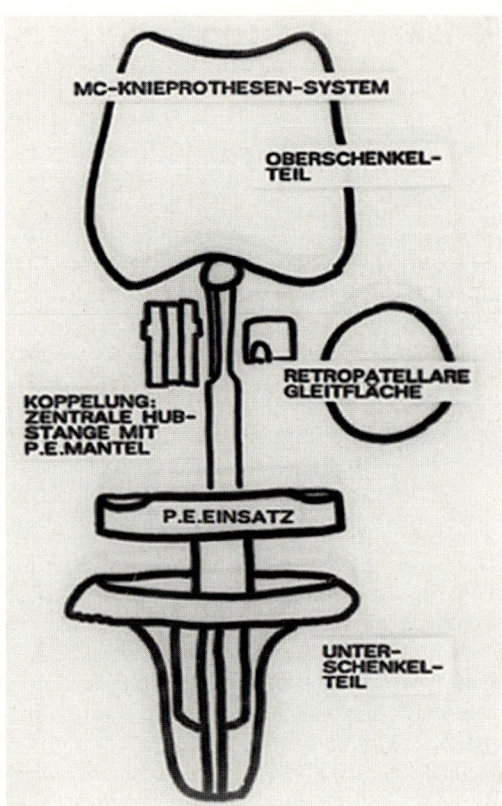

Abb. 190 Die Komponenten des MC-Kniegelenkes: Die Oberschenkelkomponente besteht aus dem ventralen Schild und zwei parallel verlaufenden Schlitten. Die Unterschenkelkomponente setzt sich zusammen aus einem Metallträger mit Tibiakopfplatte und Kurzstiel und aus einem Polyäthyleneinsatz, welcher in verschiedenen Höhen zum Ausgleich der Seitenbandspannungen zur Verfügung steht. Die Einfräsungen in den Polyäthylenteil sind so gestaltet, daß beim Stehen ein stabiler Formschluß entsteht, beim Beugen jedoch ein Gleiten und Drehen der Komponenten gegeneinander möglich ist. Der Kraftfluß verläuft ausschließlich über Oberschenkel und Tibiakomponente. Die Koppelung durch die zentrale Hubstange ist selektiv. Sie verhindert einerseits Schub nach vorne und hinten und in eingeschränktem Maße Kippung zur Seite und hat ausschließlich Führungsfunktion. Die retropatellare Gleitfläche wird vom Schild der Oberschenkelkomponente sicher und ohne Luxationsgefahr geführt.

Die *Koppelung* von Oberschenkel- und Tibiakomponente erfolgt durch eine zentral gelegene *Hubstange*. Ihr von einem P.E.-Mantel umgebener *Kugelkopf* liegt im Inneren des Stieles der Oberschenkelkomponente. Die Stange selbst gleitet in einer Bohrung des Polyaethyleninlays der Tibiakomponente. Die Koppelung besitzt ausschließlich Führungsaufgaben. Diese bestehen:

1. in einer Anschlagsperre von 5° Überstreckung,
2. Schutz vor Schub von vorne nach hinten (Kreuzbandfunktion),
3. in einem, wenn auch eingeschränkten Schutz gegen seitliches Verkippen, damit Unterstützung der Seitenbänder, welche jedoch bei dieser Art Prothese unbedingt erhalten und unter physiologische Spannung gesetzt werden müssen.
4. Freigabe eines Dreh-Gleit-Vorganges bei der Beugung.

Die Implantation

Das MC-Instrumentarium ist so geschaffen, daß eine paßgenaue operative Zurichtung des knienahen Oberschenkels und des Tibiakopfes sowie der Patella und damit eine achsengerechte und den verbliebenen Seitenbändern angepaßte Implantation des MC-Gelenkes möglich ist. Eine erste Sägeschablone wird auf einen in den Oberschenkel achsengerecht eingebrachten Führungsteil aufgebracht und erlaubt die erste Osteotomie in der Facies patellaris des Oberschenkels. Das Instrumentarium ist so konstruiert, daß nach Setzen der ersten Osteotomie diese immer als Basis für die darauffolgende Osteotomie benutzt wird. So stellt die nächste Sägeebene die Horizontalebene des Kniegelenkes dar. Sie steht in einem Varuswinkel von 7° zur Oberschenkelachse. Fehlstellungen des Kniegelenkes im Valgus- und Varussinne müssen mit dieser Osteotomie ausgeglichen werden. Diese horizontale Osteotomie gibt nun die dritte Osteotomie im Tibiakopf vor.

Dabei wird das Kniegelenk gestreckt und unter Anspannung der Seitenbänder in die anzustrebende genaue physiologische X-Achse gebracht. Vom vorgegebenen Abstand von der zuvor angelegten Horizontalebene aus wird im Tibiakopf die Tiefe der jetzt folgenden Osteotomie markiert. Ein zusätzliches Zielgerät sorgt dafür, daß diese Osteotomie streng im rechten Winkel zur Unterschenkelachse gesetzt wird. Mit diesem Vorgehen werden wichtige Voraussetzungen für die ungestörte Funktion des MC-Kniegelenkes geschaffen. Diese sind:

- Das achsengerechte Einsetzen des Gelenkes mit einer physiologischen X-Achse von 7°.
- Die physiologische Spannung der Seitenbänder und damit das wichtige Zusammenspiel zwischen Kunstgelenk und der natürlichen Seitenbandführung des Kniegelenkes.

Nachdem noch die medullären Einsenkungen sowohl im Tibiakopf als auch im knienahen Oberschenkel geschaffen sind, ist die korrekte Implantation des Gelenkes gewährleistet (Abb. **191**).

Die Implantation kann je nach Indikation sowohl in zementfreier als auch zementierter Version durchgeführt werden. Hierzu stehen entsprechende Teile des MC-Systemes mit ihren verschiedenen Verankerungsstielen zur Verfügung.

Die letzte Osteotomie wird auf der Hinterfläche der Patella durchgeführt. Hierzu wird nach peripatellärer Synovektomie die umgewendete Patella mit einer Faßzange fixiert. Die Oberfläche dieser Zange dient gleichzeitig als Sägeschablone zum Abtragen des retropatellaren Firstes. Mit einer Bohrschablone wird dann noch die paßgerechte Zapfenverankerung geschaffen.

Zeigt sich nach dem Einsetzen des MC-Gelenkes und nach der Reposition der Patella eine zu kurze laterale Seitenführung, so schließt sich ein laterales Patellarelease an.

Abb. **191a – b** Retropatellare Fläche, knienaher Oberschenkel und Schienbeinkopf für die Implantation des MC-Kniegelenkes vorbereitet. Die horizontalen Osteotomien des Schienbeinkopfes und des Oberschenkels sind so angelegt, daß das MC-Gelenk achsenrecht implantiert wird und die Seitenbänder angespannt sind.

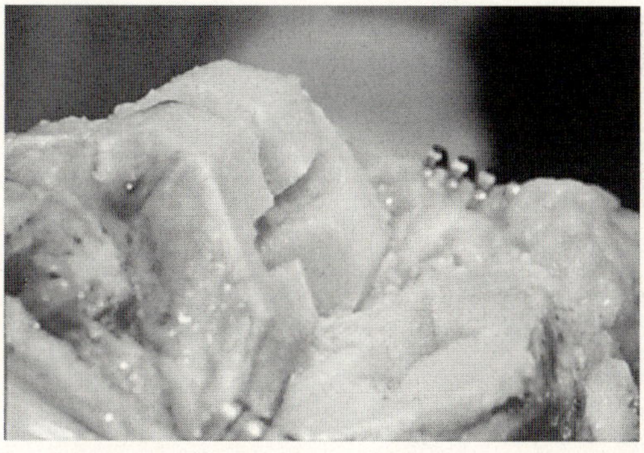

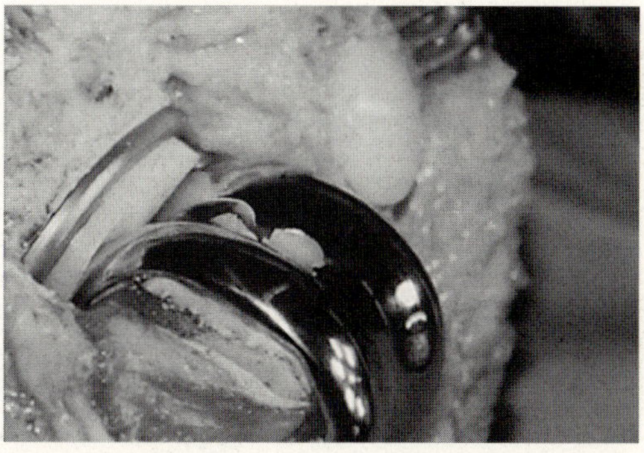

Nachuntersuchung

Seit 1987 haben wir bis heute insgesamt 420 MC-Kniegelenke implantiert. Zur Nachuntersuchung kamen 80 Patienten, bei denen in der überwiegenden Mehrzahl 1 Gelenk eingesetzt wurde. Der Zeitraum zwischen Implantation und Nachuntersuchung betrug im Durchschnitt 27 Monate. Zum Zeitpunkt der Implantation waren die Patienten über 67 Jahre alt.

Grund für die Destruktion der Kniegelenke waren in 77% der Fälle primäre Arthrosen mit Betonung der medialen und femuropatellaren Gelenkfläche. In knapp 1/5 der Fälle lag eine chronische Polyarthritis der Gelenkdeformation zugrunde, in 5% waren Fremdprothesen eingebaut, die sich gelockert hatten.

Die Gelenkachse wich vor der Operation in 71% von der Norm ab und zeigte in der überwiegenden Anzahl eine Valgusfehlstellung.

Die Seitenbänder, ebenso die Außenbänder, zeigten sich bei 1/3 der Fälle als locker.

Beugekontrakturen waren bei 3/4 der untersuchten Kniegelenke vorzufinden, die Hälfte der Patienten zeigte eine Beugekontraktur über 10°. Über die Hälfte der untersuchten Kniegelenke konnten nicht über den rechten Winkel hinaus gebeugt werden.

Röntgenologisch zeigte sich in allen Fällen die typischen Zeichen einer weit fortgeschrittenen Gelenkdestruktion.

Vor der Operation lag der Score nach Merle d'Aubigne einen Gipfel von 10 und 11 von 18 erreichbaren Punkten.

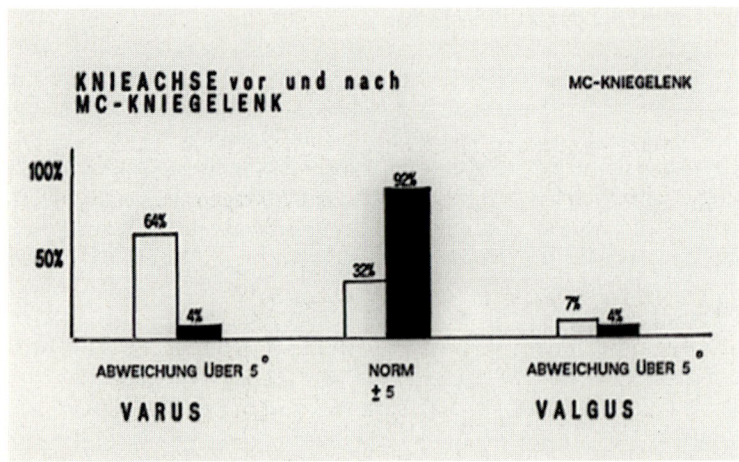

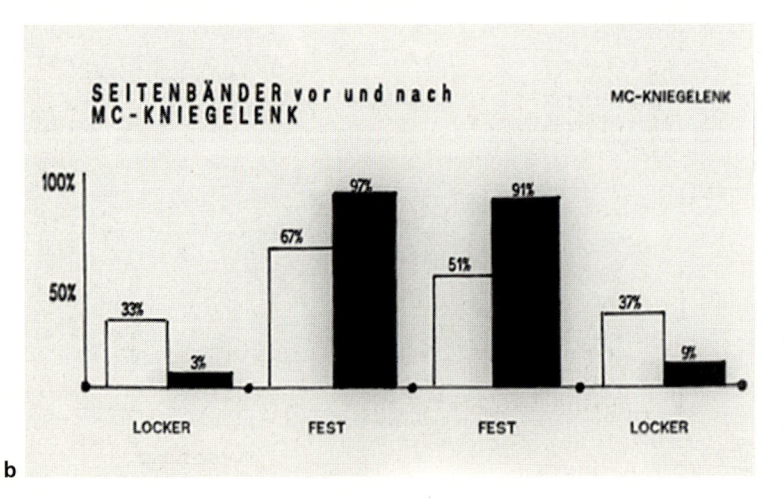

Abb. **192a – b** Knieachse und Seitenbandführung vor (schwarz) und nach (weiß) Implantation des MC-Kniegelenkes. In der überwiegenden Anzahl der Fälle konnte eine physiologische Achse und eine feste Seitenbandführung wieder hergestellt werden.

Postoperative Ergebnisse

Bei der Nachuntersuchung zeigte sich, daß bei 93 % der Kniegelenke die physiologische Knieachse wieder hergestellt worden war (Abb. **192a**).

Auch die für die Funktion des MC-Kniegelenkes so wichtige Spannung der Seitenbänder hatte sich nach der Implantation erheblich gebessert. Es zeigten jetzt 97 % der Innenbänder und 91 % der Außenbänder eine sichere und feste Gelenkführung (Abb. **192b**).

In 69 % der Fälle waren die Kniegelenke bis zu einer Überstreckung von 5° in der Streckung frei. Hatten vor der Implantation von 25 % der Kniegelenke Beugekontrakturen vorzuweisen, waren diese bis auf einen geringen Rest bis auf 6 % nach der Implantation verschwunden (Abb. **193a**).

Auch die Beugung hatte nach der Implantation wesentlich zugenommen. So konnten 87 % der Patienten das ersetzte Kniegelenk über 100° beugen (Abb. **193b**).

Auch bei der funktionellen Bewertung trat eine wesentliche Besserung ein. So zeigte der Score nach Merle d'Aubigne nach Implantation Werte zwischen 15 und 16 von 18 erreichbaren Punkten (Abb. **194a**). Auch der postoperative Score nach Insall bestätigte 93 % gute und sehr gute Ergebnisse (Abb. **194b**).

Röntgenologisch konnte in allen Fällen eine achsgerechte und passgenaue Implantation mit vollkommener knöcherner Integration nachgewiesen werden Lockerungen zeigten sich weder klinisch noch röntgenologisch (Abb. **195**).

Bei den von uns eingesetzten MC-Kniegelenken waren Patellaluxationen nicht zu beobachten.

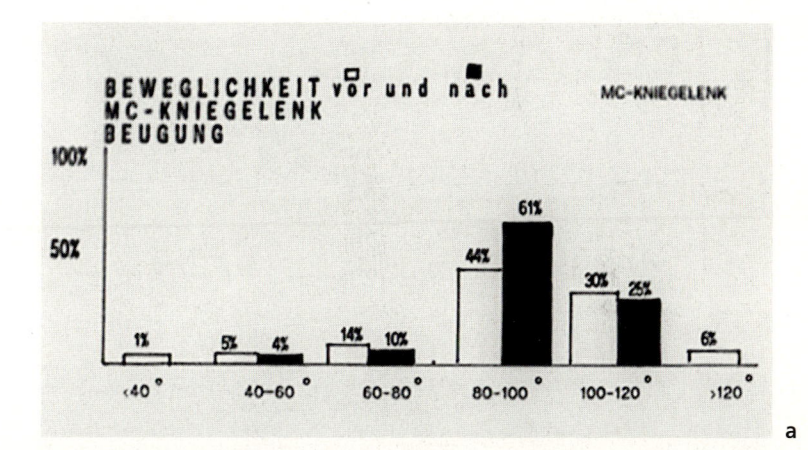

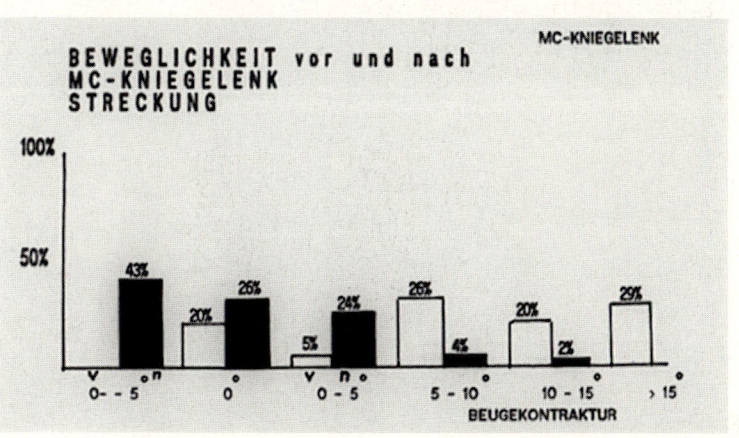

Abb. **193a – b** Beugung und Streckung vor und nach Implantation des MC-Kniegelenkes. 70 % der Kniegelenke konnten in 5° Überstreckung geführt werden. Bis auf 6 % der Fälle waren alle Beugekontrakturen behoben. 87 % der Kniegelenke konnten über 100° gebeugt werden.

246 Unsere Erfahrung mit dem MC-Kniegelenk

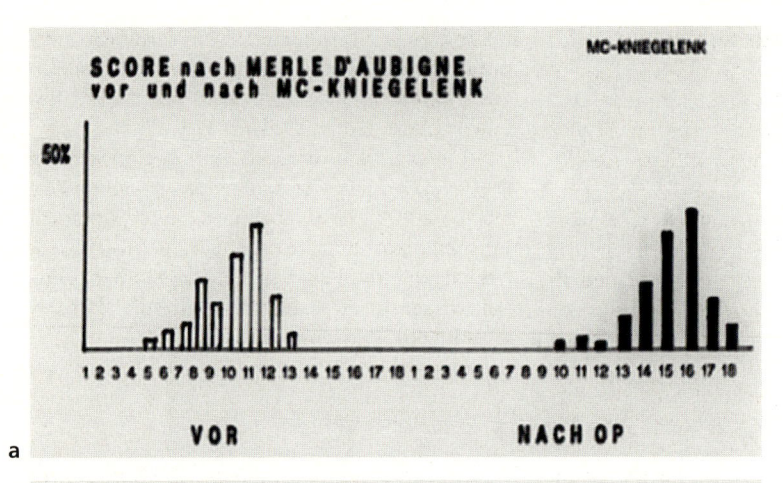

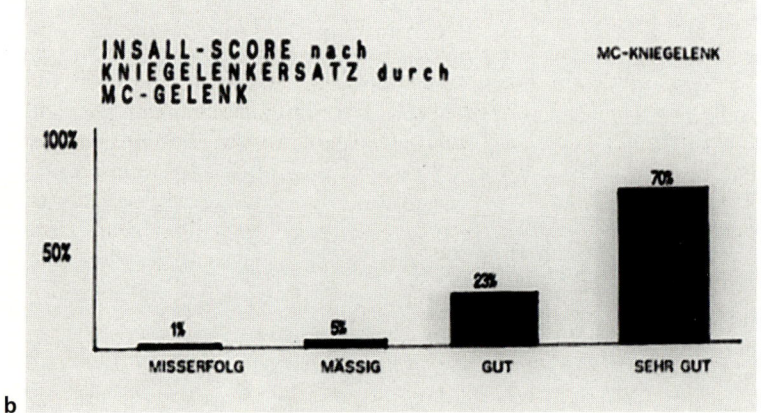

Abb. **194a – b** Score nach Merle d'Aubigne vor und nach, Score nach Insall nach Implantation des MC-Kniegelenkes.

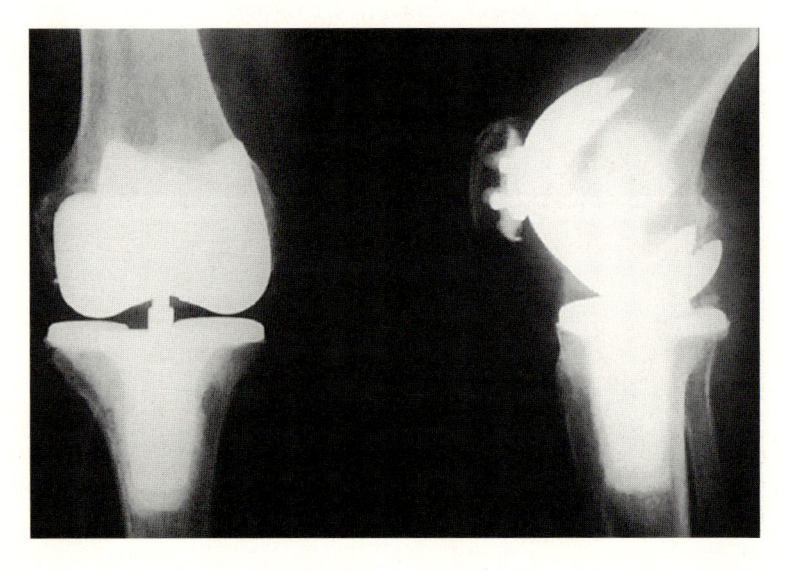

Abb. **195** Typisches Röntgenbild nach Implantation des MC-Kniegelenkes. Die richtig gewählte Größe des Tibiateiles überdeckt die Tibiakopffläche voll und liegt auf der Kortikalis des Tibiakopfes auf. Der Kurzstiel liegt symmetrisch in der Metaphyse des Tibiakopfes.

Vergleichende Untersuchungen

Bevor in unserer Klinik das MC-Kniegelenk zur Anwendung kam, wurden in unserer Abteilung von 1979 bis 1982 etwa 100 bilaterale Schlittenprothesen und zwischen 1983 und 1988 ca. 150 Attenborough-Kniegelenke eingesetzt und auch nachuntersucht.

Vergleicht man diese Ergebnisse mit denen des MC-Kniegelenkes, so zeigt sich folgendes:

- Gegenüber den Attenborough-Kniegelenken und den MC-Kniegelenken zeigen die Schlittengelenke eine bessere Beugung.
- Nachteilig zeigt sich jedoch, daß bei den Schlittenprothesen eine außerordentlich große Anzahl Beugekontrakturen aufweisen. Attenborough- und MC-Kniegelenke hingegen erreichten in weitaus höherer Anzahl die volle Streckung.
- Was jedoch die Wiederherstellung der korrekten Knieachse betrifft, zeigt sich das MC-Kniegelenk sowohl der bilateralen Schlitten- als auch den Attenborough-Kniegelenken überlegen.
- Die Resektionsdistanzen (und damit der Verlust an knöcherner Substanz) sind beim MC-Kniegelenk wesentlich geringer als beim Attenborough-Kniegelenk.
- Im Score nach Merle d'Aubigne zeigte sich das MC-Gelenk sowohl den bilateralen Schlittenprothesen als auch den Attenborough-Prothesen überlegen. Auch im Score nach Insall zeigt das MC-Kniegelenk gegenüber dem Attenborough-Gelenk bessere funktionelle Ergebnisse.

Zusammenfassung

Unsere Erfahrungen mit dem MC-Kniegelenk zeigen, daß bei größtmöglichem Erhalt der knienahen Knochenenden bei fortgeschrittenen und schweren Gonarthrosen, auch bei erheblichen Bewegungseinschränkungen und Achsfehler eine gute bis sehr gute Funktion der Kniegelenk und physiologischer Achsstellung zu erreichen ist. Vorbedingung ist jedoch der Erhalt oder die Wiederherstellung der Seitenbänder.

Die Grenzen der Kniegelenkstotalendoprothetik – Ein Erfahrungsbericht nach 15 Jahren GSB-Kniegelenksimplantation

S. Fuchs, H. Gierse, B. Maaz

Die Zunahme von massiven Gonarthrosen in jüngster Zeit – vor allem bei jüngeren Patienten – führt zur Frage nach dem idealen Gelenkersatz. Die Indikation zum Oberflächenersatz wird immer größer, da Komplikationen, wie z.B. mit der Patella (Breitenfelder u. Yücel 1987), in wenigeren Fällen gefunden werden. Andererseits besteht der Wunsch zum Gelenkersatz selbst bei schwerst destruierten Knielenken, da vor allem die Patienten durch die Erfolge in der Endoprothetik sehr hohe Erwartungen haben.

Um den Wert speziell des GSB-Gelenkes als Vertreter der „physiologischen Scharniergelenke" beurteilen zu können, wurde im Marienkrankenhaus Düsseldorf-Kaiserswerth 1988 und 1990 eine klinische und radiologische Nachuntersuchung der GSB-Gelenke durchgeführt. In den Jahren 1975 bis 1990 sind an 919 Patienten 363 GSB-Gelenke vom Modell I bis III mit oder ohne Patellarückflächenersatz implantiert worden (Gschwend 1978, 1981, 1984, 1986, 1988, 1991), (Abb. **196 – 197**, Tab. **65**).

Zur Aktualisierung der Ergebnisse und Anfertigung von Überlebenskurven wurde 1991 eine telefonische Befragung der Patienten ergänzend durchgeführt.

Das vorwiegend weibliche Patientengut zeigt einen Altersgipfel bei 75 Jahren zum Zeitpunkt der Operation.

Tabelle **65** Die Modelle des GSB-Knies 1975 – 1990

GSB I		33
GSB II	ohne PRE	103
GSB II	mit PRE	168
GSB III	ohne PRE	15
GSB III	mit PRE	44
Implantationen		363

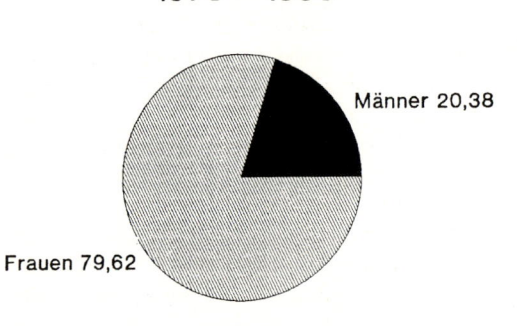

Abb. **196** Die Geschlechtsverteilung.

(GSB Knie 1975 - 1990, Geschlechtsverteilung, n = 363: Frauen 79,62; Männer 20,38)

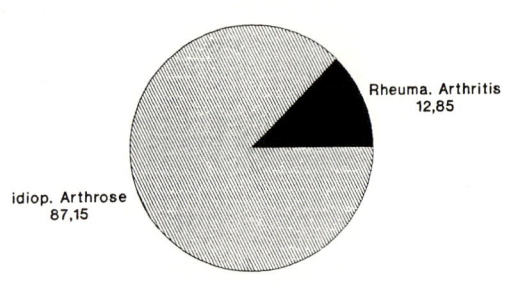

Abb. **197** Die Ätiopathogenese.

(GSB 1975 - 1990, Diagnosen, n = 363: idiop. Arthrose 87,15; Rheuma. Arthritis 12,85)

Die Operationsindikationen wurden bei vorwiegend idiopathisch bedingten Gonarthrosen, die zu starken Schmerzen und Funktionsbeeinträchtigungen geführt hatten, gestellt. Die postoperativen Ergebnisse, die in den Nachuntersuchungen nach bis zu 11 Jahren erzielt wurden, überzeugten durch eine Zufriedenheit und Schmerzlinderung von mehr als 90 % der Patienten sowie durch deutlich bessere funktionelle Leistungen. Neben Streckdefiziten konnten selbst größere Achsabweichungen zufriedenstellend ausgeglichen werden.

An allgemeinen Komplikationen wurden 2 (0,55 %) Thrombosen, 3 (0,83 %) Infekte und 12 (3,31 %) Wundheilungsstörungen festgestellt. An Reoperationen mußten 8 (2,2 %) Wechsel, 7 (1,93 %) Arthrodesen, 2 (0,55 %) Amputationen und 38 (10,47 %) Patellektomien vorgenommen werden.

Die hohe Anzahl von 38 Patellektomien weist auf das Hauptproblem „Patella" hin. Durchschnittlich 10–20 % der Patienten haben rezidivierende Patellaprobleme. Etwa 30–40 % der Patienten zeigen einen pathologischen Röntgenbefund an der Patella. Zur klinischen Symptomatik führten in unserem Patientengut vorwiegend die Patelladestruktionen oder -polabsprengungen, da eine Lateralisation oder Luxation nur in wenigen Fällen auftrat. Auffallend ist der hohe Anteil von Schäden am proximalen Patellapol. In diesem Zusammenhang wurden häufig im Röntgenbild eine „Patella alta" sowie eine proximale Anlagerung der Patella an das Femurteil gesehen. Diese Verhältnisse entstanden physiologischerweise bei einer Beugung von etwa 100° am gesunden Knie und führen zu Kräften, die besonders den proximalen Patellapol belasten (Cameron 1982, Figgie 1986, Fujikawa 1983, Goodfellow u. Mitarb. 1987, Hofmann u. Hagena 1987, Hassenpflug 1987, 1989, Hungerford u. Barry 1979, Merkow u. Mitarb. 1985, Reithmeier u. Plitz 1990, Rand 1994). Somit können Destruktionen und Polabsprengungen in diesem Bereich erklärt werden.

Zur Bestätigung wurde eine zusätzliche radiologische Nachuntersuchung in etwa halbjährlichen Abständen an 91 Kniegelenken, die über den medialen Zugang implantiert worden waren, durchgeführt. Die Beobachtungszeit betrug höchstens 72 Monate. Erstaunlicherweise wurde ein pathologischer Erstbefund schon nach durchschnittlich 22,4 Monaten erhoben. Insgesamt wurde ein radiologischer Befund in 56 Fällen (61,54 %) festgestellt, wovon 37 (40,65 %) den proximalen Pol betrafen. Eine obere Patellapolabsprengung wurde in 14 Fällen (15,38 %) gesehen (Fuchs u. Mitarb. 1993). Auffällig ist, daß schon im ersten postoperativen Jahr 15 Befunde am oberen Patellapol, im zweiten Jahr nochmals 9 Befunde dort erhoben wurden. Insgesamt wurden somit in diesem Patientengut 15,38 % aller Kniegelenke von der oberen Patellapolabsprengung betroffen, die vor allem sehr früh nach der Operation auftrat.

Die hohe Zahl von 38 Patellektomien wird in ihrer Aussagekraft unterstrichen, da von den 7 insgesamt durchgeführten Arthrodesen 6 bei patellektomierten Kniegelenken vorgenommen werden mußten. Offensichtlich handelt es sich bei diesen Patienten um rezidivierende Probleme, die letztendlich zur Arthrodese geführt haben.

Insgesamt konnte die Durchführung von Patellektomien in ausgewählten Fällen überzeugen. Etwa 90 % der Patienten gaben eine Schmerzlinderung und Zufriedenheit in einer späteren Nachuntersuchung an. Eine Quadrizepsschwäche wurde in 50 % der Patellektomien feststellt. Auch die davon abhängigen Funktionen, wie Treppensteigen und Aufstehen vom Stuhl, machten bei etwa der Hälfte der Patienten leichte Probleme. Die Funktionen in aktiver und passiver Prüfung waren mit einer durchschnittlichen Beugung von 90° und einem Streckdefizit von 5° zufriedenstellend.

Anhand dieser Ergebnisse kann die Patellektomie bei rezidivierenden Patellaproblemen empfohlen werden, wenn rezidivierende Patellaprobleme auftreten. Diese treten erstaunlicherweise meist schon in den ersten beiden postoperativen Jahren auf, in unserem Patientengut z.B. nach durchschnittlich 22,55 Monaten.

Um die Patellaproblematik zu lindern, wurde neben Veränderungen am Modell auch der Zugangsweg modifiziert. Der Anfangs übliche mediale Zugang wurde später bei intra-operativ festgestellter Lateralisationstendenz durch eine laterale Retinakulumspaltung ergänzt. Zuletzt kam der laterale Zugang immer mehr zur Anwendung (Fuchs u. Mitarb. 1993, Gschwend 1988, 1991, Scuderi 1987).

Ergebnisse GSB KNIE
abhängig vom Zugangsweg

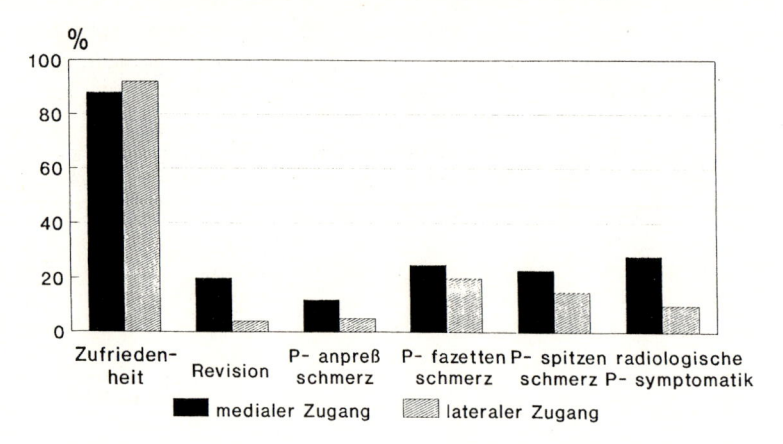

Abb. 198 Die Ergebnisse in Abhängigkeit vom Zugangsweg.

363 Implantionen 1975 – 1990
MKH D - Kaiserswerth

Der Vergleich der 3 Techniken konnte eine Verbesserung der Ergebnisse zeigen. Besonders der laterale Zugang hat zu einer geringeren Patellasymptomatik geführt. Im Vergleich zwischen den beiden Patientengruppen, die den lateralen Zugang und medialen Zugang mit zusätzlicher lateraler Retinakulumspaltung bekommen haben, wurden deutlich weniger auffällige Röntgenbefunde an der Patella erhoben. Auch klinisch war der Unterschied ähnlich groß. Die Zufriedenheit war in der Gruppe mit lateralem Zugang somit am größten. Der Vergleich zwischen medialem und lateralem Zugang zeigte deutliche Vorteile zugunsten des lateralen Zugangs. Die über einen medialen Zugang operierten Patienten zeigten neben häufigeren Patellabefunden und Beschwerden eine geringere Zufriedenheit. Auch die Reoperationsrate war bei diesen Patienten deutlich höher (Abb. **198**).

Somit erscheint der laterale Zugang überzeugt zu haben. Zu beachten ist allerdings die etwas schwierigere Operationstechnik, die durch schlechtere Sichtverhältnisse in einigen Fällen zur Ligamentablösung führen kann. Die Übersicht, die beim medialen Zugang durch Aufklappen der Patella nach lateral entsteht, kann nicht erzielt werden und kann zu Problemen beim Einbringen der Prothesenteile führen.

Die Möglichkeit, den medialen Zugang durch eine laterale Retinakulumspaltung zu ergänzen, scheint aufgrund der Gefäßversorgung der Patella zweifelhaft (Björkström 1980, Cameron 1985, Hassenpflug 1984, 1985, Kayler 1988, Scapinelli 1967). Durch diese Technik wird nahezu die gesamte Gefäßversorgung der Patella unterbrochen und somit der Weg für nekrotische Reaktionen, die auch zu Polabsprengungen etc. führen können, bereitet. Die einzelnen Ergebnisse der Untersuchungen spiegeln die Überlebenskurven wider.

Für Tibia und Femur ergeben sich nach 7 Jahren Beobachtungszeitraum eine Wahrscheinlichkeit von 90 %, für die Patella dagegen nur von 75 % (Abb. **199** u. **200**).

Trotz der beschriebenen Probleme hat das GSB-Gelenk nicht nur an unserer Klinik in Langzeitergebnissen überzeugt (Gschwend 1991, Hagena u. Hofmann 1984, Hassenpflug 1989). Neben der großen Zufriedenheit der Patienten konnten große Achsabweichungen und Funktionsverluste ausgeglichen werden. Damit werden auch die Kriterien zur Operationsindikation deutlich. Nur bei destruierten Kniegelenken, die zu starken Schmerzen und

GSB Knie
Überlebenszeit Femur/Tibia

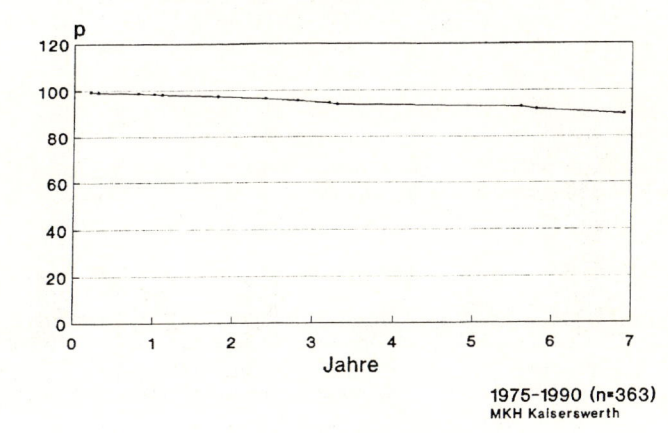

Abb. **199** Die Überlebenskurve von Femur und/oder Tibia.

1975-1990 (n=363)
MKH Kaiserswerth

GSB Knie
Überlebenszeit Patella

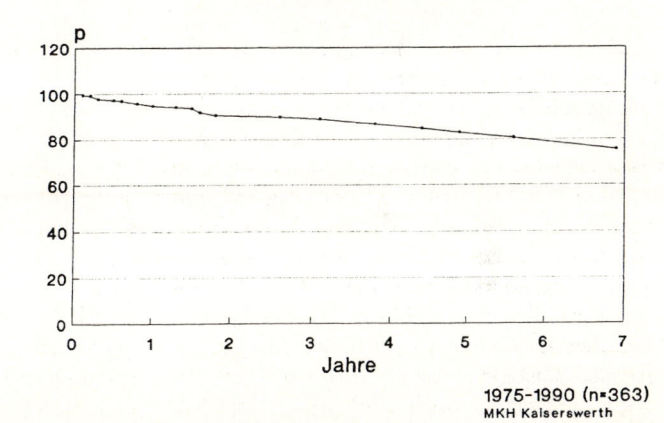

Abb. **200** Die Überlebenskurve von der Patella.

1975-1990 (n=363)
MKH Kaiserswerth

Fehlstellungen geführt haben, sollte das GSB-Gelenk implantiert werden. Ferner sollte es bei Rheumatikern implantiert werden, die nicht nur schwerst destruierte Kniegelenke zeigen, sondern aufgrund der Spongiosastruktur und damit der postoperativen Ergebnisse eher für ein Scharniergelenk geeignet sind. Eine weitere Anwendung des GSB-Gelenkes besteht nach ausgedehnten Traumen, wo neben dem Standardmodell besonders die GSB-Spezial-Prothese sehr überzeugt. Somit kann in einigen Fällen eine Arthrodese oder Amputation verhindert werden.

Nur bei ausgedehnten Knochendefekten, die eine Verankerung der Prothesenstiele nicht mehr möglich machen, sowie bei allzu großen Streckdefiziten, wo Nervenverläufe und Weichteile begrenzend wirken, scheint die Verwendung der GSB-Prothese nicht empfehlenswert.

Andere Indikationskriterien sollen unserer Meinung nach zum Oberflächenersatz führen. Dazu zählen z.B. unikondylär betonte Arthrosen, geringe Funktionsdefizite und Achsfehlstellungen. In diesen Fällen sollte die Indikation zum Oberflächenersatz gestellt werden, da eine geringere Resektion notwendig ist. Dies kann gerade bei jüngeren Patienten gute Rückzugsmöglichkeiten bieten. Dennoch sollte aber ebenso genau geprüft werden, ob eine Umstellungsosteotomie nicht wenigstens für einige Jahre ausreicht.

Somit sehen wir in dem Trend zum Oberflächenersatz keine Alternative zum GSB-Gelenk, sondern eine adäquate Therapieform bei entsprechenden Indikationen.

Literatur

Björkström S., I. F. Goldie (1980) A study of the arterial supply of the patella in the normal tate, in chondromalacia patellae and in osteoarthrosis. Acta Orthop. Scand. 51:63–70

Breitenfelder J., M. Yücel (1987) Kniescheibenproblem beim totalen Gelenkersatz. Orthop. Praxis 6, 501–507

Cameron H. U., B. Huffer (1985) Avascular necrosis of the patella following total knee replacement. Acta Orthop. Belg. 51:805–810

Cameron H. U., D. M. Fedorkow (1982) The patella in total knee replacement. Clin. Orthop. 165:197–202

Figgie H. G., V. M. Goldberg, K. G. Heiple, H. S. Moller, N. H. Gordon (1986) The influence of tibial-patellofemoral location on the function of the knee in patients with the posterior stabilized condylar prosthesis. J. Bone Jt. Surg. 68-B, 7:1035–1040

Fuchs S., H. Gierse, B. Maaz (1993) Die obere Patellapolabsprengung beim GSB-Gelenk - eine biomechanische Problematik? Orthop. Praxis 10, 707–709

Fuchs S., H. Gierse, B. Maaz (1993) Ist die GSB-Prothesenimplantation aufgrund der Patellaproblematik noch vertretbar? Z. Orthop. 131, 425–430

Fujikawa K., B. B. Seedhom, V. Wright (1993) Biomechanic of the patello-femoral joint. Part I: A study of the contact and the congruity of the patello-femoral compartment and movement of the patella. Eng. Med. 12, 3–11

Fujikawa K., B. B. Seedhom, V. Wright (1983) Biomechanics of the patello-femoral joint. Part II: A study of the effect of simulated femoro-tibial varus deformity on the congruity of the patello-femoral compartment and movement of the patella. Eng. Med. 12:13–21

Goodfellow J., J. O'Connor (1978) The mechanics of the knee and prosthesis design. J. Bone Jt. Surg. Br. 60:358–369

Gschwend N. (1978) The GSB-knee: a further possibility, principles, results. Clin. Orthop. 132:170–176

Gschwend N. (1981) Die GSB-Prothese. In: Kniegelenksendoprothetik bei chronischer Polyarthritis – juveniler chronischer Polyarthritis. Akt. Probl. Chir. Orthop. Bd. 6, Hrsg. Jäger M., H. Hofer, H. Häckel, Verlag Hans Huber Bern

Gschwend N., D. Ivosevic-Radovanovic (1988) Proven and nonproven facts in knee arthroplasty-results with the semiconstrained GSB-prosthesis. Arch. Orthop. Trauma Surg. 107, 140–147

Gschwend N., H. Siegrist (1991) Das GSB-Gelenk. Orthopäde 20:197–205

Gschwend N., J. Loehr (1981) The GBS-replacement of the rheumatoid knee joint. Reconstr. Surg. Trauma., Vol. 18, 174–194

Hagena F. W., G. O. Hofmann (1986) Implantationsbedingte Pathomechanik des femoropatellaren Gleitlagers nach Knieendoprothetik. In: Kniegelenksendoprothetik – eine aktuelle Bestandsaufnahme. Hrsg. Lechner F., R. Ascherl, G. Blümel, D. S. Hungerford, Schattauer Verlag Stuttgart

Hagena F. W., M. Jäger (1984) Lang- und mittelfristige Ergebnisse nach Implantation der GSB-Kniegelenksendoprothese Teil I und II. Unfallheilkunde 87, 133–143 und 298–308

Hassenpflug J. (1985) Retropatellare Beschwerden bei Kniegelenksendoprothesen – klinische und röntgenologische Langzeitbeobachtungen, histologische Untersuchungen und biomechanische Analysen. Z. Orthop. 123, 736–737

Hassenpflug J. (1987) Patellofemorale Belastungszonen und ihre Beeinflussung durch die Konstruktionsmerkmale verschiedener Prothesen mit und ohne Ersatz der Patellarückfläche. In: Der alloplastische Ersatz des Knieglenkes. Hrsg. Refior H. J., M. H. Hackenbroch, C. J. Wirth. Thieme Verlag Stuttgart

Hassenpflug J. (1989) Das Patellofemoralgelenk beim künstlichen Gelenkersatz. Springer Verlag

Hassenpflug J., C. Holland, R. Hempel, J. Koebcke (1984) Patellaveränderungen bei Langzeitbeobachtungen der Kniegelenksendoprothese nach Blauth. Z. Orthop. 122, 185–197

Hofmann G. O., F.-W. Hagena, J. S. Zimmermann (1987) Experimentelle Biomechanik des femoropatellaren Gleitlagers nach Kniegelenksendoprothetik. In: Der alloplastische Ersatz des Kniegelenkes. Hrsg. Refior H. J., M. H. Hackenbroch, C. J. Wirth. Georg Thieme Verlag Stuttgart

Hungerford DS, M. Marry (1979) Biomechanics of the femoropatellar joint following total knee arthroplasty. Clin. Orthop. 224, 139–143

Kayler D. E., D. Lyttle (1988) Surgical interruption of patellar blood supply by total knee arthroplasty. Clin. Orthop. 229:21–27

Merkow R. L., M. Soudry, J. N. Insall (1985) Patellar dislocation following total knee replacement. J. Bone Jt. Surg. Am. 67:1321–1327

Rand J. A. (1994) The patellofemoral joint in total knee arthroplasty. J. Bone Jt. Surg 76-A:612–20

Reithmeier E., W. Plitz (1990) A theoretical and numerical approach to optimal positioning of the patellar surface replacement in total knee endoprosthesis. J. Biochmech. 9:883–892

Scapinelli R. (1967) Blood supply to human patellae. J. Bone Jt. Surg. 49-B:563–566

Scuderi G., S. C. Scharf, L. P. Meltzer, W. N. Scott (1987) The relationship of lateral relasses to viability in total knee arthroplasty. J. Arthroplasty 2:209–214

Grenzindikationen der Versorgung mit einem bikondylären Oberflächenersatz – Ein Vergleich von Miller-Galante-Prothese und Totalprothese nach Blauth

S. Sell, J. Zacher, C. Stern, W. Küsswetter

Die guten Resultate der Kniegelenksendoprothetik haben in den letzten 20 Jahren zu einer zunehmenden Zahl von Kniegelenksersatzopertionen geführt. Klinische und basiswissenschaftliche Untersuchungen haben eine hohe Erwartungshaltung von Patient und Operateur bezüglich Funktion und Lebensdauer des Implantates hervorgerufen. Obwohl klinische und radiologische Langzeituntersuchungen (Rand u. Ilstrup 1991) gute Überlebensraten bei Kniegelenksersatzoperationen zeigen, wird trotzdem häufig beim Kniegelenksersatz im Vergleich zur Hüftgelenksendoprothetik mehr Zurückhaltung bei der Indikationsstellung geübt.

In einer multizentrischen Studie von 9200 Kniegelenksarthroplastiken war die Wahrscheinlichkeit, daß ein Implantat nach 10 Jahren noch in situ war, größer als 80 % (Rand u. Ilstrup 1991). Einige Faktoren scheinen mit einer erhöhten Überlebenswahrscheinlichkeit des Implantates assoziiert zu sein: Erstimplantationen, die Diagnose einer rheumatoiden Arthritis, Patienten, die älter als 60 sind und kondyläre Prothesensysteme (Rand u. Ilstrup 1991). Wenn diese Faktoren vorhanden waren, lag die 10-Jahres-Überlebensrate bei 97 %.

Die Bewegungen des Kniegelenkes sind, wie kinematische Studien gezeigt haben, ein sehr komplexes Gleiten, Rotieren und Rollen. Das Ziel einer idealen Knieendoprothese ist, dem anatomischen Verhalten des Kniegelenkes möglichst nahe zu kommen.

Der größte Anteil von Knieprothesen gehört zu den sogenannten „Semiconstrained Prothesensystemen". Seit 1985 wird an der Orthopädischen Universitätsklinik Tübingen das Miller-Galante-Kniegelenksendoprothesensystem implantiert.

Diese Endoprothese besteht aus einem Femuranteil (5 Größen) und einem Tibiaplateau (15 Größen) mit einem Polyäthyleninlay (6 Größen).

Zusätzlich stehen drei Komponente für den zementfreien Patellaoberflächenersatz zur Verfügung. Für Fälle mit schlechtem tibialem Knochen oder nach der Implantation von Knochenplastiken kann eine Modifikation mit einem tibialen Stiel verwendet werden. Besonders in der zementfreien Verankerung von Kniegelenksprothesen scheint der Stiel mehr Stabilität zu geben (Sumner u. Mitarb. 1989). Das standardisierte Instrumentarium macht eine exakte Vorbereitung und Paßgenauigkeit des Prothesensystems möglich, so daß nur eine geringe Knochenresektion notwendig ist. Eine gewisse Bandinstabilität – insbesondere an jüngeren und kooperierenden Patienten – kann durch die Insertion eines dickeren Polyäthyleninlays oder durch zusätzliche Weichteileingriffe ausgeglichen werden. Die Implantation des Miller-Galante-Knieprothesensystems erlaubt es, das hintere Kreuzband zu erhalten. In diesen Fällen ist eine eher physiologische Kniegelenksfunktion erreicht (Andriacchi u. Galante 1991, Rosenberg u. Mitarb. 1989). Die Bewegungsführung kommt dem eines normalen Kniegelenkes näher.

Alle Komponenten können ohne Zement implantiert werden. Unsere Technik ist abhängig vom Alter des Patienten, der Knochenqualität, der Kooperationsbereitschaft des Patienten z.B. zu entlasten und systemischen Erkrankungen wie der rheumatoiden Arthritis. Um eine sichere Verankerung im Bereich der Tibia zu erreichen, benutzen wir in der Regel zur Implantation eine zementierte Verankerung. Das flache Tibiaplateau kann nur geringen

Tabelle **66** Ziel einer idealen Knieprothese

- Imitation der physiologischen Kniegelenksbewegung
- guter Kontakt zwischen Knochen und Implantat
- geringe Resektion von Knochen
- gute Rückzugsmöglichkeiten

Tabelle 67 Indikationen der Miller-Galante-Prothese

- Valgus-/Varusdeformität kleiner als 25°
- Beugekontrakturen kleiner 30°
- Beweglichkeit größer 40°
- Patienten jünger als 65 Jahre
- beschränkte Knochendefekte
- Motivations- und Kooperationsbereitschaft des Patienten

Widerstand gegen Scherkräfte bieten; deswegen ist die Fixation des Tibiaplateaus durch 4 Schrauben zusätzlich gesichert. Studien zeigten das Ausmaß des Knocheneinwachsens bei 15 Tibiaplateaus, die nicht wegen Lockerung entfernt werden mußten, bei ungefähr 25,1 % (Sumner u. Mitarb. 1989). Die femurale Komponente und die Patella implantieren wir routinemäßig zementfrei.

Bei jungen Patienten können gegebenenfalls auch darüberhinausgehende **Grenzindikationen** mit der Miller-Galante-Prothese versorgt werden.

Bandinstabilitäten

Geringe Bandinstabilitäten können durch eine Anpassung des zu implantierenden Polyäthyleninlays an die bestehenden Verhältnisse ausgeglichen werden. Ausgeprägtere Bandinstabilitäten – bei jungen und kooperativen Patienten – erfordern zusätzliche Weichteileingriffe. Häufig kann durch eine Distalisierung des knöchern ausgelösten distalen Bandansatzes zusammen mit einer entsprechenden Höhenanpassung des Polyathyleninlays eine ausreichende Stabilisierung wieder erreicht werden. Hierbei muß auch die Nachbehandlung entsprechend modifiziert werden; es bieten sich Orthesen mit beweglichem Gelenk wie die Donjoy-Schiene an, wie sie auch zur Nachbehandlung nach operativ versorgten ligamentären Kniegelenksverletzungen benutzt werden.

Knochendefekte

Geringe Knochenfekte mit häufig gleichzeitig einhergehenden schlechten knöchernen Verhältnissen lassen sich durch eine tiefere Resektion, Verankerung des Tibiaplateaus mit Stiel und entsprechender Höhenanpassung des Polyäthyleninlays ausgleichen. Dies ist durch den damit einhergehenden knöchernen Substanzverlust in nur sehr begrenztem Maße möglich. Größere knöcherne Defekte machen die Transplantation von auto-/heterologem Knochen zur Deckung der Defekte notwendig. Die Art der Fixation des Femur-/Tibiateils hängt dann von der primär erreichten Stabilität und der begleitenden Knochenqualität ab.

Beugekontrakturen

In begrenztem Maße kann durch eine dorsale Arthrolyse eine bestehende Beugekontraktur ausgeglichen werden. Auch eine erweiterte knöcherne Resektion sowie die Benutzung möglichst kleiner Poliyäthyleninlays kann die Kontraktur vermindern. Der knöchernen

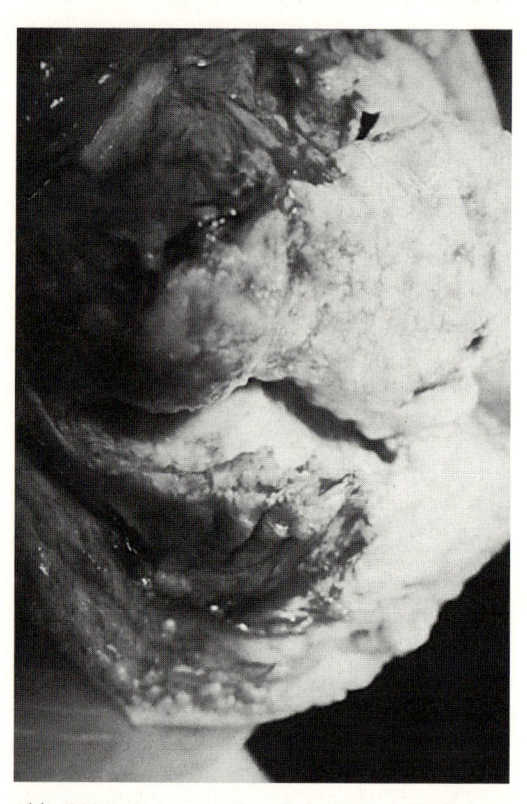

Abb. 201a Intraoperativer Befund einer 25jährigen Patientin mit einer juvenilen rheumatoiden Arthritis: deutliche knöcherne Destruktionen vor allem im tibialen Anteil des Gelenkes.

Beugekontrakturen

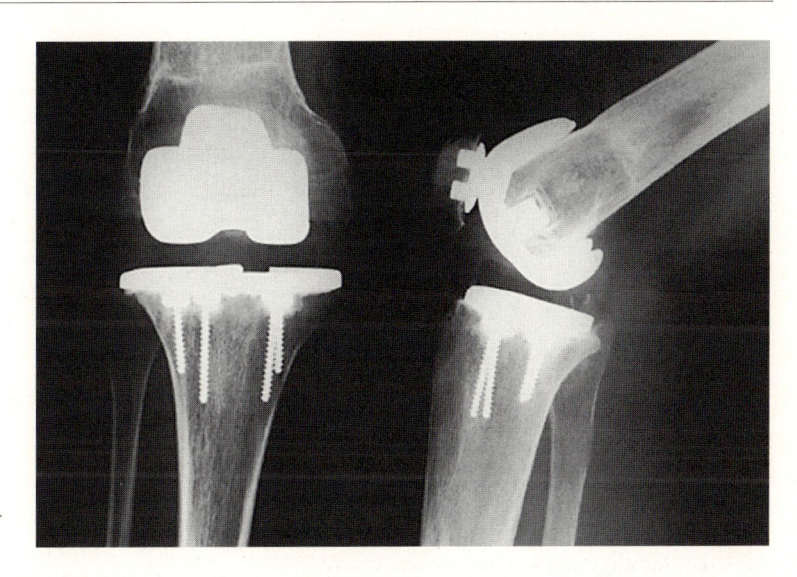

Abb. 201b Röntgen rechtes Knie 2 Jahre postoperativ: regelrecht einsitzende Miller-Galante-Prothese.

Resektion sind jedoch aus bereits aufgeführten Gründen enge Grenzen gesetzt.

Fall 1 25jährige Patientin mit schwerer mutilierender, juveniler rheumatoider Arthritis. Präoperative Kniegelenksbeweglichkeit Beugung/Streckung 90–30–0°. Es finden sich radiologisch und intraoperativ deutliche knöcherne Defekte sowohl im Bereich des medialen und lateralen Tibiaplateaus (Abb. **201**).

Fall 2 59jährige Patientin mit bekannter rheumatoider Arthritis. Im Bereich des medialen Tibiaplateaus ist es zu einem großen knöchernen Defekt gekommen. Der Defekt wird durch die Implantation eines heterologen Knochentransplantates überbrückt. Zementfixation des Tibiaplateaus und Sicherung mit 4 Schrauben. Das 2-Jahres-Ergebnis zeigt ein gutes funktionelles Resultat der Patientin (Abb. **202**).

Zwischen 1986 und 1990 wurden an der Orthopädischen Universitätsklinik Tübingen 79 Miller-Galante-Kniegelenksprothesen implantiert. 58 konnten mit einer mittleren Nachuntersuchungszeit von 20,2 Monaten erfaßt werden. Bei 36 Patienten war eine rheumatoide Arthritis bekannt, 20 Ersatzoperationen waren auf degenerative Erkrankungen zurückzuführen.

Die postoperative Schmerzsymptomatik, Gehstrecke und auch die Funktionsuntersuchung zeigten eine deutliche Verbesserung. Mehr als 93 % unserer Patienten waren mit dem postoperativen Resultat sehr zufrieden. 54 waren schmerzfrei. 4 Patienten hatten manchmal geringe Beschwerden. Die postoperative Beweglichkeit konnte deutlich gebessert werden.

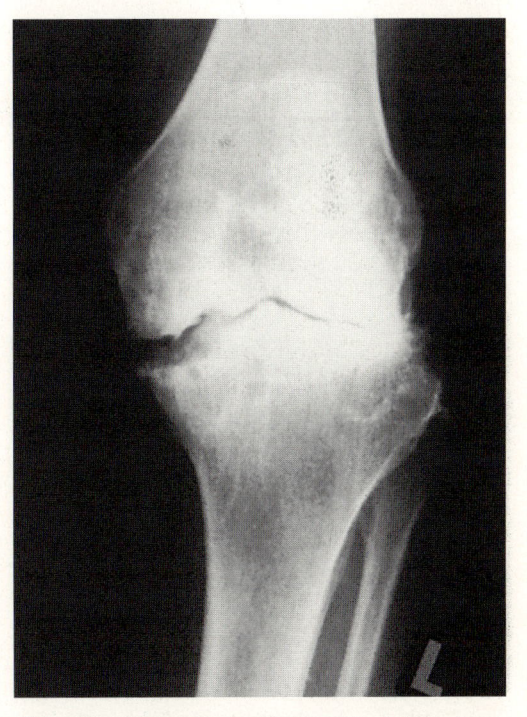

Abb. 202a 59jährige Patientin mit gesicherter rheumatoider Arthritis: röntgenologisch massiver knöcherner Defekt des Tibiaplateaus.

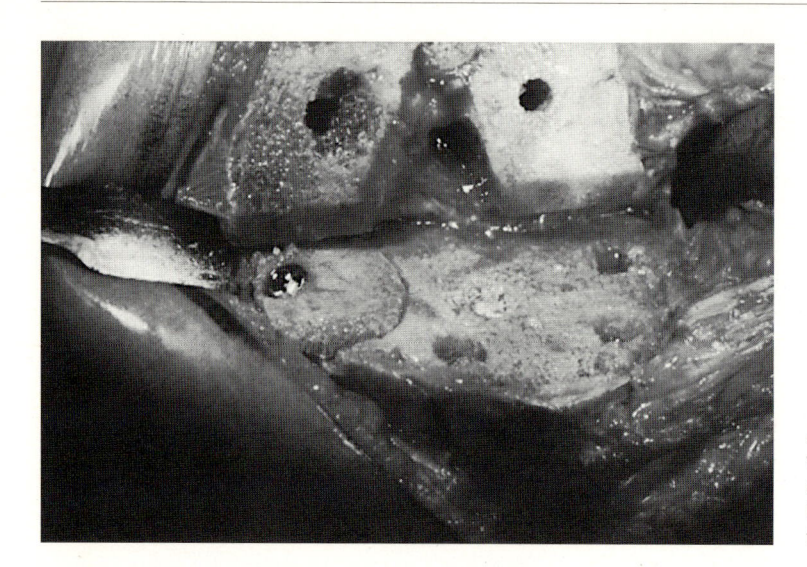

Abb. 202b Intraoperativer Befund: Versorgung des Defektes mit einem heterologen Knochentransplantat.

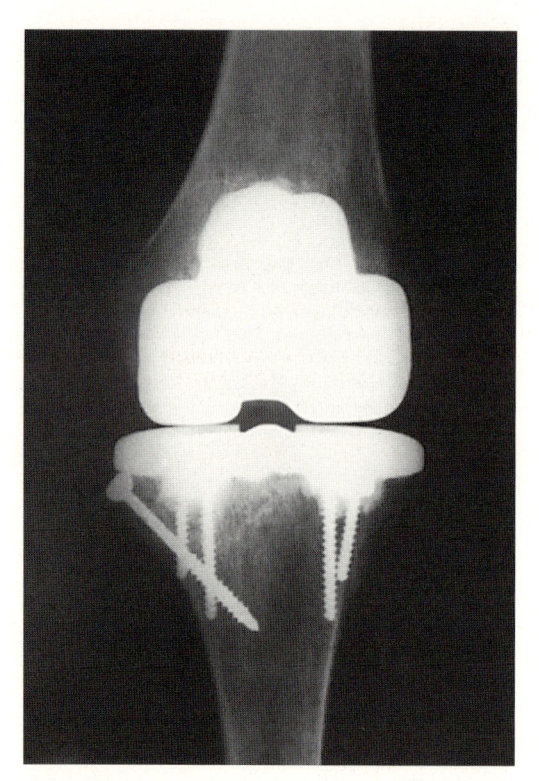

Abb. 202c Röntgen: Komplett aufgefüllter tibialer Defekt, bei guter primärer Stabilität war eine Fixierung des Tibiaplateaus mit Stiel nicht notwendig.

Die Komplikationsrate war gering. Es zeigten sich keine Infektionen. 2 Dislokationen der Patella traten trotz eines ausgedehnten Weichteilreleases auf. Eine konnte durch eine Transposition der Patella behandelt werden, in einem anderen Fall war eine Patellektomie notwendig. Eine passagere Parese des N. peronaeus wurde beobachtet, die sich jedoch komplett erholte. Bei der operativen Versorgung von Grenzindikationen zeigte sich keine erhöhte Komplikationsrate.

Alternativ zur Miller-Galante-Prothese wird an der Orthopädischen Universitätsklinik Tübingen die Blauth-Scharnierprothese implantiert. Bei älteren Patienten mit schweren Destruktionen des Kniegelenkes, einem insuffizienten Bandapparat, schweren Valgus- oder Varusdeformitäten und ausgedehnten knöchernen Defekten kann mit der Scharnierprothese ein gutes postoperatives Ergebnis erzielt werden.

Die Fixation der Scharnierprothese bedarf einer größeren Knochenresektion als die der Miller-Galante-Prothese. Berichte, daß die feste Limitierung der Beweglichkeit der Scharnierprothese zu einer höheren Lockerungsrate führt, können durch unsere Erfahrungen nicht unterstützt werden, wenn die Indikationen berücksichtigt bleiben.

Tabelle **68** Indikation Blauth-Prothese

- Patienten älter als 65 Jahre
- massive Bandinstabilität
- schwere Valgus-/Varusdeformitäten
- ausgedehnte Knochendefekte

Die Blauth-Prothese wird seit 1972 in der Orthopädischen Universitätsklinik Tübingen implantiert, entwickelt an der Klinik durch Blauth selbst. Dieser Kniegelenkstyp erlaubt ein Bewegungsausmaß in Beugung/Streckung von 95-0-3°. Er bedarf einer Resektionshöhe von ca. 1 cm. Die ersten Implantate hatten keinen patellaren Ersatz. Dies ist seit 6 Jahren geändert, das neue Modell bietet auch einen Patellaersatz an.

Zwischen 1974 und 1989 wurden 227 Kniegelenksimplantate des Typ Blauth an der Orthopädischen Universitätsklinik Tübingen implantiert. 106 Prothesen, implantiert zwischen 1974 und 1984, konnten mit einer mittleren Nachbeobachtungszeit von 6,4 Jahren erfaßt werden. Schmerz und Funktion zeigen eine deutliche Verbesserung. Subjektiv waren 92 unserer Patienten mit dem Resultat sehr zufrieden, bei 11 war der Zustand unverändert und nur bei 3 Patienten war eine Verschlechterung zum präoperativen Zustand aufgetreten.

In 6 Fällen kam es zu einer Infektion, 2 tiefe Infektionen erforderten die Revision und Arthrodese. 3 Schaftperforationen waren zu beobachten. 4 retropatellare Probleme verlangten einen späteren retropatellaren Ersatz. Eine aseptische Lockerung wurde nur in einem Fall gefunden. Auch Langzeitstudien unterstreichen die guten Ergebnisse der Blauth-Prothese. Prospektive multizentrische Studien ergeben auch nach 10 Jahren eine Überlebensrate der Prothese von 89%. Auch mit einer Scharnierprothese können gute Langzeitergebnisse erreicht werden, wenn die Indikationen respektiert werden.

Zusammenfassung

Ziel des künstlichen Kniegelenkersatzes ist es, der natürlichen Kniegelenksbewegung möglichst nahezukommen, eine geringe Knochenresektion und eine gute Rückzugsmöglichkeit offenzuhalten. Die Miller-Galante-Prothese ist indiziert bei Achsdeformitäten kleiner als 25°, Beugekontrakturen kleiner als 30°, beschränkten Knochendefekten und einer Beweglichkeit größer als 40°. Bei jungen Patienten mit ausreichender Motivations- und Kooperationsbereitschaft sind aber auch darüber hinausgehende Versorgungen möglich. Bandinstabilitäten können in bestimmten Maße durch begleitende Weichteileingriffe ausgeglichen werden. Bei großen knöchernen Defekten sind auto-/heterologe Knochentransplantationen möglich. Darüber hinausgehende Indikationen sollten mit einer Scharnierprothese versorgt werden. Mit der Blauth-Prothese konnten wir bei entsprechender Indikationsstellung in über 90% gute bis sehr gute Ergebnisse erzielen.

Literatur

Albrektsson, B.E.J., D. Ryd, L.V. Carlson, M.A.R. Freemann, P. Herberts, L. Regner, G. Selvik: The effect of a stem on the tibial component of knee arthroplasty. J. Bone Jt Surg. 72 B (1990) 252–258

Andriacchi, T.P., J.O. Galante: Influence of total knee replacement design on walking and stair climbing. J. Bone Jt Surg. 64 – A (1982) 1328

Blauth, W., J. Hasenpflug: Hinged knee prothesis. Orthopäde 20 (1991) 206–215

Ewald, F.C.: The knee society total knee arthroplasty roentgenographic evaluation and scoring system. Clin. Orthop. 248 (1989) 9–12

Joseph, J., E.E. Kauffmann: Preliminary results of Miller-Galante uncemented total knee arthroplasty. Orthopedics 13 (1990) 511–516

Knienapfel, H., P. Griss, J. Orth, K. Roloff, U. Malzer: Two-to five-year results with the Miller-Galante cementless total knee arthroplasty. Orthopäde 20 (1991) 189–196

Plitz, W.: Knee endoprothesis – the actual problems and new trends. Orthopäde 20 (1991) 164–169

Rand, J.A., D.M. Ilstrup: Survivorship analysis of total knee arthroplasty. J. Bone Jt Surg. 73 A (1991) 397–409

Rosenberg, A.G., R. Barden, J.O. Galante: A comparison of cemented and cementless fixation with the Miller-Galante total knee arthroplasty. Orth. Clin. N. Amer. 20 (1989) 97–111

Rosenberg, A.G., R.M. Barden, J.O. Galante: Cemented and ingrowth fixation of the Miller-Galante prothesis. Clin. Orthop. 260 (1990) 71–79

Sumner, D.R., J.J. Jacobs, T.M. Turner, R.M. Urban, J.O. Galante: The amount and distribution of bone ingrowth in tibial components retrieved from human patients. 35. Annual meeting, Orth. Res. Soc. (1989) 375

Tooms, R.E.: Arthroplasty of ancle and knee. In: Campbells operative orthopedics, Crenshaw A.H. Mosby, St. Louis (p. 1145–1211)

Unikondylärer und totaler Kniegelenkersatz – 20-Jahres-Erfahrung in der Schulthess-Klinik

M. Marty, N. Gschwend

Wenn ich heute über die Knieendoprothetik berichte, so möchte ich zu Beginn erwähnen, daß auch in der Schulthess-Klinik nach wie vor knienahe Osteotomien durchgeführt werden. In den vergangenen 20 Jahren kam es insgesamt zu 727 infrakondylären und 146 suprakondylären Osteotomien, wobei sich in der letzten Zeit die jährliche Osteotomiezahl zwischen 50 und 100 Fällen eingependelt hat. Anläßlich einer Nachuntersuchung waren noch 2/3 aller Patienten nach 10 Jahren mit dem Operationsergebnis zufrieden.

Seit dem Jahre 1970 wurden in unserer Klinik über 1000 Kniearthroplastiken eingesetzt (Abb. **203**).

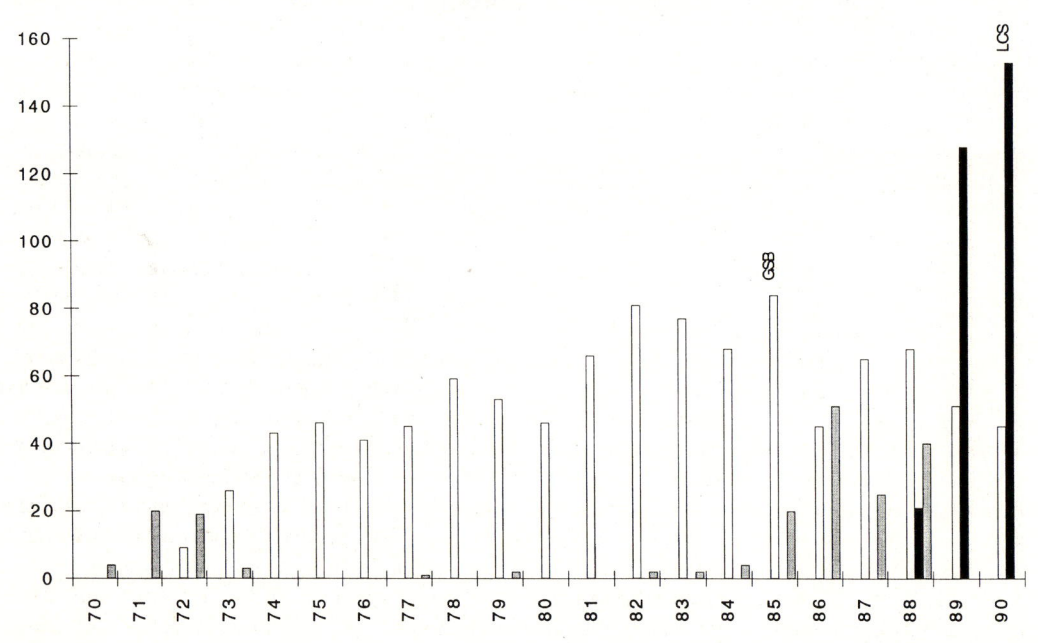

Die Verteilung zeigt, daß bis 1985 vorwiegend das GSB-Knie, in der Folge zunehmend auch kondyläre Arthroplastiken implantiert wurden. Die Verwendung von unikondylären Prothesen begann 1986 mit abnehmender Tendenz in den letzten Jahren, Gründe dafür werden wir später sehen.

Welche Knieprothese die beste und zur Implantation zu empfehlen sei, wird ohne Zusatzfragen wie „Für welchen Patienten?" und „Wer ist der Operateur?" nicht beantwortet werden können.

Das GSB-Kniegelenk, das 1972 entwickelt wurde, gehört zu den halbverblockten Knieprothesen und ist charakterisiert durch eine minimale Knochenresektion, intrameduläre Verankerung, Low-friction-Prinzip, wandernde Bewegungsachse, lockeres Scharniergelenk und nicht zuletzt durch eine einfache Operationstechnik. Die heute implantierte GSB-III-Prothese schaltet allen Metallkontakt an

Abb. **203**

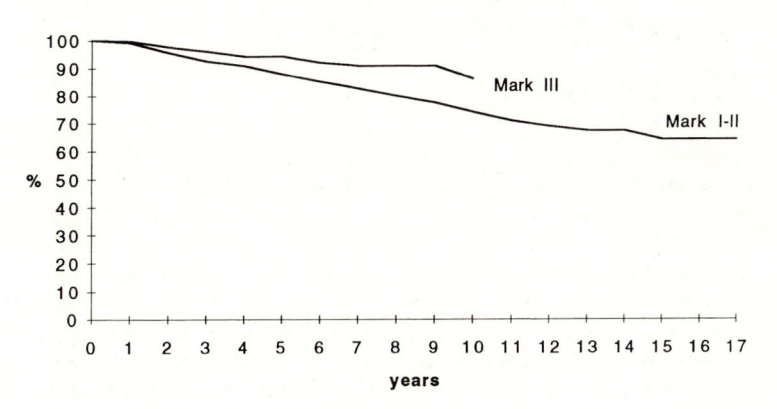

Abb. 204

GSB Knee Survivor

den Kondylenflächen von Femur und Tibia aus, indem das ovaläre Tibiaplateau vollständig von einer Polyäthylenschicht überdeckt ist. Zudem wird versucht, durch Überhöhung des lateralen Anteils des femoralen Gleitlagers die häufig beobachtete Patellasubluxation zu verhindern.

Die Überlebenskurven zeigen eine deutlich höhere Überlebenschance des neuen Modells nach 6–7 Jahren (Abb. **204**).

Während beim alten Modell zusätzlich ein signifikanter Unterschied hinsichtlich der Überlebenschancen der Knieprothese beim Polyarthritiker im Vergleich zum Arthrotiker bestand, ist dieser Unterschied beim neuen Modell zwar angedeutet, jedoch statistisch nicht mehr signifikant.

Betrachten wir die kumulative Erfolgsrate der Patienten ohne größere Probleme, so fällt diese nach 4–5 Jahren ab, wobei diejenigen Patienten mit Restbeschwerden vorwiegend Patellaprobleme aufweisen.

Der Wert jedes Verfahrens bemißt sich nicht nur an der Anzahl der positiven Erfahrungen, sondern ebenso an den Komplikationen und Fehlschlägen. Somit sind die Revisionsein-griffe von besonderem Interesse.

In den Jahren 1984 bis 1990 konnten insgesamt 34 Patienten nachkontrolliert werden, wo eine Revision vorgenommen werden mußte, dies entspricht einem Prozentsatz von 7,2 %.

Auffällig ist der große Anteil an Eingriffen am Streckapparat, insbesondere im Zusammenhang mit Patellabeschwerden. Trotz dieser Revisionen waren nur 6 Patienten völlig schmerzfrei. Dies als Hinweis, daß noch keine befriedigende Lösung für das Patella-problem gefunden wurde.

Die Infektrate der Kunstgelenke wird in der Weltliteratur sehr unterschiedlich angegeben, es existieren Zahlen zwischen 0 % und 23 %. Die Infektionsrate der zwischen 1980 und 1988 operierten GSB-Prothesen betrug 5 %.

Wir haben nun sämtliche infizierte Knieprothesen in diesem Zeitraum nachkontrolliert, wobei ersichtlich ist, daß 90 % GSB-Knie und der Rest kondyläre Knieprothesen waren, 94 % aller Arthroplastiken wurden zementiert.

Es stellt sich nun die Frage, wie wir eine infizierte Knieprothese angehen sollen. Es stehen verschiedene therapeutische Schritte zur Verfügung wie Kniepunktion, arthroskopische Synovektomie und Spülung, Spüldrainage, offene Synovektomie, Entfernung der Implantate, Entfernung und Reimplantation, Entfernung, temporärer Fixateur externe und Reimplantation, Arthrodese oder gar Amputation. In unserem Patientengut hat sich die zweizeitige Reimplantation mit einer Erfolgsrate von 86 % am besten bewährt. Die Arthrodese sollte nie als erste Wahl diskutiert werden, da es nur bei 44 % zur primären Abheilung kam. Nicht bewährt haben sich Spülungen, arthroskopische oder offene Synovektomie sowie Spüldrainagen (Tab. **69**).

Wie bereits erwähnt, wurden seit 1985 zunehmend auch die kondylären Kniearthroplastiken berücksichtigt.

Tabelle **69** Infizierte Knieprothesen (n = 47)

Primärheilung	n	geheilt
Arthroskopie	11	0
offene Synovektomie	14	1 (7%)
einzeitiger Wechsel	5	3 (60%)
zweizeitiger Wechsel	7	6 (86%)
Arthrodese	9	4 (44%)

Der objektive Vergleich von 2 verschiedenen Kniesystemen ist methodisch nicht einfach, da es sich um verschiedene Patienten, Altersgruppen, Grundkrankheiten und damit verbundene Knochenqualitäten handelt. Wir konnten insgesamt bei 18 Patienten auf der einen Seite das LCS-System und auf der anderen Seite ein GSB-Knie einsetzen. Es handelt sich also um 2 kinematisch grundsätzlich verschiedene Kniesysteme. Die Ergebnisse gaben weder in der subjektiven noch objektiven Score-Beurteilung einen Unterschied! So war zum Beispiel die Beweglichkeit beim LCS durchschnittlich 113°, beim GSB 110°. Subjektiv als besseres Knie gaben 6 Patienten das GSB, 9 Patienten das LCS an, 3 Patienten beurteilten beide operierten Kniegelenke als gleichwertig.

Aussagekräftig bezüglich Qualität eines Implantates sind Kriterien, die sich meistens dem subjektiven Urteil entziehen. Diese Kriterien müssen uns aufgrund der ethischen Pflicht zur Wahl des richtigen Implantates leiten.

Einige dieser Kriterien sind die Kinematik, die beim LCS-Knie dem GSB-Knie überlegen ist, die tribologischen Gesichtspunkte sprechen dank dem Low-contact-stress-Princip ebenfalls für das LCS, die Infektionsrate ist beim LCS niedriger, die Modularität des LCS-Kniegelenks erlaubt die knieprothetische Versorgung entsprechend der vorliegenden Pathologie zu dosieren, die biologische Fixation der LCS-Prothese ist der Zementfixation des GSB-Knies vorzuziehen, die Forderung der 90%-survival-Rate nach 10 Jahren ist bei der LCS-Knieprothese erfüllt, bei der GSB-III-Knieprothese fällt sie im 10. Jahr auf 86% zurück. Aufgrund dieser Kriterien sind für uns die Indikation zur GSB-Arthroplastik das hohe Alter, schwere Deformitäten, schwere Instabilität, starke Adipositas, undifferenzierter Patient,

Erfahrung des Operators. In allen anderen Fällen sollte der kondylären Arthroplastik der Vorzug gegeben werden.

Sehr kontrovers auf dem Gebiet der Kniearthroplastik wird der unikompartimentale Gelenkersatz behandelt. Wir haben versucht, 3 kinematisch unterschiedliche Gelenktypen zu vergleichen. In den Jahren 1984 bis 1989 wurden 120mal unikompartimentale Implantate verwendet und nach dem New Jersey Score ausgewertet. Der Vergleich der Punktzahl ergibt keine statistisch signifikanten Unterschiede. Dies beweist einmal mehr, daß Score-Systeme nicht geeignet sind für den Vergleich von verschiedenen Arthroplastiktypen.

Beim PCA-Knie hat sich in unseren Händen die nicht zementierte Anwendung nicht bewährt, da oft nach kurzer Zeit Lockerungen auftraten.

Das unikompartimentale System nach Böhler erlaubt eine äußerst präzise Knochenbearbeitung. Als Nachteile sind zu erwähnen die etwas ausgedehnte Knochenresektion tibiaseits sowie der Punktkontakt Femurteil zum Tibiapolyäthylen mit entsprechend erhöhtem Polyäthylenabrieb.

Das LCS-System verwendet die sogenannten Mobil bearings, die einen Flächenkontakt am Polyäthylen gewährleisten. Ein Nachteil ist das ungenügende Instrumentar sowie die relativ ausgedehnte Knochenresektion.

Die Abgrenzung der Indikation zwischen Osteotomie und uni- bzw. bikompartimentalem Ersatz ist außerordentlich schwierig.

Aufgrund unserer Erfahrungen haben wir die Indikation zum Einsatz einer unikompartimentellen Arthroplastik etwas enger formuliert. Der Patient sollte über 70 Jahre alt sein, das Übergewicht nicht mehr als 20% betragen, ebenso sollte die physische Aktivität nicht extrem hoch sein. Die Grenzen der Deformität liegen bei je 10° Varus/Valgus und 10° Flexionskontraktur.

Die Frage, welche Knieprothese die beste und zur Implantation zu empfehlen sei, ist nach wie vor sehr schwierig zu beantworten.

Bei der GSB-Prothese stehen die Vorteile, nämlich einfache Operationstechnik, sehr geringe Knochenresektion, niedrige aseptische Lockerungsquote den Nachteilen wie hoher Prozentsatz an Patellabeschwerden, die evtl.

mit der sehr beschränkten Rotationsfähigkeit zusammenhängt, sowie der eindeutig zu hohen Infektionsrate entgegen.

Die kondyläre Arthroplastik bedingt einen erfahrenen Operateur, da unter anderem die Toleranz bezüglich Achsenfehler sehr gering ist. Zudem darf ein positives Bild für Kunstgelenke, die später eingesetzt wurden, keinesfalls den Rückschluß rechtfertigen, daß die neuen Prothesen den älteren überlegen sind. Nur die Zeit als unerbittlicher Richter wird uns weisen, welches die bewährte Methode in der Hand des Durchschnittschirurgen ist.

Literatur

Abraham, W.: Long term results of patellar replacement. Clin. Orthop. 236 (1988) 12–134

Bentdtson, S., K. Knutson, L. Lidgren: Treatment of infected Knee arthroplasty. Clin. Orthop. 145 (1989) 173–178

Drobny, T., U. Munzinger: Zur Problematik der infizierten Knieprothese. Orthopäde 20 (1991) 140–147

Gschwend, N., D. Invisevic-Radovanovic: Proven and nonproven facts in knee arthroplasty, results with semiconstrained GSB-Prosthesis. Arch. Orthop. Trauma Surg. 107 (1988) 140–147

Gschwend, N., H. Sigrist: Das GSB Kniegelenk. Revisionseingriffe und Infektionen. Orthopäde 20 (1991) 197–205

Kleinert, B., H. Scheier, U. Munzinger, U. Steiger: Ergebnisse der Tibiakopfosteotomie. Orthopäde 14 (1985) 154–160

Erfahrungen mit einem Scharniergelenk – 17 Jahre Implantation der Blauth-Knieendoprothese

U. Maronna

„One step forward, two steps back" sagt John Goodfellow in einem Editorial des JBJS 1991. Diese Aussage können wir für die Blauth-Knieendoprothese nicht bestätigen. Seit 1974 bauen wir – zunächst in der Orthopädischen Universitätsklinik Frankfurt/Main, jetzt in der Orthopädischen Klinik der Städtischen Kliniken in Frankfurt/Main-Höchst – dieses Modell ein. Es handelt sich dabei um ein Scharniergelenk, welches mit Stielen in Femur und Tibia mit Knochenzement verankert wird. Der Drehpunkt liegt im Zentrum der „physiologischen Mittelpunktkurve".

In der Femurkomponente ist eine Valgusstellung von 6° vorgegeben. Sie umfaßt schalenförmig beide Femurkondylen, wodurch eine große Auflagefläche mit einem großen Flächenträgheitsmoment erreicht wird. Die Patellagleitfläche ist nach lateral erweitert und wirkt so einer Kniescheibenlateralisation entgegen. Es existiert damit eine Rechts- und eine Linksversion. Die Tibiakomponente liegt dem Tibiaplateau voll auf und erreicht damit eine größtmögliche Kraftübertragungsfläche und ist beidseitig verwendbar. 4 Stifte dienen der Rotationssicherung. Einlassungen nehmen die Kunststoffschalen auf. Die Achse ist nach dem Low-friction-Prinzip in einem Polyäthylenring gelagert. Sie nimmt an der Lastübertragung in Längsrichtung des Beines nicht teil, sondern hat ein freies Spiel von 0,3 mm (Blauth 1975). Die Kraftübertragung im belasteten Zustand erfolgt großflächig über die Kondylenflächen, die auf den Polyäthylenkomponenten der Tibia laufen. Dadurch kommt es nicht zu punktförmiger Kraftübertragung. Sowohl für den interkondylären Achslagerkasten als auch für die Gesamtprothese ist nur eine minimale Knochenresektion erforderlich. Seit 1986 gibt es einen Patellarückflächenersatz aus Polyäthylen. Das Gelenk läßt mit einem gepufferten Anschlag an der Tibia eine Streckung bis 5° und eine Beugung bis 128° zu (Abb. **205**).

Von Oktober 1974 bis Dezember 1991 haben wir an der Orthopädischen Universitätsklinik Frankfurt und in der Orthopädischen Klinik Frankfurt/M.-Höchst 777 Blauth-Endoprothesen implantiert, 626 bei Frauen, 149 bei Männern. Dreiviertel unserer Patienten waren erheblich übergewichtig. Das Durchschnittsalter lag bei 71,9 Jahren. Der jüngste Patient – ein Bluter – war 41 Jahre, der Älteste 88 Jahre alt. Die Indikation zum Blauth-Knieersatz war in 66,1 % eine idiopathische Gonarthrose, in 18,1 % eine PCP, in 2,7 % eine posttraumatische Gonarthrose, in 3,1 % ein Morbus Ahlbäck. 8,6 % waren Wechseloperationen. Bis Herbst 1987 implantierten wir die erste Version ohne Patellaersatz, seit diesem Zeitpunkt die neue Version mit Patellarückfläche.

Die Indikation zur Blauthprothese stellen wir wie folgt:

- Arthrotische Veränderungen im medialen und lateralen Kompartement
- sowie femoropatellar
- Achsabweichungen mehr als 20° varisch oder valgisch
- Beugekontraktur mehr als 20°
- stark ausgelockerter Bandapparat

Kontraindikationen zu diesem achsgeführten Gelenk sind:

- Kniegelenksinfekt in der jüngeren Anamnese
- neuropathische Arthrosen
- aufgehobene Rotationsfähigkeit im gleichseitigen Hüftgelenk

Letztere Einschränkung gilt wegen der nicht vorhandenen Rotationsfähigkeit in der Kniegelenksendoprothese und würde u.U. zu einem Oberschenkeldrehbruch führen.

Die Nachuntersuchungen der Patienten gestalten sich schwierig. Nahezu 20 % sind inzwischen verstorben, darunter natürlich gerade Patienten aus den 70er Jahren. Gut 70 % konnten aber zumindest über eine Fragebogenaktion erreicht werden. Von diesen

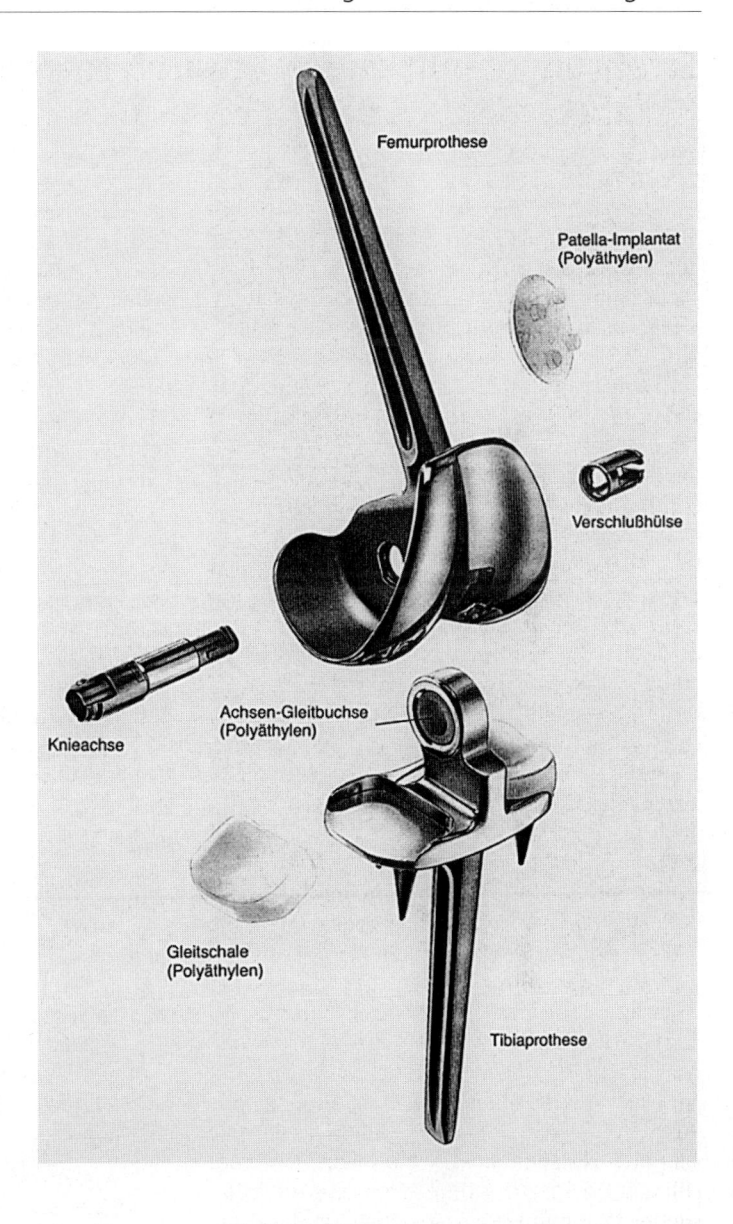

Abb. 205 Blauth-Endoprothese.

waren 90% mit der Operation immer noch zufrieden, 5,5% nicht ganz und 4,5% waren unzufrieden – meist weil die erwartete Gehfähigkeit nicht realisierbar war. Dieses ist bei den alten, oft mehrfach Kranken nicht überraschend.

Bezüglich der Beweglichkeit im operierten Kniegelenk war der Effekt nicht so wesentlich. Präoperativ war eine Funktion zwischen 0/14/90° möglich. Postoperativ konnte das Ergebnis leicht verbessert werden auf 0/3/98°. Auffallend dabei ist, daß besonders das vorhandene Streckdefizit bzw. die Beugekontraktur ganz deutlich verbessert werden konnte. Besonders letzteres trägt zur Verbesserung des Gangbildes bei. Die Beugefähigkeit selbst nahm nicht spektakulär zu. Dieses wurde allerdings von den Patienten nicht als besonders nachteilig angesehen. Sicher spielt dabei auch der erhebliche Weichteilmantel bei den oft extrem übergewichtigen Frauen eine Rolle.

Deutlich verbessert werden konnte die Gehfähigkeit. Lag präoperativ eine unbe-

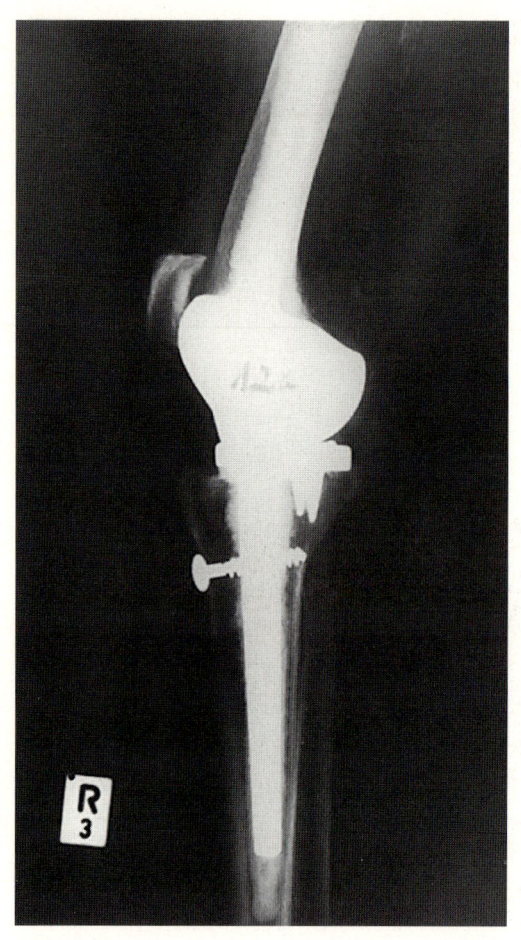

Abb. 206 Patelladestruktion 12 Jahre nach Implantation.

Bei insgesamt sehr zufriedenstellenden Ergebnissen traten schon verhältnismäßig früh Probleme im femoropatellaren Gleitlager auf. Bei Nachuntersuchungen in einem Zeitraum von 5–6 Jahren fanden wir solche Beschwerden bei etwa 10 % der Patienten. Je länger die Prothese implantiert war, desto häufiger wurde über entsprechende Beeinträchtigungen geklagt, nach 10 Jahren schon fast 20 %.

Retropatellare Beschwerden äußerten sich in zunehmender Schmerzhaftigkeit, die besonders bei Patellaandruck auf das Gleitlager sich verstärkt. So zum Beispiel beim Erheben vom Sitz, als typischer Anlaufschmerz, beim Treppensteigen und beim in die Hockegehen. Diese Schmerzen sind mehr oder weniger irritierend für den Patienten. Mit zunehmender Beschwerdedauer kommt es häufig zu einem Streckdefizit im Kniegelenk – zur Schmerzvermeidung wird der M. quadriceps nicht mehr angespannt.

Ursache für diese retropatellaren Beschwerden sind Veränderungen an der Patellarückfläche. Bei guter Positionierung der Kniescheibe im Gleitlager findet sich zunächst eine gleichmäßige Sklerosierung, die dann in eine ungleichmäßige Sklerosierung und später in mehr oder weniger ausgeprägte Osteolysen übergeht. Spätestens dann treten Beschwerden auf. Allerdings korrelieren Schmerzen und Röntgenbefund nicht immer. Röntgenologisch sind die Destruktionen im seitlichen Bild, aber auch in der Knutson-Aufnahme zu erkennen (Abb. **206**).

Sie sind bei Fehlstellungen der Kniescheibe im Sinne der Lateralisation, Subluxation oder gar Luxation verstärkt (Abb. **207**). Hassenpflug (1985) diskutiert als Ursache der Destruktionen eine Störung der Kniescheibendurchblutung, die durch den anfangs verwendeten Textor-Schnitt verursacht sein könnte.

Bei heftigen und anhaltenden Patellabeschwerden haben wir die Kniescheibenrückfläche mit einem einfachen sphärischen Polyäthylenknopf ersetzt, insgesamt 127mal. Die Ergebnisse mit diesem Verfahren sind gut (Abb. **208**). Das neue Prothesenmodell hat bereits einen Patellaersatz.

Über 17 Jahre haben wir eine aseptische Lockerungsrate von 1,4 % gesehen. Dieses mag mit der geringen Belastung der Kniegelenke

grenzte Gehfähigkeit nur bei 2,7 % der Patienten vor, so konnte diese auf 36 % postoperativ gesteigert werden. Ein Großteil der Patienten konnte postoperativ eine Gehstrecke bis zu einem Kilometer bewältigen. Allerdings konnten nur 38,5 % auf einen Stock ganz verzichten. 35,2 % benutzten draußen einen Stock, 17,6 % benutzten immer einen Stock. 2,2 % der Patienten waren nicht gehfähig.

Bezüglich der Schmerzen war der Erfolg der Operation ebenso deutlich. 75,8 % der Patienten gab keinerlei Schmerzen an, 16,5 % beim Treppengehen und 7,7,% immer. Präoperativ klagten fast alle Patienten über sehr starke Schmerzen beim Treppensteigen und bei Belastung. Mehr als die Hälfte der Patienten klagte auch über Ruheschmerzen.

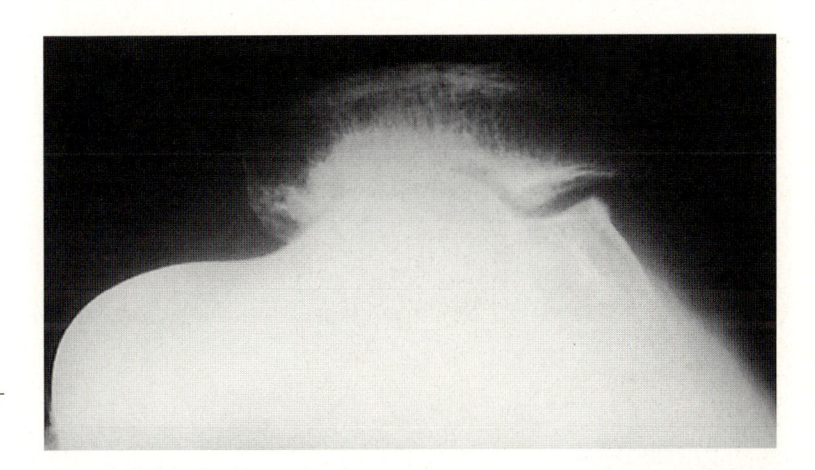

Abb. 207 Patelladestruktion mit Luxation 8 Jahre nach Operation.

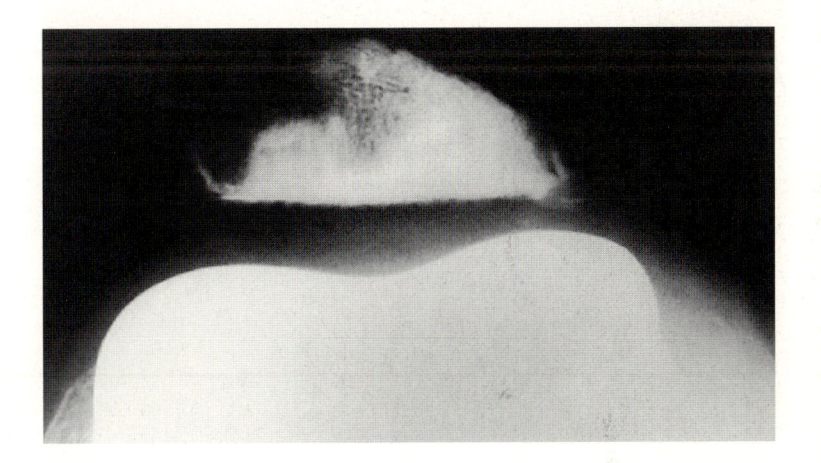

Abb. 208 Patellarückflächenersatz mit Polyäthylenknopf.

bei den doch recht alten Patienten zusammenhängen. Auch bei den Rheumatikern war die Lockerungsrate nicht erhöht, obwohl diese Patientengruppe durchschnittlich fast 10 Jahre jünger war als die idiopathischen Gonarthrosen.

Auch hier spielt sicher die geringere Belastungserwartung eine Rolle. Wir sehen die Gründe für die geringe Lockerungsrate vor allem in den günstigen Konstruktionsmerkmalen und der guten Kraftübertragung. Als Komplikationen haben wir 2 Oberschenkelfissuren beim Einbringen der Prothese gesehen. Eine endete in einer Lockerung. Einmal kam es zu einem Femurkondylenabriß, der refixiert wurde und einheilte. Die Infektionsrate beträgt 1%.

Im Vergleich zu anderen Stielendoprothesen wie z.B. dem *Guepar-Knie* oder der *Walldiusprothese* hat das *Blauth-Knie* eine sehr gute Überlebensrate. Auch ungekoppelte Kniegelenksendoprothesen haben eine größere Lockerungszahl.

So berichtet Moran (1991) über eine Versagerquote von 19% beim PCA-Knie nach durchschnittlich 64 Monaten. Immer war das Tibiaplateau betroffen. Der femorale Anteil war fest. Obwohl eine Patellakomponente nicht implantiert wurde, wurden nennenswerte Patellaprobleme nicht gesehen. Die Tibiaplateaulokkerung wird auf einen gravierenden Polyäthylenabrieb zurückgeführt und dieser wiederum auf eine Inkongruenz der Oberfläche (Jones 1992). Veränderungen am Polyäthylen haben wir beim Blauth-Knie niemals gesehen, z.B. wenn wir sekundär eine Patella implantiert haben. Bis jetzt sehen wir deswegen keine Veranlassung dieses bei uns bewährte Modell zu verlassen.

Literatur

Blauth, W.: Bauprinzipien einer neuen Kniegelenkstotalendoprothese. Z. Orthop. 113 (1975) 527–528

Blauth, W.: Unsere Kniegelenksprothese mit Patellaersatz. Z. Orthop. 124 (1986) 125–140

Hassenpflug, J.: Presentacion of the intraosseous vaskularisation by segmental maceration. Arch. Orthop. Trauma. Surg. 105 (1986) 73–78

Jones, S.M.G., J.M. Pinder, C.G. Moran, A.J. Malcom: Polyäthylene wear in uncermented knee replacements. JBJS 74-B (1992) 18–22

Moran, C.G., J.M. Pinder, T.A. Lees, M.. Midwinter: Survirorship analysis of the uncemented porous-coated anatomic Knee replacement. JBJS 73-A (1991) 848–857

Therapeutische Maßnahmen nach Implantation eines Kniegelenkersatzes im Rahmen der AHB

H.J. Sieber

Für den Erfolg einer Kniegelenkoperation, insbesondere für die Implantation einer Teil- oder Vollendoprothese, ist die Qualität der Nachbehandlung von ausschlaggebender Bedeutung.

Es genügt nicht, anzunehmen, wie manche mechanistisch ausgerichteten Orthopäden und Chirurgen meinen, durch geeignete physiotherapeutische Maßnahmen werde die schmerzfreie Beweglichkeit des Kniegelenks wiederhergestellt und dadurch werde der Patient bereits in die Lage versetzt, seine gewohnten Aktivitäten wieder aufzunehmen.

Vielmehr ist eine Operation am Kniegelenk nicht nur ein irgendwie an der Peripherie des Körpers sich abspielendes Ereignis, sondern es zieht den gesamten Menschen in Mitleidenschaft, sowohl den Körper als auch die Seele und den Geist.

Soll ein operativer Eingriff am Kniegelenk mit Implantation einer Teil- oder Vollendoprothese nicht nur das Kniegelenk allein, sondern den ganzen Menschen als Person wiederherstellen, also rehabilitieren, so spielen neben den **physiotherapeutischen** Maßnahmen, auf die ich gleich zu sprechen kommen werde, auch alle die Dinge eine entscheidende Rolle, die mit dem Menschsein unmittelbar zusammenhängen, nämlich das seelische, geistige und soziale Wohlbefinden. Gerade die letzteren Gesichtspunkte des personalen Wohlbefindens können nur im Rahmen einer stationären Behandlung hinreichend berücksichtigt werden, da nur ein Therapeutenteam, das neben Pysiotherapeuten auch Psychologen, Pädagogen und Sozialpädagogen mit einschließt, diese Aufgabe bewältigen kann.

Physiotherapie

Wie die komplexen anatomischen Verhältnisse am Kniegelenk zeigen – ich verweise auf den Vortrag von Huson über „Biomechanische Aspekte des menschlichen Kniegelenkes" –, führt jede Alloarthroplastik zu einer veränderten Biomechanik des Kniegelenkes, unabhängig davon, ob es sich um einen Oberflächenersatz im Sinne eines Mono- oder Doppelschlittens handelt bzw. um eine Totalendoprothese mit oder ohne Rotationsmöglichkeit.

Es ist die Aufgabe der Physiotherapeuten, neben einer Beschleunigung der Wundheilung eine schmerzfreie Beweglichkeit im Kniegelenk zu erzielen, wobei bei einer lokalen Reizung eine unterstützende lokale oder systemische Behandlung mit Antiphlogistika bzw. nichtsteroidalen Antirheumatika angezeigt sein kann.

Krankengymnastik

Die Schwerpunkte der krankengymnastischen Behandlung liegen einerseits in kniegelenkstabilisierenden und andererseits in kniegelenkmobilisierenden Maßnahmen, wobei die von den jeweiligen Operateuren empfohlene individuelle Entlastung des operierten Beines zu berücksichtigen ist.

Zu ersteren, also den stabilisierenden Maßnahmen, zählen:

- PNF (propriozeptive neuromuskuläre Fazilitation) als Muskeltechnik,
- FBL (funktionelle Bewegungslehre nach Klein-Vogelbach) zum Training einer harmonischen Gelenkbelastung beim Gehakt,
- Kräftigungsübungen sowie
- Gangschulung entsprechend der individuellen Belastbarkeit des Patienten.

Zu letzteren, den mobilisierenden Maßnahmen, zählen:

- die manuelle Therapie,
- die postisometrische Relaxation,
- Dehnübungen und
- das Maitland-Konzept als Gelenkmobilisation bei Teilendoprothesen.

Als multifunktionelle Behandlung im Sinne von Mobilisation, Muskeldehnung und -kräftigung ist die medizinische Trainigstherapie nach Gustavsen die heute leistungsfähigste Kombinationstherapie, abgesehen vielleicht von teuren, computergesteuerten isokinetischen „Kraftmaschinen".

Unterstützend bei den manuellen Behandlungstechniken werden eingesetzt:

- Kryotherapie mit Eis oder Kaltluft,
- Querfriktion nach Cyriax,
- Quer- und Funktionsmassagen,
- Narbenmassagen und Bindegewebsmassagen.

An Geräten oder krankengymnastischen Hilfsmitteln, isoliert oder in direktem Zusammenhang mit o.g. Techniken kommen hierbei zum Einsatz:

- die Motorschiene zum Knorpelaufbau und zur Mobilisationsbehandlung,
- der Petziball,
- das Standfahrrad,
- das Theraband,
- das Minitrampolin,
- Kreisel und Schaukelbrett,
- Schlingentisch bzw. Schlingenkäfig,
- Stufen sowie
- Laufband ohne und mit Videoaufzeichnung.

Zur Gewöhnung an unterschiedliche Bodenbeschaffenheiten und das Überwinden von Stufen dient ein sinnvoll angelegter Therapiegarten im Freien.

Sporttherapie

Im Rahmen der Sporttherapie werden ergänzend zu den krankengymnastischen Behandlungen Dehnübungen durchgeführt für den

- M. gastrocnemius,
- M. quadriceps,
- M. tensor fasciae latae und die
- ischiokrurale Muskelgruppe,

vorausgesetzt, entsprechende Muskelverkürzungen sind nachgewiesen.

Als Mobilisationsübungen für das Kniegelenk haben sich bewährt, einzeln oder im Rahmen einer Sequenz:

- Streckübungen im Sitzen ohne und mit Widerstand,
- Streckübungen in Rückenlage,
- Streckübungen im Stand,
- Beugeübungen im Sitzen ohne und mit Widerstand,
- Beugeübungen in Bauchlage sowie
- Fahrradtraining ohne Belastung.

Vor Beginn der Stabilisierungsübungen wird die Belastung mit zwei Personenwaagen exakt bestimmt. An Behandlungen erfolgen dann

- Gewichtsverlagerungen auf das betroffene Bein mit unterschiedlichen Beugewinkeln,
- isometrische Kraftübungen sowie
- Training der Muskulatur benachbarter Gelenke auf der Basis der Gustavsenschen Trainingstherapie.

Wesentlich im Rahmen der Kräftigungsübungen sind das Training von Kniestrecker und Kniebeuger: die Kniestrecker lassen sich trainieren

- im Stand mit Körpergewicht,
- im Sitz mit Zusatzbelastung z.B. Seilzug, Deuser-Band, Petziball etc.,
- im Stand mit Minusgewicht bei Teilbelastung und schließlich
- in Bauchlage gegen Seilzug;

die Kniebeuger können trainiert werden

- im Sitzen mit Zusatzbelastung, z.B. Seilzug, Deuser-Band, Petziball etc. und
- in Bauchlage gegen Seilzug.

Das Gangtraining als Weiterführung der krankengymnastischen Gangschulung fördert die Sicherheit und Ausdauer beim Gehen.

Die Auswahl aller Übungen erfolgt nach individuellen Gesichtspunkten, wobei besonders der Heilungsverlauf mit Röntgenkontrolle, das Alter, die Konstitution sowie die aktuelle Leistungsfähigkeit berücksichtigt werden.

Physikalische Therapie

Die Schwerpunkte der passiven Anwendungen liegen auf dem Gebiet der Massage, insbesondere

- klassische Massage der Unter- und Oberschenkelmuskulatur,
- Unterwassermassage im Warmbad (36–38°C) mit Bewegungsübungen,

- Bindegewebsmassage,
- Lymphdrainage mit anschließender Kompression,
- Fußsohlenreflextherapie,

sowie auf dem Gebiet der Elektrotherapie in Form von:

- Ultraschall im Bereich des Ansatzes von Sehnen und Bändern,
- Muskelstimulation bei Atrophien sowie
- Iontophorese mit entzündungshemmender, abschwellender und schmerzlindernder Salbe oder Gel bei lokaler Reizung.

Ergotherapie

An ergotherapeutischen Behandlungszielen stehen im Vordergrund:

- die Kniegelenksmobilisation und
- das Üben von lebenspraktischen Dingen.

Das Kniegelenk wird sinnvoll mobilisiert beim Weben mit dem sog. Knie-Beuger-Strecker, wobei die Belastung individuell angepaßt werden kann.

Die Aktivitäten des täglichen Lebens werden gefördert durch das Haushaltstraining in der Lehrküche mit Gleichgewichtsverlagerungsübungen, die zur Steigerung der Sicherheit beim Gehen und Stehen beitragen als Vorbereitung auf die häuslichen Gegebenheiten.

Im Rahmen von Werkgruppen werden Bewegungen der Belastung automatisiert, wobei gleichzeitig eine Ablenkung des Patienten von seinem akuten Leiden erreicht wird.

Nicht zuletzt ist es die Aufgabe der Ergotherapeuten, den individuellen Einsatz von Hilfsmitteln zu testen und zu trainieren wie z. B.:

- Hilfen für Bad, WC und Bett,
- Hilfen beim An-, Auskleiden und bei der Körperpflege sowie
- Hilfen bei Hausarbeit, in Freizeit und Beruf.

Neben den genannten Physiotherapien zur körperlichen Wiederherstellung sind speziell um den Erhalt oder die Wiederherstellung des seelischen, geistigen und sozialen Wohlbefindens weitere Fachbereiche bemüht.

Klinische Pädagogik

Um den Patienten nicht nur den Sinn o.g. Maßnahmen zu verdeutlichen, sondern auch einen bewußten und ökonomischen Umgang mit dem eigenen Körper zu erreichen, ist es die Aufgabe der „Klinischen Pädagogen", im Rahmen von Vorträgen Erkenntnisse über den Bewegungsapparat zu vermitteln und zu einem gesundheitsbewußten Verhalten zu motivieren.

Um einen langanhaltenden Therapieerfolg zu erzielen, werden in der Klinik Kontakte mit Sportvereinen, Selbsthilfegruppen etc. geknüpft.

Psychologie

Die Schwerpunkte der klinischen Psychologie sind:

- autogenes Training,
- Schmerzverarbeitung,
- Krankheitsverarbeitung,
- Problembewältigung bei veränderter oder noch zu verändernder Lebensführung sowie
- Gruppen- bzw. Einzelgespräche,

wobei es nicht darum geht, Psychosen oder Neurosen zu diagnostizieren und zu behandeln, sondern persönliche psychische Belastungen, welche auf den Heilungsprozeß und die Wiedererlangung der Funktionstüchtigkeit des Kniegelenkes hemmend oder belastend wirken, aufzuarbeiten.

Ergänzend werden von den Psychologen Therapiegruppen angeboten zu allgemeinen gesundheitsrelevanten Themen wie

- Gewichtsreduktion bzw. Gewichtsstabilisierung,
- Raucherentwöhnung und
- Streßmanagement.

Sozialpädagogik

Die Sozialpädagogen leisten primär Hilfestellung beim Treffen von lebenspraktischen Entscheidungen. Da die Versorgung mit einer Knieteil- bzw. Kniegelenkvollendoprothese vorwiegend Patienten im fortgeschrittenen Alter trifft, steht eine berufliche Tätigkeit mit ihren Problemen meist nicht mehr im Vordergrund. Dafür gilt es um so mehr, andere verantwortungsvolle Aufgaben und Aktivitäten zu unterstützen, die nicht unbedingt ein voll belastbares Knie erfordern, um im Rentenalter dem Leben einen Sinn zu geben. Für jüngere Patienten gehören ein erfüllender Beruf, die berufliche Wiedereingliederung oder die Umschulung zum sozialen Wohlbefinden als einem wesentlichen Teil des Gesundseins.

Hilfestellung beim Lösen von materiellen und existentiellen Problemen wie Rente, Unterstützung durch das Sozial- bzw. Versorgungsamt, Unterbringung in einem Seniorenheim etc., zählen ebenfalls zu den Aufgaben des Sozialpädagogen.

Die Versorgung des Patienten mit einem künstlichen Kniegelenk ist folglich nicht bereits mit der Operation abgeschlossen, sondern erst mit einer gelungenen AHB. Das Zusammenspiel aller aufgeführten therapeutischen Maßnahmen kann weder in einer Akutklinik noch ambulant realisiert werden.

Mein Anliegen ist es zu verdeutlichen, daß es notwendig ist, im Rahmen einer umfassenden Therapie der menschlichen Person als Leib-Seele-Geist-Einheit Rechnung zu tragen, was meiner Überzeugung nach nur mit einem engagiertem Team von Therapeuten möglich ist, welches kooperativ im Rahmen einer gemeinsamen Behandlungsstrategie mit einem gemeinsamen Ziel vor Augen zu einem umfassenden Therapieerfolg beiträgt, der „personalen Rehabilitation".

Vergleichende Untersuchungen am Kniegelenk nach Implantation eines Gelenkersatzes im Rahmen der AHB

P. Dörner

Wenn gelenkerhaltende operative Eingriffe am Kniegelenk nicht mehr indiziert sind, kommt neben einer Versorgung mit einer Vollendoprothese (Oberflächengleitersatz oder Stielendoprothese) auch die Versorgung mit einer Teilendoprothese (uni- oder bikondylärer Gleitflächenersatz) in Frage. Für eine gute und beschwerdefreie Funktion der Knieprothese ist die Qualität der Nachbehandlung von enormer Bedeutung. Über eine optimale Nachsorge im Rahmen der Anschlußheilbehandlung (AHB) hat bereits mein Vorredner berichtet. Ziel der Nachbehandlung ist es, neben einer funktionellen Verbesserung der Kniegelenksbeweglichkeit möglichst schnell Beschwerdefreiheit des Patienten am operierten Kniegelenk zu erreichen. Dieser Beitrag soll zeigen, ob Unterschiede bestehen bezüglich Beschwerden und Kniegelenksfunktion in Abhängigkeit von der Art der implantierten Prothese (Voll- oder Teilprothese).

Material und Methode

In unserer Klinik behandelten wir vom 1.9.1991 bis zum 29.2.1992 insgesamt 759 Patienten, davon 486 im Rahmen einer AHB. 212 Patienten kamen infolge einer neurologischen Grunderkrankung. 43 der restlichen 274 Patienten wurden uns in dem oben genannten Zeitraum von 6 Monaten nach Implantation einer Kniegelenksprothese, 8 nach Umstellungsosteotomie (suprakondylär oder am Tibiakopf) zur AHB zugewiesen.

Von diesen 43 Patienten mußten 3 die AHB abbrechen. 2 Patienten stürzten und zogen sich eine Schenkelhalsfraktur zu, ein Patient wurde wegen eines akuten Abdomens verlegt. 2 Patienten sind zur Zeit noch stationär und wurden bei dieser Arbeit nicht berücksichtigt. 21 Patienten (Durchschnittsalter 68,2 Jahre) waren mit einer Schlittenprothese versorgt, 17 Patienten (Durchschnittsalter 71,8 Jahre) mit einer Vollendoprothese (Oberflächengleitersatz oder Stielprothese). Diese 38 Patienten wurden uns aus 15 Kliniken zugewiesen. Bei 21 Patienten bestand als Grunderkrankung eine mediale Gonarthrose, 12 Patienten hatten eine Pangonarthrose, 2 eine laterale Gonarthrose, 2 eine CP und ein Patient hatte eine posttraumatische mediale Gonarthrose. 2 Patienten aus diesem Klientel kamen nach Wechsel einer Vollprothese wegen Lockerung, bei 2 Patienten wurde das Tibiateil einer medialen Schlittenprothese nach Bruch gewechselt.

Die Belastungssteigerung erfolgte nach Maßgabe des Operateurs. Die postoperative Nachbehandlung zur Verbesserung der Flexion/Extension am Kniegelenk bei zementfrei und zementiert implantierten Prothesen war dieselbe (Motorschiene, Bewegungsübungen im Trockenen und im erwärmten Bewegungsbad, stabilisierende Maßnahmen).

20 Patienten erhielten Wasseranwendungen, bei 18 Patienten bestand eine internistische oder chirurgische Kontraindikation für Wasseranwendungen. Als Kontraindikation galt eine massive Varikosis, eine kardiologische Grunderkrankung, oder es bestand noch eine Schorfbildung bzw. in 3 Fällen war eine geringe Wunddehiszenz vorhanden.

Die Patienten (35 Frauen und 3 Männer) wurden uns durchschnittlich 4,2 Wochen postoperativ zugewiesen (2 bis 7), der stationäre Aufenthalt in unserer Klinik dauerte im Durchschnitt 4,8 Wochen (4 – 7 Wochen). 17 Patienten waren rechts und 21 Patienten links operiert. 5 Patienten waren beidseitig mit einer Kniegelenksprothese versorgt. Nachfolgend wurde jedoch nur das zuletzt operierte Gelenk (Grund der AHB) berücksichtigt.

Die zur Beurteilung verwendeten Kriterien für Beschwerdelinderung/-freiheit waren vom Patienten (subjektiv) angegebene Schmerzen und Dysästhesien sowie Schwellung, Erguß und Rötung des Kniegelenks. Als objektives Kriterium für eine Beschwerdelinderung wurde die Zunahme des Bewegungsausmaßes und der Rückgang der Schwellung um mehr als 1,5 cm im Umfang (gemessen über der Patellamitte) herangezogen.

Ergebnisse und Diskussion

Die Patienten gaben eine Beschwerdelinderung ab der 3./4. Woche des stationären Aufenthaltes in unserer Klinik an. Im gleichen Zeitraum zeigte sich dann ggf. eine Verbesserung der Kniegelenksfunktion.

7 Patienten zeigten einen kompletten Rückgang der Beschwerden am operierten Knie, bei 3 Patienten fand sich ein deutlicher Beschwerderückgang nach Versorgung mit einem unikondylären Gleitflächenersatz. Derselbe Befund ergab sich bei je 4 Patienten nach Versorgung mit einer Vollprothese. Hier zeigte sich keine Zuordnung zum Zeitpunkt der stationären Aufnahme in unserer Klinik.

3 Patienten, die mit einer medialen Schlittenprothese versorgt waren, hatten bereits bei der Aufnahme keine Beschwerden, ebenso 2 Patienten, die mit einer Vollprothese versorgt waren. Diese 5 Patienten kamen 4 bis 6 Wochen postoperativ zur AHB.

13 Patienten, deren Beschwerden nicht rückläufig waren, hatten am Ende der AHB weiterhin eine deutliche Bewegungseinschränkung des operierten Kniegelenks. 8 Patienten waren mit einer unikondylären Prothese versorgt, 5 mit einer Vollprothese.

Das Bewegungsausmaß besserte sich durchschnittlich um 20° (0 bis 55°) nach Versorgung mit einer unikondylären Prothese und um 23,3° (0 bis 50°) nach Versorgung mit einer Vollprothese während der AHB. Entsprechend reduzierte sich ein vorhandenes durchschnittliches Streckdefizit von 9,4° (0 bis 40°) bei Aufnahme auf 5,9° (0 bis 35°) bei Entlassung bzw. von 6,3° (0 bis 20°) auf 2,7° (0 bis 5°) nach Implantation eines unikondylären Gleitflächenersatzes bzw. einer Vollprothese.

Es fand sich kein Unterschied hinsichtlich der Kniegelenksfunktion und der Beschwerdelinderung in Abhängigkeit davon, ob der Patient Wasseranwendungen erhielt oder nicht. Die geringe Anzahl der untersuchten Patienten mag ein Grund dafür sein, daß sich kein Unterschied aufzeigen ließ.

Zusammenfassend ist zu sagen, daß sich keine Differenz im Hinblick auf Verbesserung des Bewegungsausmaßes und Beschwerdelinderung abhängig von der Art der Prothesenversorgung im Rahmen der postoperativen Nachbehandlung während der AHB zeigte.

Bei der untersuchten Klientel war das Streckdefizit nach Versorgung mit einer Vollprothese bei Aufnahme geringer als nach Versorgung mit einer unikondylären Prothese. Dies ist durch die verschiedenen Operationstechniken erklärbar. Die Angaben zeigen nur Tendenzen, eine genaue statistische Nachbearbeitung bedarf einer größeren Anzahl an Patienten. Dann könnte ebenfalls eine Zuordnung zu den zuweisenden Kliniken bzw. zum Prothesenmodell getroffen werden.

Sachverzeichnis

A
Abrasionsarthroplastik 45
Achsenfehler 103, 155
Achsenkorrektur 160
Achsenstellung 94
Achslager 262
Acryl 14
AHB 271
Alloarthroplastik 11, 12, 13, 159
Altersstruktur 153
Anhebeosteotomie 58
Anhebe-Tibiaosteotomie,
    intraligamentäre 57
Ankylose 4, 9
Anspannungsaufnahme 104
Antibiotikagabe, perioperativ 188
Antibiotikaprophylaxe 149, 185, 211
Arthritis deformans 4
– rheumatica 167
Arthrodese 165, 188, 211
Arthroplastik 10
– Interponat 10
Arthrose, unikompartimentale 58
Arthrosegrade 81
Arthroskopie 43 ff
Articulatio tibiofibularis 88
ASP-Kniegelenkersatz 212
Autokompressionswinkelplatten 106
autolog 255

B
Basistangente 36
BCKA, bikondyläre Arthroplastik 158
Beinachse, mechanische 31
Beinachsenaufnahme 81
Beinvenenthrombose 81
Belastungsdeformität, arthrotische 8
Beugekontrakturen 167
Biomechanik 20 ff
Blount-Klammern 58

C
Chondrokalzinose 156
Chondromalazie 44
Computerprogramm 38, 120

D
Druckmeßfolien 90
dynamisch 79

E
Elfenbein 2
Endoprothesenwechsel 239
Epiphyseolyse 8
Ergotherapie 269
Ersatz, bikondylär 14
– monokondylär 14

F
Faszienarthroplastik 15
FBL 267
Femurosteotomie,
    suprakondylär 6, 53, 54, 60, 63
Femurschaftachse, FSA 68
Femurschaft-Kniebasis-Winkel 36
Femur-Tibiaschaft-Winkel 36
Fettlappenplastik 11
Fibermash 234
Fibulahalsosteotomie 83
Fibulaosteotomie 52, 81
Fibularisparese 67
Fibulaschaftosteotomie 83
Finite-Elemente-Methode 26
Fixateur externe 73, 79
Flexionsfehlstellung 60
Fremdkörperplastik 3
Frühinfekt 155, 189
Frühlockerung 188
Fußwinkelgerät 36

G
Ganzaufnahme 104
Gehsicherheit 154
Gehstrecke 153
Gelenke, tuberkulöse 3
gelenkerhaltend 147
Gelenkflächenersatz,
    unikondylär 165
Gelenkflächeninkongruenz 8
Gelenkplastik 13
Gelenksteife 13
Gelenktoilette 105
Gelenktransplantation 12
Gelenktuberkulose 5
Genu valgum 5
– varum 9
Gleitachsenendoprothese 236
Gleitflächenersatz 13, 118, 156, 198
– bikondylär 147
– monokondylär 114, 158
– unikondylär 147
Goniometer 108
Großzehenheberparese 84
GSB-Knie-Gelenk 213, 258 ff

H
Hakenhalbrohrplatte 52, 65, 66
Hemiarthroplastik 13, 14
heterolog 255
historisch 1
HTO 90
Hubstange 242
Hüftkopfersatz 13
Hüftplatte 106

I
Implantatbruch 202
Implantatlockerung 185
Infektion 163, 169
Innentorsionsfehler 35
Instabilität 185
– ligamentär 170
Interpositionsarthroplastik 5

K
kinematisch 24, 21 ff
Knee-Score 67
Knee-Society-Score 39
Kniebasislinie, KBL 32, 68
Kniegelenkersatz, unikondylär 163
Kniegelenksarthrodese 147
Kniegelenksstabilität 193
Kniescharnierapparat 2 ff
Kniescheibengleitlager 205
Knochenanwachsverhalten 193
Knocheneinwuchs, mikrotrabekulär 234
Knochenmühle 237
Knochentransplantation 255
Knutson-Aufnahme 264
Kompartment-Syndrom 84
Komplexinstabilität 164
Komplikationen 69, 71, 84, 139, 217
– intraoperativ 148
– perioperativ 161
– postoperativ 148, 207
Kondylenplatte 106
Koppelung 242
Korrekturosteotomie 51
Korrekturverlust 69, 101
Korrekturwinkelberechnung 81
Krankengymnastik 267
Kugelkopf 242

L
Lappeninterposition 11
LCS, Low-contact-stress-
    Kniegelenk 180
LCS-Endoprothese 25
LCS-Knie 259
Lithotripter 131
Lockerung 163, 171, 189, 194, 207,
    214, 215, 217, 257
Low-friction-arthroplasty 14
Low-friction-Prinzip 258, 262

M
Massagen 268
Materialbruch 194
Materialermüdung 189
MCKA, monokondyläre Kniearthroplastik 158

MC-Kniegelenk 241
MC-Prothese 230
Metall-Metall-Kontakt 223
MG-Kniegelenk 187
Minimalosteosynthese 71
Modularschlittenprothese 160
Morbus Ahlbäck 159
– Blount 56
Mortalität 6
Mould arthroplasty 13
Musculus extensor hallucis 84
– longus 80

N
Nachbehandlung 167
Nachuntersuchungszeitraum 224
Nervus fibularis 66
– peronaeus 52, 83, 88, 112
– profundus 52, 83
– tibialis 67
Neutral-Null-Methode 41
Nylon 14

O
Operationsalter 127
Operationskomplikationen 102
Osteochondritis dissecans 167
Osteoklasten 5, 8
Osteolysesaum 194, 202
Osteomyelitis 5
Osteoporose 104, 167
Osteostar 126
Osteotomie 7 ff
– gelenkerhaltend 50
– Verschiebe- 53

P
Patellagleitflächenersatz 14
Patellagleitlager 223
Patellarückflächenersatz 265
Patellektomie 249
PCA-Gleitflächenprothese 216
Pendelosteotomie 82
Peronaeusparese 115
PFC-Modular-Kniesystem 222
PFC-Modular-Patella 226
PFC-Oberflächenersatz 222
physikalische Massage 268
Physiotherapie 267
Plateaueinbruch 177
Plateaulockerung 163
PNF 267
Poliomyelitis 3
Polyarthritis 143
– chronische 55, 163
Polyäthylenabrieb 180
Polycentric knee arthroplasty 15
präarthrotische Deformität 8, 9, 104
Pridiebohrung 47
Prothesenlockerung, aseptisch 149
Prothesensysteme 253
Psychologie 269

Q
Quadrizepsschwäche 250

R
Rachitis 5
Rekurvationsfehlstellung 60
Release 226
Retinakulumdiszision 207
Retinakulumspaltung 250
Retropatellararthrose 99, 171
Revisionsoperation 188, 201
Revisionsplateau 187
Revisionsquote 163
Röntgenganzaufnahme 31
Rotationsbelastung 223
Rotationsfehlstellung 60
Rotationsgelenk 198
Rotationssicherung 262

S
Schaftperforation 257
Scharniergelenk 248
Scharnierprothese 188
Schlittenalloarthroplastik 205
Schlittenprothese 14, 134 ff, 147 ff, 167 ff
Schmerzmittel 154
Score 39, 75, 113, 116, 120 ff, 142, 184, 246
Sehnenplastik 3
semiconstrained 253
Sklerosierung 234
Sozialpädagogik 269
Spätinfekt 189
„Sperrknochen"-Wirkung 107
Spongiosametall 234
Spongiosametalloberfläche 234
Sporttherapie 268
STAKA,
Starrachsenkniearthroplastik 158
statisch 79, 80
Stauchung, intraartikulär 50
Stauchungsphänomen 50
Stellungsverbesserung 1 ff
Stem 222
Stoßwellenbehandlung 126
Streckkontrakturen 167
Stufenklammern 111
Subluxation 160
Synovektomie 206, 259
Synovitis 170

T
Talusbasislinie 33
Teflon 14
Textorschnitt 265
Thromboseprophylaxe 188, 211
Tibiakopfosteotomie 9, 52 ff, 158
– additiv 54, 68
– infratuberkulär 52
– subtraktiv 54
– supratuberkulär 52

Tibiakopfpendelosteotomie 81
Tibiakopfumstellung 88, 90
Tibiaosteotomie 96
– subkapital 96 ff
Tibiaplateauhöhe 166
Tibiaplateauwechsel 165
Tibiaschaftachse 68
Tibiaschaft-Kniebasis-Winkel 36
Titan 14, 212
Titannitrid 212
Toni-Debré-Fanconi-Syndrom 56
Torsionsvarianten 36
Traglinie 33, 105
Transplantation 2
Tricon-Kniegelenksprothese 205, 231

U
Überkorrektur 177
Überlebenskurvenstatistik 140
Umstellungsosteotomie 49, 104, 111
– infrakondylär 79, 81
Unikompartement-Schlitten-Prothese 177
Universal-Inset-Patella 226
Unterwasser-Funkenstreckenentladung 128

V
Valgisations-Extensionsosteotomie 62
Valgisationsosteotomie 61
Valgusdeformität 14, 222
Valgusfehlstellung 56, 60 ff
Varisationsosteotomie 61
Varusdeformität 14, 222
Verankerung 204
Verankerungsfestigkeit 195
Verankerungslager 234
Verschiebeosteotomie 53, 61
Verschleißfestigkeit 196
Viergelenkkette 24
Vitallium 1, 13, 114

W
Wadenbeinosteotomie 88
Wedge 222
Wundheilungsstörung 149, 207
Wundinfektion 207

X
X-Bein 5
XEDOC 120

Z
Zuggurtungseffekt 85

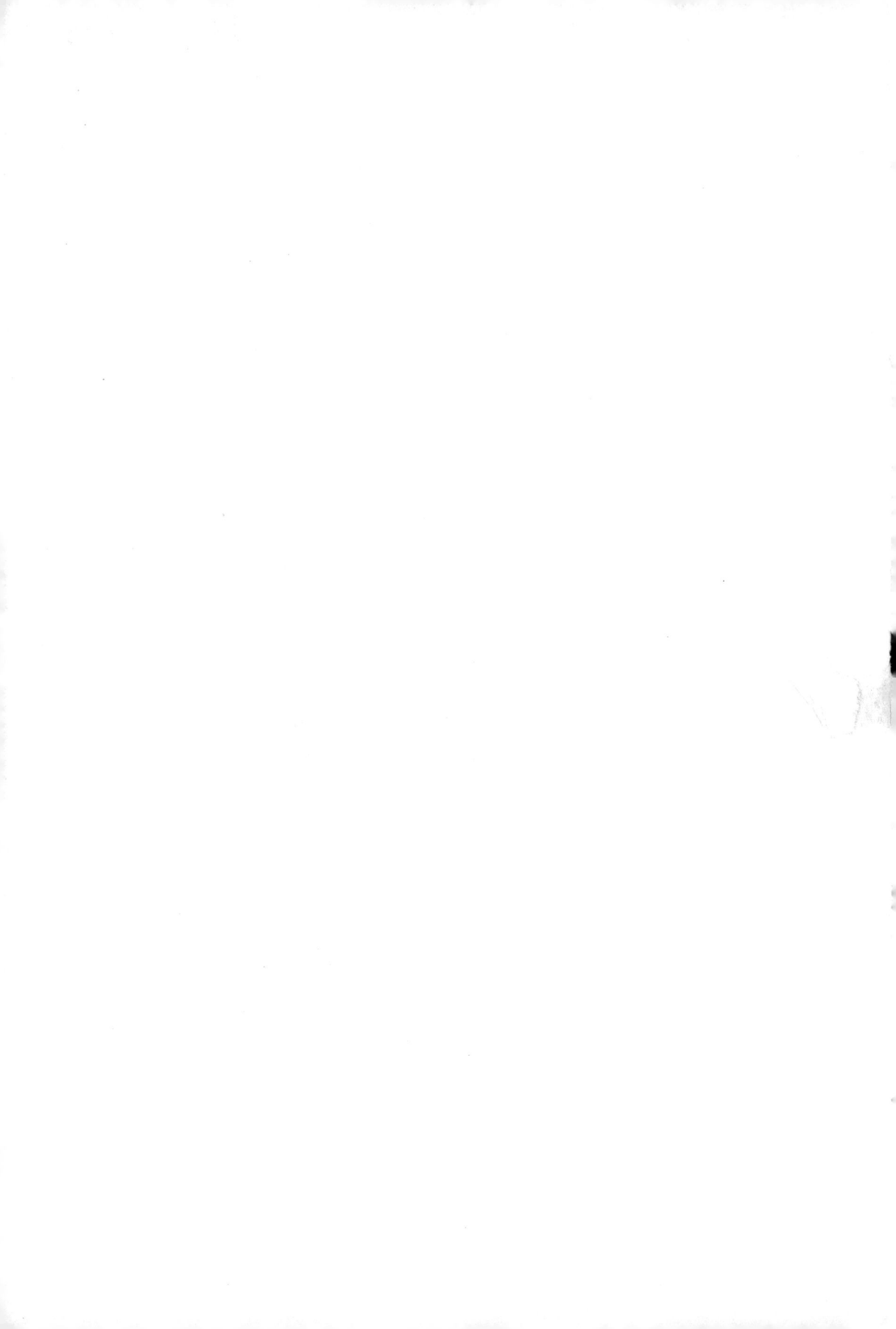